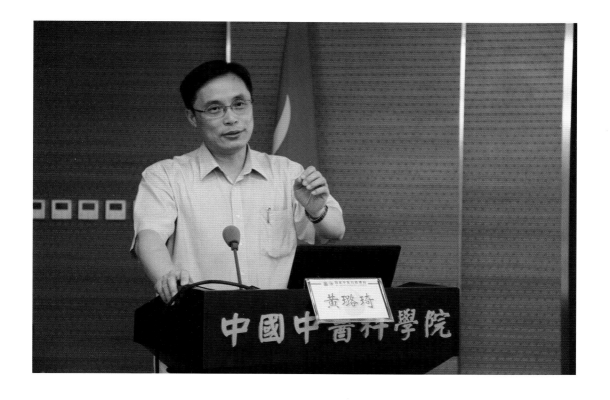

黄璐琦 — 主编

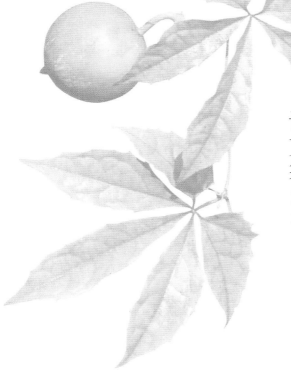

传承精华
守正创新

——中药资源管理人才研修班

论文集（二）

海峡出版发行集团 | 福建科学技术出版社
THE STRAITS PUBLISHING & DISTRIBUTING GROUP | FUJIAN SCIENCE & TECHNOLOGY PUBLISHING HOUSE

图书在版编目（CIP）数据

传承精华 守正创新：中药资源管理人才研修班论
文集（二）/黄璐琦主编. —福州：福建科学技术出版
社，2022.5
ISBN 978-7-5335-6590-9

Ⅰ.①传… Ⅱ.①黄… Ⅲ.①中药管理 – 文集 Ⅳ.
①R288-53

中国版本图书馆CIP数据核字（2021）第257915号

书　　名	传承精华 守正创新——中药资源管理人才研修班论文集（二）	
主　　编	黄璐琦	
出版发行	福建科学技术出版社	
社　　址	福州市东水路76号（邮编350001）	
网　　址	www.fjstp.com	
经　　销	福建新华发行（集团）有限责任公司	
印　　刷	福州德安彩色印刷有限公司	
开　　本	787毫米×1092毫米 1/16	
印　　张	32.5	
插　　页	2	
字　　数	641千字	
版　　次	2022年5月第1版	
印　　次	2022年5月第1次印刷	
书　　号	ISBN 978-7-5335-6590-9	
定　　价	98.00元	

书中如有印装质量问题，可直接向本社调换

编　委　会

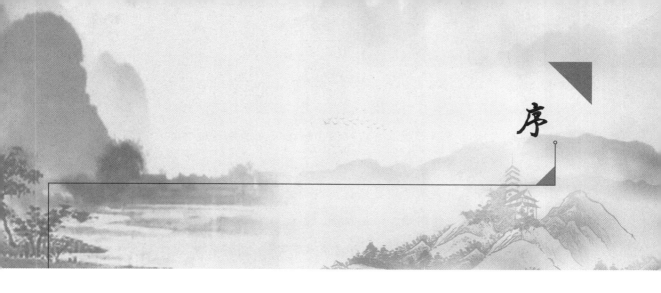

序

　　第四次全国中药资源普查即将进入收官阶段，面对新形势与新任务，培养一批能够运用现代科学技术、能动员社会力量和具备执行力的中药资源人才是当务之需。国家中医药管理局举办"中药资源管理人才研修班"（以下简称"研修班"），意在提升中药资源管理人员的综合素质，为全国中药资源工作提供人才保障和技术支撑。中国中医科学院研究生院作为承办单位，面向需求，发挥优势，全力实践中药资源管理人才培养工作。

　　国家中医药管理局副局长王志勇亲自调研本期研修班，并在座谈会上对研修班学员提出了三点要求：一是切实增强做好从事中药资源管理人员的自豪感和荣誉感，中药资源管理是中药产业的基础，是中药的源头。把住源头，就是把住了中医药行业的关键，具有重要意义，从事中药资源工作要具有自豪感和荣誉感。二是切实增强做好明白中药资源管理工作的紧迫感和责任感，立足基层，扎实工作，为健康中国战略实施只争朝夕。三是切实增强做好中药资源管理工作中勇于担当精神的传承，为中医药事业发展贡献力量。习近平总书记给我们指明了方向，明确了目标。孙春兰副总理调研中医药工作时指出切实把中医药这一祖先留给我们的宝贵财富继承好、发展好、利用好。按照中药材产业扶贫要求、国家中医药战略要求，共同努力，把党和国家交给我们的时代任务完成好。

　　在国家中医药管理局人事教育司的指导和支持下，我继续担任研修班班主任，与研究生院同事一起认真安排师资人员、制订学习计划。2018 年 6 月 3 日开学第一天，我在课堂上带领全体学员朗诵毛泽东主席的《为人民服务》，讲授开班第一课。研修班教学遵从知行合一的学习实践模式，先后赴广西南宁、浙江杭州、安徽合肥等地实践学习。通过实地走访调研浙江安吉"两山理论"发源地等地，学员开阔眼界，拓展思维，深切感受到社会主义新时代中药资源人肩负的责任与崇高的历史使命。

第二期研修班学员秉承"精勤修业，实意做事，为人民服务"的班训，通过一年的系统学习，学员们克服困难，珍惜机会，积极参加学习，认真聆听三十余位中药资源领域名师大家的专题授课。课程内容涉及本草考证、资源普查、中药区划、种质创新、产品开发、循环经济、文献信息等方面。每个人在研究思路、研究方法、学术视野等方面均有很大程度的提高，对中药资源相关工作有了更为深刻的认识，学员的综合素质得到明显提升。在《中国现代中药》2019年第十期上出版了研修班学术专刊，学习期间还编撰《中药产业扶贫案例集》《摄影作品集》《学习心得》等成果，临近结业，每位学员结合专业所长，撰写一篇结业论文。论文范围涉及中药资源的各个方面，是学员对个人工作与学习的一次系统梳理，也是对参加研修班学习收获的一种展示。

结业论文展示了学员的研修成效，体现了中药资源管理人才培养的重要意义，为第四次全国中药资源普查成果转化奠定了牢固的人才基础，也是第四次全国中药资源普查工作针对不同专业背景中青年人才培养模式的又一次成功实践的体现。

为了集中展示研修班学员的学习成果，将学员结业论文集结成册。根据论文主题，本论文集分为"中药资源产业发展与战略""中药资源普查与管理""中药资源基础研究"三部分，每部分按照从宏观展望到微观探索的次序进行排列。

愿本论文集的出版能为中药资源管理人才的培养提供有益的借鉴！

梦想不会自动成真，奋斗是其桥梁；目标不会自动抵达，奔跑才有远方。希望研修班全体学员始终保持"等不起"的紧迫感、"慢不得"的危机感和"坐不住"的责任感，不忘初心、牢记使命，传承精华、守正创新！

在该书付梓面世之际，仅书片言，爰以为序。

中国工程院院士

中国中医科学院院长 黄璐琦

2021年9月

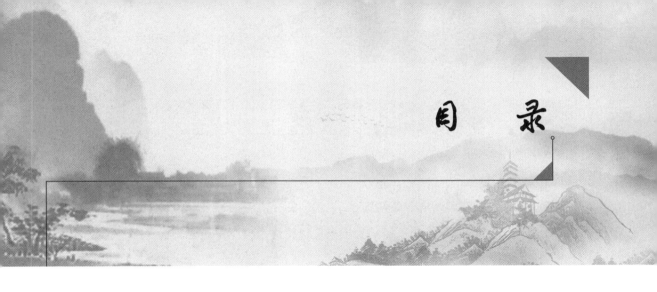

目 录

中药资源基础研究

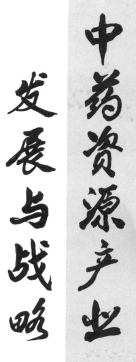

中药资源产业
发展与战略

ZHONGYAO ZIYUAN
CHANYE
FAZHAN YU ZHANLUE

中药绿色制药发展途径与实践研究

◎常艳旭

天津中医药大学

[摘　要]随着人们环保意识和绿色发展理念的增强，中药工业快速地兴起，发展中药绿色制药技术将成为我国发展现代制药行业的重要内容，对于提高我国中药制药水平，节约中药资源和防止环境污染具有重要意义。本文针对中药绿色制药的定义、特点及主要发展途径进行归纳总结；并结合自身研究实践，介绍中药绿色提取及质量评价的最新研究成果，拟促进中药绿色制药技术的快速发展。

[关键词]中药绿色制药；绿色化学；离子液；绿色质量评价

在药物研发和生产过程中，绿色制药技术是绿色化学背景下各国发展现代制药行业的重要内容，对国家科研力量与综合实力提升有着重要的作用。近年来，我国中药制药行业腾飞发展，中药在国际上的影响力不断提高，人们对中药的需求也越来越大。同时，随着人们环保意识和绿色发展理念的增强，绿色化学日益得到高度重视。发展中药绿色制药的根本目的，是从节约资源和防止污染的角度来审视和创新现代中药制药产业，这也为我国在绿色化学背景下的中药绿色制药发展带来了机遇与挑战。

■ 1　中药绿色制药的定义及特点

中药绿色制药，是根据绿色化学原理来提高中药研发、生产和流通过程中中药化学成分资源利用率的制药理念，以期减少化学成分提取、分离和分析过程中化学试剂对自然环境造成的污染。在中药产品生产时，需要对可再生中药资源进行有效利用，减少中药污染物在自然环境中的排放。目前，绿色化学的快速兴起，使人们认识到5R原则在中药生产过程中的重要性，5R原则分别为 Reduction（减量）、Reuse（重复使用）、Recycling（回收）、Regeneration（再生）和 Rejection（拒用）。中药制药绿色化可以节约更多的中药资源，减少或避免有机试剂对自然界的污染，减少能量消耗，降低中药制药过程中废弃物在自然界中的排放量，使自然环境的治理变得更加有效。中药绿色制药需充分利用绿色化学的绿色环保、技术革新、效率优化三个特点，开展绿色提取溶剂、环保制药材料和环保技术来生产无害化的中药产品，大大减少了中药制药过程中对自然环境的污染与破坏，同时也提高了中药资源化学利用率，为环境友好型社会的发展做出了巨大的贡献。

2 中药绿色制药的发展路径

2.1 中药提取工艺的绿色化

2.1.1 溶媒选择绿色化

为实现中药产业的可持续发展，在中药新药研发和研究分析的过程中，应尽量避免使用有毒、剧毒的有机溶剂；或尽量选用低毒、无毒的试剂代替有毒试剂进行试验；亦或在保证实验效果的前提下，尽量减少使用有毒、有害试剂的量，既应保证实验结果的有效性又应尽量将环境污染的危害性降低到最低程度。目前已有许多新型的无毒、低毒的溶剂用于替代有毒有机试剂。

离子液（Ionic liquid）作为一种新型的溶剂已在化学领域得到了广泛应用。与经典有机溶剂相比，离子液通常由体积大、不对称的有机阳离子（如咪唑、吡咯烷酮、吡啶、铵、磷）和无机或有机阴离子（如四氟硼酸盐和溴离子）组成。因其独特的物理化学性质，如蒸汽压可忽略、热稳定性好、黏度可调、与水和有机溶剂的混溶性以及对一系列有机化合物和金属离子的良好萃取性等，离子液被称为一种新型的绿色溶剂[11]。

低共熔溶剂是一种与离子液具有相似物理性质的溶剂。这类溶剂由有机化合物的混合物组成，其熔点远低于任何一种单独组分的熔点。与离子液相比，低共熔溶剂具有一定的优势，如生物降解性、药物可接受毒性、成本低、制备方法简单等[2-3]。天然低共熔溶剂是一类由活细胞中常见的初级代谢物组成的天然离子液体和低共熔溶剂[4]，因组成天然低共熔溶剂的成分广泛存在于日常食品中，故价格低廉且安全，有利于可持续发展。天然低共熔溶剂对极性和非极性化合物都可表现出较强的增溶能力，且其溶解性明显强于水溶液，因此该类溶剂可作为一种潜在绿色溶剂被应用于一些成分的提取[4-5]。

表面活性剂是一类两亲分子，由不同的疏水分子和亲水分子组成——一个极性或离子基团与一个长烃尾（线性、支链或含有芳香环）相连。当表面活性剂水溶液达到临界胶束浓度（CMC）后，表面活性剂分子的疏水部分相互吸引、缔合在一起，形成胶束。表面活性剂开始与本体水溶液中的单体以不同方式与胶束结合，形成动态平衡的团聚体，达到增溶的效果。这一特性有助于提高有机化合物在水溶液中的溶解性，使表面活性剂成为一种安全、经济、有效的用于提取有机化合物的溶剂。目前，表面活性剂已被用于替代传统有机试剂广泛运用于液液萃取、浊点萃取及凝聚提取中[6]。

生物表面活性剂是一种可降解的新型表面活性剂，是在一定条件下，微生物代谢过程中分泌出的具有一定表面活性的代谢产物。生物表面活性剂不仅具有同表面活性剂所共有的性能，如乳化、润湿、增溶、分散、降低表面张力等特性，且具有无毒、生物可降解性、生态安全性等优点[7]，因此可作为一种替代化学表面活性剂的绿色提取溶剂。目前已有学者提出了纳米鼠李糖脂为溶剂的生物分散液相微萃取法[8]和以槐糖脂为提取剂的反相胶束萃取法[9]。

壳聚糖是一种天然的大分子化合物，是甲壳素脱乙酰化的产物，是甲壳素的一级衍生物，其化学结构为碱性阳离子多糖聚合物[10]。壳聚糖可接受氨基上的质子形成盐，因此可以溶解于酸性溶液中。近年来，壳聚糖水溶液以其优良的生物功能性、生物相容性、血液相容性、安全性、无毒性、降解性、可再生性和较强的吸附性等特性，被认为是一种潜在绿色提取溶剂。

提取过程中除了溶媒选择绿色化以外，尽量实现溶剂的回收再利用的举措也必不可少。例如在提取过程中，运用可回收利用的低毒溶剂乙醇替代有毒的甲醇。运用离子液提取时，对其进行回收再利用，以实现利用最大化，有利于向环保节能型提取方式转变。提取试剂根据其安全系数不同，可分为从"绿色"到"不可接受"多个不同的等级，但在提取的整个过程中，最环保的溶剂可能并不适用于每一个环节，因此不能孤立地为某一特定步骤选择"绿色"溶剂，必须综合考虑整个提取过程，以实现总体影响最小的原则，这也是未来绿色溶媒选择的一大挑战。

2.1.2 提取技术绿色化

中药成分复杂，选择合适的提取技术至关重要。然而目前传统提取方法大多使用大量有毒试剂，不仅易对环境造成一定的危害，而且对从业人员的健康也有一定的影响。因此鼓励推动中药提取方法绿色化至关重要。

超临界流体萃取技术是一种以超临界状态下的流体为萃取溶剂，对化合物进行提取分离的过程[11]。二氧化碳因其超临界条件较温和（临界温度31℃，临界压力7.48MPa），是常用的超临界流体。超临界二氧化碳萃取技术因具有无残留物、成本低、温度要求不高、可靠性高等特点，可相应地应用于具有挥发性、脂溶性、热敏性等的中药成分提取。

亚临界水萃取技术是一种运用亚临界水为提取溶媒的提取方法。亚临界水是将水加热到100℃到374℃（水的超临界点），并通过高压可使其保持液体状态的水[12]。当温度逐渐升高，水的极性也逐渐减小，这有利于溶质的分离。水作为一种廉价的绿色溶剂，使得该技术不仅可降低提取成本，且具有快速、环保、提取率高等优点，可应用于多酚类成分的提取[13]。

微波辅助技术是一种利用微波场对样品选择性加热，从而将目标成分提取分离出来的一种新型提取技术。此技术快速简便、选择性高，可用于提取热稳定性的成分。该方法可结合如离子液等新型绿色溶媒，实现化合物的有效提取[14]。

2.2 中药质量评价方法的绿色化

2.2.1 推行微型化、小型化样品前处理方法，减少环境污染

微型化、小型化前处理方法是近五年发展起来的中药质量评价新方法，其优点是试剂用量少，微量排放，减少污染。根据《中国药典》现有条件，在保证含量准确测定效果的前提下推行微型化实验，既减少原料消耗，又改善实验环境，从而减少对环境的污染。近年来，在中药样品前处理方法中，微型固相萃取技术在减少溶剂、样品和材料使用量，缩短提取时间等方面具有极大优势。

2.2.2 使用新型吸附材料，替代传统材料使用

基质固相分散萃取法作为一种微型固相萃取技术，在中药质量评价前处理中具有样品和试剂的消耗少、设备简易、操作简便、提取时间短和提取效率高等优点。然而，该过程中传统的吸附剂因种类较为单一，对目标化合物的吸附选择性有待提高，因此，急需一些新型的吸附材料用于提高吸附的专属性。其中，分子印迹聚合物、分子筛、碳纳米材料等作为新型的吸附剂在前处理中逐渐被广泛应用。分子印迹聚合物是一类可根据目标化合物选择适当的模板分子的聚合物，该类聚合物因对模板分子具有"记忆"功能而在提取过程中对目标化合物具有高度的亲和力和较高的专属性[15-16]。目前分子印迹聚合物已被应用于选择性提取黄酮类[17]、萜类[18]、酚酸类[19]和生物碱类[20]化合物等。分子筛是一种具有筛选分子作用的人工合成的聚合物，该聚合物有许多均匀的孔径和孔道，使其具有较大的比表面积，从而增强吸附作用。另外，该类聚合物具有较好的热稳定性，其表面结构较容易修饰功能基团，这些特点使分子筛已被广泛应用于基质固相萃取中[21-23]。碳纳米材料也作为新型吸附剂已被应用于基质固相分散萃取技术中，如碳纳米管（单壁碳纳米管和多壁碳纳米管）。研究已证实，碳纳米管为吸附剂的提取技术具有较强的吸附性能，且提取效率高[24-25]。

近年来，磁性纳米材料作为以纳米材料为结构框架进行磁性修饰的聚合物，同样被应用于基质固相分散萃取技术中，并得到了很高的认可[26]。该类纳米材料不仅有较强的吸附性能，而且结合基质固相萃取技术提取效率高，且可实现重复利用，而作为一种新型吸附溶剂为中药质量评价绿色提取技术提供了广阔的前景。

2.2.3 使用生物吸附材料，减少化学材料使用

生物吸附材料是人们从自然界中发现和寻找的新型绿色环保吸附材料，已被应用于基质固相分散萃取中。目前，生物材料主要有环糊精、壳聚糖和微晶纤维素等。其中，环糊精是一类环状低聚糖的总称，其结构外部为亲水基团，内部为圆锥形状的疏水空洞[27]。目前常见的环糊精主要有 α-环糊精、β-环糊精、γ-环糊精以及通过修饰的环糊精衍

生物。由于环糊精具有酶模型的天然特性，且具有毒性低、生物利用度高、溶解性好等优点，因此该类生物材料可在中药提取过程中被广泛应用[28-29]。壳聚糖是一种可生物降解的多糖，是目前自然界中第二丰富的生物材料。壳聚糖不仅具有良好的生物相容性和较大的比表面积，而且具有无毒、可被生物降解、可重复使用等优点[30]。因此壳聚糖这种天然的、低成本的、可以修饰的生物环保吸附材料，可以作为吸附剂应用于基质固相分散萃取中以提高提取效率。微晶纤维素是一类从细菌、小型海洋生物或植物细胞壁中获得的纤维素，是一类由数百至数千个 β-1,4- 连接的葡萄糖单元的直链组成的多糖类物质，同时是中国最丰富的可再生的生物材料。另外，微晶纤维素不仅具有低密度、成本低、生物降解性和良好的机械性能等优点，而且作为一种有潜力的高分子材料，微晶纤维素可被广泛用作分散剂、增强剂等[31]。

2.3　中药制药过程的绿色化

中药制药研发过程中，难免有一些化学有毒试剂被引入，甚至导致大量的废气、废液以及废渣未经处理就直接排放于自然界中，对环境造成污染。首先，需要在制药过程中，以绿色化学理念为指导，优化研发工艺，尽量使用无毒材料、试剂等，从源头上尽量避免污染的产生，将研发路线绿色化；其次，改进制药相关仪器装置，使制药过程简单高效且产生尽可能少的废弃物；最后，对于难以避免产生的有毒气体、液体、固体，即便产量不大，也应妥善处理，尽量对这类废弃物实行回收循环再利用。

3　中药绿色制药关键技术研究与实践

中药质量分析通常需经样品提取、净化、富集、复溶等步骤，整个分析过程费时、费力，一般需要消耗较大量的有机溶剂，而且很多光敏性或热敏性的化学成分在样品制备分析过程中易发生降解或转化，大大制约了中药质控样品的高通量、绿色与准确分析。因此，构建集中药提取、分离和分析为一体的复合绿色评价体系，对于实现复杂中药基质的化学成分直接分析和阐明目标化合物在基质中的真实状态具有深远意义。

然而，中药样品的提取通常采用大量有毒的甲醇、乙腈、氯仿等有机溶剂，对环境和操作人员造成一定的危害。近五年来，我们针对这一现象，着手探索中药绿色制药新方法和新技术。通过减少有机溶剂使用量、利用新型绿色溶剂和表面活性剂作为提取溶媒和样品前处理洗脱剂，从根源上实现中药制药提取、质量评价的绿色化。

3.1　减少有机溶剂使用量，减少环境污染

脑心通胶囊是由 16 味中药组成的中药复方制剂，其中包括 13 味植物药（黄芪、赤芍、丹参、当归、川芎、桃仁、红花、鸡血藤、牛膝、桂枝、桑枝、制乳香、制没药）和 3 味动物药（地龙、全蝎、水蛭）。据清朝古籍《医林改错》记载，脑心通始源于补阳还

五汤，具有益气活血、化瘀通络的功效，主要用于治疗气虚血滞、脉络瘀阻所致的中风、半身不遂、肢体麻木、口眼歪斜、舌强语謇及胸痹心痛、脑梗塞、冠心病心绞痛等。脑心通胶囊作为中药复方制剂，具有基质复杂性和成分多样性的特点。目前对脑心通胶囊质量评价主要采用超声提取法对样品进行提取，存在提取时间长、有机试剂消耗多等缺点。本课题组建立了中药复方脑心通中酚酸类（没食子酸、绿原酸、阿魏酸、3,5-O- 二咖啡酰奎宁酸、1,5-O- 二咖啡酰奎宁酸、迷迭香酸、紫草酸、丹酚酸 B）、黄酮类（山奈酚 -3-O-芸香糖苷、毛蕊异黄酮、芒柄花黄素）、内酯类（藁本内酯、丁烯基苯酞）、单萜类（芍药苷）、菲醌类（隐丹参酮）和呋喃类（5- 羟甲基糠醛）16 个化合物的绿色质量评价技术，所建立的提取方法具有样品用量少（25mg）、有机试剂消耗少（1ml）、提取时间短（4min）、常温操作等绿色环保的特点。该方法可用于中药复方制剂脑心通样品的多成分含量测定，为中药绿色质量控制方法提供了一定的理论依据[32]。

3.2 利用离子液替代有机溶剂，减少环境污染

栀子是茜草科植物栀子 *Gardenia jasminoides* Ellis 的干燥成熟果实，具有利尿、利胆、消炎和解热的作用。目前对中药栀子的质量分析研究，主要的提取方法有加热回流法、超声波辅助提取法等。以《中华人民共和国药典》（2020 年版）（以下简称《中国药典》）为例，中药栀子中栀子苷的质量控制标准以甲醇作为提取剂，用超声波辅助提取法对其进行质量评价分析。这种传统的提取方法通常具有样品和有机溶剂消耗多、提取时间较长和操作步骤较烦琐等特点，实验过程中不仅会造成环境污染而且对实验员的身体有一定的负面影响。本课题组采用离子液涡旋辅助基质固相分散微萃取方法，建立中药栀子中环烯醚萜苷类（京尼平苷酸、京尼平龙胆双糖苷、栀子苷、8-O- 乙酰山栀苷甲酯）、二萜类（西红花苷Ⅰ、西红花苷Ⅱ）、黄酮类（异槲皮苷）、酚酸类（绿原酸）8 个化合物的绿色质量评价技术。研究结果发现最佳提取条件：10mg 栀子样品与 5mg 2,6- 二甲基 -β- 环糊精均匀混合研磨 2min，用 1ml 100mmol·L^{-1} 的 1- 十二烷基 -3- 甲基咪唑硫酸氢盐涡旋混合 1min。与传统加热回流方法相比，该方法样品用量少、有机试剂消耗少、提取时间短、常温操作、绿色安全[33]。

山茱萸是一种药食同源的中药，具有补益肝肾、收涩固脱的功效，目前主要用超声波提取、固相萃取（SPE）、微波萃取等方法提取山茱萸中的 5-HMF（5- 甲基糠醛）和环烯醚萜类等化合物，一般需要较大量有机试剂，且样品时间耗费长、操作较复杂，同时水解或其他反应可能导致目标分析物在提取过程中有所损失。我们以绿色分析化学为准则，建立了基于离子液的涡旋辅助基质固相萃取方法，将绿色溶剂离子液作为洗脱剂用于涡旋辅助固相萃取方法中，使该方法绿色环保、简便高效[34]。

何首乌为蓼科植物何首乌 *Polygonum multiflorum* Thunb. 的干燥块根，具有补益精血、乌须发、强筋骨、补肝肾的功效，为常用补益之品。一般采用甲醇作为提取溶液、

采用加热回流和超声波法进行样品提取，容易对环境造成污染，同时对实验人员的健康也有一定的威胁。因此发掘绿色环保的提取试剂和分析方法至关重要。我们以 25mg 硅胶作为吸附剂，1ml 100mmol·L^{-1} 的溴化 1- 十二烷基 -3- 甲基咪唑作为洗脱液建立了何首乌化学成分最佳的绿色提取方法，并结合超高效液相色谱技术，建立了何首乌中没食子酸、儿茶素、表儿茶素、虎杖苷、二苯乙烯苷、白藜芦醇、大黄素、大黄素甲醚同时提取和定量的分析方法，为何首乌的质量评价与控制提供绿色研究方法[35]。

3.3　利用表面活性剂替代有机溶剂，减少环境污染

连翘是木犀科植物连翘 *Forsythia suspensa* (Thunb.) Vahl 的干燥果实，是一种临床常用的中药，具有清热解毒、消肿散结、疏散风热的功效。非离子型表面活性剂是一种由两亲性分子（特殊的疏水性和亲水性成分）组成的表面活性剂。表面活性剂与传统有机溶剂相比，具有安全、有效、价格低廉、低毒等优点，作为乳化剂、表面活性剂富集相、萃取介质、离子对试剂、半胶束（hemimicelles）或双层胶束（admicelles）在不同提取方法具有广泛的应用，但未见应用于中药化学成分提取的报道。本课题组把非离子型表面活性剂曲拉通 X-114（Triton X-114）应用于涡旋辅助基体固相分散过程中，建立了连翘中咖啡酸、连翘苷 A、连翘苷、牛蒡子苷元、槲皮素、异鼠李素绿色提取方法，利用 2ml 10% Triton X-114 溶液替代了至少 5ml 的 50% 甲醇溶液，使提取时间减少到了 5min[36]。

岩白菜素作为矮地茶的药理活性成分，《中国药典》采用甲醇溶液提取矮地茶中的岩白菜素，对矮地茶进行质量控制。近年来，岩白菜素的提取方法有回流提取法、超声提取法、索氏提取法等[37]。然而这些方法所用的提取溶剂均为有机试剂，这些有机试剂不仅对操作者的身体安全造成威胁，也对环境造成一定的污染，而且操作烦琐、成本高、提取率低。我们使用非离子型表面活性剂 Genapol x-080 建立了环境友好型的浊点萃取方法，试验了矮地茶中没食子酸、岩白菜素、槲皮苷和酸藤子酚 4 个化合物绿色提取。该方法采用绿色无毒的非离子型表面活性剂胶束进行提取，提取过程中不仅不需要使用昂贵和有毒的有机溶剂，而且能够富集不同极性的分析物，具有操作简单、富集效果好和灵敏度高的特点，为矮地茶的质量控制提供一定的依据。上述研究结果表明，利用表面活性剂可以实现中药有效成分绿色提取和质量评价[38]。

3.4　新型吸附剂的使用，建立微型样品前处理方法

桑椹是药食两用之品，其来源于桑 *Morus allba* L. 的果实，具有多方面药理活性，富含抗氧化活性成分。我们以 75mg β- 环糊精作为吸附剂，1ml 100mmol·L^{-1} 的溴化 1- 乙基 -3- 甲基咪唑为洗脱液建立桑椹新绿原酸、绿原酸、隐绿原酸、芦丁、异槲皮素、紫云英苷 6 种成分微型固相基质萃取方法，与超声加热回流、固相萃取和超声波等传统方

法相比，大大减少了有机试剂的使用，具有绿色环保的特点，为中药质量控制研究提供了新技术和新方法。以 AQ-C18、Diol 为吸附剂，建立了止血中药侧柏叶黄酮类成分和祛风除湿中药独活多种有效成分绿色提取方法，使提取有机溶剂用量少（小于 1ml），并达到去除杂质、富集分析物、批量处理样品的目的。这种微型提取技术体现了绿色环保的优势，在中药提取中具有广阔的应用前景，不仅无污染，且溶剂的消耗量极少，适用于复杂植物样本的提取[39]。

4 中药绿色制药发展的建议

4.1 加强宣传力度，培养中药制药从业人员环保意识

在中药制药相关人才培养过程中，开设环境保护、生态教育等课程，加强培养环保意识，践行绿色化学的环保理念。同时，从从业者本身的健康安全方面出发，针对化学安全教育，通过开设讲座、张贴海报、视频宣传等途径，加强中药制药人员的人身安全意识。利用现代化教育技术，将绿色化学渗透于整个制药过程中，鼓励从业人员在制药过程中开展对环保措施的探索，真正实现制药绿色化。

4.2 加快绿色制药关键技术研发，促进科研成果应用

绿色制药技术的形成无疑是中药产业化和现代化发展进程中至关重要的一环。绿色制药关键技术研发的目的，是在实现可持续发展的基础上，运用现代科学技术进行中药新药研发。

4.3 加强科技创新，促进中药产业绿色升级

为了加速推进中医药现代化和国际化发展，应建立以绿色化学为基准的更加协同高效的中医药科技创新体系，显著提升中药产业绿色化进程，进一步提升中药防病治病的优势，实现可持续发展的大健康产业链。

5 小结

为了促进我国中药产业的国际化发展，大力发展以绿色化学理念为指导的中药绿色制药是一件利在当代、功在千秋的伟大工程。加强中药制药研发环保意识，通过运用新材料、新技术、新工艺，发展中药研发绿色化、提取绿色化、质量评价技术绿色化，以促进中药现代化行业发展。不仅确保中药防病治病的功效，也在源头上实现中药产业与科学、环境和谐发展。

参考文献

[1] HAN D, TANG B, LEE Y R, et al. Application of ionic liquid in liquid phase microextraction technology [J]. Journal of separation science, 2012, 35(21): 2949−2961.

[2] ABBOTT A P, BARRON J C, RYDER K S, et al. Eutectic−based ionic liquids with metal−containing anions and cations [J]. Chemistry−A European Journal, 2007, 13(22): 6495−6501.

[3] ABBOTT A P, BOOTHBY D, CAPPER G, et al. Deep eutectic solvents formed between choline chloride and carboxylic acids: versatile alternatives to ionic liquids [J]. Journal of the American Chemical Society, 2004, 126(29): 9142−9147.

[4] DAI Y, van Spronsen J, WITKAMP G J, et al. Natural deep eutectic solvents as new potential media for green technology [J]. Analytica chimica acta, 2013, 766: 61−68.

[5] FRANCISCO M, van den Bruinhorst A, KROON M C. New natural and renewable low transition temperature mixtures (LTTMs): screening as solvents for lignocellulosic biomass processing [J]. Green Chemistry, 2012, 14(8): 2153−2157.

[6] YAZDI A S. Surfactant−based extraction methods [J]. TrAC Trends in Analytical Chemistry, 2011, 30(6): 918−929.

[7] BANAT I M, FRANZETTI A, GANDOLFI I, et al. Microbial biosurfactants production, applications and future potential [J]. Applied microbiology and biotechnology, 2010, 87(2): 427−444.

[8] HAERI S A, ABBASI S, SAJJADIFAR S. Bio−dispersive liquid liquid microextraction based on nano rhaminolipid aggregates combined with magnetic solid phase extraction using $Fe_3O_4@$ PPy magnetic nanoparticles for the determination of methamphetamine in human urine [J]. Journal of Chromatography B, 2017, 1063: 101−106.

[9] CHUO S C, ABD−TALIB N, MOHD−SETAPAR S H, et al. Reverse micelle extraction of antibiotics using an eco−friendly sophorolipids biosurfactant [J]. Scientific reports, 2018, 8(1): 1−13.

[10] LIU T, LI B, ZHENG X, et al. Effects of freezing on the condensed state structure of chitin in alkaline solution [J]. Carbohydrate Polymers, 2010, 82(3): 753−760.

[11] 章怀云, 刘俊, 毛绍名, 等. 天然产物活性成分提取分离研究进展 [J]. 经济林研究, 2017, 35(3): 244−250.

[12] 赵天明. 基于绿色溶剂的天然产物提取技术研究进展 [J]. 江苏农业科学, 2016, 44(9): 283−286.

[13] HE L, ZHANG X F, XU H, et al. Subcritical water extraction of phenolic compounds

from pomegranate (Punica granatum L.) seed residues and investigation into their antioxidant activities with HPLC−ABTS (center dot+) assay ［J］. Food and Bioproducts Processing, 2012, 90: 215−223.

［14］李涛，郑磊，傅巧真. 绿色提取技术在天然产物提取中的应用［J］. 科技经济导刊，2018 (18): 124.

［15］SELLERGREN B. Direct drug determination by selective sample enrichment on an imprinted polymer［J］. Analytical chemistry, 1994, 66(9): 1578−1582.

［16］YAN H, QIAO F, Row K H. Molecularly imprinted−matrix solid−phase dispersion for selective extraction of five fluoroquinolones in eggs and tissue［J］. Analytical chemistry, 2007, 79(21): 8242−8248.

［17］XIE J, ZHU L, LUO H, et al. Direct extraction of specific pharmacophoric flavonoids from gingko leaves using a molecularly imprinted polymer for quercetin［J］. Journal of Chromatography A, 2001, 934(1−2): 1−11.

［18］XIE J, CAI C, YANG H, et al. Synthesis and Application of Molecularly Imprinted Polymer on Selective Solid−Phase Extraction for the Determination of Artemisinin in Artemisia Annua L［J］. Analytical Letters, 2013, 46(1): 107−119.

［19］SCHWARZ L J, DANYLEC B, YANG Y, et al. Enrichment of (E)−resveratrol from peanut byproduct with molecularly imprinted polymers［J］. Journal of agricultural and food chemistry, 2011, 59(8): 3539−3543.

［20］LOPEZ C, CLAUDE B, Morin P, et al. Synthesis and study of a molecularly imprinted polymer for the specific extraction of indole alkaloids from Catharanthus roseus extracts ［J］. Analytica chimica acta, 2011, 683(2): 198−205.

［21］CAO W, HU S S, YE L H, et al. Trace matrix solid phase dispersion using a molecular sieve as the sorbent for the determination of flavonoids in fruit peels by ultra−performance liquid chromatography［J］. Food chemistry, 2016, 190: 474−480.

［22］SCHMIDT J E, DEEM M W, Davis M E. Synthesis of a Specified, Silica Molecular Sieve by Using Computationally Predicted Organic Structure−Directing Agents［J］. Angewandte Chemie, 2014, 126(32): 8512−8514.

［23］GAÑAN J, SILVA M, MORANTE−ZARCERO S, et al. Application of hybrid mesoporous silica for extraction of hormones in milk by matrix solid phase dispersion［J］. Materials Letters, 2014, 119: 56−59.

［24］GUI D, XIONG W, TAN G, et al. Improved thermal and mechanical properties of silicone resin composites by liquid crystal functionalized graphene nanoplatelets［J］.

Journal of Materials Science: Materials in Electronics, 2016, 27(2): 2120−2127.

[25] JIMÉNEZ−SOTO J M, CÁRDENAS S, VALCÁRCEL M. Evaluation of carbon nanocones/disks as sorbent material for solid−phase extraction [J] . Journal of Chromatography A, 2009, 1216(30): 5626−5633.

[26] FENG J, HE X, LIU X, et al. Preparation of magnetic graphene/mesoporous silica composites with phenyl−functionalized pore−walls as the restricted access matrix solid phase extraction adsorbent for the rapid extraction of parabens from water−based skin toners [J] . Journal of Chromatography A, 2016, 1465: 20−29.

[27] BREWSTER M E, LOFTSSON T. Cyclodextrins as pharmaceutical solubilizers [J] . Advanced drug delivery reviews, 2007, 59(7): 645−666.

[28] DIAMANTI A C, IGOUMENIDIS P E, MOURTZINOS I, et al. Green extraction of polyphenols from whole pomegranate fruit using cyclodextrins [J] . Food Chemistry, 2017, 214: 61−66.

[29] XU J J, CAO J, PENG L Q, et al. Characterization and determination of isomers in plants using trace matrix solid phase dispersion via ultrahigh performance liquid chromatography coupled with an ultraviolet detector and quadrupole time−of−flight tandem mass spectrometry [J] . Journal of Chromatography A, 2016, 1436: 64−72.

[30] CAO W, HU S S, YE L H, et al. Trace−chitosan−wrapped multi−walled carbon nanotubes as a new sorbent in dispersive micro solid−phase extraction to determine phenolic compounds [J] . Journal of Chromatography A, 2015, 1390: 13−21.

[31] MA X, CHANG P R, Yu J. Properties of biodegradable thermoplastic pea starch/ carboxymethyl cellulose and pea starch/microcrystalline cellulose composites [J] . Carbohydrate Polymers, 2008, 72(3): 369−375.

[32] WANG H L, JIANG Y, LI J, et al. Simultaneous determination of phenolic acids, flavonoids, lactones, monoterpenoids, phenanthraquinones and furans in Naoxintong capsule by MMSPD extraction coupled with UPLC−PDA and qualitative analysis by UHPLC−Q−TOF [J] . Journal of Separation Science, 2018, 41: 2064.

[33] WANG H, LI J, GAO X, et al. Ionic liquid vortex − simplified matrix solid − phase dispersion for the simultaneous determination of terpenoids, crocins, quinic acid derivatives and flavonoids in Gardeniae fructus by UHPLC [J] . Journal of separation science, 2019, 42(10): 1886−1895.

[34] DU K, LI J, BAI Y, et al. A green ionic liquid−based vortex−forced MSPD method for the simultaneous determination of 5−HMF and iridoid glycosides from Fructus Corni by

ultra-high performance liquid chromatography [J] . Food chemistry, 2018, 244: 190-196.

[35] DU K, CHEN Y, LI J, et al. Quantification of eight active ingredients in crude and processed radix polygoni multiflori applying miniaturized matrix solid-phase dispersion microextraction followed by UHPLC [J] . Journal of separation science, 2018, 41(17): 3486-3495.

[36] DU K, LI J, TIAN F, et al. Non-ionic detergent Triton X-114 Based vortex-synchronized matrix solid-phase dispersion method for the simultaneous determination of six compounds with various polarities from Forsythiae Fructus by ultra high-performance liquid chromatography [J] . Journal of pharmaceutical and biomedical analysis, 2018, 150: 59-66.

[37] 陈伶俐, 易少凌. 岩白菜素提取工艺及生物活性的研究概况 [J] . 广东化工, 2020,47 (13): 93-96.

[38] CHEN Y, DU K, LI J, et al. A green and efficient method for the preconcentration and determination of gallic acid, bergenin, quercitrin, and embelin from Ardisia japonica using nononic surfactant genapol X-080 as the extraction solvent [J] . International journal of analytical chemistry, 2018, 2018: 1-10.

[39] DU K, CHEN Y, LI J, et al. Determination of antioxidant ingredients in Mori Fructus employing ionic liquid-assisted miniaturized matrix solid-phase dispersion extraction via ultra-performance liquid chromatography [J] . Journal of food biochemistry, 2019, 43(4): e12807.

中药材产业发展面临的问题及解决方案

◎黄晓

湖北中医药大学

[摘　要] 对我国现阶段的中药产业发展状态下中药材质量问题进行了系统的总结分析，针对各环节中产生的问题总结提出了合理的解决方案。为中药材提高品质质量，科学可持续发展提供了有效的参考建议。

[关键词] 中药产业；中药材；可持续发展；优良品质

中药产业是我国拥有资源优势和知识优势的传统产业，中药产业包含中药农业、中药资源、中药工业、中药商业等，其中，"中药农业"和"中药资源"的可持续发展是整个中医药事业的基础，"中药农业"是利用药用动植物等生物的发展规律，通过人工培育来获得中药材产品的生产活动[1]，包括野生中药材资源采集、中药材野生抚育及种植养殖；而"中药资源"是一切中药农业的基本。我国是中药资源利用最早、最多和资源最丰富的国家之一，但近几年来，在中药现代化与中药产业发展的推动下，我国众多中药材产地均在进行中药材栽培与驯化，在这种中药材大量人工种植（养殖）的情况下，中药材遗传混杂，整齐度差，产量低，品质不稳定[2]。中药作为中华民族的传统用药，中药材的质量关系到临床用药的有效性和安全性，对我国中医药事业的发展有着重要的影响。中药材从种植到临床这一过程中包含采收、炮制、加工、包装、运输、贮藏和市场流通等，这其中的每一个环节都存在着质量及安全方面的隐患。近年来，国内药材市场中的诸多问题将中药材的安全性问题推到了风口浪尖，使我国的中药材安全面临严峻的考验[3]。

1　当代中药材产业发展面临的问题

1.1　种植盲目性，缺少规范化

中药产业的飞速发展，使得我国药材生产发展势头迅猛，带来了可观的经济效益，但由于监管部门对中药产业把控认识不足，缺乏统一规划和科学指导。比如药农供求信息不透明，药农所种药材和市场的需求不能同步，为了生计选择种植高价品种，甚至消息滞后，导致药材一哄而上，一哄而下，使得药材市场混乱，价格波动不稳定[4]。另外，我国种植品种多，种植面积大，大多数中药材种植区域分布在山区、半山区，以一家一户零散种植为主，难以统一栽培管理、统一规划及可观指导，导致药材质量参差不齐，影响了药材市场的健康发展[3]。

1.2　优良品种少，种植管理没有针对性

同农作物相比，中药标准化建设还处在组织进行中，《中药材种子种苗质量标准》才刚刚制定和实施，不同药农购买的种子种苗各不相同，使得种子种苗的基础条件差异较大。虽然一直在倡导道地中药材，但是真正意义上的良种繁育基地及推广应用体系还未建立[5]，现阶段还处在农户自己留种的自然状态，即对同一药材，不同的地方品种、野生种、栽培种、地方类型等相互混杂，导致中药材商品普遍存在品种不纯等问题。中药材长期处于这种自由发展的状态，药农自繁自用，使得品种优势退化，出现生产产量低，有效成分不稳定等问题，直接影响中药材及其相关的产品质量和临床效果。同时，为追求经济利益，野生中药材过度采挖，野生资源已经近于枯竭。

1.3　中药材农药残留

近年来，野生中药资源大量萎缩，为保护中药资源，野生中药材驯化栽培被广泛提倡。但由于大量中药材种植过程中的生产管理规范不健全，导致中药材病虫害和农药残留问题较严重。截至2018年3月，全国登记用于中药材的农药仅10种，91个品种，46种成分[6]。在实际生产中，绝大多数的中药材尚未有相关的农药登记，药农多凭农作物上的农药使用经验来处理中药材，高毒的、广谱农药的使用造成了中药材农药残留等一系列问题。

1.4　其他问题

除了上述种植方面的问题外，中药材产业中还存在着小型企业加工不完全[7]、品牌意识差、试验示范与生产严重脱节等问题。

■　2　关于中药材现代化发展的几点思考

2.1　科学选种、育种，可持续发展中药材

采用绿色种植方法，解决连作障碍问题和保证中药材的可持续发展。利用本草基因组学及中药材DNA指纹图谱数据库[8]，获得大量高产优质种质资源，种植前先进行土壤消毒，在种植过程中用绿色肥料代替化肥，再结合有针对性的抑菌剂，针对病害类型及发病规律，建立病虫害的综合防治方法，形成药用植物病虫害无公害防治技术体系，改善根系周围微生态环境，保证中药材的健康生长[9-10]。

2.2　资源保护及资源修复

研究中药材的保护及采收技术，收集珍稀濒危中药种质资源，建立保存库，设立中药资源保护区，研究中药材野生抚育的关键技术，利用药用植物亲缘关系寻找和开发中药新资源[11]。

2.3　建立中药材质量可溯源体系

通过建立以现代信息手段为核心，包含信息采集、信息查询等，涉及中药产品信息、生产者信息、经营者信息和文件信息等中药材质量可溯源体系，监控从种植到临床使用各个环节的中药材质量品质，以这种方式管理中药材，能够责任到个人，客观地保证了药材产品的质量[12]。

2.4　增加中药材生产的科技投入

中药材品种混乱、品种退化、病虫害严重、大量农药残留等问题抑制中药材生产的发展，只有通过科学研究，才能提高中药材生产水平，提高药材生产效益，稳定中药材发展[13]。

2.5　建立标准，加强监管

各地市县（区）中药材领导小组应组织技术力量，进行中药材的栽培和加工技术研究，加快制定市场需求量大、适合本地区种植的中药材生产标准和加工标准，并汇编成册，发放到农民手中，促进药农依标准生产，按标准加工[14]；规范中药材种子（苗）市场，凡经营中药材种子（苗）者，都必须合法经营，防止假冒伪劣种子（苗）坑农害农；组建从事中药材种苗、生产、初加工、药品质量检验的监督机构，建立品牌，以品牌占领市场[15]；建立标准中药材、标准饮片及标准中成药实物库；强化农药的监管力度，加强实际用药情况的调研，统计中药材种植、病虫害发生及防治情况、农药需求情况，完善中药材残留试验群分类，确定代表药材[13]。最后明确中药材种植领域的监管主体，做到权责分明，专业监管，培养具有中医药、农学、管理学等的综合型人才。

2.6　其他

本着环境条件相似的原则，建议就地进行引种驯化；以品质保证为主，适当考虑产量，科学合理地引种驯化。部分药材可采取投保项目，与大型保险公司签订类似农作物保障条约。当药材质量出现问题时，可在一定程度上减少药农的经济损失；同时，保障中药材生产各环节健康合理有序地进行[16]。

随着世界经济的发展，中医药作为中华民族的瑰宝，必然要走向国际参与国际市场的竞争，我国虽然中药资源丰富，但由于药材品质不达标，导致出口仅占5%左右，其中大量还是以原料出口，此现状与我国中医药大国的地位极不相称[17]。国家中药资源可持续利用关系到中药的生存与发展，关系到全国中药产业可持续发展，关系到生态平衡、环境保护以及生物多样性保护等多方面[18]。发展优质可持续利用的中药材种质资源和中药产业迫在眉睫！

参考文献

［1］魏建和，屠鹏飞，李刚，等．我国中药农业现状分析与发展趋势思考［J］．中国现代中药，2015，17(2)：94-98，104．

［2］马晓晶，郭娟，唐金富，等．论中药资源可持续发展的现状与未来［J］．中国中药杂志，2015，40(10)：1887-1892．

［3］司亚庆，蒋益萍，辛海量，等．浅谈中药资源保护存在的问题和对策［J］．药学实践杂志，2016，34(5)：396-398．

［4］陈士林，魏建和，韩建萍，等．中药农业与中药资源可持续发展［J］．世界科学技术-中医药现代化，2007(4)：1-7．

［5］冉懋雄．中药资源保护与可持续发展研究［C］//中国植物学会．第二届中国甘草学术研讨会暨第二届新疆植物资源开发、利用与保护学术研讨会论文摘要集．石河子市：中国植物学会，2004：4．

［6］吕朝耕，王升，何霞红，等．中药材农药使用登记现状、问题及建议［J］．中国中药杂志，2018，43(19)：3984-3988．

［7］韦永诚．关于中药材种质资源建设与可持续开发利用的几点思考［J］．中国中医药信息杂志，2015，22(6)：5-8．

［8］尉广飞，董林林，陈士林，等．本草基因组学在中药材新品种选育中的应用［J］．中国实验方剂学杂志，2018，24(23)：18-28．

［9］黄璐琦．期待中药资源绿色可持续发展［N］．健康报，2016-07-27(005)．

［10］杨成民，魏建和，隋春，等．我国中药材新品种选育进展与建议［J］．中国现代中药，2013，15(9)：727-737．

［11］黄璐琦．珍稀濒危中药资源保护的相关问题探讨［J］．世界科学技术——中药现代化，2001，6(3)：46-49．

［12］齐耀东，高石曼，刘海涛，等．中药材质量可追溯体系的建立［J］．中国中药杂志，2015，40(23)：4711-4714．

［13］陈君，徐常青，乔海莉，等．我国中药材生产中农药使用现状与建议［J］．中国现代中药，2016，18(3)：263-270．

［14］刘峥．困境与突破：中药材供应链创新发展研究［J］．中药，2017，48(19)：4126-

4132.

[15] 周涛，黄璐琦，吕冬梅.中药资源保护的类型和模式分析［J］.中国中药杂志，2008(11): 1353−1356.

[16] 陈士林，苏钢强，邹健强，等.中国中药资源可持续发展体系构建[J].中国中药杂志，2005(15): 1141−1146.

[17] 黄璐琦.期待中药资源生物多样性可持续利用［N］.中国医药报，2018−07−24(005).

[18] 陈宇，陈焕亮.论我国中药资源现状与可持续开发利用［J］.辽宁中医药大学学报，2014, 16(4): 218−219.

国家级贫困县喀喇沁旗中药材产业扶贫现状调查研究

◎曹瑞

内蒙古自治区中医药研究所

[摘　要]中药材广植于我国贫困地区，中药材种植是我国农村贫困人口收入的重要来源之一。文章阐述了国贫县喀喇沁旗中药材产业现状以及中药材产业对贫困地区经济收入的贡献，分析了地区产业现状、中药材种植现状、扶贫案例模式，结果表明当地农村产业布局不合理是限制经济发展的重要原因之一，从而使得该地区拥有较多的贫困人口。因而，调整中药材种植业在农牧业的比重，是实现地区脱贫致富的途径之一。本次现状调查可为地区中药材产业布局和发展提供指导，为中药材产业扶贫提供借鉴。

[关键词]国家级贫困县；中药材产业；中药材种植；扶贫

当前,贫困问题依然是我国经济社会发展中最突出的"短板",脱贫攻坚形势复杂严峻。从贫困现状看，截至 2015 年底，我国还有 5630 万农村建档立卡贫困人口，主要分布在 14 个集中连片特困地区及 832 个国家级贫困县[1]。在贫困地区实施中药材产业扶贫行动，以建立切实有效的利益联结机制为重点，将中药材产业发展与建档立卡贫困人口的精准脱贫衔接起来，基本实现户户有增收项目、人人有脱贫门路，助力中药材产业扶贫对象如期"减贫摘帽"[2]。

喀喇沁旗为国家级贫困县，位于我国内蒙古地区的东部，是中蒙药材重要的种植基地，目前中蒙药种植种类繁多，其中甘草、柴胡、麻黄、防风等药材产量居于首位。据统计，2016 年，喀喇沁旗地区年药材产值已达 10 亿元人民币，平均每亩（1 亩 ≈ 666.7m^2）药田纯收入达到 3000~5000 元，种植、经营中药材已成为一部分农民增收的主要渠道[3]。

为推进《中药材产业扶贫行动计划（2017—2020 年）》实施，落实《国家中医药管理局规划财务司关于开展中药材产业扶贫情况基线调查的通知》，摸清贫困地区中药材产业扶贫基础情况以及中药材产业对贫困地区经济收入的贡献，本研究团队积极开展中药材产业扶贫情况基线调查，于 2017 年、2018 年，相继走访喀喇沁旗扶贫办、农牧业局、统计局等相关部门，对喀喇沁旗中药材及扶贫产业进行调研，掌握中药材种植布局、劳动力、政策等资料信息，可为中药材产业科学发展提供参考依据；随机选取典型农户开展入户调查，详细了解其发展中药材种植种子种苗、种植技术、资金、销路等的需求；考察了全国重要的中药材产销基地之一牛家营子镇。本团队开展喀喇沁旗的扶贫调查旨在为中药材产业扶贫提供借鉴。

■ 1　研究区基本概况

喀喇沁旗位于赤峰市西南，总面积 73055km²，地处大兴安岭南段和燕山北麓山地，属温带半干旱大陆性季风气候区，冬季漫长而寒冷，春季干旱多大风，夏季短促炎热、雨水集中，秋季短促、气温下降快、霜冻降临早。喀喇沁旗大部地区年平均气温为 0~7℃，年均降水量为 400mm 左右，西南部林区偏多，无霜期 110~150 天。人口约 96.62 万，占赤峰总人口的 20.81%。其中喀喇沁旗下辖 9 个乡镇，2 个街道，161 个行政村，人口 35.1 万。

通过走访喀喇沁旗民政局、扶贫办，获悉截至 2018 年喀喇沁旗建档立卡人数 22949，占总人口的 6.53%，有劳动力贫困人数 9259，社会兜底人数 14818，主要分布于美林镇、王爷府镇、小牛群镇（表 3-1、图 3-1）。根据当地农牧业局和实地考察得知，这些贫困地区均以种植玉米、谷子和高粱为主。

表 3-1　喀喇沁旗贫困现状

旗县名称	建档立卡人数	有劳动能力人数	社会兜底人数	建档立卡户占总人口的百分比 /%
喀喇沁旗	22949	9259	14818	6.53

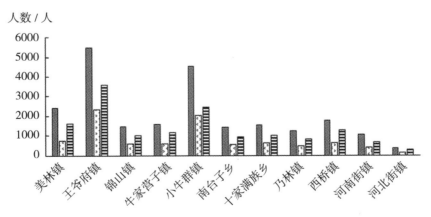

图 3-1　2017 年喀喇沁旗贫困现状

2　地区产业现状

　　随着科学技术的发展和进步，喀喇沁旗地区生产总值呈良好的发展势头。由表 3-2 可知，喀喇沁旗 2015 年、2016 年、2017 年的地区生产总值分别为 70.6、75.7、79.5 亿元，年均增长 7% 左右。

表 3-2　近三年地区生产总值　　　　　　　　　单位 / 亿元

旗县名称	2015 年地区生产总值	2016 年地区生产总值	2017 年地区生产总值
喀喇沁旗	70.6	75.7	79.5

　　农牧业在地区经济和社会发展中的地位和作用举足轻重，部分贫困地区农牧业助农增收的贡献率已超过了 50%，贫困地区农牧民世代经营并赖以生存发展的传统、基础产业，也是拓展贫困地区群众增收渠道的骨干产业。在贫困地区发展特色农牧业，是当前实现农牧民就地脱贫最为现实的选择。深入调查农牧业发展现状，以期为新时期乡村振兴指引方向。

　　根据地方统计局提供数据可知，截至 2016 年底，喀喇沁旗农作物种植面积已达到 789176 亩（图 3-2）。其中，粮食作物种植面积最大，达到 60 万亩以上，约占农作物总面积的 80%，主要有玉米、谷子、高粱、小麦。药材和蔬菜种植面积分别达到 72171 亩、71508 亩，种植面积较可观。药材种植主要集中在牛家营子镇。根据喀喇沁旗牛家营子镇农科站资料显示，2017 年桔梗种植 4 万亩，北沙参种植 1.5 万亩，牛膝和防风的种植面积分别为 5000 亩和 4000 亩。喀喇沁旗牛家子营镇是全国中药材北沙参、桔梗的三大产地之一，北沙参总产量约占全国总产量的 60%，桔梗总产量约占全国总产量的 40%。因品

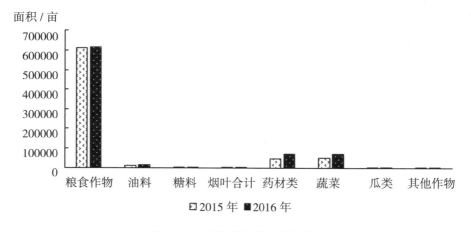

图 3-2　喀喇沁旗农作物种植情况

相好、口感好，该镇北沙参、桔梗两个品种获得国家农业部农产品地理标志认证，被誉为"牛家营子北沙参、牛家营子桔梗"[4]。

根据网站卓创资讯（http://www.sci99.com/）、金谷粮食网（http://www.jingu.net.cn/yumi/）、中药材天地网（http://www.zyctd.com/）及实地入户调查问卷获取近些年粮食作物和药材收购价，亩产、总收入状况。农户若种植玉米、谷子、高粱，成本以均价300元/亩（忽略人工）计算，粮食作物玉米纯收入500~870元/亩、谷子纯收入252~660元/亩、高粱纯收入310~764元/亩、小麦纯收入336~652元/亩。农户若种植中药材，成本以均价2500元/亩计算，药材桔梗的纯收入1100~5500元/亩，北沙参纯收入2000~6300元/亩（表3-3）。通过比较分析可知，虽然近年桔梗、北沙参等药材价格不稳定，但是总体上高于粮食作物的收益，遇上价格好的年份，收益非常可观。以喀喇沁旗牛家营子镇宋家营子村村民李艳新为例，2012年除自家20亩地全部种药材外，又在元宝山区平庄镇太平地村租了180多亩地种桔梗，以每亩纯利润2500元计，当年收入可达50多万元。目前，李艳新还在扩大再生产，力争药材种植面积达500亩以上、用工达到100多人，同时，搞好药材深加工，做大这项产业。由此可知，当地农村产业的不合理布局是限制经济发展的重要原因之一，使得地区拥有较多的贫困人口。因而，调整中药材种植业在农牧业的比重，是实现地区脱贫致富途径之一。

表3-3　粮食作物和药材收入比较

	种类	收购价/元/斤	亩产/斤	产值/元	亩纯收入/元
粮食作物	玉米	0.8~0.975	1000~1200	800~1170	500~870
	谷子	1.38~1.60	400~600	552~960	252~660
	高粱	1.22~1.52	500~700	610~1064	310~764
	小麦	1.06~1.36	600~700	636~952	336~652
药材	桔梗	12~16	300~500	3600~8000	1100~5500
	北沙参	15~22	300~400	4500~8800	2000~6300

注：表格中收购价均以干货核算，1斤等于0.5kg。

■ 3　中药材产业精准扶贫新气象

牛家营子镇中药材种植历史悠久，种植技术成熟，新时期为了发展壮大中药材产业，内蒙古自治区中医药研究所（简称研究所）与赤峰荣兴堂药业有限责任公司（简称荣兴堂）展开科研合作，进行"北沙参标准化建设"项目系统性研究工作。以研究所为技术牵头单位，荣兴堂为种植基地牵头单位，共同牵头组成"北沙参中药材生产产业链合作联盟"，通过种子种苗及中药材规范化种植基地建设，开展对中药材及中药饮片生产全过程中相关规范及标准制定、验证、修订及贯彻实施，特别是制定北沙参药材种植溯源体系及饮片生产全过程质量溯源体系，不断完善中药材重点品种标准体系建设。研究所和荣兴堂合力打造北沙参标准化种植基地，进而带动农民积极加入中药材规范化、标准化种植，产出高品质中药材，为农民创收。研究所坚持在实践中发展科研，用科技指导实践，研究所积极开展入田到户技术指导，在北沙参的播种期、田间管理、采收期等环节为农民提供技术指导，并针对贫困户免费发放《北沙参生产加工适宜技术》，帮助农民解决技术问题。在研究所提供技术服务的同时，荣兴堂也响应号召，开展贫困户的帮扶活动，在给喀喇沁旗牛家营子村捐赠帮扶资金 3 万元的基础上，与当地中药材种植户签订北沙参种植协议，以保证农户的基本收入，并实现订单户数 295 户，参与订单的农牧民户均收入增加 2240 元。同时，喀喇沁政府实施"菜单式"产业精准到户项目，针对中药材种植每亩补贴 1000 元，按上限每人 7000 元执行，投资不足每人 7000 元的按实际投资补贴。通过政府、科研单位、药企共同出资出力帮扶贫困户，当年贫困户即可实现"脱贫摘帽"。因此，走"政府 + 科研 + 企业 + 基地 + 贫困户"模式，打造"产、供、销"一体化，组建生产产业链合作联盟，助推精准扶贫。

4　中药材发展时机

4.1　国际市场的驱动

据资料统计，2017 年，我国中药材贸易稳定发展，全年中药材进出口总数量 31.45 万吨，同比增长约 11%，中药材进出口总额 14.00 亿美元。其中，我国出口中药材 22.35 万吨，同比增长 9.51%，中药材出口额 11.39 亿美元[5]。我国 70% 以上的中药材出口至亚洲地区，其余出口到欧洲、北美洲等地区，主要出口地为中国香港、日本、韩国、越南、中国台湾、马来西亚、美国、印度、德国、荷兰，这 10 个地区的出口金额占比 83.9%[6]。随着"中国 - 东盟自由贸易区"和"一带一路"沿线建设的推进，我国与"一带一路"沿线地区中药材及饮片贸易业绩十分抢眼，东盟和"一带一路"沿线地区将成为我国中药国际化的重要目标市场。

4.2　政策鼓励

2015~2017 年，国家相继出台了《中药材保护和发展规划（2015—2020 年）》《中医药健康服务发展规划（2015—2020 年）》《中医药发展战略纲要规划（2016—2030 年）》《中药材产业扶贫行动计划（2017—2020 年）》等政策性文件，支持中药材产业发展。

2018 年，喀喇沁旗出台了《喀喇沁旗产业精准扶贫实施方案》，针对全旗建档立卡贫困人口中药材种植每亩补贴 1000 元。

无论是国家层面，还是地方层面，贫困地区的中药材发展呈现良好的势头。

4.3 药企是中药材发展的促进剂

本土参与中药材经营的药企有赤峰荣兴堂药业有限公司、赤峰百草中草药资源开发有限公司、赤峰桓祥中药饮片有限公司、赤峰天奇制药有限责任公司等，可为中药材产业扶贫提供支撑。以赤峰荣兴堂药业有限公司为例，其在牛家营子镇脱贫攻坚中起到了主力军作用。2016 年，该公司生产销售中蒙药饮片 4100 吨，销售收入 9218 万元。

除此之外，四川科创集团投资 16 亿元建设牛家营子中蒙药材健康产业园，年产值将达 100 亿以上；承德颈复康、山东弘济堂、日本的津村、小林公司均已融入与牛家营子合作的链条[71]。2018 年，喀喇沁旗人民政府又与北京陆尔草医药科技有限公司签订了"中药材饮片加工、质量检测平台和仓储物流项目"，总投资 1.5 亿元，建设中药材初加工生产线 7000m^2，中药材质量追溯行业服务平台 3000m^2，中药材质量检测平台智能仓储及现代物流服务平台 50000m^2。

许多知名药企在牛家营子镇发展中药材产业，这不仅会助推本地中药材产业扶贫工作，还将辐射喀喇沁旗的其他乡镇，带动其他乡镇的经济发展。

4.4 充足的劳动力和土地

喀喇沁旗有劳动力贫困户人数 9259，拥有粮食作物种植面积 617641 亩，玉米、小米、高粱的价格不景气，这些土地资源必将成为中药材种植业发展的后备土地资源。

5 地区中药材产业发展问题

5.1 传统种植地区地力衰竭、农药化肥控制力不足

土壤是中药材生长的基础和场所，土壤肥力高低是影响中药材产量和药效成分的主要因素。中药材栽培地土壤肥力随栽培年限增长逐渐衰退，严重影响中药材的产量与品质[8]。牛家营子镇种植药材已有多年历史，由于缺乏地力补偿机制，以及农业收入太低，农民负担过重，造成农民忽视培肥地力，采取粗放经营、掠夺性使用土地，结果导致耕地肥力不断下降，中药材种植业发展后劲日渐不足。而且，由于农民缺乏养地知识，用肥结构不合理，使耕地有机质含量低，N、P、K 等元素比例失调，地力下降速度加快。由于土壤肥力的下降，农民过度使用农药化肥，使得中药材的品质面临着下降的趋势。

5.2 高附加值产品开发不足

北沙参和桔梗既是本地区道地药材，也是药食同源产品，北沙参具有免疫抑制、解热镇痛、抗肿瘤、抗氧化等作用，桔梗具有祛痰、降血糖、抗炎等作用，但附加值产品开发严重不足。桔梗中药材种植业的蓬勃发展，如不及时加快开展附加值产品开发，必

将导致药材的滞销，不利于中药材的产业扶贫。

5.3 赤峰地区药材市场网络平台建设不完善

喀喇沁旗牛家营子虽有中药材天地网平台，但是由于制度不完善，对中药材的服务不到位，药材的价格有时呈现虚高的情况。喀喇沁旗建有现代中药资源动态监测站，未完全发挥其造血功能，主要由于其作为项目实施，未纳入政府系统，不能保证可持续运营。对区域内中药资源种植、生产、流通中相关信息的收集和监测，药材种植、生产、流通中出现的问题，中药资源动态变化趋势，生产措施、产量、流通量、社会经济环境、质量和价格等信息，中药材产业各环节技术服务提供不到位。

5.4 药材保鲜库建设不足

随着国家相关部门、地方政府、企业对贫困地区中药材产业发展的支持，必将促进贫困地区中药材种植面积的增加，加上附加值产品开发的不足，贫困地区中药材的产量扩大，受市场的影响，药材价格也许会将遭遇下降的趋势。受价格的影响，种植户势必会不想出手，转而进行传统的储存。传统储存技术的不成熟，很容易受潮湿、病虫的侵害，严重影响着药材的品质和药效成分。目前，尚未见到该地区有针对药材的保鲜库，因而，药材保鲜库成为中药材发展的必然。

5.5 专业人才匮乏，制约产业发展

人才是中药资源科研开发利用和发展壮大的决定性因素。由于中药的复杂性，需要大量既具有中药学和蒙药学专业知识、传统理论，又掌握和熟悉化学、农业、信息、管理等相关学科，并能开展开发研制的专业技术人才。种植、加工、质量检测等相关科技人员的缺乏，使得中药材在农业、工业生产中基础性研究相对薄弱，导致中药材种植适宜技术、采收加工及质量控制标准等方面的研究严重缺失。当前，牛家营子镇及周边中药材生产多沿袭传统经验种植技术，新型中药栽培技术指导人员更是奇缺，无法满足地区中药材种植的发展。

6 对策建议

6.1 完善轮作休耕制度，向周边有条件的贫困地区发展药材种植业

当前，耕地轮作休耕试点工作开展不久，成效显著。作为传统的中药材产区，地方政府应先行开展地区轮作休耕制度，对实施轮作休耕的农民实施补贴政策，不仅可以保证道地药材地位，还可以在贫困地区开展中药材种植业，可有效地帮助贫困户脱贫致富。

6.2 加大新产品研发，实施附加值产品加工补助政策

应加快改良蒙药材、中药材的原料药的单一销售方式，结合医养平台和旅游平台，

打造系列化服务产品，如中药传统膏方、药酒、药膳、养生茶、养生蜜及草药配方保健食品、保健药品等，推动养生旅游与蒙药材、中药材高附加值产品链的拓展。实施中药材新产品加工补助政策，充分发挥补助政策的辐射带动作用，积极推动补助项目向贫困地区倾斜。

6.3　建立药材 O2O 交易信息平台

应利用道地药材的优势，创立围绕成品交易中心与线上平台信息化建设，保障药材供应和药材质量，延伸产业链。搭建蒙中药材 O2O（Online to Offline）交易信息平台，规范运营标准，从而解决药材价格虚高的问题，进一步杜绝制假现象的发生，提高药材的安全性。切实解决药材流通不便问题，减少蒙中药材市场上的冗余环节。同时，通过现代化专业运营手段，可解决以往蒙中药材单一的经营模式，减少人力物力的大量投入，用科学化的采收、专业化的仓储和运输，来提升蒙中药材规范化的管理水平，推动蒙中药材的健康化发展。同时筹划成品交易中心成品直销区、网购服务区、物流园区三大功能板块。

6.4　发展林下中药材种植业

林下中药材种植是农业结构调整与林业结构调整的有机结合，是生态建设、提高林地利用率和中药材产业发展的有机结合，是一项新兴的脱贫富民产业，通过充分利用林下土地资源和林荫优势发展中药材种植业，实现资源共享、优势互补、循环相生、协调发展，必将是中药材产业扶贫另一创收点。

据资料显示喀喇沁旗有植物 86 科 358 属 782 种，药用植物 517 种。如麻黄、甘草、黄芪、柴胡、黄芩、赤芍、百合、苍术、远志等。喀喇沁旗拥有大面积的森林和经济林资源，林下中药材种植业发展具有良好的前景。

参考文献

［1］中华人民共和国国务院．"十三五"脱贫攻坚规划［EB/OL］．(2016-12-02)［2021-3-15］. http://www.gov.cn/xinwen/2016-12/02/content_5142245.htm.

［2］黄璐琦，苏钢强，张小波，等．中药材产业扶贫重点优先区域划分和推荐种植中药材名录整理［J］．中国中药杂志，2017(22): 4319-4328.

［3］韩向华．喀喇沁旗地区中蒙药材产业化现状、问题及对策［J］．中小企业管理与科技（中旬刊），2017(3): 178-179.

［4］王爱华．2012 年第二批农产品地理标志登记产品公示［J］．农产品市场周刊，2012(21): 34-35.

［5］李得运，于志斌．2017 年中药材进出口贸易分析［J］．中国现代中药，2018, 20(3):
345－348.

［6］李得运，于志斌．2017 年上半年中药材及中药饮片进出口贸易分析［J］．中国现代中药，2017, 19(10): 1470－1475.

［7］陈明，柳泷，马文基．总理关怀下的牛家营子中药材市场［N］．赤峰日报，2014－5－6(1－2).

［8］蒋靖怡，杨婉珍，康传志，等．中药材栽培地土壤肥力评价［J］．中国中药杂志，2018(4): 847－852.

"豫药"精准扶贫种植模式初探

——"定制药园"之夏枯草

◎王一硕　刘沁荣

河南中医药大学

[摘　要]随着社会对中医药文化的深入了解，选择看中医的人群日益增多，临床上对中药饮片的使用量日益增大，中药农业日益发展，中药材种植产业如火如荼，中药材产业扶贫模式受到广泛关注。"定制药园"实现了中药的繁种养加一体化技术全链条整体模式，因高标准、高效益、短渠道优势获得了社会青睐，有着安全、靶向、生态的良好反响。本文就"定制药园"的优势特征及发展现状，以"豫药"为研究对象，探索"定制药园"扶贫模式，为深入发展中药材产业扶贫提供参考。

[关键词]定制药园；精准扶贫；豫药

2017 年 8 月 1 日，国家中医药管理局与农业部等部门联合发布了《关于中药材产业扶贫行动计划（2017—2020 年）的通知》，将中医药事业与脱贫攻坚结合起来，利用我国丰富的中药资源，聚焦扶贫产业，完成精准扶贫。党的十九大报告提出，重点攻克深度贫困地区脱贫任务，确保到 2020 年我国现行标准下农村贫困人口实现脱贫，贫困县全部摘帽解决区域性整体贫困，做到脱真贫、真脱贫。中药产业的发展一直是我国发展的主要产业类型，习近平强调，要遵循中医药发展规律，传承精华，守正创新，加快推进中医药现代化、产业化，坚持中西医并重，推动中医药和西医药相互补充、协调发展，推动中医药事业和产业高质量发展，推动中医药走向世界，充分发挥中医药防病治病的独特优势和作用，为建设健康中国、实现中华民族伟大复兴的中国梦贡献力量[1]，发展中医药产业且因地制宜制订出合理规范化的中药材种植模式，具有重要的现实意义。

■ 1　河南省中药材精准扶贫的现状

随着国家相关政策的推出，中药材产业扶贫行动计划精准脱贫将发挥到产业化模式，河南省中药材的种植面积不断扩大，近年来已在省内不少贫困地区大面积推开，中药材种植已成为贫困农村人口收入的来源之一。开展中药材产业扶贫，既增加了中药材总的供应量，推动了中医药大健康养疗产业的发展；又为药材产区的区域化集约打下基础。千万年亘古不变的农耕文化成就了中药材的专属道地性，中药材属于农副产品中的一类特殊产品，具有"农副产品"属性。目前，在河南省传统道地药材区域分布区中，形成了不同规模的县市级集约产区，初步建立了中药材产业结构体系，传统的道地药材产区发生转移并向贫困地区形成新的产区，形成了"四大怀药、八大禹药、十二大宛药"的中药材产业格局。据河南省第四次全国中药资源普查（试点）不完全统计，河南省中药资源 2700 余种，有蕴藏量的种类 236 种，栽培品种 99 种。河南省地处黄河中下游南北地区，自古以来即为粮食核心产区，是全国最重要的农业基地，也是中华民族文明的重要发源地之一，承载着中国传统经济中心，是中医药文化文明的发祥地。

2　精准扶贫下河南中药材种植面临的问题

源远流长、博大精深的中医药文化是中国文化的精髓，其发展理念和方法是世界医药学的宝藏。作为中医药学的重要发祥地、医圣张仲景的故乡，河南地处中原，为南北气候过渡带，亦为东西气候过渡带，属亚热带与暖温带过渡区气候，具有四季分明、雨热同期、复杂多样的特点。河南既有北方的植物，也有南方的植物，可谓集南北各地植物之大成，具有得天独厚的自然条件。优异的地理位置、适宜的气候环境造就了河南省丰富的中药资源。随着中药材种植面积增大，河南省中药材种植存在"品种散、模式乱、规模小"等问题。

2.1　中药材农业模式结构单一，系统规划性较低

河南省中药材种植基地产业生产的规模化、标准化进展相对缓慢，资金投入、技术指导、产学研转化体系尚不完善，尤其贫困地区中药材种植存在诸多问题，豫产道地大宗中药材在国内外市场占有率低等问题严重制约着河南省中药产业的快速发展。同时，种植者大多是散户和个体种植户，种植情况参差不齐；种植销售方式主要是自产自销、药贩子收购等，这些特点导致其生产规模小、品种分布散、良种稀缺、科技种植支撑能力弱、技术服务体系不完善、加工企业市场缺乏、资金投入严重不足。这与中药材现代化、市场化和标准化的要求尚有差距。同时药农种植品种跟风、种植市场热炒品种较多、种植技术薄弱且不系统、种植技术多从购买种子的商贩中获取，种植目的大多为维持基本生计多卖钱、重视产量忽略质量，药农对种植技术掌握情况不一，导致有同行没同利，产生伤农害农现象，导致中药材产量局部偏向化，使得药材市场混乱，价格波动不稳定[2]。另外，河南省中药材种植品种多，种植面积大，大多数中药材种植区域分布在贫困山区、

半山区，以一家一户零散种植为主，整体种植情况不系统，以药农零星自发种植为主，难以形成统一种植技术、统一规划管理、统一采收加工的三统一模式，使得中药材质量偏差较大，规范化、规模化、标准化种植实现较为困难。中药材种植市场产业发展乏力，市场信息不通，应对风险能力不强，以至于产生的经济效益不理想，导致种植模式产生混乱化。

2.2 中药材工业发展不足，产量品质下降

在中药材栽培过程中，土壤、气候、微生物等自然生态条件，品种、栽培、收产、加工等产业处理方式及资金、技术、人才和融资环境等外界因素对中药材质量具有较大影响。其问题主要表现在引种不科学，优良种质选育工作滞后，品种混杂现象严重，种植技术粗糙，农药、化学除草剂的滥用，采收加工不规范等。一些药农在中药材种植过程中违反中药材生长特性，施肥不科学，使用各种化学手段促进生长，导致药材品质差、有效成分含量较低。不同的中药材具有特有的采收时间、加工方式，采收时间不同、种植采收加工方式不同都会导致中药材产量发生变化。在采收加工过程中，中药材种植农户由于缺乏中药材加工的专业知识，不了解相关规定，违反采收规律进行肆意加工，导致中药材种植产业缺乏科学性、合理化。药农和药商的商品意识不强，对药材的加工、分级、包装不重视，严重影响了中药材的加工包装，无法满足和带动河南省中药材产业规模化发展。受地形和技术、资金等多因素影响，河南省很多中药材产区对中药材栽培及深加工认识不足，药材规范采收和加工的整套生产技术普及率不高，从而影响了药材的产量与质量。同时资金、基层技术人才欠缺，技术指导工作不能及时跟进，加之近些年野生中药材过度采挖，致使野生资源近于枯竭，这些都严重制约了中药材产业的健康稳定发展。

2.3 中药材商业贸易混乱，品质良莠不齐

目前，中药材商业涉及药农、药商、药厂、药店等多个方面，中药材贸易处于最底层交易状态，药农将自家地里种植的药材收获，拉到集市上售卖，中间环节繁杂，时间战线长，药农处在最弱势的一极，没有话语权、定价权等，品质好坏评判多为经验判断，药商说了算，药农利益无法保障。由于中药材品种多、跨度大、时间长、经验判、过程繁等因素，导致交易过程中无法保障药农的基本利益，使得伤农害农事件时有发生，甚至导致药农返贫。

3 精准扶贫下的"定制药园"

发展中药产业，建立"定制药园"是精准扶贫重要途径之一。建立优异的"定制药园"，离不开良好的生态药园建设。"定制药园"其概念就是由政府主导、企业参与生产、专

业技术人才指导、贫困户种植、金融资金帮扶,从而形成生态完整、可持续的中药材产业扶贫体系。将"定制药园"与生态药园建设相结合,可以有效地降低资源消耗和环境污染,同步达成产业发展和生态保护的目标,更优异地完成精准扶贫工作。就生产实践和高效经营而言,"定制药园"的生态化建设需要注重整体规划、分区立策、分类实施,着力于优良品种选择、栽培技术、水肥管理、病虫防控、加工质量等诸多要素的交互作用与优化调控,因地制宜地开展并有序更新优良品种,合理引入机械作业,全面推广科技防治,选用微肥、有机肥、生化肥替代传统化肥,合理使用微量养分等措施,以求中药材生产取得高产与优质的效益;注意中药材的合理间套种植。相关文献报告[3-5],合理间作种植有益于中药材的生长,例如在玉米地里,可在其株、行垄上间作套种柴胡、旱半夏、板蓝根等药材;在西瓜、冬瓜、南瓜或黄瓜地里间作套种白术、半夏等根茎类药材;在林木间种植喜阴的中药材,如三七、柴胡、半夏等,逐渐形成药粮间作、药林间作、中药间作等多种中药材种植模式。中药材种植结构呈现多样化发展趋势,可提升土地利用率,发挥出更好的经济效益,为"定制药园"的精准扶贫工作奠定坚实的基础。

3.1 建好"豫药"精准扶贫"定制药园"种植模式

"定制药园"扶贫模式的推行,首先需要掌握河南省区域气候地理环境、种质资源情况及市场需求,依据调研结果确定适宜种植品种,并对中药材品种的植物来源、植物学特征、生长习性、栽培技术、采收、药典标准、商品规格等级、仓储运输、药用和食用价值等做出详细说明和指导,保证药农生产中药材的质量。其次,引入科技塑造特色品牌,充分应用互联网平台加强宣传,利用网络的用户资源、网络技术的公信力、传播力,为扶贫地区中药产业量身定做可视化应用项目。同时,在相应地区构筑研发平台,提供科学研究服务,进而吸引国内大型药材加工企业、医药企业落户。充分利用河南省内道地药材,开展中药饮片深加工工作,通过对河南省中药饮片情况进行调查分析,筛选临床应用用量大、适宜在河南省贫困地区种植的中药材。在河南省贫困地区选择集中连片土地,打造以销定产的"定制药园",保障政府管理、中药材公司发展和参与贫困户受益。同时,中医药类院校、农业类院校选择贫困县服务基地,发挥自身优势,指导、协调各地在实际操作中参与当地"定制药园"的建设。"定制药园"扶贫模式,形成了一园一中心,现已建成南阳方城"裕丹参定制药园 + 河南省丹参培优工程技术研究中心"、河南驻马店确山"夏枯草定制药园 + 河南省夏枯草培优工程技术研究中心"、南阳宛城区"艾草定制药园 + 艾产品创新研究工程技术研究中心"、洛阳嵩县"柴胡定制药园 + 豫西道地药材炮制加工工程技术研究中心"、濮阳范县"香附定制药园 + 中药材加工炮制工程技术研究中心",还建有"河南省中药生产一体化工程技术研究中心""河南省中医药产业大健康工程技术研究中心"等多个实验室和工程中心,取得较好的效益。从而保证"定制药园"有农民种植、有企业买单、有技术专家指导、有科研平台支撑的产业闭环,将中药材种植的风险降到最小，助力精准脱贫。

3.2 推进"豫药"精准扶贫"定制药园"种植方案

以"定制药园"为抓手，推进中药材产业扶贫行动，进而发展河南省中药材产业，充分发挥中医药作为经济资源和生态资源的潜力，丰富扶贫手段，凝聚力量达到推进精准扶贫、精准脱贫的作用。根据相关国内案例，2018年3月，黑龙江省在省贫困地区选择集中连片土地，打造以销定产的"定制药园"，通过精准化、个性化定制中药材的产销，增加贫困人口收入[6]。2019年2月，云南首批"定制药园"成立，相关政府表示将对"定制药园"进行动态监管和信息发布，建立诚信制度，保证定制药园产出中药材质量，以确保"定制药园"精准扶贫工作的可持续发展[7, 8]。以豫药为中心，推展"定制药园"种植方案，一是签订单，根据临床应用中药饮片筛选出临床用量大、属于河南省道地药材或者我省种植的中药材，与提供给中药材种植企业对接的企业签订种植收购协议；二是保质量，河南省高校专业技术人员充分利用其在中药材种植方面的技术力量，对全省建设的定制药园开展技术指导，省中医药管理局成立专家团队开展种植指导工作，共同保证中药材的质量；三是定规模，要求中药材种植单位要根据企业、医院或市场要求的中药饮片采购品种和采购量确定种植品种和规模，参考贫困县提供地理、经济等相关材料，按照双向选择的原则确定种植区域，投入经费开展"定制药园"的种植与管理。明确各贫困地区现状，根据当前本地中药材种植情况和贫困种植农户对中药材种植技术的掌握情况，并结合政府、高校、企业等机构需求共同确定适宜中药材种植品种。中药材种植企业确定种植品种和种植规模，协调当地合作社、村委、政府做好中药材种植户的组织、中药材种植人员培训等相关辅助工作，确保中药材种植收货产量有所收购。

3.3 精准扶贫"定制药园"种植模式之夏枯草

夏枯草是一种传统而常用的中药，据《神农本草经》[9]记载，在我国有悠久的临床应用历史。《中国药典》记载夏枯草以干燥果穗入药，味辛、苦，性寒，有清热明目、泻肝火、散结消肿等功效，归肝、胆经[10]。夏枯草历来以野生资源为主，虽然分布较广但主产于河南地区。近年来需求量增加，导致原材料短缺，乱采滥挖行为已导致其野生资源急剧减少，因而人工栽培越来越受重视，有关栽培技术研究结果报道也不断增加，但由于人工种植技术研究起步较晚，种植规模和面积较小，存在品种混杂、管理粗放、采收加工不规范等问题[10]。河南中医药大学于2018年开始在河南省驻马店市确山县进行中药材基地规模技术服务，2019年5月广药集团王老吉大健康产业有限公司、采芝林药业有限公司和河南天弘绿源药业有限公司共建，由河南中医药大学王一硕副教授提供技术支持的"王老吉凉茶夏枯草规范化种植基地"在河南省驻马店市贫困县区确山县瓦岗镇揭牌。这一举措将极大地满足中医药的需求，并将带动河南省贫困县区模式中药材产业的大力发展；打造高效运营的电子商务平台，延伸产业链条加速中药流通领域规模化、集约化发展；规划建设中药材检测中心，号召河南省确山县中药材种植农户接受专业化技术培训，提供就业岗位，通过培训实现就业，依靠产业实现脱贫。该扶贫模式为"定制夏枯草药园""公司＋合作社＋高校＋贫困户"的创新型扶贫模式，是河南天弘绿源药业有限公司联合河南中医药大学建立产学研战略合作项目，从夏枯草种质资源、良种选育、种子种苗、大田种植、田间管理、动态监测、产地加工等进行系统化、规范化、标准化、产业化研究与管理，并对农户进行技术培训及提供优质种苗和化肥，同时与农户签订年2000t的"夏枯草订单种植、购销合同"的新型扶贫模式，增加农户收入，确保不让中药材种植农户有任何经济风险，免除农户的后患之忧。

4 结语

实施"定制药园"模式，将道地性药材发展达到可观性成果。通过相关科研中心对"定制药园"提供技术指导，建立质量安全监测站点和中药材产业全过程可追溯体系；借助新媒体平台宣传，在专家技术指导下提供线上线下的咨询，力求对"定制药园"从药材选种、种植、生产、加工、销售到产品研发实行系统管理。"定制药园"模式在专业技术人员培训指导、相关政府加以扶持和开发积极引导下，形成种植户、公司、专业技术、政府四方互动，培育出具有优势的道地药材品种，推广出具有代表性、质量好、疗效高的中药材，形成并提升中药的繁种养加一体化技术全链条整体研究，全面为精准扶贫工作做出一份贡献。

参考文献

［1］习近平.给全国中医药大会的指示［N］.人民日报，2017-10-28(3).

［2］何家进，曾守福.为民"定制"扶贫路［J］.福建农业，2016(10)：15-16.

［3］曹安邦，陵军成.祁连圆柏间作中药材的互作效应研究［J］.林业科技通讯，2018(11)：31.

［4］和俊梅，万本芬.中药材间作种植模式初探［J］.新农村（黑龙江），2018(6)：66.

［5］陈晖，王振学，史红志，等.猪牙皂间作板蓝根优质高效栽培技术［J］.中国农技推广，2018，34(11)：52-53.

［6］张晓峰."定制药园"助力产业扶贫［N］.健康报，2019-04-03(7).

［7］黄蓓.云南印发实施"定制药园"工作方案［J］.中医药管理杂志，2018，26(19)：157.

［8］陆继才．云南认定首批"定制药园"［J］．中医药管理杂志，2019，27(4)：226．

［9］佚名．神农本草经［M］．孙星衍，辑校．北京：人民卫生出版社．1982．

［10］国家药典委员会．中华人民共和国药典：一部［M］．2015 年版．北京：中国医药科技出版社，2015．

［11］简美玲，郑基焕，毛润乾．夏枯草药材资源开发研究［J］．广东农业科学，2011，38(5)：109-111．

借鉴日本汉方的有益经验推动湖北省中医药产业高质量发展

◎余瑶

湖北省中医药管理局

[摘　要] 本文通过分析日本汉方药的优势和特点，结合在中药资源研修班上学习的心得体会，对湖北省中医药产业高质量发展进行深入思考，提出了充分认识中药材资源特性，牢牢抓住湖北省中药材资源优势；以优势道地药材为重点，实施中药材规模化、标准化种植（养殖）；鼓励企业经营和管理中药材种植（养殖）基地，实现对中药材资源的控制；鼓励发展龙头企业，实施"荆楚药材"品牌战略；加大研发力度，特别是对经典名方的开发和应用；以药食两用植物为突破口，大力发展中医药大健康产业；理顺协调机制，做好中医药产业发展政策保障等七个方面的政策建议。

[关键词] 日本汉方；中医药产业；中药材

汉方医学被认为是中国汉代的医学传播到日本后，形成的具有日本特色的传统医学。据不完全统计，2016 年日本所有汉方销售额约 81.78 亿元人民币，2016 年《中国的中医药》白皮书记录我国中药出口额达 37.2 亿美元，日本汉方销售额约占我国中药出口总额的三分之一。汉方药对质量追求精益求精，质量优异且稳定是汉方药能走向国际市场并占据一席之地的根本原因[1]。湖北省中医药文化底蕴深厚，中药资源丰富，道地药材众多，但中药材品质参差不齐，附加值和深加工不够，良性产业链尚未形成，道地药材品牌还未建立，中医药科技创新有效成果不足，中医药健康服务业尚未形成规模。对比日本汉方药发展，我们可在源头管理、质量控制、研发思路等方面借鉴学习。

1　日本汉方药的优势和特点

一是源于经典。汉方药中 78% 选用我国《伤寒论》《金匮要略》等名医典籍中的经方。经方的特点是药味少，经历代长期应用，病例积累多，且确有疗效[1]。二是原料控制。自主栽培上将现代农业栽培技术移植到药用植物栽培上，尽量不用化肥和农药，以确保生药品质。对外国进口的生药则进行多次筛选验收。日本生产汉方的基础原料生药，83% 由我国供给，日本国内生产占 12%，其他国家引进占 5%[2]。三是生产集中。有剂型集中、品种集中、厂家集中的特点。主要包括颗粒剂等 7 种剂型，品种主要集中在"七汤二散一丸"，药品生产主要集中在质量一流、技术先进、管理规范的大公司，如津村"顺天堂"[3]。四是过程把控。日本汉方药生产采用机械化、连动化、自动化，使用先进的工艺技术和科学的管理体系，使得日本汉方生产达到了世界一流水平。五是政策有保障。汉方药不需经过新药临床试验审批就收录到国家药典，并纳入国家健康保险范围。从他国进口的中药则需自费购买。汉方药分为医疗汉方制剂和一般汉方制剂，医疗汉方制剂相当于我国处方药的管理，一般汉方制剂相当于 OTC 的管理[4]。六是注重研发。日本政府重视汉方药的基础研究，不是采用当代西医学的实验室研究而是将重点放在中医药治疗作用的临床观察上，研究中医药的临床作用。制药企业则重视应用及开发研究，设有自己的实验室，并持续地投入高额的研发费用。日本排名前三的三大汉方药生产企业，其新药研发费用均占每年销售收入的 10%~20%[2]。七是重视专利保护。允许对狭小范围单项权利申请专利，构筑严密的专利网。对引进的专利在消化吸收的基础上进行创新，开发新技术，产生自主知识产权。重视海外专利申请，为占领海外市场谋篇布局[3]。

2　关于湖北省中医药产业高质量发展的思考

2.1　充分认识中药材资源特性，牢牢抓住湖北省中药材资源优势

中药不同于化学药和生物药，前者取材于天然的动物、植物和矿物，后者完全依靠人工合成。中药材生长依赖于土地等生态资源，并且生长周期相对较长、对环境有特定要求，这些都决定了不管是野生还是人工种养殖的中药材，其数量是有限的。要发展中药材产业，就是要把中药材资源转化为经济效益，根据中药材资源的有限性，中药材产业发展更适宜走高中端路线。就湖北省而言，全省有中药资源种类 3974 种，种类居全国第 5 位，产量居全国第 7 位。牢牢抓住湖北省中药材资源优势，将资源优势高效高质量地转化为产业优势，处理好中药资源保护和产业发展之间的关系非常重要。要实施野生中药材资源保护工程，建立全省濒危野生药用动植物保护区和药用动植物种质资源库。加强中药材良种选育和种子种苗基地建设，抓好中药材种植"源头工程"。

2.2　以优势道地药材为重点，实施中药材规模化、标准化种植（养殖）

以武陵山区、秦巴山区和大别山区为重点，对蕲春蕲艾、罗田茯苓、麻城菊花、利川黄连、恩施重楼、潜江和天门半夏、房县虎杖、英山苍术、竹溪娑罗果、巴东玄参和独活、来凤藤茶和白及等优势道地药材品种实行集中连片种植，形成品种聚集效应，凸显规模优势。制定中药材绿色优质标准化种植、生产和产地加工技术规范，选择重点县

建设规模化、规范化的中药材种植基地，集中建设一批中药材产业大县、产业大乡、产业大村，形成中药材产业集中区，示范带动全省中药材产业化发展。

2.3　鼓励企业经营和管理中药材种植（养殖）基地，实现对中药材资源的控制

掌握大规模的中药材种植（养殖）资源是企业发展中药材产业的核心竞争力。鼓励企业经营和管理名优品种、大品种种植（养殖）基地群，与农户建立原料供应合作关系和利益联结机制[5]。建立规范化的生药种植、采摘、收购标准和中药材、中药饮片生产质量标准，开展中药材资源评估，达到掌控品牌中药材市场定价和资源垄断的目的。对于日本大量进口我国生药用作汉方药原料的情况，湖北省企业可通过掌控中药材资源与日本企业开展股权合作，掐住日本汉方药的源头，同时通过合作和交流不断提高湖北省企业中药材质量控制能力。采取"企业＋协会合作社＋农户"的产业化经营模式，实现订单式管理。农户按照企业标准专心种植（养殖），协会合作社要承担指导中药材种植，提供技术服务，建立信息交易平台，提供信贷和保险服务等职责。协会合作社的运作模式可以借鉴台湾农会制度。

2.4　鼓励发展龙头企业，实施"荆楚药材"品牌战略

日本汉方药集中在少数质量一流、技术先进、管理规范的大公司，因此公司有高额利润能保障在研发上的持续高投入。湖北省企业多数规模小、产品单一、发展受限，自身生存较难更谈不上研发创新，因此要以现有企业为基础，通过并购基金实施资产重组、资源整合、收购和消化中小企业，打造中医药全产业链集团公司，构建"大企业、大品牌、大市场"产业发展格局。着力构建神农本草、武当道药、李时珍医药等"荆楚药材"品牌体系，让产品质量安全、有效、稳定成为品牌保证。提高专利权保护意识，加强对名优品牌、知名商标、标准化认证、原产地认证和标识保护力度。推动市场建设，做好中药材电子商务、现代物流、仓储基地、信息服务、检验检测、全程溯源等产业服务和配套体系[6]。

2.5　加大研发力度，特别是对经典名方的开发和应用

支持龙头企业、骨干企业加大研发投入，设立企业研发中心。统筹省级科技创新专项资金，加大资金支持力度。推进中医药产业园区建设，鼓励企业、高校、科研机构和大型医院联合攻关，重点对中药颗粒剂疗效等价性和稳定性、中药临床应用效果、过程质量控制技术、中药有效成分提取等方面加大研发力度。在经典名方的开发上，国家现允许符合要求的经典名方制剂申报生产，可仅提供药学及非临床安全性研究资料，免报药效研究及临床试验资料，并发布了《古代经典名方目录（第一批）》。湖北省企业可借国家利好政策出台的东风，在确保安全性的前提下，集中资源和精力做好药材、饮片、

"标准煎液"、制剂全流程研发和质量控制，优先制定和发布质量标准控制规范，通过技术门槛占领精品中药制剂市场。通过调整医保报销范围逐步让基于经典名方开发的精品中药制剂替代目前市场上低端和疗效不确切的中成药，走中药制剂的高质量发展道路。

2.6　以药食两用植物为突破口，大力发展中医药大健康产业

药食两用植物是指既可食用又能作为中药材防病治病的植物。相比中药材的消费主体为病人和亚健康人群，药食两用植物的消费主体是所有普通人群，并且适合长期食用。大力开发药食两用植物，可以延长和丰富中医药产业链、增加产品附加值，促进中医药产业融合，潜力巨大。以沙棘为例，沙棘籽可制作食用油、化妆品，沙棘叶可开发茶叶、黄酮提取物、饲料添加剂；果实可做果汁、果酱、沙棘醋和酒。沙棘种植基地还可以结合科普文化宣传、采摘体验、药浴、药膳等项目打造成"沙棘小镇"。湖北省要根据药食同源目录和本省道地药材情况，确定药食两用植物重点开发品种，加大产品研发力度，充分发挥中药材在滋补品、食品、保健品和健康产业中的优势作用。

2.7　理顺协调机制，做好中医药产业发展政策保障

鼓励各地建立中医药工作部门联席会议制度，明确中药材种植、养殖、中医药工业、流通贸易、产业融合的具体负责部门，把中医药产业工作纳入各部门的年度绩效考核内容。部门联席会议制度办公室要建立健全督查、考核和通报制度，每季度召开一次例会，每半年开展一次督查，对有关部门和县（市、区）工作推进情况进行通报。加大人才培养力度，通过招才纳贤、专门培养、院校教育等方式，培养一批中药材种植、加工、销售、科研等相关领域人才，重点要培养既懂中药材，又懂市场经济、对外贸易、国际法律等专业的复合型人才。设立湖北省李时珍中医药产业发展基金，积极引导省长江产业基金、省高投、鄂旅投等知名基金公司和社会资本投入中医药产业有发展潜力的企业和项目。将医院院内制剂、基于经典名方开发的中成药和制剂以及符合条件的基层中医药适宜项目、新增中医药技术项目等纳入医保报销范围。

参考文献

[1]　陈雪梅，蔡秋杰，张华敏 . 日本汉方药概况及其对我国中医古代经典名方制剂研发的启示［J］. 中国中医药图书情报杂志，2018 (2): 2.

[2]　于翠婷，田侃，杨毅，等 . 日本汉方制剂的发展现状及其经验启示［J］. 中草药，2018, 49(2): 494-498.

[3]　薛斐然，周贝 . 日本汉方制剂对我国经典名方注册监管的启示［J］. 世界科学技术：中医药现代化，2017, 19(4): 587-589.

［4］杨平，林丹，宋菊，等. 日本汉方制剂及其特点与中药新药研究的思考［J］. 中草药，2018, 49(9): 1985-1989.

［5］陈静锋，郭崇慧，魏伟. "互联网＋中医药"：重构中医药全产业链发展模式［J］. 中国软科学，2016 (6): 26-38.

［6］吴志利，张绍莲. 关于湖北省中药材实施品牌战略的几点思考［J］. 湖北中医学院学报，2006, 8(4): 69-70.

宁夏中药材产业发展现状及对策研究

◎安钰

（宁夏农林科学院荒漠化治理研究所）

[摘　要]宁夏境内的地理环境十分复杂，其独特的地理环境和气候条件使药用植物资源独具特色。本文通过实地调查与文献研究，介绍了宁夏中药资源概况及中药材产业发展现状，特别是中药材在生产、仓储、加工等环节中存在的问题，有针对性地提出了意见和建议，以期为宁夏中药材产业的可持续发展提供参考。

[关键词]宁夏；中药材产业；发展现状

党的十八大以来，以习近平同志为核心的党中央坚持中西医并重，把中医药发展上升到国家发展战略高度。中医药事业迎来了"天时、地利、人和"的大好时机，国家出台了一系列相关政策法规，推进中医药发展，中医药事业进入新的历史发展时期。近年来，在宁夏回族自治区党委、人民政府高度重视下，宁夏中药材产业也有了较快发展，发展中药材产业已经成为助农增收、促进医药经济发展的重要举措。笔者作为宁夏中药材产业技术服务专家组成员，通过参与调研，在梳理中药材产业发展现状和存在问题的基础上，提出宁夏中药材产业发展建议，为促进宁夏中药材产业健康有序发展提供参考。

1　宁夏自然概况

1.1　地理区划

宁夏位于中国中部偏北，东经104°17'~109°39'，北纬35°14'~39°14'。宁夏疆域轮廓南北长、东西短，呈"十"字形，南北相距约456km，东西相距约250km，总面积为6.64万 km^2。宁夏在地形上分为三大板块：一是北部引黄灌区，地势平坦，土壤肥沃，素有"塞上江南"的美誉；二是中部干旱带，干旱少雨，风大沙多，土地贫瘠，生存条件较差；三是南部山区，丘陵沟壑林立，部分地域阴湿高寒，是国家级贫困地区之一。

1.2　气候特征

宁夏地处西北内陆高原，属典型的大陆性半湿润半干旱气候，降水量南多北少，雨季多集中在 6~9 月，年平均降水量 300mm 左右；1 月平均气温在零下 8℃ 以下，极端低温在零下 22℃ 以下，全年平均气温为 5~9℃；具有冬寒长、夏暑短、雨雪稀少、气候干燥、风大沙多、南寒北暖等特点。

1.3 地形地貌

宁夏地处黄土高原与内蒙古高原的过渡地带，全境海拔 1000 m 以上，地势南高北低，落差近 1000 m，呈阶梯状下降。地形以山地、高原为主，约占全区面积的 3/4，平原占 1/4。自北向南为贺兰山脉、宁夏平原、鄂尔多斯高原、黄土高原、六盘山等，南部以流水侵蚀的黄土地貌为主，中部和北部以干旱剥蚀、风蚀地貌为主，是内蒙古高原的一部分。

2 宁夏中药资源概况

2.1 中药材资源种类

据统计，宁夏有中药资源 1104 种，其中药用植物 917 种，分属 126 科，453 属；药用动物 182 种，分属 86 科；药用矿物 5 种。全国重点调查的 363 种常用中药，宁夏有 157 种，占重点调查品种的 43.3%，占宁夏中药资源总数的 22.6%。重要的品种有枸杞子、甘草、麻黄、银柴胡、柴胡、锁阳、秦艽、党参、黄芪、大黄、白芍、赤芍、升麻、淫羊藿、苦杏仁、桃仁、地榆、白鲜皮、远志、酸枣仁、羌活、藁本、香加皮、黄芩、茜草、南沙参、茵陈、款冬花、蒲黄、知母、百合、黄精、猪苓、麝香、刺猬皮、全蝎、石膏等。此外，非重点品种有菟丝子、地骨皮、蒺藜、穿地龙、铁棒锤、苦豆草、小茴香、龙骨、龙齿等[1,2]。

据第四次全国中药资源普查宁夏（试点）（自治区普查办数据）初步统计，全区 19 个试点县（市、区）采集植物资源 1264 种（其中药用植物 800 余种），分属 132 科 608 属；全国药用植物重点调查 497 种常用中药，宁夏有 190 种，占全国重点调查品种的 38.2%。

2.2 药用植物资源分布

宁夏地形以山地、平原、高原为主，境内的地理环境十分复杂。因生境条件的差异性，药用植物分布特征也具有明显的差异性，主要分为六盘山半阴湿药材区、宁南山区半干旱黄土丘陵药材区、中部干旱带荒漠半荒漠沙生中药材区、贺兰山林区药材区和卫宁银北引黄灌区药材区 5 个药用植物资源区。六盘山半阴湿药材区主要分布有柴胡、秦艽、铁棒锤、苦杏仁、黄芪、大黄、半夏、党参、羌活、款冬花、贝母、木贼、猪苓等；宁南山区半干旱黄土丘陵药材区主要分布有山楂、紫菀、防风、苦杏仁、板蓝根、柴胡、党参、黄芪、秦艽、知母、地骨皮、远志及栽培药材银柴胡等；中部干旱带荒漠半荒漠沙生中药材区主要分布有甘草、银柴胡、麻黄、苦豆子、锁阳、肉苁蓉、盐生肉苁蓉、沙苁蓉、蒺藜、沙苑子、茵陈、远志、石膏等；贺兰山林区药材区主要分布有麝香、鹿茸、全蝎、柴胡、茜草、秦艽、黄精、玉竹、地丁、百合等；卫宁银北引黄灌区药材区主要分布有枸杞子、蒲黄、苍耳、芦根、旋覆花、车前子、小蓟、槐花、菟丝子，以及与粮油作物交叉的品种，如莱菔子、芸苔子、苦瓜、山药、丝瓜等[31]。

3　宁夏中药材种植发展情况

3.1　中药材种植初具规模

我区中药材种植历史悠久，药材生产已成为我区重要的传统产业之一。多年来，随着农业产业结构的不断调整，在宁夏中药材产业指导组、各有关市县党委、政府的坚强领导下，在社会各界的共同努力下，宁夏中药材产业得到了较好的发展，建成了盐池甘草种质资源圃和六盘山药用植物园，形成了南部六盘山区、中部干旱风沙区和北部引黄灌区3个特色鲜明的道地中药材种植带，建成了8个产业示范基地。①甘草规范化种植基地：以中部干旱带盐池县、红寺堡区、同心县下马关镇扬黄灌溉区为核心区域，建设甘草规范化种植基地。②银柴胡规范化种植基地：以同心县预旺镇及周边地区为核心区域，建设银柴胡规范化种植基地。③小茴香规范化种植基地：以海原县西安镇及周边地区为核心区域，建设小茴香规范化种植基地。④柴胡、秦艽、大黄、黄芩半野生原生态规范化种植基地：以隆德县、彭阳县、西吉县移民迁出区和退耕还林地为核心区域，建设六盘山中药材原生态种植基地。⑤中药材优质种苗规范化繁育基地：以隆德县、彭阳县为优势核心区域，建设六盘山黄芪、党参、黄芩种子种苗规范化繁育基地。⑥大宗优质道地药材绿色种植基地：以隆德县、彭阳县为优势核心区域，建设六盘山黄芪、党参、板蓝根等优质药材绿色规范化种植基地。⑦苦杏仁、桃仁规范化种植基地：以彭阳县为核心区域，建设苦杏仁、桃仁规范化种植基地。⑧菟丝子规范化种植基地：以兴庆区、贺兰县、平罗县、惠农区等引黄灌区为核心区域，建设以小麦套种黄豆为主要模式的菟丝子规范化种植基地。

2018年，全区中药种植面积达4.6万hm^2（不包含六盘山区的山杏、山桃，及2.3万hm^2宁夏枸杞），药材总产量84837.3 t，产值15.82亿元。种植品种包括枸杞、甘草、银柴胡、麻黄、黄芪、小茴香、菟丝子、柴胡、葫芦巴、肉苁蓉、秦艽、大黄、板蓝根、黄芩、党参、郁李仁、当归、苦杏仁、牛蒡子、铁棒锤、金莲花、白芍、菊花、独活、射干、酸枣、山药、红花、木香、防风、地黄、白芷、桔梗、甘遂、莱菔子、沙苑子、苦参、艾草等38种。其中，六盘山地区以秦艽、柴胡、黄芪、黄芩、板蓝根、大黄、党参为主的半阴湿地区地道药材1.4万hm^2，中部干旱带以甘草、银柴胡、黄芪、黄芩、板蓝根等为主的沙生中药材稳定在2.2万hm^2，银北引黄灌区菟丝子种植1万hm^2。打造了隆德、彭阳、原州区、同心、红寺堡、盐池、平罗等药材种植或加工大县，各市（县区）均培育了具有鲜明特色的药材品种[4]。

3.2 中药材种子种苗生产情况

3.2.1 甘草种子种苗

盐池县、灵武市、红寺堡区及其周边区域是我国乌拉尔甘草核心分布区域。2010 年前后，盐池县正常年份甘草种子产量有 7~8t，由于农业、能源产业开发以及人工柠条林影响，盐池天然草场甘草种子的生产力越来越弱，2017 年，甘草种子几乎绝收。据估算，全国每年甘草种子量不足 300 t，几乎完全依赖于野生甘草，人工甘草种子产量很低，甘草种子严重匮乏。由于受进口甘草价格冲击，农民种植甘草的积极性不高，甘草种子基本上属于有价无市，甘草种苗出货不畅。

3.2.2 银柴胡种子种苗

同心县是全国银柴胡的道地产区，每年留床面积 1 万 hm^2 以上。种子产量 75~150kg·hm^{-2}，全部收获可年产银柴胡种子 500~1000t。银柴胡每年播种面积约 0.33 万 hm^2，播种量 15kg·hm^{-2}，需 50 t 种子，市场供应自给有余。

3.2.3 黄芪种子种苗

六盘山区是膜荚黄芪的核心分布区，也是蒙古黄芪的主要种植区，宁夏全区黄芪种子生产田 660hm^2 左右，主要分布在盐池县旺四滩村、同心县下马关镇和预旺镇、原州区、隆德县，种子产量 75~150kg·hm^{-2}，年产量 50~100t，可满足 330~660hm^2 育苗、1600~3300hm^2 移栽的需求。以全区栽培面积 6600hm^2 估算，缺口量为 50%。

3.2.4 黄芩种子种苗

黄芩的主产区为华北地区，宁夏自 2015 年开始种植，目前种植面积约 330hm^2，黄芩移栽当年可以产种，以 130hm^2 的正常产种面积估算，种子产量 150kg·hm^{-2}，每年可产种子 20t 左右，播种量 15kg·hm^{-2}，可满足 1300hm^2 直播用种。若面积、产量保持稳定增长，种子种苗市场供应可以自给有余。

3.2.5 柴胡、秦艽种子种苗

六盘山区柴胡、秦艽野生及仿野生面积较大，人工种植面积极少，因野生柴胡、秦艽生长密度不均，采种成本高，农民种植积极性不高，种子产量不详，目前用种多采购于定西市场。

3.2.6 板蓝根种子种苗

宁夏全区均可种植板蓝根，年种植面积 2300hm^2 左右，种子产量 150kg·hm^{-2}，年总产量 350t，可以实现自给有余。

3.2.7 小茴香种子种苗

海原县是我国小茴香的重点道地产区之一，小茴香以种子入药，每年种植面积约 2000hm^2，种子产量 1500~2250kg·hm^{-2}，年产量约 3000t，种子自给有余。

3.2.8　菟丝子种子种苗

平罗县及银北引黄灌区是我国菟丝子的重点道地产区之一，菟丝子以种子入药，全区每年种植面积约 10000hm²，种子产量 600kg·hm⁻²，年产量约 6000t，种子市场供应充足，自给有余。

3.2.9　其他药材种子种苗

目前，宁夏栽培药材包括甘草、银柴胡、麻黄、黄芪、小茴香、菟丝子、柴胡、胡芦巴、肉苁蓉、秦艽、大黄、板蓝根、黄芩、党参、郁李仁、当归、苦杏仁、牛蒡子、铁棒锤、金莲花、白芍、菊花、独活、射干、酸枣、山药、红花、木香、防风、地黄、白芷、桔梗、甘遂、莱菔子、沙苑子、苦参、艾草等 38 种。除银柴胡、黄芪、小茴香、菟丝子外，其他药材均无稳定的种子种苗生产基地。

4　宁夏中药材产业发展中存在的问题

4.1　中药材种子种苗

宁夏中药材产业发展虽然取得了一定成效，但是仍然存在很多突出的矛盾和问题。中药材种子种苗问题比较突出，主要表现在以下四个方面。

4.1.1　种质混杂

由于长期忽视优质种子种苗繁育，造成中药材种子种苗普遍存在种源混乱、基原不清、种子种苗繁育水平低等问题，严重影响了药材地道性。如六盘山地区种植的黄芪主要包括直立黄芪、亮白黄芪、金翼黄芪、乳白花黄芪、乌拉特黄芪、拟糙叶黄芪、糙叶黄芪、多序岩黄芪、多花黄芪、小果黄芪等，而《中国药典》只收录了膜荚黄芪、蒙古黄芪[5]；再如种植的柴胡有红柴胡、黑柴胡、藏柴胡，而《中国药典》收录的只有柴胡和狭叶柴胡，也称北柴胡、南柴胡。

4.1.2　种质退化

长期以来，繁种过程中不注重提纯保质，致使种质退化，药材性状变劣。菟丝子为宁夏大宗优势道地药材，种植面积大，种子用量大，由于种植模式以套种为主，种子成熟度不如单种模式，加之农民在种子成熟过程中有不拔除田间杂草的习惯，导致种子饱满度差，杂草种子混入严重，既影响药材质量又影响种子质量。

4.1.3　种源不清

由于宁夏当地的种子种苗无法满足种植需求，因此，大多种子种苗是从甘肃、内蒙古等省区调入。这些购进的种子种苗基本上没有明确的产地来源、基原名称、采收时间等基本产品标识。

4.1.4 繁种无序

宁夏中药材种植品种多达 38 种，主要栽培品种不超过 10 种。中药材种子繁育主要有野生和人工繁育两个途径。野生种子，种性好，成熟度高，但由于资源分布不均，机械化采收技术滞后，多采用人工采收，而人工采收成本高、效率低，因此总产量不高；人工种子，由于育种繁育技术研究起步晚，技术水平低，加之缺乏规范化管理，育、繁、推体系不健全，因此中药材种子的繁育基本处于无序粗放的状态，造成中药材种子质量差、供应无序。

4.2 中药材种植

中药材种植产业处于中医药产业链的最前端，中药材种植不仅直接影响着中药疗效，而且决定了中药材产业发展的好坏。目前，宁夏中药材种植过程中普遍存在以下共性问题。

4.2.1 盲目引种，伪品当药材

历史上，我国中医药使用的多是野生中药材，中药材大量种植始于近代。中药材一定是药用植物，但药用植物不一定是中药材。有些县区不顾中药材的区域特性，盲目引种，产量和质量均易产生问题，导致中药饮片达不到药典标准。调查发现，在隆德县有把藏柴胡当柴胡种植的，在彭阳县、西吉县有把万寿菊当药材种植的，在同心县有把文冠果当木瓜、把油用牡丹当药用牡丹种植的。

4.2.2 缺乏全面规划和市场预测，市场抗风险能力不高

中药材种植和其他经济作物种植一样，如果单靠市场调节，会有一定的盲目性。调查发现，一方面药材加工企业与中药材种植户没有建立起稳定的合同关系，没有长期稳定的药源基地；另一方面中药材农户被动承担市场风险，收益极不稳定。这不仅直接影响中药材种植的经济效益，而且从长远来看对中药饮片、中成药和中药提取物的生产和出口都极为不利。

4.2.3 种植过程缺乏科学化、规范化管理

（1）规模化、规范化的种植基地数量少。中药材大部分是根茎类，80% 的根茎类药材均具有连作障碍，在种植过程中要求不断换地。这种不断换新地的轮作方式限制了新技术采用，加大了投入和基地建设成本，也造成了连片和机械化困难。

（2）劳动力价高，机械化程度低，增产不增收。中药材种植与农作物相比普遍存在机械化程度低、劳动用工多的特点。据调查，中药材基地劳动力成本占基地总成本的1/3~1/2，农村劳动力缺乏及劳动成本过高是中药材种植的一大痛点，如何有效降低劳动力成本是基地能否盈利的关键。中药材机械化种植是大势所趋，但是中药材多小规模、分散的种植模式在一定程度上限制了机械化，加之中药材种植的特殊性，配套机械缺乏，导致中药材种植机械化程度整体较低。目前中药材种植模式多借鉴大田作物的机械或简单改造而成，因而只能在部分种植环节做到局部机械化。

（3）草害严重，绿色防控技术不到位。由于中药材是小品种，市场上尚无农业部登记

的安全的专用除草剂，且中药材种植草害复杂，加之除草剂的选择性很强，因此中药材基地草害非常严重。这已成为限制种植基地发展的瓶颈，也是劳动力成本增加的重要原因之一。

（4）施肥（药）随意性大，科学意识差。调研发现，在中药材种植过程中主要存在两种情况，一是片面追求高产、高收益，盲目施肥；二是过分强调绿色无污染，不施肥施药。中药材的原生态种植是基于绿色安全的农业综合技术体系的集成，肥料对药材不是猛虎，关键在于怎么施用。农药也是一样的道理，在保证质量的前提下需安全合理使用。

（5）药材生长习性与种植立地条件不相适应，种植收益差。药材种植须讲究"适地适药"，每一种药材都有与其相适应的立地条件。六盘山区栽培的常用大宗药材有黄芪、党参、黄芩、柴胡、秦艽、大黄、板蓝根等，其中柴胡、秦艽适合于坡耕地仿野生低密度种植，若选择在农地中高密度种植，产量低，种植成本高，效益差。因此，在种植地的选择上应依品种生长习性，坚持"适地适药"原则，黄芪、板蓝根入川，柴胡、秦艽上山，黄芩、大黄可山可川。

4.3　中药材质量控制

4.3.1　GAP 技术可操作性差，规范流于形式，质量难以保证

中药材生产受自然环境和土壤环境等环境条件影响大，产量与质量难以稳定。药材轮作需要不断换地，不同地块种植的药材，每年环境条件差异较大，很难保证药材质量稳定，加上药农质量意识观念淡薄，只关注产量，而中药材 GAP 要求规范化管理，在一些基地规范化管理流于形式。

4.3.2　仓储技术落后，设备条件差

药材对仓储条件要求较高，投资大，一般的企业和种植户没有长期储存的条件。仓库要求的通风、干燥、避光，农户和小型的基地公司都不具备，同时，防虫、防霉和防鼠也基本做不到。气调等新型仓库因成本高昂在基地使用的可能性不大。

4.3.3　质量检测手段高，检测成本高，可操作性差

质量检测和监控是保障中药材质量的最有效手段，但是药农和药材种植企业检测条件有限，检测手段停留在传统的"眼观、手摸、鼻闻、口尝"上。现代药材的检测除了基本检测项目外，还需要有效成分含量、重金属、农残、二氧化硫和黄曲霉毒素等检测，这些不仅需要专业技术人员还需要大型仪器，一般的企业很难具备这些条件。有的企业即使有仪器设备，也因专业人员少，大部分时间闲置。送出外检的成本高昂，一些药农或种植企业难以承受。

4.4　中药材种植结构与布局

4.4.1　未能很好地区分药材和农业、药用植物与药材

有一些植物中含有一定量的药用化学成分，但却不直接入药，有些虽然作为民间用

药收录到地方标准，但却未被《中国药典》收录。调查发现，有的市县把色素万寿菊、油用牡丹、文冠果等非《中国药典》收录的植物规划为药材，纳入药材产业补贴范围，号召农民种植。

4.4.2　只管生产不管市场

一些基地或盲目跟风，或埋头发展生产，不考虑当地的自然条件与品种资源优势，不进行深人的市场调研与前景分析，导致种植品种单一，价贱滞销，企业效益受损，药农跟着蒙受经济损失。

4.4.3　追求"短、平、快"的效益

一般的中药材生长期为2~5年，投资大、见效慢；生长期短的，效益相对较低，因而在一个镇或一个村难形成种植带动效应，更不会在全县形成单个品种的规模化种植。药农种植中药材都希望种植期限短、效益高的品种，同时又希望不投入或少投入，这就导致药材种植"跟风"，追求"短、平、快"效益的恶性循环。如同心县银柴胡这类小宗药材并不是规模越大越好，种的面积越大，越容易"药贱伤农"。

4.5　中药材产地初加工和高附加值产品开发

宁夏很多药材企业主要集中在种植这个环节，而在其他环节涉及相对较少。在药材产地加工方面，虽然有宁夏明德中药饮片有限公司、宁夏同亳药业有限公司、隆德县葆易圣药业有限公司、宁夏国隆药业有限公司等十余家饮片加工企业，但仍有一些合作社作坊式生产，成本相对较高，卫生条件和质量得不到保证，且易受到二次污染。在中药材精深加工方面，主要有宁夏金太阳药业有限公司，从事甘草单铵盐的二次开发，甘草酸依赖于区外购买。还有宁夏都顺生物科技有限公司和宁夏紫荆花制药有限公司，主要从事苦豆生物碱提取。中药材原料药的初加工生产多数采用的是非规范化操作经营、药用资源大多以初级原材料进入市场，利用形式较为单调，表现在产品的科技含量和附加值较低，资源优势未能有效转化为产品优势、经济优势和生态优势。

■　5　宁夏中药材产业发展的建议

5.1　实施野生中药材资源保护工程

一方面，加强中药材种质资源保护体系建设。依托盐池县沙边子中药材基地，进一步加强沙生中药材资源圃建设，建设濒危稀缺中药材保护基地。同时，依托隆德县中药材办公室建立六盘山中药材种质保护资源圃暨试验研究基地，重点针对资源紧缺、濒危野生中药材，按照相关物种采种规范，加快人工繁育，降低对野生资源的依赖程度。另一方面，加强重点道地药材种苗繁育技术研究。开展提高甘草、银柴胡、草麻黄、黄芪、小茴香、柴胡、秦艽、铁棒锤等重点道地药材种子成苗率研究，确定最佳的中药材种苗

繁育技术，为人工大面积栽培提供优质合格的种苗，从源头上保证药材质量和产量。

5.2 实施中药材生产组织创新工程

支持区内外发达地区的资本、技术、市场等资源与本地自然资源、劳动力等优势有机结合，输入现代生产要素和经营模式，发展中药材产业化生产经营，推动现代中药材生产企业逐步成为市场供应主体。支持中药生产流通企业、中药材生产企业与科研院所、高校及区内外企业联合，因地制宜，共建跨区域的（区、市）集中连片中药材生产基地。推动种植大户、家庭农场、合作社发展，实现中药材从分散生产向组织化生产转变。

5.3 实施中药材生产服务工程

依托科研机构，构建盐池县、同心县、红寺堡区、隆德县、彭阳县等中药材大县统一的中药材生产技术服务网络，发挥农业技术推广体系作用，加强中药材生产先进技术转化和推广应用，促进中药材基地建设整体水平提高。建设中药材生产信息采集网络，提供全面、准确、及时的中药材生产信息及趋势预测，促进产需有效衔接和规模结构调控，防止生产大起大落和价格暴涨暴跌。

5.4 实施规范化种植基地优化工程

采取"企业＋基地＋合作社＋农户"的经营模式，实施中药材规范化种植基地优化升级工程建设，完善中药材标准化栽培技术体系，中部干旱带发展以甘草、银柴胡、小茴香为主的优势品种，六盘山区发展以黄芪、柴胡为主的优势品种，确立全国优质中药材生产基地优势。

5.5 实施中药材现代流通工程

完善常用中药材商品规格等级，建立中药材包装、仓储、养护、运输行业地方标准，为中药材流通健康发展夯实基础。规划和建设现代化中药材仓储物流中心，配套建设电子商务交易平台及现代物流配送系统，引导产销双方无缝对接，推进中药材流通体系标准化、现代化发展，初步形成从中药材种植到中药材初加工、包装、仓储和运输一体化的现代物流体系。

5.6 实施龙头企业创新能力提升工程

推动政策、资源、科技、人才等创新要素向产业集聚，引导鼓励中药材龙头企业，采用优质品种、先进工艺、新型装备、信息化技术，积极为企业提供技术指导、咨询服务、市场营销等系统解决方案，引导企业建立现代企业制度，创新企业管理和商业模式，强化带动合作社、家庭农场、种植大户和药农。组合应用财政奖补、税收优惠、科技金融等支持政策，加快引进和培育中药材精深加工企业、中药材产业高新技术企业、科技型企业和现代高端服务型企业。

5.7　实施中药材产地加工产业升级工程

中药材产地加工的技术精准化是对传统中药材产地加工产业的升级，是对中药材质量和品质的有力保障。当前中药材产地加工的基础环节薄弱，加工、仓储方法落后，生产工序相对原始，不能很好地适应现在社会的发展需要。所以必须从中药材传统工艺入手，应用现有的农业技术以及科研院所、高校等科研力量，从生产环节和仓储环节出发，在不改变中药材品质与性状的前提下，提升中药材加工、仓储技术，使之加工规范化、仓储持久化，这样才能使中药材产地加工环节得到有效提升与发展。

5.8　实施中药品牌培育工程

探索建立大品种、大品牌培育机制，从规范化栽培、质量标准提升、产地质量追溯、市场营销等方面加大扶持力度，定向培育市场需求量大的特色优势产品，实施"一品一策"。支持盐池县、隆德县、同心县、海原县等产业大县申报大宗药材地理标志产品，培育一批新型中药材营销企业和合作组织，打造"甘草之乡""黄芪之乡""银柴胡之乡""小茴香之乡"等区域化大品种、大品牌，推动中药材一、二、三产业融合发展。

5.9　实施中药材质量安全保障工程

建立宁夏道地中药材资源动态监测与信息服务平台，开展中药材全程质量溯源技术研究，以 GAP、GMP、GSP 为依据，开发从种子种苗到终端消费的全程追溯平台，建立追溯管理技术标准，推进中药材质量安全监管精准化和智能化，实现"来源可知、去向可追、质量可查、责任可究"，全面提升中药材生产质量。

参考文献

［1］王建宇，王建新. 宁夏药用植物资源分布及区系特点［J］. 宁夏农学院学报，2003，24(2): 37-40.

［2］邢世瑞. 宁夏中药资源概述［J］. 宁夏医学杂志，1988，10(1): 23-24, 60.

［3］李明，安钰，左忠，等. 宁夏中药材栽培现状及对策分析［J］. 宁夏农林科技，2016，57(3): 42-46.

［4］李明，刘华，安钰，等. 宁夏中药材种植区划［J］. 宁夏农林科技，2019，60(9): 64-68.

［5］国家药典委员会. 中华人民共和国药典：一部［M］. 2015 年版. 北京：中国医药科技出版社，2015.

渭北旱塬地区中药产业发展模式及建议——以陕西省永寿县为例

◎李铂

陕西中医药大学

[摘　要]陕西省永寿县地处渭北旱塬与关中平原交界地区，地形复杂，物种多样，具有发展中药产业得天独厚的优势。本文结合第四次全国中药资源普查永寿县普查初步成果与文献研究分析，简要介绍永寿县野生中药资源和栽培药材的分布情况，针对永寿县中药产业面临的挑战和机遇提出几点建议，以期为该县中药产业的健康良性发展提供一定的参考。

[关键词]渭北旱塬；永寿县；中药产业；发展建议

■ 1　自然概况

　　永寿县隶属陕西省咸阳市，地处渭北旱塬南缘丘陵沟壑区，陕西省中部偏西，咸阳市西北部，是"古丝绸之路"的第一驿站，素有"秦陇咽喉，陕甘通衢"之称。县域中南部沟壑遍布，褶皱、断裂构造较为明显；北部为翠屏山自然保护区，海拔最高为1500m[1]。永寿县属暖温带大陆性气候，年降雨量600mm，无霜期210天，年平均气温10.8℃；冬季较长，夏季较短，昼夜温差大，蒸发量小；无工业污染，是传统的农业县[2]。永寿县独特的生态因素和自然条件为中药材生产提供了良好的环境。

■ 2　植被类型

　　永寿县总面积889km^2，现有耕地46万亩、林地40余万亩、天然草场30余万亩。植被类型主要分为林地、灌丛、草地和农田。永寿县北部（以永平镇、渠子镇为主）拥有40万亩人工刺槐林，间或分布有侧柏、油松[3]；灌丛以黄刺玫、酸枣、茅莓、杠柳、沙棘、忍冬为主；草地以禾本科、蔷薇科、豆科、伞形科、十字花科植物为主；农作物以小麦、玉米、高粱、油菜等为主，经济作物以苹果、核桃、烟草等为主[4]。

3　野生中药资源概况

根据第四次全国中药资源普查工作初步成果显示（2018~2019年），永寿县拥有野生药用植物资源200余种，柴胡、远志、黄芩、苦参、蒲公英、车前、益母草、商陆、忍冬、酸枣、沙棘、杠柳等中药资源蕴藏量大，主要分布于常宁镇、马坊镇、永平镇、渠子镇、甘井镇、店头镇等地（表7-1）。其中，刺槐林分布的野生中药材品种主要有杠柳、益母草、川续断、商陆、龙芽草、水杨梅、断血流、忍冬、黄精、半夏等；灌丛分布的药材主要有侧柏（人工种植为主）、酸枣、枸杞、沙棘、地榆等；草丛分布的药材主要有柴胡、远志、苦参、石竹、黄芩、茜草、白头翁、棉团铁线莲、漏芦等。资源蕴藏量大、分布范围广、人工采收困难是永寿县野生中药资源的主要特点。

表7-1　永寿县主要野生药用植物分布情况

植物名	永平镇	常宁镇	渠子镇	马坊镇	甘井镇	店头镇	监军街道
侧柏	+	+++	+	++	+	+	+
油松	+	+	+				
胡桃	+	++	+	+++	++	+	+
槐	+	+	+	+	+	+	+
桑	+	+	+	+	+	+	+
构树	+	++	+		+	++	++
山桃	+	+	+	++	++	++	+
山杏	+	+	+	++	++	++	+
酸枣	++	+++	++	+++	++	+++	++
杠柳	++	++	+	++	+	+	+
沙棘	+						
忍冬	+++		+++				
柴胡	+++	+++	++	++	++	++	++
远志	+	+++	+	++	+	+++	+
黄芩	+	+		+++		+	
苦参	++	+	+	+			
蒲公英	++	++	++	+++	+++	+++	+++
车前	++	++	++	++	++	++	++
甘草		+		+			

植物名	永平镇	常宁镇	渠子镇	马坊镇	甘井镇	店头镇	监军街道
石竹	++	+++	+	+	+	+++	+
苘麻						++	
茜草	++	+++	++	++	++	++	++
阴行草	+	+		+		+	
益母草	++	++	++				+
紫花地丁	++	++	++	++	++	++	++
川续断	+++	+	+	++			+
大戟	+				+		
商陆	+++	+	+	+			+
萹蓄	++	++	++	+++	+++	+++	+++
苍耳	++	++	++	++	+++	+++	+++
白头翁	++	+++	+	+		+	
棉团铁线莲	+	+		+	+		+
山丹		+		+		+	
龙芽草	++	+	+				+
水杨梅	++	+	+				+
千里光	+	+	+	+	+	+	
黄精		+					
半夏	+	+					
薄荷					+		+
栝楼						+	
枸杞	+	++	+	+	+		+
达乌里秦艽	+	+					
马蔺	+	+	+	+	+	+	++
紫堇	+	+	+	+	+	+	+
灯笼草	+++	++	+				
徐长卿		+				+	

续表

植物名	永平镇	常宁镇	渠子镇	马坊镇	甘井镇	店头镇	监军街道
沙参	+	+++	+	+			
穿龙薯蓣	+						
野菊	+	+	+	+	+	+	+
地黄	+	++	+	+	+	+	+
地榆	+	+	+				
艾	+	+	+	++	++	++	++
蒺藜		+				+	
背扁黄耆	+	+					
中麻黄		+					
麦蓝菜	+						
播娘蒿	++	++	++	+++	+++	+++	+++
独行菜	+	+	+				
祁州漏芦	++	++	++	++	+	++	+
杜鹃兰			+				
薤白		+	+	+	+	+	+
菟丝子		+					+
夏枯草							+

注："+"有分布，"++"分布较多，"+++"分布广泛。

4 栽培药材概况

　　基于自然条件适宜和药用植物资源丰富的地域特色，近年来随着县委县政府的长期规划和县域产业结构的调整，积极发展渭北旱生中药材种植已逐步成为该县新兴的特色产业。截至 2018 年，永寿县各镇人工栽培的中药品种主要有丹参、苦参、荆芥、紫苏、决明、柴胡、板蓝根、连翘等（表 7-2），从零星种植已发展到累计种植面积 3 万余亩，覆盖六镇一街道办，产量 4500t；预计到 2020 年，永寿县各镇栽培药材面积将突破 5 万亩，预计产量 7000t。

表 7-2   永寿县主要栽培药用植物分布情况

植物名	永平镇	常宁镇	渠子镇	马坊镇	甘井镇	店头镇	监军街道
丹参		++	+	++	+	+	++
荆芥	+	++	++	+++	+	+	+
紫苏		++		+++			
黄芩					+		+
苦参		+++					
决明						++	
菘蓝		++	+	++	+		++
柴胡		+					+
芍药							+
牡丹							+
连翘							+
牛蒡	+						

注："+"少量种植，"++"种植较多，"+++"大量种植。

5 永寿县发展中药产业的机遇

随着国务院《中医药发展战略规划纲要（2016—2030 年）》、科技部《中药现代化科技产业基地发展规划（2010—2020 年）》、陕西省人民政府《陕西省中医药发展战略规划（2017—2030 年）》等规划的逐步实施，发展中医药事业已上升为国家战略；以中药农业、中药工业为主体的中药大健康产业的兴起，更是为中医药的发展提供了千载难逢的机遇。同时，中医药现代化的推进，以及现代农业技术、生物技术、信息技术的应用，为中药材产业发展提供了有力的科技支撑。

永寿县地处六盘山连片贫困地区，是国家级贫困县。根据县域经济发展的特点和自然环境等因素，大力发展中药产业，是促进县域经济发展和农民脱贫致富的最适选择。县委县政府陆续制定了《永寿县中药产业发展规划》等一系列县域中药产业发展的指导性文件，陆续引进了 10 余家中药材种植和初加工企业。公司采用"企业 + 合作社 + 农户"的模式，通过中药材种植和示范推广，积极支持县域经济发展和助力产业扶贫。在县科技局的引导下，永寿县中药种植企业长期与陕西中医药大学、西北农林科技大学等科研院校进行"产 – 学 – 研"对接，为中药材生产的各个环节提供了技术保障，为中药材产业的健康发展奠定了坚实基础。

纯天然、无污染的中药材是保证人民健康的理想选择,永寿县中药资源独具特色,发展药材种植产业潜力大。同时,农民群众有种植药材的传统和经验技术,对种植药材、增加收入、合理利用劳动力有着十分迫切的期望和要求。中药材产业发展前景宽阔,大力发展中药产业不仅是农业增效、农民增收的重要经济增长点,而且能够加速全面建成小康社会进程,是发展潜力巨大的特色产业,是富民强镇的支柱产业。

积极发展适生中药材的规模化种植,不仅可起到固土保水、涵养水源、改善环境、保护生态的作用,还可为人们提供观赏旅游、休闲养生的理想场所。通过与相关科研院所共同打造"种养 + 科研教学"的研发模式,调整农业农村产业结构,使中药产业成为永寿县经济发展的支柱产业。不仅如此,通过种植推广的示范作用,推动当地中药材产业发展,妥善解决农村剩余劳动力,可为农村经济的稳步发展、产业扶贫做出新的贡献。

6 永寿县中药产业发展建议

针对永寿县中药产业发展现状、区域优势、政府支持和存在问题等,坚持以市场需求为导向,以优势品种为依托,以标准化种植为抓手,采取"企业 + 基地 + 农户""合作社 + 基地 + 农户"等多种运作模式,将中药材产业发展与建档立卡贫困户的精准脱贫紧密衔接,因地制宜,合理规划,规模经营,积极打造中药材全产业链,努力将中药材产业发展成为带动县域经济发展的支柱产业。

6.1 加强政府引导

以《中医药发展战略规划纲要(2016—2030 年)》《陕西省中医药发展战略规划(2017—2030 年)》《永寿县中药产业发展规划》等文件为指导,依据永寿县发展中药产业、建设社会主义新农村和精准扶贫的战略部署,实行县委县政府宏观调控;积极引导农户和企业走自主经营的发展道路,不断提升具有区域特色和优势的中药材产业发展进程。建议永寿县成立中药产业发展办公室,由专职人员负责产业发展规划制定、优势药材品种选择、适宜种植区域划分、药材种植技术培训等。同时,加强和促进与其他相关部门的配合,切实加强监管,保障产业发展。

6.2 选择优势品种

以野生药材品种为基础,坚持道地性、多样化原则,选择适宜当地气候条件的优势中药材品种,是永寿县中药产业发展的关键。首先,通过前期的调查和预试,选择市场需求量大、价格稳定的旱生大宗药材品种,如黄芩、柴胡、远志、苦参等;投资小、见效快的药材品种,如荆芥、板蓝根、蒲公英等;企业订单种植品种,如丹参、紫苏、牡丹皮等。其次,积极建设关中地区适生中药材种子种苗选育基地,保障中药材种植优良种源的供应,促进中药材种源良种化。同时,根据各镇生态环境和地形特点,积极探索粮药间套种、覆膜种植、生态种植等多种中药材种植模式，使得药材品种种植区域化，构建单一品种的核心产区，避免中药材品种选择与布局的混乱。

6.3　积极建设药用植物科技示范基地

依托永寿县丰富的中药资源，充分发挥该县中药产业发展的区域优势，按照"集成资源、引导示范、突出特色、提升品牌"的基本思路，抓住国家"一带一路"战略的重大机遇，充分调动企业积极性，积极建设陕西省药用植物科技示范基地，从种质选育、规范化种植、产地加工、大健康产品开发、物联网与质量保障体系等全产业链进行积极探索。同时，加强药用植物科技示范基地内涵建设，将基地建设与产业结构调整、促进农民增收、改善生态环境等紧密结合，通过基地的示范带动作用，加快科技成果在中药产业发展过程中的示范与推广应用。

6.4　延伸产业链，提高产品附加值

积极引进产地初加工企业，探索药材产地加工与炮制一体化，包括干燥工艺、药材初加工、趁鲜切片、药材等级标准制订等。通过"一体化"研究与探索，制订合理的药材标准，促进产品创新与附加值提升。同时，加强药材仓储、药材运输、初加工等管理，延伸中药材产业链。鼓励中药材加工企业引进先进设备，以丹参、黄芩、酸枣仁等药材为重点，积极开展延伸性产品研发；同时，探索中药材非药用部位综合利用途径，加强中药材在中兽药、食品添加剂、饲料添加剂、化妆品等方面的开发利用。

参考文献

[1] 王飞，赵忠，郝红科，等. 基于GIS的渭北黄土高原立地类型划分的研究——以永寿县永平乡为例 [J]. 西北农林科技大学学报（自然科学版），2013, 41(7): 133-140.

[2] 孙楠，赵忠，王卫利. 渭北旱塬北部县域林业可持续发展综合评价——以陕西省永寿县为例 [J]. 干旱地区农业研究，2012, 30(6): 215-220.

[3] 郭琳，宋西德，张永，等. 永寿县刺槐人工林下植物多样性比较研究 [J]. 西北林学院学报，2010, 25(3): 20-23.

[4] 马延庆，刘长民，朱海利，等. 陕西咸阳渭北旱塬地区优质苹果基地生态气候特征分析 [J]. 干旱地区农业研究，2008, 26(1): 146-153.

云南6种道地药材和植物区系地理的关系初探

◎李海涛

中国医学科学院药用植物研究所云南分所

[摘　要]本研究从植物区系的角度分析了三七、云木香、云南黄连、天麻、雪上一支蒿和儿茶6种云南道地药材的道地产区的关系，结果表明：①道地药材的道地产区和其起源中心密切相关；②道地产区和合适的生存环境密不可分；③道地产区有一定的扩大潜力。

[关键词]道地药材；道地产区；植物区系；云南

道地药材通常是指来自特定产区、生产历史悠久、栽培加工技术精细、质量优良、疗效显著的药材，一般被用作优质药材的代名词[1]。"道地药材"是人们传统公认的且来源地特定的具有中国特色的名优正品药材。这个概念不仅是药材生产的地理概念，更重要的是一个质量概念、经济概念和文化概念。我国幅员辽阔，地形复杂，土壤、气候、水分、光照、海拔等环境条件相差悬殊，为选择优质动、植物药材的生长区域和优质矿物药材，提供了独特的天然条件，这就是道地药材形成的地理条件[2]。植物区系是某一特定地区生长着的全部植物种类，是植物种属和科的自然综合体[3]。根据一个地区的植物区系的历史成分分析判断该地区的地质变迁。同样根据不同的植物地理区域可以推测出该地区存在的植物类群可能起源。中国植物区系来源广泛，成分复杂，植物资源丰富，从植物区系的角度来分析道地药材产区，可以从一个全新的角度来认识道地药材的起源和演变。

1　研究对象

本研究以云南的6种道地药材三七、云木香、云南黄连、天麻、雪上一支蒿和儿茶为例，从植物区系的角度结合其生境要求做分析，初步分析植物区系和道地产区的关系。

■ 2　研究方法

以胡世林的《中国道地药材》[4]中这几种药材的道地产区为依据来确定道地产区，根据《云南植物志》[5]的记载来确定实际分布区，以吴征镒的《种子植物分布区类型及其起源和分化》[3]为根据确定其科、属的分布区类型，并以此为原则界定种的分布区类型。对比其道地产区和自然分布区的地质历史、气候特征，并依此分析影响道地药材的起源在植物区系上的因素。

■ 3　六种药材的道地产区描述

3.1　三七

五加科（Araliaceae）人参属（*Panax*）多年生草本三七 *Panax notoginseng* (Burk.) F. H. Chen ex C. Chow et al. 的干燥根和根茎。产于云南东南部（砚山、西畴、文山），生于海拔 1200~1800m 地带。广西西南部亦有栽培，近年来福建、浙江、江西等省也在试种[5]，但以云南文山州和广西靖西市、那坡县所产的三七质量较好，为地道药材。

3.2　云木香

云木香为菊科（Compositae）风毛菊属（*Saussurea*）多年生高大草本植物云木香 *Saussurea costus* (Falc.) Lipsch. 的干燥根。原产于克什米尔，我国四川峨眉山、云南维西和昆明、广西以及贵州的贵阳及独山有栽培。中国适宜区广泛，以云南的迪庆州、昭通地区及丽江地区的宁蒗县、怒江州的福贡县最适宜发展生产。

3.3　云黄连

云黄连为毛茛科（Ranunculaceae）黄连属（*Coptis*）多年生草本云南黄连 *Coptis teeta* Wall. 的干燥根茎。明代兰茂《滇南本草》载："云连，即云南黄连，一名滇连……味苦，性寒。"《云南中药志》[6]载："云连主产云南西北部，销本省。"本品为黄连药材的来源之一[7]。云黄连主要分布于云南省西北及西藏的东南部，而云南的主产区在福贡、贡山、泸水、腾冲及德钦等地，缅甸也有分布，常生于阔叶林下，海拔 2000~2400m。怒江是云连的最佳适生地和正宗的原产地。

3.4　天麻

天麻为兰科（Orchidaceae）天麻属（*Gastrodia*）多年生直立草本天麻 *Gastrodia elata* Blum. 的干燥块茎。天麻分布广，我国黄河和长江流域诸省均有野生分布，尼泊尔、不丹、印度、日本、朝鲜半岛至西伯利亚也有分布[8]，在我国广泛种植。云南省昭通地区乃是优质天麻公认的道地产区。《中国地道药材》[4]称天麻以"云南昭通产者最为驰名"，《中药古今应用指导》[9]也记载"天麻云南昭通产者为优"。

3.5 雪上一支蒿

雪上一支蒿为毛茛科（Ranunculaceae）乌头属（*Aconitum*）二年生草本短柄乌头 *Aconitum brachypodum* Diels 的干燥块根。曾被《中国药典》（1977 年版）[10] 收载。产于云南北部（禄劝）及西北部（中甸），四川西部也有分布，其道地产区为云南北部和西北部高山地带。生于山地草坡、多石山坡，海拔 2700~4250m。

3.6 儿茶

儿茶为含羞草科（Mimosaceae）金合欢属（*Acacia*）落叶小乔木儿茶 *Acacia catechu*（L. f.）Willd. 的去皮枝、干的干燥煎膏，主产于我国云南、广西、广东、浙江南部及台湾，印度、缅甸和非洲东部亦有分布。国内除云南西双版纳和临沧地区有野生外，余均为栽培[8]，其道地产区为云南南部。

4 分布区类型描述

本文的 6 种云南道地药材属和种的分布区类型分述如下：

4.1 三七（人参属）

人参属：东亚和北美洲间断分布（9）*，即间断分布于东亚和北美洲温带及亚热带地区。本属分布于亚洲东部及北美。

三七：仅分布于中国的云南和广西，为中国特有（15），云南东南部是中国三大特有中心之一的古特有中心，应属古热带残遗植物，起源于第三纪。因其对环境适应能力较差导致分布范围狭小。

4.2 云木香（风毛菊属）

风毛菊属：旧世界温带分布（10），即广泛分布于欧洲、亚洲中－高纬度的温带和寒温带、或最多有个别种延伸到亚洲 - 非洲热带山地或甚至澳大利亚。本属主产于亚洲，也见于欧洲和北美洲。

云木香：原产于克什米尔，我国仅为栽培，就其分布区域来看其分布区类型应该为东亚分布的东亚 - 喜马拉雅亚型（14SH），云南的怒江州是也属东亚－喜马拉雅区系的一部分，所以在此区域栽培极为适合，成为云木香的道地产区。

4.3 云南黄连（黄连属）

黄连属：东亚至北美间断分布类型（9）。分布于北温带，多数集中在亚洲东部。

云南黄连：黄连（*Coptis chinensis* Franch.）在云南没有分布，而在云南西北部和

---

* 括号中的编号为分布类型的编号，与吴征镒先生著作中编号相同。

西藏东南部，云南黄连却是分布于中山地带的一个替代种，该区域植物区系为典型的东亚分布的中国 - 喜马拉雅类型（14SH），也是黄连属分布的西南边界。

4.4　天麻（天麻属）

天麻属：热带亚洲至热带大洋洲分布（5），旧世界热带分布的东翼，其西端有时可达马达加斯加，但不到非洲大陆。本属分布于东亚、东南亚及大洋洲。

天麻：虽然分布较广，其最为集中的分布区在东亚，特别是中国，为东亚分布（14）。

4.5　雪上一支蒿（乌头属）

乌头属：北温带分布（8），广泛分布于欧洲、亚洲和北美洲温带地区。有时向南延伸到热带山区，甚至到达南半球温带，其原始类型或分布中心仍在北温带。本属主要分布于北温带，我国的乌头属占世界乌头属植物的 50% 还要多。

雪上一支蒿：为中国特有分布(15)，为中国三大特有中心之一的新特有中心的一部分，该区域也是乌头属植物分布最为集中的地区。

4.6　儿茶（金合欢属）

金合欢属：泛热带分布（2），普遍分布于东西两半球热带，和全世界热带范围内有一个或数个分布中心，但在其他地区也有一些种类分布。本属广布于世界热带及亚热带地区，尤以澳大利亚为最多。

儿茶：热带亚洲至热带非洲均有分布，其分布区类型应该为热带亚洲至热带非洲分布类型(6)中的华西南至印度和热带非洲分布区亚型(6.1)，该地区为旧世界热带的西翼。

■ 5　分布区和道地产区之间的关系分析

5.1　人参属

人参属为北温带分布类型，中国有 6 种北美洲东部 2 种，而我国人参属的分布除人参外其余均主产于中国西南部，西藏 2 种 2 变种[11]；青海野生 1 种[12]；云南有 4 种 2 变种[5]。该属起源于古南大陆[13]，随着太平洋海底扩张使得该属的物种在不同地区产生了不同的分化，从其现代分布中心来看，无疑中国西南部特别是云南东南部为其分化中心。如今野生的三七已经不多见，取而代之的为屏边三七和姜状三七，形成了道地药材三七的滇东南的道地产区。

5.2　木香

木香虽在中国不产，但其分布区为喜马拉雅地区，与中国的怒江北部的环境极为相似，同时也同属于中国 - 喜马拉雅地区，所以在中国的道地产区福贡、贡山一带能够栽培优质高产的云木香道地药材。

5.3 黄连属

黄连属为多集中与东亚，而云南为东亚地区的西部，特别是云南黄连分布的地区，属于典型的中国 - 喜马拉雅地区，也是黄连属在中国分布的西南边界。云南黄连的分布范围较为狭窄，目前已经被列为濒危物种[14]。

5.4 天麻

天麻是一种与真菌共生的阴生植物。其分布范围较广，但它的生活除适宜的自然地理因素（水、温度、光照等）外，还离不开多种生物的参与（包括：提供营养的密环菌、促进种子发芽的萌发菌、传粉的芦蜂等）。昭通的乌蒙山区，亚热带山地常绿阔叶林生长茂盛，长年凉爽湿润的气候和富含腐殖质的土壤为天麻及其共生生物的生长提供了十分良好的自然环境。优良的种质资源、丰富的遗传多样性是昭通天麻道地药材形成的基础。

5.5 乌头属

乌头属的分化中心在中国西南部[13]，特别是横断山区，雪上一支蒿又是中国特有的道地药材，横断山脉又是该种的起源分化中心，无论是产量和质量在此区域均为最佳，其道地产区无疑应在此区域。

5.6 金合欢属

金合欢属虽分布较广，但儿茶本种在中国的自然分布却很狭窄，仅在滇南和西南有野生，国外可以分布到东非，其生境为多雨的温暖地区，从其起源上来看，其分布格局是合理的。从其生存环境来看，它的栽培区域可以扩大到广东、广西、浙江和海南一带，其道地产区有较大的扩大空间。

6 结语

从植物区系的角度分析道地药材的道地产区可以看出，目前道地产区与药材所在属的起源中心密切相关，特别是该种的起源地大都是其道地产区附近。

道地产区和合适生存环境密不可分，药材有别于其他作物，为它提供良好的生长环境并不意味着就能产生有效成分，药材的有效成分基本上属于植物的次生代谢产物，特别是在受到逆境胁迫的条件下产生的[15]，所以，道地产区虽然和该物种起源和分布中心有着密切的关系，但一般道地产区在物种起源和分布中心的周边地区，该结论和药材道地性的"边缘效应"[12]假说不谋而合。

一些道地药材的道地产区有扩大的潜力，道地产区并非一成不变，特别是在新时期分化出来的新物种，分布范围很狭窄，只要其产量和质量达到较高的水平即可达到要求，从植物区系的角度分析道地药材的产区可以扩大到相同区系类型的其他地区。

参考文献

［1］郭宝林．道地药材的科学概念及评价方法探讨［J］．世界科学技术：中医药现代化，2005, 7(2): 57−61.

［2］苏天安，范少敏，雷国莲．论道地药材的起源与发展［J］．现代中医药，2002(3): 46−47.

［3］吴征镒，周浙昆，孙航，等．种子植物分布区类型及其起源和分化［M］．昆明：云南科技出版社，2006: 1− 145.

［4］胡世林，中国道地药材［M］．哈尔滨：黑龙江科学技术出版社，1989.

［5］中国科学院昆明植物研究所．云南植物志：第二卷［M］．北京：科学出版社，1979.

［6］黎光南，单沛尧，袁文成，等．云南中药志［M］．昆明：云南科技出版社，1990.

［7］国家药典委员会．中华人民共和国药典：一部［M］．2020 年版．北京：中国医药科技出版社，2020:316.

［8］中国科学院中国植物志编辑委员会．中国植物志：1-80 卷［M］．北京：科学出版社，1956−2004.

［9］吴克强，臧堃堂．中药古今应用指导［M］．广州：广东科技出版社,1990.

［10］中华人民共和国卫生部药典委员会．中华人民共和国药典：一部［M］．1977 年版．北京：人民卫生出版社，1978: 530.

［11］吴征镒．西藏植物志：第三卷［M］．北京：科学出版社，1986: 399.

［12］中国科学院西北高原生物研究所．青海植物志：第二卷［M］．西宁：青海人民出版社，1997: 378.

［13］吴征镒，路安民，汤彦承，等．中国种子植物科属综论［M］．北京：科学出版社，2003: 841− 842.

［14］国家环境保护局，中国科学院植物研究所．中国珍稀濒危保护植物名录：第一册［M］．北京：科学出版社，1987: 332.

［15］黄璐琦，陈美兰，肖培根．中药材道地性研究的现代生物学基础及模式假说［J］．中国中药杂志，2004(6): 5−7, 121.

四川省中药材产业发展现状及对策

◎廖建

四川省中医药管理局

[摘 要] 四川省是全国重要的中药材道地产区之一，中药材产业已被纳入四川省委省政府确定的七个优先发展千亿级产业之一。本文通过实地调研、文献查阅等方法掌握了四川省中药材产业发展情况，阐述了四川省中药材产业发展现状，分析了产业目前存在的问题，并以问题为导向提出了促进四川省中药材产业发展的对策。

[关键词] 四川省；中药材产业；现状；问题；对策

四川省地处我国青藏高原向东部平原过渡地带，横跨青藏高原、云贵高原、秦巴山地与横断山脉四大地貌区，得天独厚的地理气候孕育了丰富的动植物中药资源，拥有宝贵的优良动植物种质资源库和基因资源库，是全国乃至世界生物物种最丰富的地区之一，是我国最大的中药材产地之一，享有"中医之乡，中药之库"的美誉[1-4]。

1 四川省中药材产业发展现状

1.1 中药材资源优势显著

四川省中药资源蕴藏量全国前列，第四次全国中药资源普查数据显示，四川省现有中药资源7290种，是全国重要的中药材主产区之一；全国重点调查的常用中药材有363种，四川有312种，占全国的86%；四川有川芎、川贝母、附子等道地药材共86种，其中国家地理标志保护的中药材产品30个；四川已有16个品种、24个中药材基地通过国家中药材生产质量管理规范GAP认证；四川省审定的中药材新品种数量主要包括灵芝、附子、天麻、川芎、红花等共45个新品种。

1.2 中药材产业态势良好

四川省药材种植质量和规模发展平稳，2017年全省人工种植中药材面积约637万亩，其中三木药材及林下种植药材331万亩。单品种种植面积上万亩的有53种，川芎、川贝母、川麦冬、川白芷等道地药材的人工种植面积居全国第一。中药材年产量102万吨，年总产值达 173 亿元，其中产值超过千万元的品种 31 种。中药材出口日本、韩国等 21 个国家和地区，金额达 2.57 亿元。

1.3　中药工业发展稳步增长

四川省中医药工业门类齐全，制造产业体系完善。全省中药饮片企业 174 家，数量占全国 11%，其中具备特色炮制工艺如发酵、曲类、直接口服饮片等有 44 家。中成药企业 136 家，数量占全国 11%，其中年主营业务收入 15 亿元以上的 8 家。全省有中药品种 1194 个，批准文号 3289 个，全年销售额超亿元的中成药单品种 17 个，近 100 家中成药企业的 60 种药物进入国家基药目录，占中成药基药的 58.8%。2017 年，规模以上 124 家中药饮片企业、89 家中成药企业分别完成总产值 265.9 亿元、341.9 亿元，各占全省医药工业比重 17.8%、22.9%，各项指标保持稳步增长。天府中药城、成都天府国际生物城、资阳、眉山、泸州等地建有各具特色的医药产业园，为中医药工业全域拓展提供了良好产业发展氛围。

1.4　中医药科研创新能力显著提升

四川省建设有全国第一个中药现代化科技产业基地，拥有成都中医药大学、四川大学、西南医科大学、四川省中医药科学院、中科院成都生物研究所和省中医院等重点教学、科研、医疗机构 200 余家。建有国家中药创新人才培养示范区。拥有国家中药 GCP（药物临床试验质量管理规范）中心、国家中药 GLP（药品非临床研究质量管理规范）中心、中药饮片国家工程技术中心等国家级企业技术中心、省部级研究开发中心 10 余个。西部第一个中医药转化医学研究机构——四川省中医药转化医学中心已正式挂牌运行。成都中医药大学附属医院、西南医科大学附属中医院为国家中医药临床研究基地建设单位。拥有针灸临床医学研究中心、中医内分泌代谢性疾病临床医学研究中心、亚健康临床医学研究中心等 7 个四川省临床医学研究中心。省级以上中医药研发中心 20 余个、重点研究室和实验室 10 余个。近年来，荣获国家、省级以上科技进步奖 40 余项。成立有省级中医药标准化技术委员会，2018 年有 10 项川产道地药材标准被省市场监管局正式发布为省级地方标准。

2　中药材产业政策支持不断完善

习近平总书记指出"中医药学是中国古代科学的瑰宝，也是打开中华文明宝库的钥匙"。党的十八大以来，国家将中医药发展作为经济社会发展的重要战略举措。国务院印发了《中医药发展战略规划纲要（2016—2030 年）》，工业和信息化部、国家中医药管理局等 16 个部委出台了《中药材保护和发展规划（2015—2020 年）》、2017 年实施的《中华人民共和国中医药法》更是为中药材产业发展提供了法律保障和政策支持。2018 年 12 月农业农村部、国家药品监督管理局、国家中医药管理局编制了《全国道地药材生产基地建设规划（2018—2025 年）》，进一步为中药材产业尤其是道地药材发展指明了方向。

近年来，四川省委、省政府高度重视中医药产业发展，深入贯彻党的十九大"坚持中西医并重，传承发展中医药事业"方针，确立了"兴医兴药并举，事业、产业、文化联动，一二三产业协调发展"的中医药发展总体思路。中药材产业作为四川省委省政府确定的七个优先发展千亿级产业之一，产业发展机制不断完善，成立了省推进中医药强省建设工作领导小组，中医药产业上下联动、横向配合、齐抓共管、全域发展的机制基本建立。省政府印发《四川省贯彻中医药发展战略规划纲要（2016—2030 年）实施方案》《四川省中医药大健康产业"十三五"发展规划》，省中医药局会同省经信委等 11 个部门印发了《关于贯彻落实国家中药材保护和发展规划（2015—2020 年）的实施意见》，2018 年 12 月四川省人民政府办公厅印发了《关于开展"三个一批"建设推动中医药产业高质量发展的意见》，2019 年 5 月省推进中医药强省建设工作领导小组办公室印发了《四川省中药材产业规划（2018—2025 年）》，一系列政策措施的出台为四川省中药材产业高质量发展提供了强有力的政策支持和保障。

3 四川省中药材产业发展面临的瓶颈问题

近年来四川省中药材产业取得了显著的成绩，但总体来看与人民群众的健康需要，与四川省药材资源禀赋和经济社会发展要求相比，仍然存在一定的差距。

3.1 中药材种植规范化程度不高

中药材种植规模化、集约化程度低，一家一户小农经济依然是中药材种植的主体。据统计，四川省中药材生产种植面积在 10 万亩以上的仅有 5 个品种，分别是金银花约 33 万亩、黄连约 14 万亩、川芎约 14 万亩、川明参约 13 万亩、丹参约 11 万亩。部分野生中药材资源流失、枯竭、供应短缺问题日益突出。一些企业、农户盲目地引种，跟风种植市场热销品种，导致药材道地性降低，供大于求，市场价格波动大。药材种植不规范，目前仍存在药材种苗基原混乱、病虫害综合防治技术缺乏、滥用化肥农药、采收时间随意性、加工方法不规范性等问题，导致中药材质量问题日益突出。药材种植"小、散、乱"现象较严重，严重制约中药产业升级。

3.2 中药企业品牌打造有待加强

2017 年，四川省 124 家规模以上中药饮片企业排名前五位的企业完成总产值约 34 亿元，最高企业产值 9 亿元；89 家规模以上中成药企业排名前五位的企业完成总产值约 163 亿元，最高企业产值 49 亿元。显示单个企业产值不高，缺乏中药龙头企业。仅有 4 家企业进入 2017 年医药工业百强榜名单，但以中成药生产为主的企业仅有好医生药业、康弘药业 2 家。中药饮片企业"小、散、弱"现象仍突出，产地初加工仍然以分散式加工为主，加工技术落后，加工效率低，产品附加值低，甚至个别加工户在市场利润刺激下，存在掺杂增重、硫熏、染色等违法违规行为，从国家质量通报来看，近 3 年来，四川省饮片企业均"榜上有名"。部分中药企业自身做大做强的意识不够，满足现状，还停留在过去的"小富即安"。

3.3 中药材产业链未真正形成

四川省中药资源与产业关联度低，发展模式主要以药材直接销售或药材初加工后销售两种模式为主，产业附加值低。中药产业的种植、加工、生产、流通、产品开发等环节尚未形成有效整合，产业链分散，没有真正意义上的中医药产业园区。目前，我省与国内已形成气候的中医药产业群区相比，存在规模小、分散，产业整体缺乏规划、缺乏特色等问题。

3.4 科技支撑尚待完善

"十二五"至今，四川省共承担各级中医药科研项目 1000 余项，累计获得省级以上重大科技成果奖近 40 项，获国家专利授权 400 余项。高校、科研院所和企业承担了大量的科研项目，取得了一大批科研成果，但是行业内生动力不足，企业创新意识淡漠，在较长一段时间四川省没有再产生像地奥心血康、洁尔阴、松龄血脉康等业内影响力大的著名产品。主要在于科研院所的研究工作长期与产业脱节，科研绩效考核不重视成果转化，成果转化扶持措施不力，造成可转化科研成果较少，转化成功的更少。

3.5 管理体制、资金投入缺乏有效统筹

中药材产业链长，涉及多部门管理。在产业推进过程中，由于各有关部门职能不明确、分散、交叉，造成统筹协调难度大、制定的政策落实不到位，缺乏有效的监督管理、产业数据统计不准确等问题。在产业财政资金安排方面也存在部门之间信息不对称、资金使用分散、重复投入、绩效不明显等问题，未能发挥财政资金引导产业发展最佳效应。

4 坚持问题导向，加快推进中药材产业发展

4.1 加强资源保护利用，提升中药材品质

进一步优化四川省中药材产业布局，加强对中药材重点产区发展指导，以市场需求为导向，适时调整种植品种结构和种植面积，大力发展道地优势品种，避免出现盲目引种、跟风种植现象，建成可持续、多元化、特色化的中药材产区经济。加强珍稀濒危中药资源保护，通过野生抚育与人工栽培技术研究，减少对野生中药材的依赖，从而保证四川省中药资源的可持续利用和发展。进一步加快四川省道地和特色优势药材新品种选育与推广应用，发挥中药材种子种苗繁育基地作用。同时要科学建设一批标准化、规模

化、产业化的生态种植示范基地，鼓励有机种植，严格控制农药、化肥、添加剂的使用，推进中药材溯源体系建设，切实保障川字号中药材质量。充分借鉴省外成熟的中药材种植基地管理模式，切实提高中药材种植效益，鼓励省内外大型中药企业、中药材种植企业联合建设规模化"定制药园"基地，实现共建共享。

4.2 发挥资源禀赋优势，努力打造大品种、大品牌

实施名牌战略，充分利用四川省中药材资源禀赋，以市场需求为导向，将传统中医药理论与现代科技相结合，借鉴国际、国内中医药市场上具有影响力的名牌药品成功经验，尽快研发一批具有自主知识产权，深受患者和医生青睐、科技含量高、疗效独特的新药，努力创建世界级、国家级品牌。整合现有人才、信息、资源、技术优势，不断丰富四川品牌内涵，提高辐射强度，通过产业推介和企业宣传有机结合，创新营销战略，走规模化的品牌营销之路。通过举办各类中医药博览会、研讨会，扩大四川中医药在国内外的影响力。积极探索中医药与旅游产业的融合式发展，大力发展中医药文化养生旅游，充分利用我省一些地方得天独厚的气候条件和资源优势，打造健康养生和中医药产业相结合的体验式旅游新品牌，实现绿水青山与金山银山有机结合。

4.3 优化延长产业链条，提升产品创新和竞争能力

要打破行业界限，实现中药材种植、中药材加工和中成药工业有机结合，从根本上改变以药材直接销售或药材初加工后销售为主的低附加值产业发展模式。通过有针对性地提供政策优惠措施，大力扶持龙头企业发展，在科技创新、管理创新、产业升级和增强国际竞争力等方面发挥其带动作用，逐步将分散的中医药产业链条有机整合，形成"中药材规模种植 + 中药材精深加工 + 中药品牌销售"的经济利益共同体。对于中小企业要给予财政信贷资金和其他优惠政策支持，培育风险投资主体，畅通风险投资撤出机制，完善产业风险投资中介服务体系，不断增强企业竞争力。同时，要更加注重提升产品创新能力，针对不同人群需要开发具有市场影响力的保健食品、高效安全的中草药化妆品，将中药材资源的综合开发拓展到香料、食用色素、饮料添加剂、杀虫剂、果蔬保鲜等行业，从绿色环保角度延长中医药产业链。

4.4 加快科研成果转化，完善中医药现代服务管理体系

鼓励企业与企业、企业与科研院所的合作创新，整合资源，分散研发风险，紧密衔接技术供需双方，通过资源共享和优势互补，最大限度发挥各方优势，加速中医药科研成果转化。通过开办成果交易会等多种方式，在企业与科研院所间搭建高效技术信息平台，为企业提供技术创新的新方向、科研成果的新信息，提高成果产出效率。鼓励各类中介服务机构发展，为企业、科研院所提供技术咨询和技术服务。加快完善四川中医药资本市场和产权交易市场，共同组建风险投资基金，推进科研平台共享和市场营销联营合作，

在优势集成上进行有益探索和尝试。

4.5 注重统筹协调引导，强化政策支撑保障

充分发挥省推进中医药强省建设工作领导小组的统筹协调作用，定期研究、及时解决重大问题，整合各类支持政策和工作力量，推进各项工作落地落实。在人才队伍建设上，建立健全中医药人才流动、评价激励、教育培养、管理服务体制机制，打造一支中医药高层次创新人才队伍。在资金支持方面，要规范用足用好财政投入资金，注重带动和引导社会资金投入，实现政策导向与市场经营有机结合，形成推动中医药产业发展的合力。努力实现发展一批龙头企业、培育一批品牌产品、建设一批规范化种植基地。

四川省道地药材名录

巴 豆	白 及	白 芍	白 芷
半 夏	补骨脂	柴 胡	蟾 蜍
陈 皮	川贝母	川赤芍	川楝子
川明参	川木通	川木香	川牛膝
川射干	川 乌	川 芎	川续断
大 黄	丹 参	党 参	冬虫夏草
独 活	杜 仲	佛 手	附 子
甘 松	赶黄草	干 姜	藁 本
葛 根	钩 藤	狗 脊	骨碎补
海金沙	何首乌	红 花	厚 朴
虎 杖	花 椒	黄 柏	黄 精
黄 连	黄 芪	姜 黄	金果榄
金钱草	金银花	桔 梗	菊 花
灵 芝	麦 冬	密蒙花	魔 芋
牡丹皮	羌 活	秦 艽	秦 皮
山茱萸	麝 香	升 麻	石菖蒲
石 斛	使君子	天 冬	天花粉
天 麻	天南星	通 草	土茯苓
乌 梅	吴茱萸	五倍子	仙 茅
益母草	银 耳	淫羊藿	鱼腥草
郁 金	泽 泻	栀 子	枳 壳
重 楼	猪 苓		

参考文献

[1] 国家药典委员会. 中华人民共和国药典：一部 [M]. 2020 年版. 北京：中国医药科技出版社, 2020.

[2] 万德光. 四川道地中药志 [M]. 成都：四川科学技术出版社, 2005.

[3] 彭成. 中华道地药材 [M]. 北京：中国中医药出版社, 2011.

[4] 中国药材公司. 中国常用中药材 [M]. 北京：科学出版社, 1995.

关于"加强中药材资源保护，提高中药材质量"之浅见

◎林茂祥

重庆市药物种植研究所

[摘　要]针对目前日益突出的中药材质量问题，本文从中药材的源头——生产上提出建议，以供参考。首先，应加强野生中药资源的保护，建立中药材保护区，建立中药材濒危预警系统，采取宏观调控措施，实现野生中药资源的可持续利用。其次，强制药企对所需中药材进行资源评估，控制生产；对于成分提取企业，建议规定使用大田栽培药材，以保护野生资源。第三，政府扶持推广中药材生态种植模式，最终达到以生态种植为主、大田栽培为辅，提高栽培药材质量。第四，医院、药房优先选用生态种植药材，保证中药材疗效。即针对不同性质和用途的药材，采用不同的保护、生产和使用方式，以达到保护资源、确保疗效的目的。

[关键词]中药材；资源保护；控制生产；中药材质量

　　近年来，随着生活水平的提高，人们越来越注重自己身体的保养，中药及中药产品随之日益受到人们的关注。中药材质量问题就因人们的关注而凸显出来，成为一大热点，并得到人们的重视。有人总结了目前中药材存在的主要质量问题：不道地、不洁净（污染、添加化学药剂）、不真实（造假、转基因）、乱炮制、药效差（栽植、萃取过）等，其中涉及中药材生产、加工和销售各个环节[1-2]，如何保证中药材的质量，确保中药疗效，成为目前亟待解决的问题。

　　要解决中药材质量问题，涉及面广，特别是利益纠葛，需要各个相关部门的通力合作，非某一个人能解决。通过"国家中医药管理局第二期中药资源管理人才研修班"学习受到启发，本文从中药材的源头——生产上提点自己的思路：针对不同性质和用途的药材，采用不同的保护、生产和使用方式。目前中药资源（主要指植物药，下同）来源主要为野生资源和栽培资源，而栽培模式基本为大田种植，大田栽培出现不少问题；应推广扩大生态种植模式，将大田栽培为主逐渐变为生态种植为主，提高中药材质量，从而保证

用药疗效。为此，提出"野生资源保护 + 生态种植 + 大田栽培"的模式，为解决目前中药材产业的主要问题提供参考。

1 野生资源的保护

目前中药资源的消耗，已经从以前的辨证论治的个性化治疗消耗为主，变成了中成药和有效成分提取等中药工业产业海量消耗为主。据报道，2017 年中药出口额中提取物占 57.38%，为 20.10 亿美元，出口量 7.97 万吨。中药材有效成分一般含量都很低[3]，这 8 万吨的提取物，按照 1% 左右的提取比例，也得消耗近千万吨的中药材。中药提取物占出口额比重大，其中上海津村制药主要生产医疗用汉方制剂的中间体浸膏粉末，向日本出口，2017 年出口额排名第一。工业消耗导致了中药资源严重匮乏，供不应求，反过来也制约着中药产业的发展，中药资源的可持续利用是中药产业持续发展的先决条件。

资源是开发利用的前提，为此，首先应该加强中药野生资源的保护。在第四次全国中药资源普查的基础上，结合市场流通大数据，在对大宗常用药材野生资源的蕴藏量、可开发量和需求量统计计算的基础上，对其濒危情况进行评估分级，并建立中药材濒危预警系统。可参考原国家食品药品监管总局于 2017 年底发布的《中药资源评估技术指导原则》进行。

针对濒危种和受威胁种开展野生资源保护，在其道地产区建立中药品种保护区（或保护小区），完善相关法律法规，禁止采挖。对生长环境要求较高的药材品种，还需采取人工抚育的措施，创造其适宜生长的生态环境，以保证野生药材能顺利完成自身的生长周期，提高种群的自然更新能力，而不会因为生境变化而灭绝。

2 生态种植

黑龙江中医药大学王喜军教授通过测定服药后血清中药物化学成分的方法来研究中药的显效成分，逐渐完善形成"中医方证代谢组学"，较好地解释了中药材"有效成分高于药典却没有疗效"的现象[4-5]。以"关黄柏"为例，在 20 多个不同的方剂中，其显效成分各不相同，非药典规定的指标成分能够囊括。因此，方剂中使用的中药材，应以各成分都齐全的野生道地药材为好，大田种植的指标成分达标药材并不能完全代替。为使种植的药材尽量与野生药材一致，生态种植是目前能使栽培药材品质最为接近野生药材的种植模式。

生态种植与 2017 年国务院扶贫办、国家工业和信息化部、农业部和国家中医药管理局等部门联合下发的《中药材产业扶贫行动计划》中的"定制药园"类似，但又不同，其建设地址相同，均为药材的"道地产区"和"主产区"，但后者为建立"药园"，还是属于大田栽培模式，没有明确采用生态种植。

生态种植应作为将来中药材生产的主要模式，主要针对野生资源稀缺和即将稀缺的药材品种。在道地产区的撂荒地、退耕还林地、林地，选择该药材品种的近似生境，开展人工补种、仿野生栽培的生态种植模式，生产优质中药材。在药材种植（种子撒播或移栽均可）后，不施用肥料和农药，采用粗放管理，适当抚育（根据情况适当除去过多的部分杂草），待药材达到采收标准后，仅对成熟药材分批采挖，其他的任其继续生长，同时适当补种，维持一定的种群密度和生态平衡。待规模扩大，能满足市场需求后，逐渐取代大田栽培模式。

目前，我国耕地撂荒情况越来越严重，特别是山区，李升发等对全国 900 多个山区县调查研究后报道（2017 年）[6]，2015 年全国山区耕地撂荒率为 14.32%，约 3000 万亩；最高的是江西和重庆，撂荒率分别达到了 34.03%、32.49%。这主要是青壮劳动力进城和生态移民造成的农村劳动力匮乏，导致土地撂荒严重。为此，地方政府应鼓励推广利用闲散劳动力开展中药材生态种植，提高土地利用率，增加地方经济收入。

而且，生态种植还有如下几点优点：①抗市场风险能力更强。因为生态种植生产成本低，在药材产量过剩、市场低迷时可任其生长，抗市场风险明显高于大田栽培。②没有连作障碍导致的生态失衡问题。由于生态种植下，药用植物与其他各种植物形成了一个完整的生态系统，具有很强的动态调节能力。③生态种植的药材比大田栽培质量更好，就如人参栽培的"林下参"与"园参"的区别，能满足人们对药材质量要求越来越高的需求。

3 大田栽培

大田栽培为目前中药材生产的主要模式。长期的中药材大田栽培，在质量、生态和经济（市场）等方面都暴露出不少问题。

3.1 "道地药材不地道"——质量问题

在上课时，王德群教授也提到"道地药材不地道"这个问题，就是一些药材的道地产区，为了经济效益，人工种植时施用高水肥、农药、激素等，造成了药材农残及重金属超标、质量陡降的现象。如川麦冬的道地产地四川天台县，曾有一段时间，老百姓大量施用化肥、矮壮素等，结果种出的麦冬大小接近天冬，没办法使用；另外，种植的前胡 1 年就得采挖，而野生的要几年，其质量可想而知。

3.2 连作障碍——生态问题

不少药材品种大田栽培均存在"连作障碍"问题，不管是一年生还是多年生品种，如玄参、地黄、白术、黄连和三七等。连作障碍的成因有多种，但普遍认为其主要原因是药用植物的化感自毒作用，就是其为保证自己有充足的资源（光、水、肥等），从而分泌一些抑制其他同种植物生长的有毒物质的现象。但是福建农林大学张重义教授研究发现，自毒物质本身不会影响植物生长，而是通过控制根际灾变（促生有害微生物等）攻击连作植物免疫系统，使其生长不良和死亡[7]。随着植物生长年限增加，有毒物质积累越多，连作障碍越严重，对生态环境的破坏就越大。云南三七就是一个典型的例子，一次种植后一二十年都不能再次种植三七，导致三七的原道地产区（如文山）现在都没有三七种植了。最近有报道称[8]，有团队采用"仿生种植"解决了三七连作障碍问题，这正是大田栽培向生态种植的转变。

3.3 盲目种植，药材无人问津——经济问题

各地各自为政，种什么基本以市场价格为准，基本不考虑药材的道地性，跟风现象十分突出，受自然环境和种植技术的影响，种出的药材质量良莠不齐，价格随产量波动而得不到保证，严重损害了药农的利益。特别是一些非道地产区药材，药商因不清楚其质量而不敢收购，最终造成严重经济损失。

3.4 中药材种植基地——违反农业经济规律

这是一些小公司容易犯的错误，建立中药基地后，药农角色改变了，从"我要种"变成了"要我种"，从主动变成了被动，其生产积极性严重下降。土地由"人民公社集体所有制"转变为"家庭联产承包责任制"就是适应农业经济规律的表现，是历史的必然。然而，"中药基地"却是反其道而行之，必然会出现各种问题。

因此，张重义教授在第二期中药资源管理人才研修班中的"中药农业生态格局的构建与中药材绿色生产"报告中提出"中药植物"的概念，将传统"药用植物"定义为"单成分高"，即"有效成分"高于药典，用于特定成分提取用的药用植物；而"中药植物"则注重"多成分均衡"，用于方剂中能有显著效果的植物。"中药植物"就需要在"有序、安全、有效"的方针指导下，采用生态种植的方法；而"药用植物"则可以采用大田栽培的模式。特别是在供求不足的品种上，此模式还将持续占据主导地位，毕竟，我国庞大的中药产业体系需要海量的中药材原料支撑。

但是中药材种植的总体方向应是大田栽培的主导地位逐步被生态种植模式取代，大田栽培仅作为替补而存在。仅在"非药用"（食品、保健等）和有效成分提取工业（如青蒿素）上，可继续使用大田栽培的品种。

■ 4 建议

综上所述，提出以下几点建议，以期为解决目前中药材产业问题提供方向。①国家首先应对野生药材的濒危情况进行评估分级，建立中药材保护区，建立中药材濒危预警系统，根据预测结果采取宏观调控措施，最终实现中药资源的可持续利用。②制定法律法规，

强制中药生产企业必须对自己所用中药材进行资源评估，做到心中有数，合理安排生产。同时，评估结果也为国家中药材濒危预警系统提供数据支撑。建议流程：野生资源评估（评估资质，问责制）——生产基地建设（产品控制，仅供提取用）——建厂生产。对于现有药材有效成分提取企业，可通过"定制药园"的方式生产原料，逐渐向使用种植药材过渡，以保护野生资源。③中药材生态种植的发展，也会经历起步、扩大和主导阶段，在这过程中离不开政府的扶持。尤其是该模式生产的药材虽然质量好，但见效慢、产量低，如果没有"优质优价"作为保障，就无法保证药农利益，最终生态种植就只能成为空谈。除政策、资金支持外，还应积极打造地方品牌，如"浙八味""四大怀药"和"四大皖药"等就是经历史沉淀后形成的天然名牌。④对于野生资源稀缺的药材品种，医院、药房应优先选用生态种植的药材，以解决中药材的临床疗效问题。待生态种植规模、产量足够后，制定相关法律法规，除特殊用途的药材（如非药用和提取工业所用），可继续使用大田栽培产品外，其他药材只能采用生态种植模式，以确保中药材质量和疗效。

参考文献

［1］刘艳平，马海春，曾庆真．733批中药材及饮片质量评价分析［J］．世界最新医学信息文摘，2019，19(64)：238－239．

［2］魏锋，马双成．中药材饮片质量安全概况及监管思考［J］．中国食品药品监管，2019(3)：22－29．

［3］国家药典委员会．中华人民共和国药典：一部［M］．2020年版．北京：中国医药科技出版社，2020．

［4］王喜军，张爱华，孙晖，等．基于中医方证代谢组学的中医证候精准诊断及方剂疗效精准评价［J］．世界科学技术－中医药现代化，2017，19(1)：30－34．

［5］王喜军．中药药效物质基础研究的系统方法学——中医方证代谢组学［J］．中国中药杂志，2015，40(1)：13－17．

［6］李升发，李秀彬，辛良杰，等．中国山区耕地撂荒程度及空间分布——基于全国山区抽样调查结果［J］．资源科学，2017，39(10)：1801－1811．

［7］张重义，李明杰，陈新建，等．地黄连作障碍机制的研究进展与消减策略［J］．中国现代中药，2013，15(1)：38－44．

［8］张义杰，张帅，粟珊，等．石林县三七仿生种植对根际土壤微生物多样性的影响［J］．云南农业大学学报（自然科学），2021，36(3)：487－493．

浅谈中药资源保护与开发利用

◎ 梁艳

沈阳市中医院

[摘　要] 中药资源的长期开发利用以及生态环境的变化，资源蕴藏量日益减少。供给不足与需求膨胀间的矛盾持续加深，濒危药用野生动植物的处境更加困难。尊重自然规律，保护中药资源，加强宏观调控，合理开发利用中药资源，保障资源的可持续发展，让我国的中医药事业发展源远流长，将中国的中医药文化传遍世界的每一个角落。

[关键词] 中药；中药资源；保护；合理开发；可持续发展

中药资源是国家的战略资源，是中医药事业发展的物质基础，是中药资源产业链的源头，是资源产业化过程的基础和核心，中药资源的保护与合理开发利用，更是满足人民卫生事业发展需求的根本保障。

1　中药资源保护迫在眉睫

1.1　中药资源的现状

我国地域广阔，自然环境复杂，药用动植物资源非常丰富。但长期以来，由于人们认识上的错误，对自然资源进行过度的开发利用，既破坏了自然景观和生态平衡，也破坏了许多药用动植物赖以生存的生态环境，一些名贵药用动植物资源相继面临枯竭，或处于濒临绝灭的边缘。根据《中国中药资源发展报告（2015）》，目前我国已有 169 种药用植物被列入《野生药材资源保护条例》《濒危动植物国际公约》，长期无序开发和利用已导致 30% 以上的野生中药资源濒危。如麝香、沉香、白及、甘草、黄柏、厚朴等常用中药材的紧缺，已使部分中医药发展面临无药可用的困局。

1.2　中药资源保护的意义

1.2.1　有利于保护生物多样性

每一种药用生物对其生存的生态环境都有特定的要求，同时在其生长发育过程中不断地适应和改变着生态环境。生态环境是中药资源分布和质量优劣的决定因素，生态环境一旦遭到破坏，药用动植物的生存将会受到直接威胁。中药资源保护与生态环境保护和生物多样性保护三者之间具有相辅相成、相互依赖的关系。因此，从根本上保护中药资源就是要保护其生存环境，保护了生存环境就直接或间接地保护了生态系统。这不仅保护了药用物种的生物多样性，同时也保护了生态系统中其他生物的多样性。

1.2.2　有利于实现资源的可持续利用

搞好中药资源保护，从长远的观点出发，则能更好地、永续稳定地对中药资源加以利用，以取得更长久的社会效益和经济效益。正确认识和处理好中药资源保护和开发利用，对现有资源要最大限度且合理地开发利用，实现可持续利用需求。

1.2.3　有利于促进中药现代化发展

近年来，中药以其验、简、便、廉的特点，重新焕发了青春活力，连续多年保持高于化学药品的增长速度。特别是在慢性疾病、疑难病等方面具有不可替代的优势。中药在抗击非典、新冠、禽流感、甲型流感等疫情上的贡献有目共睹。2015 年中国科学家屠呦呦获得诺贝尔奖，青蒿素成为了传统中医药送给世界人民的礼物。在国际社会，包括中药在内的天然药物的需求在日益扩大，天然药品占世界药品市场的份额已经达 30% 以上，国际市场对中药的需求也迅速扩大，增速远高于化学药品。这为我国提供了一个很大的市场空间，中药资源是中药现代化与产业化发展的保障。没有丰富的中药资源，中医药学研究和中药生产将成为无米之炊、无本之木。

1.3　中药资源保护的措施

1.3.1　建立药用动植物自然保护区

自然保护区是指在一定空间范围内，包括陆地和水域，采取有效措施就地保持现有状态，使该地区自然资源得以永久或较长时期的保护，免受破坏而划定的特殊区域。建立自然保护区，是保护、利用和改造自然综合体及其生态系统和自然资源的重要战略，也是保护珍稀濒危物种最有效的手段之一。自然保护区既是物种的天然基因库，又是开展科学研究的实验基地。根据自然区划，我国的中药资源大致划分为：东北区、华北区、华中区、西南区、华南区、内蒙古区、西北区、青藏区 8 个区。依据各区的气候特点、土壤和植被类型以及药用生物资源的自然分布特点，量身打造符合本区的保护区形式。例如：东北区包括黑龙江、吉林和辽宁三省以及内蒙古自治区的东北部，位于欧亚大陆的东部，东、南两面邻近太平洋，西、北两面与蒙古高原和西伯利亚接壤。地貌上包括大、小兴安岭，长白山地区以及三江平原，大、小兴安岭以"人"字崛起在本区北部，东南侧长白山绵延，中央为松辽平原，地形、地势变化较大。本区是我国最寒冷地区，大部分地区属于寒温带和中温带的湿润与半湿润地区。冬季严寒而漫长，夏季有湿润季风从太平洋和亚洲边缘海上吹来。雨量多集中在七八月，年降水量为 350~700mm，长白山东南可达 1000mm，相对湿度 70%~80%。海拔从松辽平原的 120m 左右到长白山白云峰 2691m。全区以针叶林为主的森林覆盖率达 30%。中药资源有 2000 余种，其中植物类 1700 种左右，动物类 300 余种，矿物类 50 余种。特点是野生种群数量大，也是我国人参和鹿茸的主要产地。这一中药资源特点，决定了要大力发展林药产业，充分利用林地资源，况且本区林区资源丰富，进一步封山育林保护林药，在原适生地播种或将药用动物放归山林，这样极大地保护了原始生态系统，同时又可以集经济效益、生态效益与社会效益于一体。

1.3.2　建立药用植物园、动物园和家种家养基地

目前，我国已建立了多个药用植物园或在植物园内设立了专门的药用植物种质资源圃。如中国医学科学院药用植物研究所植物园、杭州药用植物园、中国科学院武汉植物研究所药用植物种质资源圃等。在这些植物园内，引种了许多有重要价值的药用植物，为研究药用植物异地引种，保护药用植物资源奠定了良好的基础。例如：中国科学院西安植物园将分布在秦岭大巴山区和陕北黄土高原的 37 种珍稀濒危植物移植到西安植物园；南京中山植物园从鄂西山区引种一些珍稀植物；中国科学院武汉植物研究所从长江库区将一些珍稀濒危植物移植到宜昌市和武汉植物园进行迁地保护研究。动物园的建立对保护我国珍稀濒危动物起到了重要作用。如东北虎、华南虎、麋鹿、长臂猿、梅花鹿、云豹、猕猴、海狸鼠等几十种珍稀濒危动物的养殖技术已得到很大提高，有的种类在繁殖方面已突破了难关，初步达到了异地保护动物和扩大种群的目的。变野生种类为家种家养种类，发展大规模的种植业和养殖业，也是中药资源异地保护的重要途径之一。如华南热带作物研究所引种的沉香和海南龙血树等，取得了显著效果。特别是海南龙血树的引种成功，对发展血竭生产，保护资源具有十分重要的意义。

1.3.3　建立中药资源种质资源库

种质资源库的建立有利于保持药用物种的优良性状，提供丰富的遗传资源和研究材料，培育适合各种生产条件的优良品种。道地药材的优良性状，除了受环境因素影响外，主要是由其内在的遗传特性所决定的。在人们长期栽培、养殖、选育和自然条件的影响下，道地药材的优良性状会逐步发生改变或消失。若能长期保存这种优良遗传基因的载体，则可以为研究和维持优良遗传基因提供先决条件。建立中药资源种质资源库，能够为将来实现药用生物原料大规模工厂化生产提供条件，在国际交流方面也有着重要的意义。

1.3.4　建立中药资源动态监测体系

中药资源是由所有具体的资源物种组成，种群是物种总体资源构成和延续的基本单元，中药资源在组成结构和动态上也表现出"种群－物种－区域物种集合"的 3 级层次特征，对整体中药资源的动态监测也必须建立在对资源各具体物种及其种群的动态监测基础之上。对应于不同的监测对象（单元）与范围（层次），对所测定的参数、信息采集

与分析处理的方法与技术等都有不同的要求，乃至监测结果所反映的层次和应用领域都有所不同。相应的中药资源动态监测技术体系大致包括"微观"和"宏观"两个层面。"微观"层面的监测主要以具体的资源物种种群为监测对象（单元），主要通过在该物种的不同分布区域内选择代表性的种群进行样方调查的方法，重点采集反映种群结构、局部观景特征的"微观"参数，侧重分析掌握种群的动态，影响动态的物种自身生物学因素和小生境因素及其规律，进而把握该资源物种的总体动态，其结果主要应用于对具体资源物种保护与再生的技术性指导，并为"宏观"监测提供基础信息，有助于提高"宏观"监测的精确度。"宏观"层面的监测以资源物种总体（或区域性全部资源物种）为监测对象（单元），主要采用3S技术（RS、GIS、GPS）等，获取反映该物种全部分布区域的面积及其地理、土壤、植被、气候等生态特征的"宏观"信息，并结合地面样方调查数据进行信息的综合处理，以全面掌握该资源物种的总体动态、生态适宜性、分布区域生境特征及其影响因素与演变规律等。"微观"与"宏观"的结合，即构成了"种群动态监测 - 资源物种动态监测 - 资源物种动态监测的集合与缝隙 - 整体中药资源动态监测与预测"的完整体系。

1.3.5 制定并落实有关中药资源保护的政策法规

我国已经制定了《野生药材资源保护管理条例》等法律、法规，但野生药材保护管理的法律框架存在缺陷，需要完善；现行的体制框架也不能适应野生药材资源管理的实际需要；此外，现行的制度框架亦不符合野生药材资源管理的客观要求。这三大原因导致无法可依、有法不依和执法不严的现象存在。为适应形势需要，今后应加强中药资源保护的立法，做到科学管理，才能切实有效地保护和合理利用中药资源。

1.3.6 加强宣传教育，提高全民资源保护意识

大力宣传保护野生动植物药材资源和其他自然资源的重要性，转变人们头脑中的传统观念，增强保护意识，同时宣传《中华人民共和国野生动物保护法》《中华人民共和国森林法》《中华人民共和国渔业法》《野生药材资源保护管理条例》等有关法规和条例，增强人们的法治观念，对违法行为应进行严肃处理。利用各种形式广泛开展宣传教育工作，从幼儿园、小学抓起，将其列入全民素质教育和文化科学水平教育的一项重要内容，经常开展保护自然资源、保护生态环境相关的教育活动，使珍惜和保护自然资源成为每个人的自觉行动。

1.3.7 培养专业人才

培养人才的形式有多种，除了在各级各类学校中进行系统教育的进修外，还可采取业余教育，脱产或不脱产的培训班、研讨班等形式，充分利用成人教育、业余教育、电化教育等有利条件，培养优秀的中药资源保护专业人才。

2　中药资源的合理开发与综合利用

2.1　中药资源开发利用要在中药资源调查的基础上开展

中药资源普查从 1960 年开始，至今已经进行了 4 次。第四次中药资源普查覆盖全国 31 个省份近千个县，有一支 1 万多人参加的全国普查队伍，建立了中心平台，数十个监测站，设立了数万多块样地，拍摄照片数百万张，制作标本实物数十万份，在全国 20 多个省份建设了数十个繁育基地，初步具备了种子种苗繁育生产能力和社会化专业服务的能力。截至目前，已收获了多项成果。

2.2　中药资源开发利用与经济、社会和生态效益相结合

中药资源的开发利用是一种社会经济现象，因此，必须考虑经济效益问题，力争以最少的劳动和物化劳动消耗，为全社会提供更多的使用价值。开发中药资源除了要考虑经济效益外，更要注意社会和生态效益。如果以满足当代人的经济增长和社会需求为目标，却破坏了子孙后代的利益，得不偿失。

2.3　中药资源开发量与其生态、更新相适应

中药资源的开发量要小于资源的生长、更新量，使生态系统能保持平衡稳定，即要保持某种药用植物资源再生量与资源利用量之间的比值大于或等于 1，才可以做到药用动植物资源的可持续利用。

2.4　中药资源开发利用要遵循中药资源区域分布规律

中药资源中"道地药材"的形成，其中重要的原因，是地域分布差异所造成的，也是导致目前中药质量复杂多变的重要原因之一。中药资源开发利用时，首先按照本地区资源的种类、性质、数量、质量等实际情况，采取最适宜的方式、途径和措施，来开发利用本地区的资源。

2.5　加强中药资源的综合利用

中药材的资源是有限的，如何利用好这有限的资源，更好地为人民健康事业和我国国民经济服务，这是一个值得重视的问题。中药材的综合利用包括各药用部位的综合利用、同一药用部位不同有效成分的综合利用和同一有效成分的多产品综合开发利用。例如：传统的中药往往只利用某一药用部位，而抛弃其他部位，造成大量的资源浪费。随着研究的不断深入，越来越多地发现有些中药材除了传统的药用部位外，其他药用部位也具有很高的药用价值，如果进行全面的综合开发利用，可大大提高该中药材的经济价值。如人参、西洋参，过去只用其根，现代研究表明，其茎叶、种皮都含有大量的人参皂苷，可作为提取人参皂苷的原料。红豆杉最初采用树皮提取紫杉醇，进一步研究发现，其叶不但含有与皮含量相当的紫杉醇，还含有含量远高于皮的紫杉醇前体化合物，可作为提

取或合成紫杉醇的原料，况且叶的再生能力明显大于树皮。因此有必要对大量贵重中药材的其他药用部位进行深入研究，达到物尽其用。

2.6　多产品综合开发利用

药用植物资源的开发应以药物利用为中心，进行多方面、多用途的研究开发，如保健食品、化妆品、天然香料、天然甜味剂、植物性杀虫剂、杀菌剂、中兽药、中药饲料添加剂等，充分利用药用资源，以提高人类生活水平。如银杏叶提取物，除了作为药品外，还可作为保健品，目前全国以银杏叶为原料的保健食品的厂家已有 100 多家，已发展成为银杏产业。中药材中所含的甜菜碱除了药用外，还可作为饮料添加剂；药用植物迷迭香，其精油为天然香料，可广泛用于食品、化妆品、洗发水和日用化工产品，所含二萜酚类成分为天然抗氧化剂，在发达国家用于油脂食品防腐、抗氧化、高级化妆品添加剂，所含酚酸类成分可作为解热镇痛药物，目前已在美国、日本、法国等国家形成了迷迭香产业。诸如此类一药多用的情况很多，因此我们必须加强多产品的研究与开发，提高中药材的价值。

2.7　建立标准中药提取物生产基地

中药提取是当前大部分中成药生产必不可少的环节，每个中药生产企业都设立提取车间。目前大部分企业的提取、浓缩、干燥等设备落后，提取效率低，提取物质量差，而且设备闲置严重，造成大量的设备资源浪费。同时由于中药材，特别是全草类药材，体积较大，运输费用较高，提取物的运输费用可大大降低，因此可以降低原料成本。如提取物干燥，目前只有很少的企业具备喷雾干燥设备，而喷雾干燥后的样品，不但可以提高制剂的研究范围，而且可以提高制剂的质量。集中生产中药提取物，不仅可以提高提取物的质量，确保临床疗效，为中药现代化提供物质保障；还可以大大降低中药提取成本。

2.8　"互联网＋中药资源"完美结合

由于全球经济形势的变化，以及中药资源自身存在的一些问题，近几年我国中药资源产业发展迟缓，现已从高速增长进入调整状态，需要出现新的元素使中药资源产业焕发生机，实现产业变革。"互联网＋"为中药资源提供了新的发展机遇。"互联网＋"助力中药资源产业实现跨越常规经济增长阶段的跨越式增长，减少交易成本，使得市场更加有效率，极大程度地发挥市场的有效性。

"互联网＋"能够改变传统中药资源产业的发展模式。传统的中药资源产业以大规模生产、大规模销售和大规模传播为目标，已经不能适应新时期下中国经济可持续发展的需求。近几年，越来越多的产业都与互联网关联，无论是信息服务方面，还是内部业务流程，互联网技术的快速发展和普及对传统中药资源的发展带来猛烈的冲击。当前，既要加快互联网技术的创新和应用，更要推进互联网与传统中药资源改造提升的深度融合。互联网是渗透性因素，经过与传统中药资源产业的融合，加速转型，以战略融合、模式创新为重点，呈生产方式驱动特点，并以核心业务为线上线下结合的切入点。发展模式的转变是对传统行业的挑战与改善，互联网技术的引入，给传统的中药资源带来了新的机遇，新的业务模式也将越来越多，推动中药资源产业从追赶式发展实现赶超式发展。

伴随中药现代化、国际化的发展热潮，中药发展面临前所未有的机遇，同时也面临严重的资源危机。与化药的流水生产线不同，中药制药对药材供应端的要求极高，道地药材是中药产业发展的物质前提，在以前的中药产业发展过程中，我国付出了巨大的资源、生态和环境代价。由于缺乏保护意识及可持续开发规划，对野生药用动植物乱捕滥猎、乱采滥挖的行为屡禁不止，同时土壤、大气污染和重金属超标等问题也影响着中药产品的质量。道地药材产量有限、人工种养药材质量参差不齐等原因导致部分药材原料供给量不升反降，供给不足与需求膨胀间的矛盾持续加深，濒危药用野生动植物的处境更加困难。中药资源的保护和合理开发，以及可持续发展是我国中药事业的发展基石，未来中药行业的发展高度依赖于资源的可持续发展和合理开发利用。

参考文献

［1］黄璐琦. 砥砺前行——中药资源管理人才研修班论文集［M］. 福州：福建科学技术出版社，2017: 6-9.

［2］黄璐琦. 第四次全国中药资源普查［C］// 中国药学会，烟台市人民政府. 2011年中国药学大会暨第11届中国药师周论文集. 烟台：中国药学会，烟台市人民政府，2011.

［3］黄璐琦，肖培根，王永炎. 中国珍稀濒危药用植物资源调查［M］. 上海：上海科学技术出版社，2012: 8-15.

［4］王国强，王志勇，黄璐琦，等. 中国中药资源发展报告［M］. 北京：经济科学出版社，2016: 48-49.

［5］黄璐琦，李慧，陈京荔. 珍稀濒危中药资源保护的相关问题探讨［J］. 世界科学技术-中药现代化，2001, 3(6): 46-49.

［6］王诺. 中药资源经济学［R］.(2016-01-15). ［2021-08-30］.

中药资源现状、发展趋势及大中药产业发展

◎叶天健

浙江永宁药业股份有限公司

[摘　要] 近年来，中药资源一方面由于在药品、保健品以及食品中的广泛应用，需求增加；另一方面，由于缺乏合理保护与适量开发，导致蕴藏量普遍下降，一些名贵药材已很难见到野生资源。中药资源"供不应求"使中药材陷入了未达到生长年限就流入市场的速生时代，加剧了资源退化。如何在分析中药资源现状的基础上，有效开发利用中药资源，是亟待解决的问题。只有坚持合理开发、有效利用的原则，才能建立中药资源保护体系，以保证中药资源的可持续发展。中药全过程的质量监管体系成为社会与行业关注的焦点。中药现代化和大健康产业发展是大势所趋。本文就中药资源现状及发展趋势进行了论述，并结合企业生产实际，从企业的角度，对中药资源的合理开发、综合利用，以及大中药产业的发展提出自己的看法。

[关键词] 中药资源现状；可持续发展；大中药产业；大健康

1　中药资源现状

1.1　概述

中药资源，是指在一定空间范围内可供作为传统中药、民族药及民间草药使用的植物、动物及矿物资源蕴藏量的总和。中药资源包括植物资源、动物资源和矿物资源。药用植物和药用动物为生物资源，属于可再生性资源；药用矿物为非再生性资源。中药资源是我国人民防治疾病、康复保健的重要物质基础，具有很高的实用价值和丰富的科学内容，是祖国医药学宝库的重要组成部分。

据第三次全国中药资源普查统计，我国中药资源种类12807种，其中药用植物11146种，药用动物1581种，而栽培成功的药用植物仅有200余种，80%的中药材仍然依靠采挖野生资源来满足市场需求。虽然我国中药资源种类丰富，但野生中药资源依然短缺，分布

范围和资源贮藏量日益缩减[11]。

由于长期无计划开发、生态环境的破坏、非科学的采收方式、植物自身的生物学特性等原因，诸多药用动植物接近濒危。完全人工栽培的中药材品种虽然较少，但在"道地药材"中占有较大的比例。一类为传统栽培的"道地药材"，这类药材的野生资源受到了较大的破坏，野生资源呈濒危状态，已不作为药材商品的来源，或是国外引种成功的中药材品种，如：川芎、三七、当归、丁香、西红花、穿心莲等；另一类为野生资源较多，但药材由于长期的人工栽培，性状与野生药材存在差异的品种，如：牛膝、白芷、地黄、玄参、附子（川乌）、北沙参、浙贝母等。

中药资源主要存在以下四方面问题：①栽培类群产量增长，盲目引种现象依旧严重；②栽培类群的种类较多，品种选育进展缓慢；③局限法定药用部位，药用器官利用单一；④药渣排放量巨大，综合利用度较低。为此，黄璐琦院士等相应提出：以"道地"为基础的定向栽培；以"有效成分"为目标的定向培育；以"扩大药用部位"为突破的多元化利用；以"药渣"为切入的综合利用 4 个有针对性的应对策略[11]。

1.2　分布

我国幅员辽阔，各地地貌、气候差异显著，形成了具有地方特色的中药资源分布差异。东北地区包括辽宁、吉林、黑龙江及内蒙古东部地区，拥有丰富的中药资源，是关药的主产区，主要野生中药资源有关黄柏、刺五加、五味子、关升麻、桔梗、牛蒡子、地榆、辽细辛、槲寄生、关木通、关龙胆以及熊胆、蛤蟆油等，还有鹿茸及占全国 95% 以上的人参。西北地区包括新疆、甘肃、青海、宁夏、陕西，该地域辽阔，拥有众多药用动植物资源，仅新疆就有接近 2000 种的中药材[2]。华北地区的药用资源产区主要在内蒙古、河北、山西，其中内蒙古野生资源种类分布较广，是甘草、黄芪、肉苁蓉、锁阳、麻黄等药材的主产区之一。华东地区包括浙江、福建、安徽、江苏、上海、山东，其中浙江野生药用资源最为丰富，有中药材约 2400 种，野生蕨类植物有 543 种，水龙骨科药用种类有 36 种，有 5 种为浙江地理新纪录[3]。华中地区囊括江西、湖北、湖南、河南，其中江西省地理结构特殊，拥有 2000 多种药用植物，盛产枳实（壳）、栀子、香薷、荆芥、前胡等[4]。西南地区囊括了四川、云南、贵州、西藏、重庆，是我国药材资源种类最多的地区，也是少数民族分布最多的地区，因此不仅中药资源种类繁多，民族药物资源也十分庞大。华南地区包括广东、广西、海南，是我国海洋药物及热带药物资源的主要产区。其中广西药用物种有 4600 多种[5]。

1.3　中药资源普查

中药资源是中医药事业赖以生存发展的重要物质基础，也是国家重要的战略性资源，中药资源普查也是基本国情国力调查的重要组成。中医药的传承与发展全靠丰富的中药资源支撑。然而，我国中药领域一直存在"家底"不清、资源动态不明等问题。

我国经历了 3 次全国性的中药资源普查。1960~1962 年第一次全国中药资源普查，普查以常用中药为主；1969~1973 年第二次全国中药资源普查，是全国中草药的群众运动，调查收集各地的中草药资料；1983~1987 年第三次全国中药资源普查，由中国药材公司牵头完成。历次中药资源普查，获得的基础数据资料均为我国中医药事业和中药产业发展提供了重要的依据。但自 1987 年以后未再开展过全国性的中药资源普查，20 多年间中药产业快速发展，民众对中药的要求不断加大，中药资源种类、分布、量、质和应用等与 20 多年前相比发生了巨大变化。20 多年前的许多资料已成为历史资料，难以发挥其指导生产的作用，中药资源家底不清是当前中药资源可持续利用面临的巨大问题[6]。

自 2011 年 8 月起，国家中医药管理局中药资源普查试点办公室先期展开第四次全国中药资源普查试点工作。经过 7 年试点，于 2018 年全面铺开。普查工作已覆盖 1300 多个县，占全国县级行政区划的近一半。截至 2017 年 12 月，全国中药资源普查信息管理系统已汇总到近 1.3 万多种野生药用资源、736 种栽培药材、1888 种市场流通药材的种类和分布信息，可估算出《中国药典》收载的 563 种药材的蕴藏量，并新发现 54 个新物种，为我国生物多样性增添了新成员。同时，基本建立了中药资源动态监测体系和种子种苗繁育体系[7]。

在普查的同时，我国还积极开展中药材种子种苗繁育基地建设，在 20 个省份建设了 28 个中药材种子种苗繁育主基地和 180 余个子基地，目前已繁育中药材新品种逾 20 个。

依托中药资源普查工作，我国在中药标准制定方面也取得了新进展。中药资源中心主持或参与制定 ISO 国际标准多项。2014 年 4 月，中药方面的首个国际标准——人参种子种苗国际标准颁布；2015 年 7 月，中药材重金属检测国际标准颁布，作为世界首个植物类传统药材重金属国际标准，该标准有效消除了中药贸易壁垒。中药材种子种苗、道地药材标准、中药材商品规格等级等 200 余项团体标准发布[7]。

2 中药资源发展趋势

2.1 标准化

中药材种植管理不规范、中药质量标准碎片化问题严重、中药生产规程的技术要求缺乏有效的监控手段等问题，严重制约了中药产业发展，同时不被国际社会所认可。要实现中药的现代化和国际化，技术标准体系的建立是必由之路[9]。

基于药品质量源于设计的理念，我国结合中药产业自身特点和发展现状，提出了基于全程质量控制理念的中药标准化体系建设，以构建中药产业链全面质量管理体系[8]。

建立中药资源种质资源库，对药材品种，以及生长、采收、加工等各环节，实现统一控制，使中药饮片生产规模化、标准化。

2.2 信息化

信息技术的发展为中药资源数据的信息化提供了保障。黄璐琦院士等在第四次全国中药资源普查中，研究开发了包括国家、省、县3个层级的全国中药资源普查数据库系统，实现了数字化、信息化、标准化，为中药资源数据的高效汇总分析提供了技术支撑，提高了普查数据共享服务水平[6]。在物种保护中，建立物种保护信息管理系统[10]，有利于监测物种的动态变化，并为制定保护政策和相关法规提供依据，但目前这方面的数据录入仍十分有限[11]。

2.3 可持续发展

中药资源的可持续利用是可持续发展的前提，是中药现代化的基础，涉及中药资源的管理、开发、利用、保护等多个环节，因此是一项复杂的系统工程。科技部等16个部门联合制定的《中医药创新发展规划纲要（2006—2020年）》指出，中药产业链尚有待完善，中药农业刚刚起步，中药资源的可持续发展与合理利用及相关生态环境问题尚未得到有效解决[12]。理解和掌握中药资源可持续利用特点，对于探讨其技术应用性对策至关重要。

2010年版《中国药典》为中药产业的可持续发展，对野生药材资源的保护做出一些新规定。以林下山参代替野山参; 石斛收载栽培及栽培近似种; 川贝母新增了2个栽培变种，将独一味药用部位修订为地上部分，保留根部使之得以重新繁育，对资源的可持续利用作用巨大。

面对当前天然产物开发的热潮，不能再走开发到资源破坏到濒危到保护再栽培的老路，可再生中药资源的自然更新过程是缓慢的，再生能力是有限的，对每一种正在开发利用的野生药用植（动）物资源，都应未雨绸缪，研究它们的野外抚育或人工栽培技术，制定相应的栽培区域和栽培技术指南，保护生物多样性，提高资源利用率，保护生态资源，以保证中药资源的可持续利用。

2.4 新技术应用

在资源普查中，空间信息技术（"3S"技术）、网络技术、数据库技术、数码影像技术等是常用技术。其中"3S"技术因其高速、精确、可量化的特点已成为关键技术手段[6]。

在物种保护中，引进现代科学技术，提高科技含量。分子生物学已成为现代生命科学的"共同语言"，生物技术在21世纪将对生命科学的各个领域产生深刻的影响。在中药领域，它对珍稀濒危物种的保护和资源再生等方面将起到革命性的作用，并将带动新兴药物产业的蓬勃发展。如组织细胞培养技术、药用动植物基因和转基因工程、分子标记育种与分子育种遗传图谱等。

在加工生产中，新的检测技术的应用，可在线实时监测，并记录数据; 智能化、自动化设备减少了人为因素的不确定性，实现批间一致性。这些都为工艺标准化提供了保障。

3 大中药产业

大中药产业是以中药工业为主体、中药农业为基础、中药商业为枢纽、中药知识经济产业为动力的新型产业。中药因其特殊性，可广泛应用于药品、保健品、化妆品、日用品等各个领域；同时，同一中药材的不同部位往往有不同的作用，开发中药大品种，可实现其综合利用[13]。

3.1 中药农业

我国是全世界中药资源种类和蕴藏量最多的国家之一。然而，随着中药需求的增长，野生中药资源远远不能满足人民所需。中华人民共和国成立后，我国大力发展中药材人工培育种植。目前，人工栽培和养殖量已占中药材总供应量 70% 以上，形成了世界规模最大、体系最完整的农业体系[14]。

3.2 中药饮片产业

据国家工业和信息化部统计（消费品工业司数据），在医药工业行业整体增长趋势下，中药饮片和中成药行业主营业务收入增速均高于行业平均水平。可见，近年来在医药体制改革和人们健康观念的转变下，中药饮片行业市场规模呈现不断增长趋势。

然而，饮片质量堪忧、管理重视程度不够、炮制传承不足、创新过于片面等问题依然困扰着中药饮片产业发展，行业现状与政策法规不完全适应，饮片临床合理用药仍需规范[15]。

中药饮片产业是现代中药产业链中的关键环节，具有承上启下的作用，其质量情况直接关系着中医的临床疗效和中成药等产品的质量。因此，源头质量控制在整个中药产业中举足轻重。随着大健康产业的蓬勃发展，中药饮片产业也保持了较高的发展速度[16]。

3.3 中药提取物产业

我国目前的中药提取物产业已经形成一定的规模，公司数量不断增长，但企业规模普遍偏小。中药提取物的种类繁多，可大致分为三大类：第一类是单味中药提取物，第二类是复方中药提取物，第三类是纯化提取物。总出口额早已经超亿万美元，但提取物的质量仍有待提高[17]。

为了使我国中药产业走向国际市场，中药标准提取物的产生以及产业的崛起是大势所趋，这也是中药现代化以及培育我国的新兴产业的一条好路。目前我国中药原材料出口占总的中药类出口的比重相对较大，如果再不进行相关的改革创新，我国中药行业难免会陷入困境，被欧美及日本等国家超越，将失去中药大国的地位，也不利于发扬传统优秀文化，塑造民族自信。从目前数据看出，中药提取物的出口比例呈现出上升的趋势，已经远远超过中成药，在 20 世纪 90 年代的爆发性增长当中，中药提取物的地位已经难以动摇。因为中药提取物的优势非常多，例如技术含量高、用途明确、相比药材运输方便。

同时该行业的发展会带动一大批行业经济发展。根据以往经验，我国中药出口到欧美国家并不是一件容易的事情，将药用植物提取物以及中药复方药物进行配合会起到比较好的效果，也为该行业提供了一个相对较好的出口方式。可以从这个地方突破，带动我国的中药出口，使得我国中药行业适应国际市场。

中药提取物的产业化，能够带来巨大的优势。一方面可促进重要行业生产经营的规范，能够保证行业的健康发展；另一方面，能够扩展我国国药——中药的出口途径，促进中药产品走向国际化。中药提取物的产业化促进我国中药原料提取行业蓬勃发展，有利于提高整个中药行业水平；同时推进了传统中药产业的技术升级，引导中药技术的不断创新和变革。

3.4　中成药产业

近几年来，随着国家政策的大力支持和药品监督管理的不断规范，中成药受到越来越多人的认可和接受，我国中成药产业取得了长足的发展。根据智研咨询发布的《2017—2022 年中国中成药行业市场运营态势及发展前景预测研究报告》相关数据显示[18]，中成药工业总产值快速增长，2011~2016 年年复合增长率达 15.5%，高于整个医药工业，且毛利率均高于医药制造业的平均水平。同时，中成药产业规模效应开始显现，供需稳中有升。目前，多家中成药公司已上市[19]。

目前，中成药工业已成为中药产业的主体，诸多中成药制药企业规模迅速成长。藏药、苗药等民族药也在崛起，受到越来越多的关注。同时，新技术、新工艺、新装备等加快应用到中成药的制备，中药现代化不断推进，质量也明显提高[20]。纵观整个医药市场，中成药产业仍有巨大潜力。

3.5　中药大健康产业

中医药是我国独具特色的健康资源，也是潜力巨大的经济资源。近年来，中医药发展得到了党中央国务院的大力支持，先后发布了《中医药健康服务发展规划（2015—2020年）》《中医药发展战略规划纲要（2016—2030 年）》等文件。随着"健康中国 2030"等战略实施，广大人民群众对高质量的大健康产品需求不断攀升。中药现代化进程的推进，中药科研平台和研究水平的提升，推动了中药产业进步，特别是以中药制造为主的大中药产业悄然形成。这无疑具有广阔的市场前景及重要的社会效益。

目前，包括工、农、商等不同业态和产品的中药大健康产业快速发展，取得了突出的成绩，年销售额超过 1 亿元的重点品种近 500 个，成为我国健康服务业的重要支撑[21]。

3.6　中药循环经济产业

我国中药产业每年使用植物类药材约 7×10^5 t，产生的非药用部位、药渣和废水高达数百万吨，中药循环经济具有广阔的市场前景，同时具有重大环保意义[22]。实现中药废弃物资源化涉及众多领域并受到技术与工艺条件、创新能力、市场需求、国家政策等诸多因素影响。可喜的是，科研人员、企业、产业和政府对此都进行了有益探索，有效提高了中药资源的利用效率，形成了一定的产业群[23]。

段金廒教授等针对我国中药资源生产与深加工全产业链资源利用效率低下、资源消耗高和浪费严重、生态环境压力不断加剧等重大经济、社会和生态问题，围绕中药资源循环利用共性关键技术进行集成创新，为推动我国中药资源全产业链的提质增效、资源节约和绿色发展做出了引领性贡献。创新性地提出并构建了中药资源循环利用理论体系；系统创建适宜于中药废弃物及副产物的生物转化、化学转化和物理转化三套循环利用适宜技术；示范性地将非药用部位、废弃物及副产物转化为新医药及健康产品、新资源药材、纤维素酶、低聚糖、生物乙醇、生物碳基复合肥等资源性产品，致力于推广"源于农田归于农田，提质增效绿色发展"的循环经济理念。研究成果服务于我国中药资源全产业链的提质增效与绿色发展[24]。

运用生态学规律和资源价值创新理念来指导中药资源价值链各环节的生产经营活动，在促进各环节正常价值增值的同时，根据中药资源价值链各阶段废弃物产生的情况、废弃物的理化性质，对其利用途径、利用方式、利用价值和资源化潜力进行研究和评估，设计具体、可行和高效的循环方式和具体措施，做到物尽其用，不仅避免给环境造成危害还实现了资源的价值创新。

3.7　中药产业所面临问题与挑战

综上，大中药产业前景广阔，不仅有利于我国医药大健康产业的发展，更能带动其他行业带动国民经济的提升。然而，我国中药产业在国际化发展上所面临的头等问题，仍然表现在产业技术创新提高和中药产业规模偏低两方面。虽然当前中药生产企业日益增多，但其中多数仍为生产技术和条件较差的中小型企业，它们很难实现高效低药源消耗的中药或关联产品生产，必须宏观调控中药产业规模，培育大型中药集团，减耗节能，保障中药产业可持续发展[25]。

由此带来的问题，无论是中药材、中药提取物，还是中药饮片、制剂，时常存在标准缺失、质量不过关等问题，导致国内乃至国际社会的不认可。相比之下，日本津村制药（Tsumura）无论在药材源头的把控，还是汉方药整个生产流程的质量监管，要优于国内大多数制药公司，已成为我们在国际社会的一大竞争对手。我们应当在学习借鉴的同时，提高中药保护意识，保护中华民族瑰宝。

4 永药人的探索

4.1 注射用红花黄色素

注射用红花黄色素是浙江永宁药业股份有限公司（以下简称永宁药业）自主研发的国家中药二类新药，主要用于冠心病和心绞痛等心血管疾病的治疗，2018 年排名中药大品种科技竞争力心脑血管疾病用药（注射剂）第 11 位，销售近 8 个亿，其核心专利"红花黄色素及其制备方法和应用"荣获 2017 年浙江省专利金奖。

上市后，重视循证医学证据的扩充，产品得到学术和临床的认可。多次进入中西医用药路径和推荐目录，如《中医临床诊疗指南释义》《临床路径用药指南》等。在《冠心病稳定型心绞痛中医诊疗指南》心血瘀阻证中，排名第一位强推荐使用，A 级证据。

4.2 源头质量控制

公司在新疆裕民县建立 12600 多亩红花种植基地，采用"公司 + 基地 + 农户"的高效运行机制，确保红花药材质量"安全、稳定、有效、均一"。2012 年通过国家食品药品监督管理局 GAP 认证，被国家工业和信息化部列为"红花药材规范化种植基地"，2017 年被评为"优质道地药材（红花）示范基地"。从源头保障药品质量。

同时，在公司所在地浙江台州黄岩西部山区建立了浙江永宁药业中药材研发基地，对十多种药材在本地区的种植、育种等进行研究，如鱼腥草、芍药等。

4.3 过程质量控制

根据新版 GMP 设计理念，永宁药业"年产 3000 万瓶注射用红花黄色素冻干剂"产品生产线运用全自动配料系统、高速洗烘灌联动线洗瓶、灭菌、灌装、胶塞铝盖清洗转运系统、进出料自动无菌转运系统、冷冻干燥、自动包装线等技术或工艺，所有关键设备均采用 PLC 编程控制系统，达到了最小的人工干预和最小的人为污染。

首创基于设计空间法的中药制药技术，通过评估生产全流程风险及辨识关键工艺参数，科学设计红花黄色素冻干粉针生产工艺参数操作区间，显著提高制药工艺稳健性；攻克中药制药过程状态无法测控难题，创建中药制药过程轨迹技术，Bioprocess system 实时监控生产过程特征状态及其变化趋势，使中药质量控制从检测指标性成分发展为控制生产过程状态，有效降低异常工况发生率。

将药品质量控制与生产质量管理融合贯穿于注射用红花黄色素制造全过程，创立了以国际前沿的 QbD 质控理念为导向、以生产过程稳健运行为保障、以制药过程轨迹跟踪监控为核心、以数字化 GMP 全面质量管理为基础的中药制药技术体系，实现了中药制药技术的高端突破。

4.4　成品质量控制

提出以多谱融合为核心的中药生产全程质量控制技术方法，建立多源融合指纹图谱与定量分析集成的检测方法，实现了主要成分的全面控制；建立质量风险管理体系，实现药材 - 中间体 - 制剂质量一体化管理，为现代中药质量控制技术发展做出了示范。对羟基红花黄色素 A 以外的成分进行全面剖析，共分离到 11 个红花黄色素相关物质单体化合物，并完成结构解析。其中 3 个为腺嘌呤、鸟嘧啶和氨基酸小分子化合物；2 个为手性化合物；3 个按结构分类为查尔酮结构，与羟基红花黄色素 A 属于同一类；3 个为黄酮结构（查尔酮属于黄酮）。羟基红花黄色素 A 和相关物质含量之和达 98% 以上，也是目前为止第一个成分明晰的红花类产品。破除了中药注射剂成分不明确的难题，为其临床应用和质量控制提供科学依据。

公司主导起草的《注射用红花黄色素》浙江制造团体标准和参与制定的中华中医药学会《中药材商品规格等级——红花》团体标准均已发布。产品性能各项技术指标都处于国内领先水平，大大提高了药物使用的安全性和有效性。

4.5　红花循环经济

为实现中药资源的充分利用，同时减少废弃物排放，公司设计了红花全方位的开发利用技术路线（图 12-1）。符合新时代绿色发展道路，又带动了相关行业发展，增加了经济效益。尤其对于带动红花基地周边农户脱贫致富，缓解地区矛盾，起到重要作用。新疆为我国红花最大产区，实施地区独特，集群优势明显，同时也是国家精准扶贫重点区域。红花作为新疆脱贫攻坚的支柱产业之一，公司选择对红花资源进行综合利用开发，有利于促进当地的经济发展和维持地区繁荣稳定，同时，符合我国"西部大开发"和"一带一路"战略。

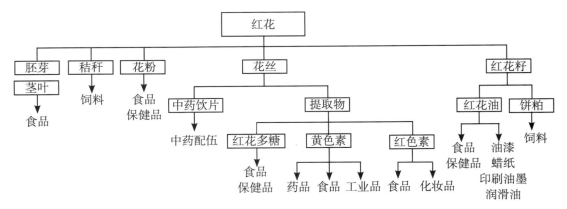

图 12-1　红花资源综合利用的网络示意图

红花花粉具有很好的保健功效，能增强人体综合免疫功能，有抗衰老、美容作用，防治心脑血管疾病，调节肠胃功能、调节神经系统等。红花多糖作为生物效应调节剂，通过特定的药理机制对免疫系统发挥多方面的调节作用。红花黄色素可用于药品、保健品、食品等，红花红色素是我国批准使用的食用天然色素，也可作为着色剂。人们给红花籽油冠以"亚油酸之王""VE之冠"等美名。红花籽油属于珍贵食用油，被人们称为"健康油"和"营养油"。红花籽榨油后的饼粕可作为家禽营养饲料。一些性状、外观不符合药典规定或者商品规格等级，但是含量、水分、杂质等均仍符合规定的红花（边角料），可再次综合利用为其他产品。

4.6　其他产品

除注射用红花黄色素外，公司亦有复方灵芝口服液、和胃止泻胶囊等中药产品，有芍药苷、红花色素等提取物实现出口，有多个产品处于研究成熟阶段。公司不断研究开发中药资源相关产品，完善自身产品链，形成兼顾科学合理与经济效益的自身产品体系。

■ 5　结语

中药资源是中华民族的瑰宝，在开发利用的同时，必须合理地进行保护，实现可持续发展。日本津村制药对药材源头的管控、对汉方药的全程质量控制体系，好的方面我们应当借鉴，同时又应提高警惕，保护好我们民族的宝贵财富。现代科技的发展为中药资源数据库的建立和中药资源的保护提供了强有力的技术支持。中药现代化、大中药产业和大健康产业的发展是必然趋势。我们面对前所未有机遇的同时，又面临巨大挑战。中药材、中药制品的标准化、规范化是中药走向国际的保障，质量是根本，安全性和有效性是药品质量的核心。以注射用红花黄色素为例，永宁药业在此方面做了一定的有益探索。然而，整个行业的健康发展需要社会各界的共同努力。

参考文献

［1］黄璐琦，彭华胜，肖培根.中药资源发展的趋势探讨［J］.中国中药杂志，2011，36(1)：1-4.

［2］古丽斯坦.新疆中药资源及其开展全国中药资源普查中的几点思考［J］.中国实验方剂学杂志，2012，18(21)：348-350.

［3］姚振生，熊耀康，俞冰，等.浙江省水龙骨科药用植物资源［J］.中药材，2004，27(10)：718-721.

［4］黄依南，李晓青.江西药用植物资源及其开发利用［J］.江西医药，2009，44(5)：522-524.

［5］黎渊弘.广西中草药资源的科学研究进展和开发战略［J］.蛇志，2011，23(1)：52-55.

［6］黄璐琦，陆建伟，郭兰萍，等.第四次全国中药资源普查方案设计与实施［J］.中国中药杂志，2013，38(5)：625-628.

[7] 王泽议."第四次全国中药资源普查"跟踪报道之一：新思路 承载战略使命 中药资源"家底勘察"风雨兼程 [N].中国医药报，2018-07-18.

[8] 董玲，孙裕，裴纹萱，等.基于全程质量控制理念的中药标准化体系研究思路探讨 [J].中国中药杂志，2017，42(23)：4481.

[9] 华鹰.中药标准化和中药专利保护与中药现代化 [J].中国科技论坛，2006 (6)：61-65.

[10] 杨世林，张昭.珍稀濒危药用植物的保护现状及保护对策 [J].中草药，2000，31(6)：401-403.

[11] 孙红祥.中药资源开发利用与可持续发展 [J].中国兽药杂志，2003，37(4)：37-41.

[12] 中医药创新发展规划纲要（2006－2020年） [J].中医药管理杂志，2007(4)：225-230.

[13] 张伯礼.扶持和促进大中药产业健康发展 [J].中国食品药品监管，2010(5)：8-9.

[14] 魏建和，屠鹏飞，李刚，等.我国中药农业现状分析与发展趋势思考 [J].中国现代中药，2015 (2)：94-98.

[15] 李波，李成义，陈杰，等.中药饮片行业现状分析及发展思路探讨 [J].中国中医药信息杂志，2019 (4)：10-13.

[16] 秦昆明，蔡皓，李伟东，等.优质中药饮片质量控制体系的构建与产业化应用示范研究 [J].世界科学技术：中医药现代化，2018，20(3)：383-389.

[17] 颜秀英.论中药提取物的产业化趋势 [J].中国医药指南，2018 (13)：162.

[18] 智研咨询.2017—2022年中国中成药行业市场运营态势及发展前景预测研究报告 [EB/OL].中国产业信息网，(2016-10-14) [2016-10-14].

[19] 李爱玉，丰志培，周建慧.我国中成药产业现状及对策研究——以58家中成药上市公司为例 [J].辽宁工业大学学报（社会科学版），2018 (3)：21-23.

[20] 冉懋雄.论我国西部地区中药，民族药产业化建设与可持续发展 [J].中国现代中药，2010 (1)：15-18.

[21] 张伯礼，张俊华，陈士林，等.中药大健康产业发展机遇与战略思考 [J].中国工程科学，2017，19(2)：16-20.

[22] 段金廒，宿树兰，郭盛，等.中药资源化学研究与资源循环利用途径及目标任务 [J].中国中药杂志，2015，40(17)：3395-3401.

[23] 李洁，申俊龙.中药资源产业化过程废弃物资源化的理论与模式分析 [J].中草药，2017，48(10)：2153-2158.

[24] 段金廒，唐志书，吴启南，等.中药资源产业化过程循环利用适宜技术体系创建及其推广应用 [J].中国现代中药，2019 (1)：8.

[25] 黄璐琦，李军德，李哲，等.我国现代大中药产业链发展趋势及对策 [J].中国科技投资，2010，5：67-69.

中药资源普查与管理

ZHONGYAO ZIYUAN
PUCHA YU GUANLI

基于 MaxEnt 模型玛咖全球潜在气候适宜区研究

◎景志贤[1]　张小波[1]*　汪娟[1,2]　李梦[1]　史婷婷[1]　王慧[1]　郭兰萍[1]

1. 中国中医科学院中药资源中心道地药材国家重点实验室培育基地；2. 长春中医药大学
吉林省长白山中药资源工程中心

[摘　要]目的：研究玛咖在全球的潜在适宜区。方法：基于物种多样性信息数据库共收集 48 条有效记录，综合全球气候数据库中 32 组生态影响因子，将最大熵（MaxEnt）模型和环境适应理论方法相结合，研究全球范围内玛咖的潜在气候适宜分布区。结果：MaxEnt 模型计算结果显示分布概率较高区域主要集中在南美洲；环境适应理论主要包括南美洲大部分地区，非洲东南部、西部和中部，亚洲东南部部分地区和澳大利亚东部地区。2 种方法叠加后玛咖的潜在气候适宜分布区主要包括南美洲、非洲中部及东南部、亚洲南部及中南部部分地区。结论：为玛咖在全球范围内的野生资源调查、保护和可持续发展提供科学依据。

[关键词]玛咖；生态；区划

　　玛咖来源于十字花科独行菜属植物玛咖 *Lepidium meyenii*（Maca）的地下肉质根，原产于南美安第斯山区[1-2]。研究表明，玛咖有增强体力、提高生育能力、调节内分泌、增强免疫力等功效。凭借独特的功效，玛咖受到了联合国粮食及农业组织（FAO）的重视[3]。20 世纪 80 年代，FAO 建议世界各国推广对玛咖的种植，全球产量约 750t。美国、日本、西班牙、厄瓜多尔、玻利维亚、澳大利亚、中国等已相继进行了玛咖的人工种植研究[4-5]。

　　2011 年，玛咖被批准为国家新资源食品[6]，相关制品陆续问世。玛咖的消费需求不断增加。目前，对玛咖的研究主要集中在药理药效和化学成分等方面，全球的资源分布及生态适宜性研究鲜有报道。研究玛咖全球适宜性区划及其生态特征，对其科学引种栽培及精细化种植管理具有重大意义。本研究利用最大熵（MaxEnt）模型和地理信息系统（GIS），通过数据库和文献检索收集玛咖分布信息，结合气候和地形等相关生态因子，对玛咖地理分布进行区划，找出最适合玛咖生长的气候适宜区，为玛咖人工引种栽培及选址提供参考。

1 数据来源与方法

1.1 数据来源

玛咖分布数据部分引自全球生物多样性信息平台（http: / /www. gbif. org/），全球生物多样性信息机构（Global Biodiversity Information Facility，GBIF）。该数据是世界多个国家和国际组织共享的原始生物多样性数据。参考了部分文献数据，并通过实地调查，利用全球定位系统（GPS）获取了采样地的经度、纬度和海拔。因部分文献数据表达位置不精确，故经筛选和去重，共计有效数据 49 条。

气候数据来源于全球气候数据网站（http: / /www. worldclim. org /），包括 19 个气候变量数据和 12 个太阳辐射数据，分辨率为 $1km^2$。数字高程模型（DEM）数据来源于美国地质勘探局网站（https: / /glovis. usgs. gov / app），分辨率为 $1km^2$。

1.2 模型的构建和评价

玛咖的分布数据较少，且无法判断野生和栽培，因此采用 2 种方法进行分析，并将结果归一化后进行叠加处理。其中，MaxEnt 模型是基于最大信息熵理论为基础的生态位模型，是基于已知的物种分布信息，并关联其相关的生态环境信息，根据物种的生态环境，用来预测物种的潜在分布概率[7]；环境适应理论是根据玛咖生长和生存对生态因子的要求都有一定的范围和限度，超越了耐性限度都会影响其生长或生存，如在耐性限度内，就会形成一个适宜生物生存的范围[8]。

1.2.1 MaxEnt 模型

美国学者 Phillips 等[9-10]根据该模型，使用 JAVA 语言开发了 MaxEnt 软件，其操作简单，运算速度快，预测结果也方便解读。模型预测评价采用观测者操作特性曲线（Receiver Operating Characteristic，ROC）工作曲线和曲线下面积（AUC）进行模型精度评测[11]。AUC 值［0~1］，AUC 越大表示模型判断力越强，AUC < 0.6 为失败，0.6 < AUC < 0.7 为较差，0.7 < AUC < 0.8 为一般，0.8 < AUC < 0.9 为较好，0.9 < AUC < 1 为好。使用专家经验法，将计算结果进行归一处理，其分布概率值为 P，区间为 0~1，将其划分 5 个等级，分别为：P < 10%，10% < P < 30%，30% < P < 50%，50% < P < 70%，P > 70%。

1.2.2 环境适应理论

因玛咖的原产区为秘鲁安第斯山区，有研究报道玛咖适宜生长在高海拔、高寒、强风及高日照地区，一般温度要求 -20 ~ 20℃、相对湿度大约 70%。因此利用 ArcGIS 工具提取玛咖原产国秘鲁的 32 组气候生态因子范围，并计算全球范围内与其相同因子的区间范围归一化后并进行加和计算，其值越高，代表环境相似度越高，更适宜玛咖生长和生存。

1.3　适宜区划分

利用 ArcGIS 软件对 MaxEnt 模型及环境相似性模型的计算结果进行归一化后叠加分析和综合制图，采用自然间断点分级法，"自然间断点"类别基于数据中固有的自然分组，将对分类间隔加以识别，可对相似值进行最恰当地分组，并可使各个类之间的差异最大化[12]。绘制出玛咖的全球气候生态适应区划图。

2　结果评价

2.1　玛咖样本数据分布

根据 GBIF 以及文献相关资料，玛咖主要分布在秘鲁、玻利维亚、智利、阿根廷、西班牙、澳大利亚、中国，共 90 个样本分布（图 13-1）。

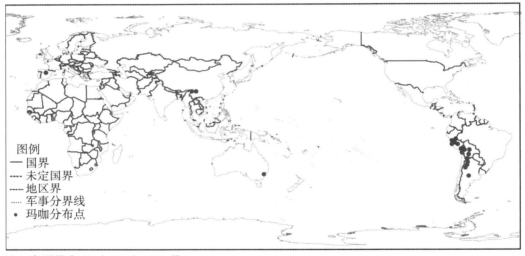

注：审图号为 GS（2020）5082 号。

图 13-1　玛咖样本分布

2.2　数据预处理

利用 ArcGIS 软件对数据格式转换为（.asc）格式，并将玛咖分布点数据整理成（.csv）格式，便于加载到 MaxEnt 模型中。并利用 ArcGIS 工具裁剪秘鲁境内所有生态因子，并汇总计算出每个生态因子的区间范围（表 13-1）。

表 13-1 秘鲁环境因子

序号	环境因子	最大值	最小值
1	bio1	27.25830	−6.39583
2	bio2	25.3417	4.8416
3	bio3	97.3958	38.7333
4	bio4	312.80300	9.12870
5	bio5	33.7	2.1
6	bio6	21.8	−19.2
7	bio7	31.1	9.6
8	bio8	27.4833	−5.3500
9	bio9	275	−95
10	bio10	27.6333	−5.3500
11	bio11	26.88330	−8.91667
12	bio12	6256	0
13	bio13	973	0
14	bio14	295	0
15	bio15	226.14	0
16	bio16	2560	0
17	bio17	891	0
18	bio18	1833	0
19	bio19	1711	0
20	dem	6475	−24
21	srad1	22574	11719
22	srad2	22781	10821
23	srad3	21779	11093
24	srad4	20035	11027
25	srad5	17989	9396
26	srad6	17448	7674
27	srad7	18079	7286
28	srad8	19280	8842

序号	环境因子	最大值	最小值
29	srad9	22025	10280
30	srad10	24955	10472
31	srad11	26210	11428
32	srad12	25512	11524

2.3　基于 MaxEnt 模型结果评价

选择玛咖经纬度和气候生态因子为输入，设置输出目录，并设置其用于测试比例为 10%，最大迭代次数为 106，通过 MaxEnt 模型计算得到玛咖分布概率情况。其中训练样本的 AUC 值为 0.994，测试样本的 AUC 值为 0.997（图 13-2），表明了模型计算效果达到了很好的水平，模型计算出的玛咖全球气候生态适宜区划具有较高的可信度和准确度。

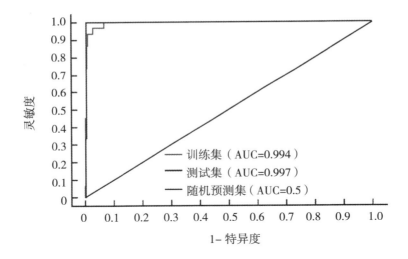

图 13-2　MaxEnt 模型预测 ROC 曲线

基于 MaxEnt 模型计算获得玛咖的气候适宜区结果，其分布概率值为 0 ~ 0.93，按照其分布概率划分 5 个等级。如图 13-3，基于 MaxEnt 模型的玛咖潜在气候适宜区分布主要集中在南美洲及亚洲，南美洲主要包括哥伦比亚、厄瓜多尔、秘鲁、玻利维亚、智利、阿根廷等国家；大洋洲主要包括澳大利亚等国家；亚洲主要包括尼泊尔、不丹、印度尼西亚、巴布亚新几内亚和中国等国家。其他区域也有少量的适宜区在北美洲主要包括墨西哥；非洲主要包括南非、肯尼亚和埃塞俄比亚等部分地区。

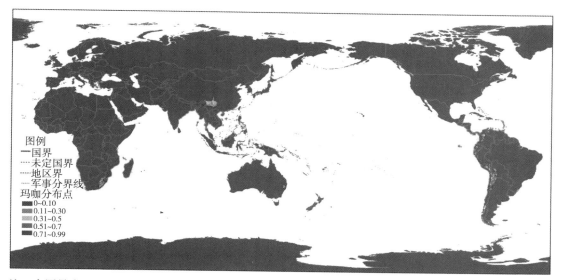

注：审图号为 GS（2020）5082 号。

图 13-3　基于 MaxEnt 模型玛咖潜在分布概率

2.4　基于环境适应理论结果

根据原产国秘鲁生态环境因子数据（表 13-1），分析提取全球范围内与其相同因子的区间范围，并进行归一化处理后进行叠加（图 13-4）。结果表明，玛咖原产国秘鲁生态环境相似的区域，主要包括南美洲大部分地区，非洲东南部、西部和中部，亚洲东南部部分地区和澳大利亚东部地区。

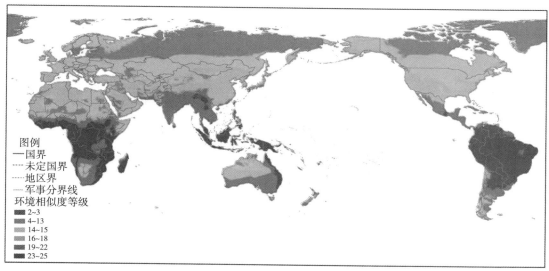

注：审图号为 GS（2020）5082 号。

图 13-4　基于环境适应理论的玛咖分布适宜区

2.5　玛咖在全球范围内生态适宜性评价

将基于 MaxEnt 模型结果和环境适应理论结果进行叠加，根据自然间断点分级法分为 6 级（图 13-5），结果表明玛咖气候最适宜区主要分布在南美洲中部和北部的哥伦比亚、厄瓜多尔、巴拉圭、秘鲁、玻利维亚、巴西、委内瑞拉等国家，非洲中西部和中东部的尼日利亚、喀麦隆、刚果、加蓬、坦桑尼亚、莫桑比克、马达加斯加等国家，亚洲的印度尼西亚、巴布亚新几内亚、菲律宾、中国等国家。

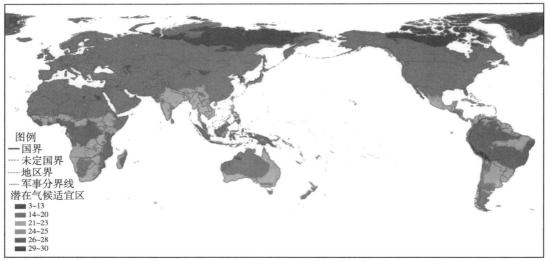

图例
— 国界
┈ 未定国界
┈ 地区界
┈ 军事分界线
潜在气候适宜区
■ 3~13
■ 14~20
■ 21~23
■ 24~25
■ 26~28
■ 29~30

注：审图号为 GS（2020）5082 号。

图 13-5　玛咖潜在气候适宜分布区

■ 3　讨论

本研究利用 MaxEnt 模型，但受限于玛咖的实地观测样本较少，故又结合了环境适应理论。利用全球气候因子数据，最终得出玛咖的潜在气候适宜分布区。2 种方法的相互结合补充，有效地提高了玛咖的潜在气候适应分布范围，可以为玛咖在全球范围内的野生资源调查、保护和可持续发展提供科学依据。

玛咖在我国的潜在气候适宜区与文献报道的栽培分布基本一致[13]，在云南北部和西藏南部等海拔较高的区域。以上研究玛咖的潜在气候适宜区，可以为玛咖的种植提供参考，玛咖作为新食品资源，其产业发展一直受到关注，自引种成功后盲目扩张的种植方式使其销售价格波动较大，因此科学合理栽培玛咖，充分利用其资源，可以帮助农户获得更多的经济回报。作为新资源应充分考虑原产国的相关情况，在全球范围内研究玛咖的潜在气候适宜区，为玛咖的科学精细化种植管理及科学引种栽培提供科学参考。

参考文献

[1] UCHIYAMA F , JIKYO T , TAKEDA R , et al. *Lepidium meyenii*（Maca）enhances the serum levels of luteinising hormone in female rats［J］. J Ethnopharmacol, 2014, 151(2): 897-902.

[2] DINI A, MIGLIUOLO G, RASTRELLI L, et al. Chemical composition of *Lepidium meyenii*［J］. Food Chem, 1994, 49(4): 347.

[3] National Research Council. Lost crops of the Incas: little known plants of the andes with promise for worldwide cultivation［M］.Washington DC: National Academy Press, 1989.

[4] 肖培根，刘勇，肖伟.玛卡——全球瞩目的保健食品［J］.国外医药·植物药分册，2001, 16(6): 236.

[5] 王丽卫，赵兵，杨勇武.玛咖的研发及产业化［J］.高科技与产业化，2013, 9(7): 62.

[6] 中华人民共和国卫生部.关于批准玛咖粉作为新资源食品的公告［EB/OL］.（2011-05-18）［2018-11-05］. http://www. gov. cn/zwgk/2011-06/16/content_1885915.htm.

[7] PHILLIPS S J, ANDERSON R P, SCHAPIRE R E. Maximum entropy modeling of species geographic distributions［J］. Ecological Modelling, 2006, 190(3/ 4): 231-259.

[8] 张小波，郭兰萍，周涛，等.关于中药区划理论和区划指标体系的探讨［J］.中国中药杂志，2010, 35(17): 2350-2354.

[9] PHILLIPS S J, DUDIK,M, SCHAPIRE R E. Modeling of Species Distributions with Maxent: New Extensions and a Comprehensive Evaluation［J］. Ecography, 2008, 31(2): 161-175.

[10] PHILLIPS S J, DUDIK,M, SCHAPIRE R E. A maximum entropy approach to species distribution modeling［J］. Machine learning, 2004: 655-662.

[11] 王运生，谢丙炎，万方浩，等.ROC 曲线分析在评价入侵物种分布模型中的应用［J］. 生物多样性,2007,15(4): 365-372.

[12] 刘湘南，王平，关丽，等.GIS 空间分析［M］.3 版.北京：科学出版社，2017: 121-122.

[13] 李颖，李鹏英，周修腾，等.玛咖研究及应用进展［J］.中国中药杂志，2018, 43(23): 4599-4607.

新疆和布克赛尔蒙古自治县野生药用植物资源调查研究

◎王果平　樊丛照　李晓瑾

新疆中药民族药研究所

[摘　要]目的：了解和布克赛尔蒙古自治县野生药用植物资源的种类、分布和蕴藏量，为野生药用植物资源的开发利用提供参考依据。方法：采取样方调查与走访调查相结合的方法进行，采集标本并进行鉴定分类。结果：和布克赛尔蒙古自治县野生药用植物 53 科 370 种，其中蕨类植物 2 科 2 种，裸子植物 3 科 5 种，被子植物 49 科 365 种，其中双子叶植物 43 科 332 种，单子叶植物 5 科 31 种。清热类和苦味药材占绝对优势，药材集中分布于北部山区，垂直分布较为明显。结论：和布克赛尔蒙古自治县野生药用植物具有丰富的多样性，以温带成分为主，目前该县北部山区处于未开发状态，应对其进行合理的保护。

[关键词]和布克赛尔蒙古自治县；野生药用植物；中药资源普查

和布克赛尔蒙古自治县位于新疆维吾尔自治区西北部，准噶尔盆地西北部。属大陆性北温带干旱气候，从北往南分布有高山、谷地、丘陵、平原、沙漠等多种地貌，多样的地貌孕育了丰富的中药资源宝藏。为了查清和布克赛尔蒙古自治县的中药资源状况，建立健全标本资料，客观全面掌握该县中药材资源的本底资料，达到科学保护、适度开发、合理利用中药资源的目的，保护中药资源生物多样性，保障中药资源的可持续利用，研究团队于 2015 年启动并组织实施了和布克赛尔蒙古自治县中药资源普查试点工作。本研究按照国家制定的实施方案调查了 40 个样地，并将数据进行整理，为该县野生药用植物资源的开发利用和保护提供理论依据。

■ 1　研究区域概况

和布克赛尔蒙古自治县位于北纬 45°20'~47°12'，东经 84°37'~87°20'，北与我国阿勒泰地区及哈萨克斯坦共和国交界，南部与玛纳斯县、沙湾县接壤，西南部以乌尔河为界与克拉玛依市相连，西与托里县以白杨河为界，东邻阿勒泰地区。北部山地气候区，年均温 3.1~3.5℃，无霜期仅 135 天左右，降水量 150mm 左右；南部平原气候区，年均温 7.0~7.3℃，无霜期 180~190 天，降水 88.5mm，蒸发量大。全县辖区总面积 3.06 万 km², 森林覆盖率 2.99%。植被类型主要有荒漠、草原、灌丛、草甸 4 种，主要植物群系约 50 个[11]。

2 研究方法

2.1 调查方法

2.1.1 线路与走访调查

在调查范围内按不同方向选择几条具有代表性的线路，沿着样线调查与走访，记录药用植物种类，并收集详尽的植物信息等。

2.1.2 样地调查

按不同的植被类型随机生成样地，在样地内做细致的调查研究，并对调查区域进行相关数据的调查和记录。

2.2 鉴定与分类

通过查阅文献，对采集的植物标本进行鉴定[2-3]，确定该县药用植物的种类，整理和归类分析该县药用植物的特性。

2.3 蕴藏量估算方法

在样地内按照分层抽样的方法设置 5 个样方套[4-5]，每套样方分别设置了 1 个乔木样方、1 个灌木样方和 4 个草本样方，对样方内出现的重点品种数量和单株药材产量进行记录，根据调查中获取的数据进行全县样方内出现的重点调查药材蕴藏量的测算。测算蕴藏量公式如下：

$$s = \sum_n (AW_m \times A'_m)$$

3 结果与分析

3.1 和布克赛尔蒙古自治县野生药用植物的种类与科的组成

经鉴定该县采集到的药用植物种类有 53 科 370 种，其中蕨类植物 2 科 2 种，裸子植物 3 科 5 种，被子植物 49 科 365 种，其中双子叶植物 43 科 332 种，单子叶植物有 5 科 31 种。采集的药用植物中以菊科、豆科、十字花科含有的药用植物居多，大科（含种数 > 10 种）占总科数的 18.5%，种数占总种数的 62.2%，表明该地区野生药用植物资源的优势科较明显，中等科（含种数 6~10 种）有 6 个，占总科数的 11.1%，寡种科（含种数 2~5 种）21 个，占总科数的 38.8%，单种科 17 个，占总科数的 31.5%，占总种数的 4.9%，单种科和寡种科所占比例较高，说明该县物种多样性较为丰富。

3.2 和布克赛尔蒙古自治县野生药用植物药性分析

从当地采集的药用植物，做药性统计分析，包括药用部位、性味及功效等，结果详见表14-1至表14-4。

表14-1 药用部位统计表

药用部位	种数	所占比例
根、鳞茎、块茎、根茎	94	25.41%
全草及地上部分	197	59.20%
枝条、枝叶	13	3.51%
果实	12	3.24%
树脂	3	0.81%
叶	2	0.54%
种子	10	2.70%
花	17	4.60%

表14-2 药性统计表

性	种数	所占比例
寒	62	33.15%
凉	42	22.45%
平	25	13.36%
温	57	30.48%
热	1	0.53%

表14-3 药味统计表

味	种数	所占比例
甘、淡	62	31.9%
苦	72	37.1%
酸	9	4.6%
辛	51	26.3%

表 14-4　功效统计表

功效	种数	所占比例
清热类	150	40.54%
利尿消肿类	33	8.91%
滋补类	48	12.97%
凉血补血类	46	12.43%
止咳化痰类	27	7.29%
消化类	15	4.05%
解毒、透疹类	10	2.73%
镇静类	6	1.62%
其他	35	9.46%

注：部分植物未查阅到性、味等，依据查到的药用植物进行统计。

根据数据分析，和布克赛尔县药材主要以清热类药材占多数（40.54%），比例占将近一半，其次为滋补类和凉血补血类，利尿消肿类和止咳化痰类比例几乎相当。药味中甘、淡，苦，辛比例几近相当，酸味药较少仅占 4.6%。药性中寒、凉、温比例相当，平为 25 种，最少的为热性药，仅有 1 种。药用部位中以全草及地上部分占有绝对优势，其次为根及地下茎，枝条、果实、花、种子类较少，这与当地所处的地理位置即北温带荒漠植物区有关，植被以多年生为主，灌木和乔木较少，因而以枝条、果实等药用部位入药的药材就较为稀少。

3.3　和布克赛尔蒙古自治县野生药用植物分布

和布克赛尔蒙古自治县全县 60% 以上面积均为沙漠、荒漠，由于纬度及地形的差异，药用植物的水平分布不明显，垂直带较为明显。本县药用植物资源多数分布于植被的灌木层和草本层，乔木和寄生植物占较少的比例，生活型主要以草本为主（含寄生），灌木其次，较少的为乔木。

3.3.1　水平分布

和布克赛尔蒙古自治县水平分布大致可分为两条带，一条以县城为中心，最西边为铁布肯乌散乡的乌图乌散，与和布克赛尔蒙古自治县交界，植被类型为山地草甸、山地草原，为中山带植物居多，从西往东到和什托洛盖镇的查斯托洛盖植被类型就转为荒漠及沙漠。另一条以最北边的铁布肯乌散乡的钦登开始，从西往东一直到巴音敖包乡的赛根库克都均为高山植被，这里以萨吾尔山与吉木乃县为界，海拔超过 2800m，生长的植物为高山草甸植物居多，如高山紫菀、黄白火绒草、阿尔泰马先蒿等，最高海拔达 3000

多米，最高海拔常常终年积雪，无植物生长。

3.3.2　垂直分布

（1）海拔＜900m，南部平原气候区，适合旱生及超旱生植物生长，植被以荒漠植物为主，野生的如肉苁蓉、中麻黄、甘草、小果菘蓝、沙生阿魏、粗毛甘草、内蒙紫草、粗糙沙拐枣等，栽培的有膜荚黄芪、宁夏枸杞、罗勒等。

（2）海拔＞900m，北部山地气候区，包括和布克谷地在内，北部的山地大致可分为低山带、中山带1、中山带2、中山带3、中山带4、高山带。①低山带：即山地荒漠，或称山前平原区（海拔900~1300m），主要的药用植物有甘草、苦豆子、黑果枸杞、短穗柽柳、尖果沙枣、中麻黄、蒺藜、准噶尔铁线莲、地梢瓜、顶羽菊等；②中山带1：海拔1300~1500m，主要的药用植物有蓬子菜、中麻黄、马蔺、白花蒲公英、春香草、丘陵老鹳草、阿尔泰狗娃花、刺儿菜、毛头牛蒡、中败酱、龙蒿、狗娃花、突厥益母草、欧亚矢车菊、新疆忍冬、准噶尔铁线莲、杂交景天、宽叶红门兰、穗花婆婆纳等。③中山带2：海拔1500~2000m，主要的药用植物有大车前、叉子圆柏、箭头唐松草、金黄柴胡、新疆芍药、地榆、西伯利亚铁线莲、长柱琉璃草、唇香草、拟百里香、突厥益母草、扁蕾、莨菪、问荆、宽叶红门兰、菥蓂、垂花青兰、新疆沙参、拟黄花乌头、红景天等。④中山带3：海拔2000~2300m，主要的药用植物有山野火绒草、垂花青兰、刺蔷薇、野百合、小叶忍冬、白喉乌头、西伯利亚铁线莲、新疆远志、黄花贝母、山地阿魏、珠芽蓼、高山熏倒牛、冷蕨、野罂粟、天山大黄、高山龙胆、高山地榆、杂交景天、圆叶八宝、短柄野芝麻、天山柴胡等。⑤中山带4：海拔2300~2500m，主要的药用植物有互叶獐牙菜、中亚鸢尾、酸模、阿尔泰金莲花、红景天、耕地糙苏、山蓼、杂交景天、拳参、黄花瓦松、轮叶婆婆纳、块根糙苏、二裂叶委陵菜等。⑥高山带：海拔高于2800m，主要的药用植物有高山紫菀、黄白火绒草、宽苞韭、阿尔泰马先蒿。

3.4　和布克赛尔蒙古自治县野生药用植物蕴藏量

和布克赛尔县部分重点药材蕴藏量见表14-5。

表14-5　部分重点药材蕴藏量

药材名	种中文名	种拉丁名	入药部位	单位面积蕴藏量/kg·km^{-2}
白皮锦鸡儿	白皮锦鸡儿	*Caragana leucophloea* Pojark.	花类	2140.76
车前草	大车前	*Plantago major* L.	全草类	4162.5
甘草	甘草	*Glycyrrhiza uralensis* Fisch.	根及根茎类	164500

续表

药材名	种中文名	种拉丁名	入药部位	单位面积蕴藏量 / kg · km^{-2}
苦豆草	苦豆子	*Sophora alopecuroides* L.	全草类	45125
苦豆子	苦豆子	*Sophora alopecuroides* L.	果实和种子类	36575
骆驼蓬	骆驼蓬	*Peganum harmala* L.	全草类	57268.75
骆驼蓬子	骆驼蓬	*Peganum harmala* L.	果实和种子类	5312.5
麻黄	中麻黄	*Ephedra intermedia* Schrenk ex Mey.	全草类	282227.04
拳参	拳参	*Polygonum bistorta* L.	根及根茎类	8550
小果白刺	小果白刺	*Nitraria sibirica* Pall.	果实和种子类	3600
新疆木通	西伯利亚铁线莲	*Clematis sibirica* (L.) Mill.	茎木类	15125
准噶尔乌头	准噶尔乌头	*Aconitum soongaricum* Stapf	根及根茎类	12070

4 讨论

和布克赛尔蒙古自治县药用植物资源的优势和特点：北部山区种类多样，资源丰富，植被类型有针叶林、阔叶林、灌丛、山地草甸、山地草原、丘陵等，药用植物种类全部集中于此，主要以温带干旱半干旱药为主，北部西部的高山亚高山寒温区主要分布有紫菀、白头翁、新疆芍药、金莲花、远志、白鲜、乌头、百合，中部中低山半干旱区主要分布的药材有麻黄等，南部平原荒漠区种类偏少和单一，但分布面积大，蕴藏量也较大，如肉苁蓉、锁阳、梭梭等。

和布克赛尔蒙古自治县药用植物大科为菊科、豆科、十字花科、唇形科、蔷薇科等，这些温带大科的出现，表明和布克赛尔蒙古自治县区系是以温带区系成分为主。药性分析中药用部位为全草的占绝对优势，其次为根及根茎类，这也暗示过度采挖将会对本县的自然植被造成较大的破坏，和布克赛尔蒙古自治县北部山区旅游业目前处于未开发状态，因此野生植被的保存与保护对于当地生态环境的可持续利用具有重要意义。清热类药占绝对优势，也对应于本县苦味药的比例最高，这与本县药用植物的分布相关，即本县药用植物集中分布于北部山区，海拔高，苦味药和清热类药较多，研究结果与前人[6-7]研究结果一致。

参考文献

［1］高魁武，崔锐锋．和布克赛尔县县志［M］．乌鲁木齐：新疆人民出版社，1999.

［2］《新疆植物志》编写委员会，新疆植物志［M］．乌鲁木齐：新疆科学技术出版社，1993-2011.

［3］中国科学院《中国植物志》编辑委员会，中国植物志［M］．北京：科学出版社，1959-2014.

［4］周应群，陈士林，张本刚，等．中药资源调查方法研究［J］．世界科学技术：中医药现代化，2005, 7(6): 130-136.

［5］陈士林，张本刚，杨智，等．全国中药资源普查方案设计［J］．中国中药杂志，2005, 30(16): 1229-1232.

［6］田方，陈学林，廉永善．药用植物地理成分及海拔与中药性味的相关性研究［J］．时珍国医国药，2010, 21(2): 326-328.

［7］田方，焦多礼，陈学林，等．药用植物地理成分及海拔与中药功效的相关性研究［J］．时珍国医国药，2013, 24(7): 1746-1748.

宁夏地区枸杞属（*Lycium*）野生物种种质资源现状及保护对策

◎李吉宁

宁夏大学

[摘　要]目的：通过对宁夏境内枸杞属（*Lycium*）野生物种种质资源分布、现状和保护进行了详细调查、比较研究和较全面的评价，对于枸杞属种质资源的保护、有效管理与可持续利用提供理论依据。方法：采用生态学调查方法，依照农业部《农业野生植物调查技术规范》《农业野生植物原生境保护点建设技术规范》及《农业野生植物资源保护点资源状况、生态环境监测评估技术规范》技术规范对研究区域的物种资源进行调查和动态监测。结果：①宁夏境内 23 个县（市、区）分布的枸杞属野生物种有 6 种 4 变种；②初步掌握了宁夏境内野生枸杞属物种种群及区域分布变化的原因；通过对清水河流域围栏封闭和开放式两种保护方式的连续动态监测，初步确立了宁夏的保护模式。结论：①宁夏是国产枸杞属植物分布种类和模式标本产出最多的地区，宁夏清水河流域是目前全国枸杞集中分布区；②人为的干预使得该属植物种群数量和分布区域减少；③初步结果表明传统的物理围栏对保护植物的生长有一定影响，主流式的保护对目标物种的恢复和种群的复壮有一定影响。

[关键词]种质资源；枸杞属；现状；保护对策

　　枸杞属（*Lycium*）为茄科（Solanaceae）落叶灌木植物，全世界该属物种有 80 余种，在全球呈现离散分布，从南美洲、北美洲到澳大利亚、欧亚大陆、太平洋岛屿和南非等地域均有分布。其中，欧亚大陆约有 10 种，主要分布在中亚；非洲南部分布约 20 种；北美洲南部约 20 种；南美洲南部分布最多，30 余种；热带地区未发现分布[1]。目前我国有效发表的国产枸杞属有 9 种 4 个变种：枸杞 *L. chinense* Mill. 及其变种北方枸杞 *L. chinense* Mill. var. *potaninii* (Pojark.) A. M. Lu、宁夏枸杞 *L. barbarum* L. 及其变种黄果枸杞 *L. barbarum* Linn. var. *auranticarpum* K. F. Ching、新疆枸杞 *L. dasystemum* Pojarkova、红枝枸杞 *L. dasystemum* Pojarkova var. *rubricaulium* A. M. Lu、黑果枸杞

L. ruthenicum Murray、截萼枸杞 *L. truncatum* Y. C. Wang、云南枸杞 *L. yunnanense* Kuang et A. M. Lu、柱筒枸杞 *L. cylindricum* Kuang et A. M. Lu、清水河枸杞 *L. qingshuiheenes* X. L. Jiang & J. N. Li、小叶黄果枸杞 *L. parvifolium* T. Y. Chen ex X. L. Jiang、密枝枸杞 *L. barbarum* L. var. *implicatum* T. Y. Chen et X. L. Jiang。其中《中国植物志》记载有 7 种 3 变种[2]中的：红枝枸杞曾被认为是 *L. dasystemum* Pojarkova 的变种，新修订的英文版《中国植物志》《Flora of China》将 *L. dasystemum* Pojarkova var. *rubricaulium* A. M. Lu 作为一种生态变型（local va-riant）而非分类学类群（distinct taxon），从该属分类系统中删去；清水河枸杞、小叶黄果枸杞和密枝枸杞是李吉宁等[3]（2011）和陈天云等[4]（2012）发表的新种。国产枸杞属中除黑果枸杞在中亚、高加索和欧洲有分布，新疆枸杞在中亚有分布外，其余均为中国特有种，已被列入《国家重点保护野生植物名录》（农业部分）。种质资源的调查、收集和保存工作是种质资源研究中的首要任务，越是发达的国家，对这项工作做得越深入。

因为一个非常有价值的基因可能影响一个国家的兴衰，一个物种可以左右一个国家的经济命脉，而且还可以使生产和经济向良性循环发展[5]。

枸杞属植物因具有很强的耐盐性和生物排水（biological drainage）能力[3]被认为是良好的防风固沙和解决我国西北土地盐碱化的先锋植物。董静洲等[1]对我国西北大部分地区包括垂直方向的青藏高原和华中、华北、西南典型地区的枸杞属物种资源进行了较为系统的调查研究。认为枸杞属物种在我国分布广泛，环境适应性极强，从高原高寒草甸、荒漠到低山丘陵的丛林，土壤类型有沙漠、沼泽泥炭、盐碱地、碱性黏土、酸性红黄壤、酸性腐殖土，从强光照的青藏高原到弱光照的四川盆地，干旱半干旱的西北地区到高温高湿多雨的西南、东南地区。其中，枸杞分布最为广泛，在我国西、北方地区（如新疆、西藏、青海、甘肃、内蒙古、宁夏、陕西、山西、河北等）广泛分布，对干旱、盐碱、低温具有很强的适应能力。

枸杞既是中医学和少数民族医学中重要的、常用的药材，也是历史悠久、药食同源、驰名中外的名贵中药材。早在《神农本草经》中就被列为上品，称之为"久服，轻身不老，耐寒暑"；中医学认为，枸杞性平、味甘、微苦、无毒，具有滋补肝肺、益精明目、强健筋骨的功效。枸杞的果实滋补肝肾，叶以止渴、消烦、解毒见长，根（地骨皮）有清热、凉血、降压的功效。随着枸杞药理研究的深入进行，新的药理作用不断被发现。现代医学研究证明：枸杞有免疫调节、抗氧化、抗衰老、抗肿瘤、抗疲劳、降血脂、降血糖、降血压、补肾、保肝、明目、养颜、健脑、排毒、保护生殖系统、抗辐射损伤功能[5]。枸杞是传统医学或少数民族医学中重要的、常用的药材，作为商品，枸杞包括宁夏枸杞、枸杞、北方枸杞和黑果枸杞等，其中道地药材的宁夏枸杞是唯一被载入《中国药典》的枸杞物种。

宁夏是国产枸杞属植物分布种类和模式标本产出最多的地区，也是宁夏农业支柱产业之一。由于该属植物的遗传变异性较高，种间的杂交较为频繁，因环境的因子的变化，种内的变异也较多，随着枸杞产量日益增加，变异的种类对药用种类的品质有一定的影响。通过对我区特有的枸杞属野生植物详细调查。旨在通过资源调查查清自治区其种质资源的本底现状，了解野生植物资源的动态变化，为保护和发展我国野生植物资源提供科学依据，为制定管理政策、实施重点工程、履行国际义务、开展国际交流提供科学依据，并为建立野生植物资源监测评价体系奠定基础。

1　材料与方法

1.1　调查时间与地点

采样时间为 2011~2018 年。物种调查的区域为宁夏回族自治区 23 个县、市、区；对在中宁清水河流域农业农村部设立的封闭式（物理隔离式）枸杞属植物保护点和农业农村部与联合国 UNDP、GEF 设立的开放式（主流式）枸杞属保护点，根据地形、地貌、土壤、气象等环境因子方面，设立调查样方，开展了 6 年的动态监测的对比研究。

1.2　调查方法

采用逐县踏查与详查结合的方式进行物种调查。

在农业农村部在宁夏建立的枸杞属原生境保护点开展动态监测。

枸杞属原生境保护主要有物理隔离（一般是利用围墙、围栏、天然屏障或生物隔离方式将作物野生近缘植物及其栖息地划为保护地，通过阻止人畜活动进行保护）和主流化（一般采取通过提高公民特别是作物野生近缘植物分布区域的农牧民的保护知识、保护意识和综合素质，使其自觉参与保护活动的方式——农业生产相结合的开放式保护模式）两种方式。

采用生态学调查方法、农业部《农业野生植物调查技术规范》《农业野生植物原生境保护点建设技术规范》及《农业野生植物资源保护点资源状况、生态环境监测评估技术规范》技术规范对中宁县原生境保护点内野生枸杞属的 5 个物种进行调查和动态监测，探讨不同年份,不同保护模式下,枸杞属野生近缘植物的最佳保护途径,查清其动态规律。

在保护点内设立调查每个样方的面积为 $100m^2$。

2　结果与分析

2.1　宁夏枸杞属野生药用植物的种类

《中国植物志》记载的国产枸杞属植物有 7 种 3 变种[5]，分别为截萼枸杞、宁夏枸杞(中宁枸杞）、黄果枸杞、柱筒枸杞、北方枸杞、云南枸杞、新疆枸杞和红枝枸杞，国产枸杞属中除黑果枸杞在中亚、高加索和欧洲有分布，新疆枸杞在中亚有分布外，其余均为我国特有原产地种。调查过程中，发现除柱筒枸杞、云南枸杞和新疆枸杞外，其余的枸杞在宁夏都有分布，且集中分布区域在清水河流域。

同时，还在清水河沿岸发现了3个新的植物种群，经宁夏植物分类学专家马德滋教授、中科院植物研究所王文采院士和茄科专家张志耘教授形态学鉴定，和中国科学院植物研究所系统与进化植物学国家重点实验室使用核基因颗粒性结合淀粉合成酶基因（GBSSI）片段，对枸杞属的3个新物种进行了分子系统学研究，确定该物种成立，并已在国内科技核心期刊《广西植物》以李吉宁、陈天云和蒋旭亮作为定名人，正式公开发表。2个新种分别是：清水河枸杞（*Lycium qingshuiheense* X. L. Jiang et J. N. Li）、小叶黄果枸杞 （*Lycium parvifolium* T. Y. Chen et X. L. Jiang），1变种是：密枝枸杞（*Lycium barbarum* L. var. *implicatum* T. Y. Chen et X. L. Jiang），宁夏现有野生枸杞属植物6种4变种。

通过查阅有关资料记载，在宁夏23个县、市、区曾普遍分布的枸杞、宁夏枸杞和黑果枸杞，由于土地的开发、根皮（地骨皮）采挖，现在全区呈现零星分布。目前，宁夏枸杞属植物集中分布的区域在中宁县清水河流域以及一些县域的寺院、庙宇周边和悬崖沟壑边。最近两年在移民搬迁的山区该属植物有所恢复。

2.2　清水河枸杞属植物动态监测

中宁县位于宁夏回族自治区中部西侧，属宁夏中部干旱带。清水河保护区共有2个（表15-1），分别为泉眼山和鸣沙塔保护区。

表15-1　中宁枸杞野生近缘种保护区内植物名录

中文名	学名	中文名	学名
盐爪爪	*Kalidium foliatum* (Pall.) Moq.	枸杞	*Lycium chinensis* Mill.
细枝盐爪爪	*K. gracile* Fenzl	黄果枸杞	*L. barbarum* Linn. var. *auranticarpum* K. F. Ching
尖叶盐爪爪	*K. cuspidatum* (Ung.-Sternb.) Grub.	小叶黄果枸杞	*L. parvifolium* T. Y. Chen et X. L. Jiang
骆驼蒿	*Peganum nigellastrum* Bunge	黑果枸杞	*L. ruthenicum* Murray
骆驼蓬	*P. harmala* L. var. *multisecta* Maxim.	密枝枸杞	*Lycium barbarum* L. var. *implicatum* T. Y. Chen et X. L. Jiang
中亚紫菀木	*Asterothamnus centraliasiaticus* Novopokr.	砂蓝刺头	*Echinops gmelini* Turcz.
紫杆柽柳	*Tamarix androssowii* Litv.	独行菜	*Lepidium apetalum* Willd.

中文名	学名	中文名	学名
红砂	*Reaumuria soongarica* (Pall.) Maxim.	芨芨草	*Achnatherum splendens* (Trin.) Nevski
猪毛蒿	*Artemisia scooparia* Waldst. et Kit.	草霸王	*Zygophyllum mucronatum* Maxim.
白草	*Pennisetum flaccidum* Griseb.	羊角子草	*Cynanchum cathayense* Tsiang
鹅绒藤	*Cynanthum chinense* R. Br.	狗尾草	*Setaria viridis* (Linn.) Beauv.
短花针茅	*Stipa breviflora* Griseb.	黄花补血草	*Limonium aureum* (L.) Hill.
松叶猪毛菜	*Salsola laricifolia* Turcz. ex Litv.	苍耳	*Xanthium sibiricum* Patrin ex Widder
刺旋花	*Convolvulus tragacanthoides* Turcz.	碱蓬	*Suaeda glauca* (Bunge) Bunge
小果白刺	*Nitraria sibirica* Pall.	老芒麦	*Elymus sibiricus* Linn.
大白刺	*N. roborowskii* Kom.	假球蒿	*Artemisia globosoides* Ling et Y. R. Ling
白刺	*N. tangutorum* Bobr.	芦苇	*Phragmites australis* (Cav.) Trin. ex Steud.
藜	*Chenopodium album* Linn.	黄花蒿	*Artemisia annua* Linn.
乳苣	*Mulgedium tataricum* (Linn.) DC.	甘肃蒿	*A. gansuensis* Ling et Y. R. Ling
披碱草	*Elymus dahurica* Turcz.	赖草	*Leymus secalinus* (Georgi) Tzvel.
砂葱	*Allium mongolicum* Regel	甘草	*Glycyrrhiza uralensis* Fisch.
盐地碱蒿	*Suaeda salsa* (Linn.) Pall.	平车前	*Plantago depressa* Willd.
柔毛蒿	*Artemisia pubescens* Ledeb.	益母草	*Leonurus japonicus* Houtt.
中亚滨藜	*Atriplex centralasiatica* Iljin	虎尾草	*Chloris virgata* Sw.
宁夏枸杞	*Lycium barbarum* L.	紫花苜蓿	*Medicago sativa* L.

2.2.1 封闭式保护下动态监测

泉眼山保护区植被类型为紫杆柽柳-红砂-枸杞荒漠；鸣沙塔保护区植被类型为小叶黄果枸杞-黑果枸杞-假球蒿草原化荒漠。泉眼山保护区选样10个，对植被、环境因子进行调查，共发现枸杞近缘目标物种6个，分别为宁夏枸杞、黄果枸杞、枸杞、黑果枸杞、小叶黄果枸杞、密枝枸杞；而2010~2011年在鸣沙塔保护区发现枸杞近缘物种2个，分别为黑果枸杞、小叶黄果枸杞；在泉眼山保护区内，总体上黑果枸杞的数量特征表现出优势地位。各枸杞近缘种的相对高度、相对盖度、相对密度在8年内变化幅度不大；

而小叶黄果枸杞在样方的平均密度在 2012 年有所增加，但在 2013 年，小叶黄果枸杞变化不大，随后趋于稳定；黑果枸杞在样方的平均密度在 2012 年略有降低，但在 2013 年，泉眼山保护区有大量黑果枸杞小苗生出，并生长旺盛，随后 5 年中，由于黑果枸杞功效的炒作，该区域的种群密度急剧下降。宁夏枸杞、黄果枸杞、枸杞、密枝枸杞表现不大。数据分析表明：黑果枸杞的重要值显著高于黄果枸杞、小叶黄果枸杞、宁夏枸杞、枸杞、黄果枸杞。

中宁县清水河枸杞近缘保护区面积 1000 亩，共有植物约 50 多种，隶属 16 科。经过 8 年取样分析，沿狭长河漫滩地共采集 10 个样地和鸣沙塔 2 个样地（被毁），优势种分别为紫杆柽柳、红砂、假球蒿、芨芨草 *Achnatherum splendens* (Trin.) Nevski、黑果枸杞；次优势种为芦苇 *Phragmites australis* (Cav.) Trin. ex Steud.、匍根骆驼蓬 *Peganum nigellastrum* Bunge、大白刺 *Nitraria roborowskii* Kom.、碱蓬 *Suaeda glauca* (Bunge) Bunge 等。其中，野生枸杞近缘植物黄果枸杞、宁夏枸杞、密枝枸杞、小叶黄果枸杞均在局部地段密集分布，形成单优势种群落层片。不同年份中宁枸杞保护点目标物种丰富度与多样性动态数据分析表明：在近几年调查的基础上，2013 年黑果枸杞仍然有较高的生态优势度、丰富度、多样性指数、均匀性指数；而宁夏枸杞、枸杞、黄果枸杞的生态优势度、丰富度、多样性指数、均匀性指数均有所下降；而密枝枸杞、小叶黄果枸杞的丰富度指数有所增加，说明本年度这两种目标物种在保护区得到较好的恢复。

2.2.2　开放模式保护下的动态监测

枸杞属保护点位于中宁清水河北岸边狭长的缓坡上和农田附近，面积约 800 亩。位于宁夏中部的引黄灌区，地处西北内陆，地跨北部黄河平原区和中部干旱台地丘陵区两大地貌。地形条件复杂，土地由山地、缓坡丘陵、黄河冲积平原等几部分构成，海拔高程为 1050~1730m，总的地形西高东低、南高北低。属于典型的大陆性季风气候，年平均降雨量 180~222mm，年平均蒸发量 1906~2900mm，春暖迟，夏热短，秋凉早，冬寒长，日照时间长，昼夜温差大，光能资源丰富，干旱少雨，蒸发量大，无霜期短。年平均气温 8.3~9.2℃，温差 12.2~3.6℃，无霜期年均 139~170 天，年平均日照时数 2800~3073h，土壤冻结始于 10 月下旬至 11 月中旬，第二年 4 月上旬化冻，最大冻土深 1.05m。中宁县植被分布有荒漠草原植被、盐生植被、草甸植被、沼泽植被及沙生植被五大类型，项目区的舟塔乡阴坡半阴坡地带分布天然木本植物多为次生灌木，有自然分布的山榆、杜松和小叶锦鸡儿，以及人工种植的紫荆、堰柏、黄刺、金银花等旱生树种。

该保护点保护物种为黑果枸杞、宁夏枸杞、清水河枸杞和小叶黄果枸杞；保护点的面积为 800 亩，样方设置为 $10 \times 10m^2$，共设置 14 个样方。2011~2013 年为保护点的建设年，分布枸杞的种类和监测的情况如下。

清水河枸杞监测情况：2011 年物种丰富度为 0.31%，种群密度为 222.22 株 /hm²，

2012 年物种丰富度为 1.02%，种群密度为 226.8 株 /hm²，2013 年物种丰富度为 1.72%，种群密度为 344.62 株 /hm²。

宁夏枸杞监测情况：2011 年物种丰富度为 1.50%，种群密度为 777.8 株 /hm²，2012 年物种丰富度为 0.03%，种群密度为 11.2 株 /hm²，2013 年物种丰富度为 1.07%，种群密度为 3 株 /hm²。

黑果枸杞监测情况：2011 年物种丰富度为 1.80%，种群密度为 1322.22 株 /hm²，2012 年物种丰富度为 1.95%，种群密度为 633.65 株 /hm²，2013 年物种丰富度为 5.54%，种群密度为株 1156.1/hm²。

小叶黄果枸杞监测情况：2011 年物种丰富度为 0.35%，种群密度为 255.56 株 /hm²，2012 年物种丰富度为 0.8%，种群密度为 333.5 株 /hm²，2013 年物种丰富度为 1.72%，种群密度为 289.03 株 /hm²。

2011~2013 年动态监测情况见图 15-1~ 图 15-12。该区域的主要目标物种是清水河枸杞、宁夏枸杞、黑果枸杞和小叶黄果枸杞，虽然 4 种植物生长状况一般或较差，这主要原因一方面是由于当地放牧破坏，另一方面是由于洪水冲刷毁坏所致。

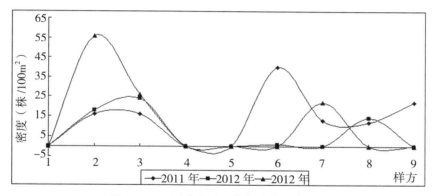

图 15-1　不同年份黑果枸杞密度动态变化

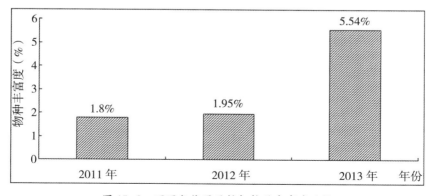

图 15-2　不同年份黑果枸杞物种丰富度比较

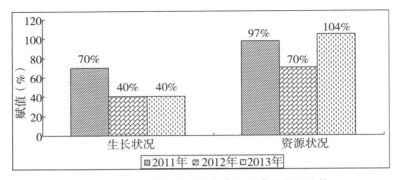

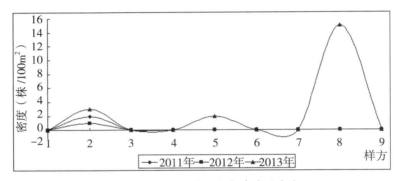

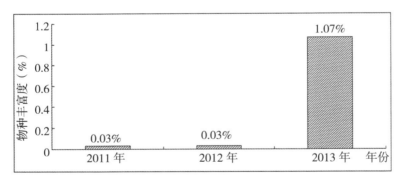

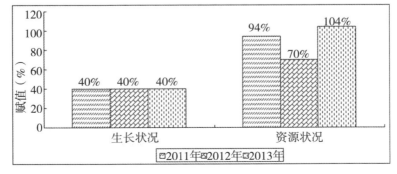

图 15-3　不同年份黑果枸杞生长及资源状况比较

图 15-4　不同年份宁夏枸杞密度动态变化

图 15-5　不同年份宁夏枸杞物种丰富度比较

图 15-6　不同年份宁夏枸杞生长及资源状况比较

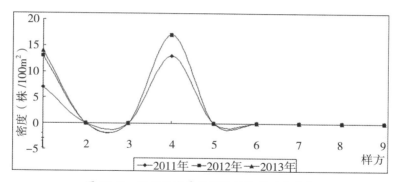

图 15-7　不同年份清水河枸杞密度动态变化

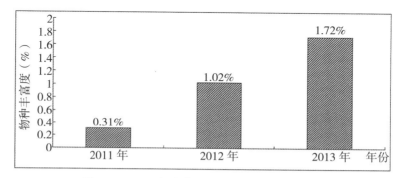

图 15-8　不同年份清水河枸杞物种丰富度比较

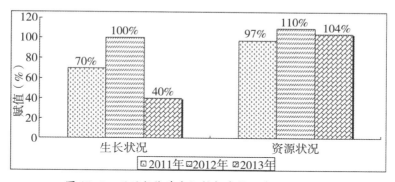

图 15-9　不同年份清水河枸杞生长及资源状况比较

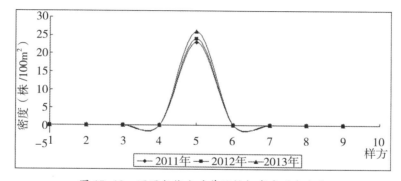

图 15-10　不同年份小叶黄果枸杞密度动态变化

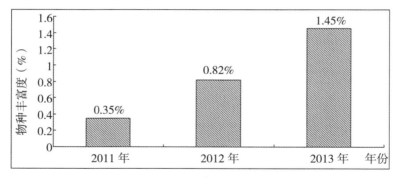

图 15-11　不同年份小叶黄果枸杞物种丰富度比较

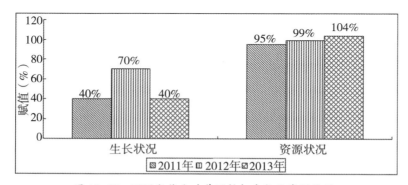

图 15-12　不同年份小叶黄果枸杞生长及资源状况

3　讨论与结论

枸杞属物种在我国分布广泛，环境适应性极强，从高原高寒草甸、荒漠到低山丘陵的丛林，土壤类型有沙漠、沼泽泥炭、盐碱地、碱性黏土、酸性红黄壤、酸性腐殖土，从强光照的青藏高原到弱光照的四川盆地，干旱半干旱的西北地区到高温高湿多雨的西南、东南地区。其中，枸杞分布最为广泛，在我国西北方地区（如新疆、西藏、青海、甘肃、内蒙古、宁夏、陕西、山西、河北等）广泛分布，对干旱、盐碱、低温具有很强的适应能力。

在宁夏分布的有 6 种 4 变种，集中分布在以宁夏中宁县境内的清水河两岸为中心，并辐射到全区的 22 个县市区。

3.1　宁夏枸杞属资源现状

枸杞、宁夏枸杞、小叶黄果枸杞和北方枸杞这 4 个物种在第三次中药资源普查时，普遍分布在宁夏各市、县、区，尤以中部干旱带以北区域较多，第四次中药资源普查和枸杞属资源调查中发现数量锐减，均呈零星分布，其原因：①随着土地开垦，该 4 种植物的栖息地受到了破坏；②20 世纪 90 年代至 21 世纪初，农民大量挖掘地骨皮造成毁灭性破坏。随着近几年环境保护的力度加强，在 2016~2018 年调查中发现，部分移民搬迁区域已有少量的幼苗生长，处于恢复期。

黑果枸杞：20 世纪 80 年代，黑果枸杞主要分布在农田和湿地中，因其当时在宁夏没有经济价值，且棘刺较多，影响人们的正常生产，故被作为有害灌木清除，每年株数的数量在不断减少。但由于黑果枸杞所属区域的栖息地未被破坏，且其生长繁殖较快，因此其种群呈动态平衡，是常见的田间或湿地植物。20 世纪 90 年代中期以后，随着城市的扩建，大面积湿地开发成的商业区或住宅区，其栖息地完全受到破坏，分布在城市周边的种群消失，只有在人类活动较少的区域得以保存，但随着该资源的开发利用和过度的炒作，该种群再一次面临毁灭性破坏，如清水河流域的种群数量锐减。

截萼枸杞：由于在宁夏分布最少，目前只在盐池县发现 10 余株。可能是因为该物种的特征与枸杞相似，被当成枸杞采挖。

清水河枸杞、黄果枸杞和密枝枸杞：由于利用价值不高，生长的区域较为偏僻，现存栖息地未遭到破坏，种群数量在恢复中。

在调查中发现，同心县等中部干旱带的移民搬迁区内，保留下来的野生枸杞、宁夏枸杞等有自然杂交的现象，由于分布面积小，种群呈零星分布，未作为新物种处理发表。

野生枸杞保护点是野生枸杞种类和生长相对集中的区域，野生枸杞多生长于清水河北岸边狭长的缓坡上和农田附近，由于清水河长流不歇的苦咸水和农用水的地下径流，为野生枸杞提供了良好的生长环境。但是，由于保护点所在村耕地较少，当地农民将野生枸杞栖息地开垦为农田或在其周围种植枸杞、苹果等；再加上该县连续 5 年大旱，清水河岸边的土地沙化及水土流失严重，野生枸杞正常生存繁衍的环境逐步遭到破坏。

3.2　宁夏枸杞属资源保护对策

如今，人们对野生植物资源进行了过度的采集与利用，并导致其生存环境遭到了严重破坏，在采集时间上，人们对野生植物资源并不按照其生长规律采集，而是遇见就采收，甚至导致有些药用植物濒临灭绝。为了保护工作的顺利进行，对于具有较高或潜在的开发利用价值的药用植物，还可进行移栽驯化，进而移栽至苗圃中（即迁地保护），进行培育繁殖。因地制宜建立围栏保护、开放性保护结合实施的保护区，在人类活动频繁的区域应加强围栏保护措施，在人类活动不频繁的区域可采取半开放或全开放的形式进行保护。加强附近居民的保护意识，限定附近居民对野生药用植物的采收量，做到科学合理地采收野生药用植物资源。在该区的生态环境不被破坏的前提下，保证药用植物的合理开发利用。

参考文献

[1] 董静洲，杨俊军，王瑛 . 我国枸杞属物种资源及国内外研究进展 [J] . 中国中药杂志，

2008, 33(18): 2020−2027.

[2]中国科学院《中国植物志》编辑委员会.中国植物志：第67卷[M].北京：科学出版社，1978：8−18.

[3]李吉宁，蒋旭亮，李志刚，等.清水河枸杞，宁夏茄科一新种[J].广西植物，2011，31(4)：427−429.

[4]陈天云，蒋旭亮，李清善，等.宁夏枸杞属（茄科）一新种和一新变种[J].广西植物，2012, 32(1): 5−8.

[5]农业部农村社会事业发展中心组.农业野生植物保护与可持续利用[M].北京：中国农业出版社.2010: 14.

[6] ZHAO C Y, WANG Y C, SONG Y D, et al. Biological drainage characteristics of alakalized desert soils in north−western China [J] . Journal of Arid Environments, 2004, 56(1): 1−9.

湖南道地药材辰砂本草考证与资源现状研究

◎刘浩

湖南省中医药研究院

[摘　要]本文通过考察朱砂历代本草、方志文献与现代汞矿分布、储量等研究，分析了朱砂的品种沿革、产地沿革以及传统质量评价方法；认为自古以来朱砂的主产地即为湖南、贵州、湖北、重庆四地的交界的武陵山区，不同历史时期产地在此范围内有所变化。《本草图经》首次确立了辰砂道地药材名称与产区，历代本草因袭。但虽名为辰砂，但产地也包括湘西、黔东等"蛮峒之地"，以产于武陵山区朱砂矿中之光明莹澈为佳。湖南全省汞矿累计查明资源储量5761t，湘西汞矿带已经发现14个汞矿床，该处矿带即是本草中朱砂道地药材辰砂的产地，目前供应全国的朱砂药材来自位于湘西汞矿带的湖南省凤凰县茶田镇。

[关键词]辰砂；本草考证；产地调查；资源现状

朱砂为硫化物类矿物辰砂族辰砂，主含硫化汞（HgS）。采挖后，选取纯净者，用磁铁吸净含铁的杂质，再用水淘去杂石和泥沙，具有清心镇惊、安神、明目、解毒的功效，常用于心悸易惊，失眠多梦，癫痫发狂，小儿惊风，视物昏花，口疮，喉痹，疮疡肿毒[1]。现代研究表明，朱砂含HgS及少量游离汞和可溶性汞盐；主要药理作用有镇静催眠、抗惊厥、抗心律失常、抗菌以及抗寄生虫等作用，临床疗效显著，是著名中成药安宫牛黄丸、牛黄清心丸、紫金锭的组成药物[2]。本文通过对历代本草、方志等文献资料进行系统的收集整理，深入考证，对朱砂的历史变迁进行了系统梳理，同时结合近年来发表的现代研究成果与实地的调查对朱砂的应用历史与变迁进行了研究。

■ 1　本草考证

1.1　别名与释名

《神农本草经》[3]载丹砂列为上品。陶弘景《本草经集注》丹砂条云："案此化为汞及名真朱者，即是今朱砂也。[4]"《说文》云："丹，巴越之赤石也。象采丹井。[5]"李时珍云："丹乃石名，其字从井中一点，像丹在井中之形，义出许慎说文。后人以丹为朱色之名，故呼朱砂。[6]"可见丹为象形字，其甲骨文"丹"的字形，外框像矿井形，里边的一横是加上的符号，表示丹砂。而丹砂作为古代朱色最主要的原料，逐渐出现了朱砂的别名。近代以来，朱砂逐渐成为正名并被医药类书籍记载。

宋·苏颂《本草图经》在丹砂项下载"丹砂生符陵山谷……而辰州者最胜，谓之辰砂[7]"，首载辰砂之名。清《本草求真》云："辰砂即书所云丹砂、朱砂是也。[8]"可见辰砂即本草中所谓丹砂、朱砂，而且是质量最好的朱砂，逐渐成为朱砂的道地药材名称。

朱砂作为一种特殊的矿物，我们的祖先很早就认识、开发和利用朱砂，对我国古代社会、经济、文化都有较重要的影响，通过描述其产地、质量、形状、色泽、品质的特点，形成了众多的别名，也包含了丰富的信息。如《黔南识略》云，铜仁府"旧产硃砂，形如箭镞者号箭头砂，最为可贵，产于万山厂。他砂皆产于土中，此砂独产于石夹缝中，取之最难，每块无重至一两者"。[9]所谓的箭镞砂，既有形状又有品质，还有产地和技术开采的信息。根据不同的划分方法，朱砂的别名可分为：以质量命名的光明砂、镜面砂、澄水砂；以产地命名的辰砂、辰锦砂、巴砂、越砂、宜砂、信州砂；以形状命名的云母砂、马齿砂、梅柏砂、豆瓣砂、芙蓉砂、箭镞砂、金座砂、玉座砂、金星砂、末砂、土砂。

1.2 基原考证

《神农本草经》上品载丹砂，并曰"能化为汞"。吴普曰[3]："能化朱成水银。"《名医别录》[10]载丹砂"作末名真朱，光色如云母"，载水银"一名汞。生符陵，出于丹沙"。《神农本草经集注》曰："此能化为汞及名真朱者，即今朱沙也。[4]"《新修本草》[6]云："丹砂大略二种，有土砂、石砂……但不入心腹之药尔，然可烧之，出水银乃多。[11]"《本草图经》载丹砂："生深山石崖间，土人采之，穴地数十尺，始见其苗，乃白石耳，谓之朱砂床。砂生石上，其块大者如鸡子，小者如石榴子，状若芙蓉头、箭镞，连床者紫黯若铁色，而光明莹澈，碎之崭岩作墙壁，又似云母片可析者，真辰砂也，无石者弥佳。[7]"又载水银制法云："出于丹砂者，乃是山石中采粗次朱砂，作炉置砂于中，下承以水，上覆以盎，器外加火煅养，则烟飞于上，水银溜于下，其色小白浊[7]"，此以朱砂矿石炼制水银的方法一直在民间沿用。可见，本草中所谓朱砂、丹砂、丹沙、辰砂为同物异名。历代相承其能炼制水银，并能作为书画的红色颜料，且与石英矿伴生，可知，历代本草所载朱砂为辰砂族矿物辰砂，主含硫化汞（HgS）。

1.3 产地变迁

1.3.1 先秦时期

我国丹砂生产起源很早，典籍记载其产地，首见于《尚书·禹贡》，曰："荆州厥贡丹。"

荆州，孔颖达注云[12]："此州北界至荆山（在今湖北省西部，武当山东南，汉江西岸）之北……南极衡山（在今湖南省衡阳市南岳区）之阳，其境过衡山也。"《太平御览》[13]引《汲冢周书·王会》载："成王时，濮人献丹砂"，并注云[11]："濮人，西南角之蛮，丹砂所出。" 可见这一时期丹砂产地不具体，但主要在我国西南、中南地区。

1.3.2　秦汉魏晋南北朝至隋朝

《吴氏本草经》[14]载丹砂曰："或生武陵。"《名医别录》[10]云："生符陵。"其他文史典籍中也记载了不少朱砂产地。南北朝《本草经集注》载："符陵是涪州（今重庆涪陵、长寿等地），接巴郡南，今无复采者。"可见古时丹砂主产于西南地区，至南北朝西南地区的丹砂已不复采。南北朝《本草经集注》又云："乃出武陵、西川诸蛮夷中，皆通蜀巴地，故谓之巴砂。仙经亦用越砂，即出广州、临漳者，此二处并好。[4]"可见此时丹砂的产地出现了武陵、西川、广州、临漳等地。南朝梁所记武陵，为沿袭西汉所置武陵郡，所辖历代有所损益，大抵在沅水、澧水流域，南北朝时所辖为今湖南常德、怀化北部、湘西及张家界。西川则为相对的地理概念，指今四川中西部地区。

1.3.3　唐宋时期

唐《新修本草》承接陶弘景之说，丹砂产地没有变化。宋《开宝本草》云："今出辰州（今怀化北部）、锦州（唐时建置，宋初为羁縻州。辖今湖南凤凰、麻阳、花垣，贵州铜仁、松桃）者，药用最良，余皆次焉。[15]"首次明确了辰州、锦州所产丹砂药用最良。《本草图经》云："丹砂生符陵山谷，今出辰州、宜州（今广西河池）、阶州（今甘肃陇南武都），而辰州者最胜，谓之辰砂。"首次将道地药材名称确定为辰砂。又云："陶隐居注谓出武陵西川诸蛮中。今辰州乃武陵故地，虽号辰砂，而本州境所出殊少，往往在蛮界中溪涧、锦州得之，此地盖陶所谓武陵西川是也。[7]"《本草衍义》亦谓："丹砂，今人谓之朱砂。辰州朱砂多出蛮峒。[16]"可见辰砂虽出产于辰州，但更多出产于"武陵西川"等地。《图经本草药性总论》云："出沅州（原文如此，当为沅州之误。）麻阳（今湖南麻阳）。大块者有墙壁者佳。[17]"可见辰砂虽以辰州为名，但产地也包括更西部的湘西、黔东等"蛮峒之地"。中国古代还有一种名为土贡的特殊税收，据胡安徽统计[18]，《新唐书》卷4《地理志》统计，有黔州、辰州、锦州、溱州、夷州、溪州、兴州、宜州、连州、容州等10州，土贡丹砂。宋《太平寰宇记》记有黔州、澧州、费州、思州、沅州、业州、衡州、邵州、道州、永州、郴州、连州、夷州、兴州、商州、桂州、容州、宜州等18州，土贡朱砂。

1.3.4　元明清时期

元明清时期的本草书籍所记载的朱砂产地基本沿袭唐宋本草，但史籍方志类书籍记载朱砂产地的位置进一步具体明确到县乃至砂井所在[19]。如《明史·地理志》载："铜仁南有铜崖山，又有新坑山，产朱砂、水银。"《大明一统志》卷65《辰州府》载："土产，丹砂，沅州及沅陵、麻阳三县出，砂之品甚多。" 嘉靖《思南府志》卷1《地理志》

载："泥塘（山）在县南五十里，山内产硃砂。岩前（山）在县东北二十里，山亦产砂。"
乾隆《贵州通志》载："铜仁产者，有形如箭镞者，号箭头砂，最为可贵，产于万山厂。"
宣统《贵州地理志》卷6载："府南大万山，产硃砂，月可得万斤。"

综上，先秦时期朱砂的产地广泛，秦汉魏晋朱砂生产中心在今渝东南地区。南北朝时期即"今无复采者"，产地转移至湘西北。唐宋之际朱砂的产地扩大，但本草皆认为辰州产者为佳，奠定了其道地药材的地位。明清之际，朱砂的产地扩大到贵州铜仁地区，但皆属于武陵山脉（表16-1）。

表16-1 朱砂历代产地变迁表

年代	产地	出处
先秦时期	荆州厥贡丹	《尚书·禹贡》[17]
	成王时，濮人献丹砂	《汲冢周书·王会》[17]
魏晋	或生武陵	《吴氏本草经》[17]
南北朝	生符陵	《名医别录》[17]
	乃出武陵、西川诸蛮夷中，皆通属巴地，故谓之巴砂。仙经亦用越砂，即出广州、临漳者	《本草经集注》[17]
宋	今出辰州（今怀化市北部）、锦州（唐时建置，辖今湖南省凤凰县、麻阳苗族自治县、花垣县，贵州省铜仁市、松桃苗族自治县）者，药用最良，余皆次焉	《开宝本草》[18]
	今出辰州、宜州、阶州，而辰州者最胜，谓之辰砂。陶隐居注：谓出武陵西川诸蛮中。今辰州乃武陵故地，虽号辰砂，而本州境所出殊少，往往在蛮界中溪涧、锦州得之，此地盖陶所谓武陵西川者是也	《本草图经》[18]
	辰州朱砂，多出蛮峒。锦州界狤獠峒老鸦井，其井深广数十丈，先聚薪于井，满则纵火焚之。其青石壁迸裂处，即有小龛。龛中自有白石床，其石如玉。床上乃生丹砂，小者如箭镞，大者如芙蓉，其光明可鉴，研之鲜红。砂泊床，大者重七八两至十两者。晃州亦有形如箭镞，带石者，得自土中，非此之比也	《本草衍义》[18]
	"出沅州（原文如此，当为沅州之误。）麻阳（今湖南麻阳县）。大块者有墙壁者佳	《图经本草药性总论》[18]
	唯产辰州光明铁色者佳	《绍兴本草》[18]

续表

年代	产地	出处
明	今出宣州、阶州，又出广州、临漳者并好	《太乙仙制药性本草大全》[18]
	"丹砂以辰、锦者为最。麻阳即古锦州地"；"邕州亦有砂"；"商州、黔州土丹砂，宣、信州砂"；"交、桂所出"；"衡、邵所出，虽是紫砂，得之砂石中者，亦下品也"	《本草纲目》[18]
清	辰州府、沅州府、永顺府、重庆府彭水县、酉阳直隶州、思州府、石阡府、铜仁府、思南府、澧州石门县、慈利县	《大清一统志》[18]
1959 年	主产川、黔、湘三省毗邻之山地。贵州铜仁、省溪、万山场、婺川、印江，湖南凤凰猴子坪、晃县之龙溪口为主要产地	《药材资料汇编》[20]

1.4　历代品质评价

陶弘景[14]认为朱砂出"武陵、西川"的巴砂与出"广州、临漳"的越砂质量都较好，但必须是"光明莹澈"为佳，是通过产地与性状判断朱砂的质量。唐《新修本草》增加了朱砂的查收方式判断质量，将朱砂分为开矿所得之石砂和土中拾得之土砂，认为石砂整体上质量较好，其中以光明砂最上，谓其"一颗别生一石龛内，大者如鸡卵，小者如枣栗，形似芙蓉，破之如云母，光明照澈"。宋代道地药材产地进一步明确，《本草图经》谓："而辰州者最胜，谓之辰砂"，对从药材性状判断药材质量也进一步明确，谓："凡砂之绝好者，为光明砂，其次谓之颗块，其次谓之鹿菜，其下，谓之末砂，而医方家惟用光明砂，余并不用。"明清以来，朱砂产地虽有变化，但主体仍是武陵山地区，本草书籍也一直承袭宋诸家之说。《本草纲目》谓："丹砂以辰、锦者为最"，可见一斑。综上，朱砂当以产于武陵山区朱砂矿中之光明莹澈为佳（表16-2）。

表 16-2　朱砂历代品质评价表

年代	品质评价	出处
南北朝	乃出武陵、西川诸蛮夷中，皆通属巴地，故谓之巴砂。仙经亦用越砂，即出广州、临漳者。此二处并好，惟须光明莹澈为佳	《本草经集注》[18]

续表

年代	品质评价	出处
唐	丹砂大略二种，有土砂、石砂……其石砂便有十数种，最上者光明砂，云一颗别生一石龛内，大者如鸡卵，小者如枣栗，形似芙蓉，破之如云母，光明照澈，在龛中石台上生，得此者，带之辟恶为上；其次，或出石中或出水内，形块大者如拇指，小者如杏仁，光明无杂，名马牙砂，一名无重砂。入药及画俱善，俗间亦少有之。其有磨嵯、新井、别井、水井、火井、芙蓉、石末、石堆、豆末等砂，形类颇相似。入药及画，当择去其杂土石，便可用矣。南有越砂，大者如拳，小者如鸡鹅卵，形虽大，其杂土石，不如细明净者	《新修本草》[18]
宋	今出辰州、锦州者，药用最良，余皆次焉	《开宝本草》[18]
宋	丹砂，生符陵山谷，今出辰州、宜州、阶州，而辰州者最胜，谓之辰砂。凡砂之绝好者，为光明砂，其次谓之颗块，其次谓之鹿簌，其下，谓之末砂，而医方家惟用光明砂，余并不用	《本草图经》[18]
宋	出沅州（原文如此，当为沅州之误。）、麻阳（今湖南麻阳县）。大块者有墙壁者佳	《图经本草药性总论》[18]
宋	金州、商州亦出一种砂，色微黄，作土气，陕西、河东、河北、汴东、汴西并以入药，长安、蜀州研以代银朱作漆器。又信州近年出一种砂，极有大者，光芒墙壁，略类宜州所产。然有砒气，破之多作生砒色。若入药用，见火恐杀人。今浙中市肆往往货之，不可不审	《重广补注神农本草并图经》[18]
宋	唯产辰州光明铁色者佳	《绍兴本草》[18]
明	为辰州者最胜	《太乙仙制药性本草大全》[18]
明	丹砂以辰、锦者为最。辰、锦上品砂，生白石床之上，十二枚为一座，色如未开莲花，光明耀日。亦有九枚为一座。七枚、五枚者次之。每座中有大者为主，四围小者为臣朝护，四面杂砂一二斗抱之。中有芙蓉头成颗者，亦入上品。又有如马牙光明者，为上品；白光若云母，为中品。又有紫灵砂，圆长似笋而红紫，为上品；石片棱角生青光，为下品。交、桂所出，但是座上及打石得，形似芙蓉头面光明者，亦入上品；颗粒而通明者，为中品；片段不明澈者，为下品。衡、邵所出，虽是紫砂，得之砂石中者，亦下品也。有溪砂，生溪州砂石之中；土砂，生土穴之中，土石相杂，故不入上品，不可服饵	《本草纲目》[18]
明	火井不如水井者力胜，新井不如旧井者色深	《本草原始》[18]

1.5　历代采收加工

朱砂作为矿物类中药，采收加工的第一步是矿藏勘探。《管子》[22]载："上有丹砂者下有黄金"，是先秦时期人们探寻朱砂产地的经验总结，此结论确切地反映了朱砂矿蕴藏的实际情况。唐宋以降，朱砂勘探技术进一步发展，宋《本草图经》[7]云："穴地数十尺，始见其苗，乃白石耳"，表明在找到石脉后，仍要在地下开挖洞穴找到石英伴生矿。明代对朱砂的勘探技术有了新的认识，《本草蒙筌》[23]谓："水井有砂者，其水尽赤，每有烟霞浴蒸之气"，表明人们认识到可以从井水的颜色及水汽判断朱砂产地。著名的湖南凤凰县茶田汞矿矿山边的溪流即为黄红色[24]。清代对朱砂的探寻有了更丰富的理论："温泉生石隙中，下必有丹砂雄黄之属"，这里明确了温泉与朱砂产地的关系。"穴岩察脉丹止一线又多兼白石，所谓白带也"，由此可知，朱砂矿脉多为线型且多与白石即石英石相伴[25]。

朱砂开采技术主要有开矿挖取与土中拾取两种，而本草认为土中拾取者"土石相杂"，质量不佳，"不可服饵"。《本草经集注》[4]载："采砂皆凿坎入数丈许"，显示此时采挖朱砂主要是斧锤开凿。宋代《本草衍义》[16]载"其井深广数十丈，先聚薪于井焚之。其青石壁迸裂处，即有小窊。窊中自有白石床，其石如玉。床上乃生砂。"《方舆胜览》[26]载："遇岁寒，獠以薪竹燔火爆石以取之。"《溪蛮丛笑》[27]称："砂出万山之崖为最，仡佬以火攻取。"上述所谓"纵火""燔火""以火攻取"均是用火烧，此种开采方法被称为"火爆法"，说明采砂技术有所提高。明末清初，今贵州铜仁一带始有人将火药爆破技术用于开采朱砂。道光末年，归化厅（今贵州紫云县）开采朱砂，"由山腰凿入，颇中矿穴得矿砂"，且"用铁铲攫取或用石炮轰开，然后用火烧炼"[28]，可见技术更加成熟，开采效率也大大提高。

■　2　朱砂近现代研究进展

2.1　基原

朱砂来源于硫化物类矿物辰砂族辰砂，主含硫化汞（HgS）。此处的"辰砂"为矿物学分类名词，与道地药材名称"辰砂"有所不同。辰砂来源于天然汞矿。汞矿主要有两个成矿阶段：辉锑矿—辰砂—石英阶段，辰砂—白云石—石英阶段，相应可分出三个世代的辰砂[29]。不同世代辰砂的结晶习性迥然不同。第一世代辰砂多呈他形细粒状（＜1mm），分布于石英粒间或辉锑矿、闪锌矿的粒间和裂隙中。第二世代辰砂主要呈中粗粒板状（2~5mm，＞5mm），有时为他形粒状（不规则形态），产于白云石、方解石或石英粒间和裂隙中。第三世代辰砂则多是晶形完美的菱面体，穿插双晶。晶体粗大，一般粒径为0.5~1cm，大者2~4cm。辰砂生长于石英晶簇或白云石（方解石）晶簇中。

在成矿过程中，总的趋势是辰砂的粒度逐渐增大，晶形从他形粒状、板状到菱面体穿插双晶。由此可见本草中优质药用朱砂为第三世代辰砂。

辰砂的主要成分 HgS 实际存在 3 种晶形，低温相三方晶系的 α 型和 β 型，高温相六方晶系的 γ 型。α-HgS 为红色，微粒粒径为 6~10μm（小）。β-HgS 为黑色，微粒平均粒径为 30~60μm。红色的成为辰砂，黑色的成为黑辰砂[30]，二者在自然条件下都存在，互为同质异象，时常混生。

朱砂的成矿温度为 90~200℃，是在自然的条件下缓慢生成的。研究表明，汞矿与古油气藏有着密切的空间关系，形成于油气藏演化的湿气阶段，二者具有同源同储的特点，在成矿机理上有许多相似之处。

2.2 产地

20 世纪 70 年代，我国地质科学家对我国的汞矿床进行了系统的调研，发现我国的汞矿床分布在 10 余个省近 200 多个县中，已有的研究结果归纳如下：①我国的汞矿床成矿时代为中、新生代，各时期地层均有汞矿床存在，但寒武系地层最多，占全国汞矿总储量的 80% 以上，其次为二叠系、震旦系和泥盆系[31]。②我国的汞矿床成因以热液矿床为主，与世界汞矿床一样，均属于低温成矿，成矿温度基本为 90~200℃[29]。③我国汞矿床的含矿地层及岩性分别有石英砂岩、石灰岩、白云岩、泥灰岩等，其中石灰岩和白云岩较常见。另外，我国的汞矿床常与石英、方解石、白云石、萤石等共生，其次还有闪锌矿、黑辰砂、磁铁矿、黄铁矿、方铅矿、磷灰石、沥青质、雄黄、雌黄等，不同产地的伴生矿床存在差异[31]。④我国汞矿床主要产在碳酸岩中，约占总储量的 90%，产于碎屑岩和岩浆岩中的较少。国外约 75% 产于碎屑岩，20% 产于碳酸岩，5% 产于其他岩石[32]。⑤我国产于碳酸岩中的汞矿床基本属于沉积—改造型矿床，主要产于海相沉积岩中，仅有少数矿床产在含有火山碎屑的沉积岩。含矿地层中含有丰富的生物化石和有机质，这些提供了汞矿床形成所需的硫[33]。

我国经探明的朱砂石蕴藏量有 20 万吨以上，贵州和湖南的产量占全国 80%。1980 年以前，朱砂的产量波动较大；1980 年后，年产量基本稳定于 130~260t，药用朱砂年产量一般不超过 20t。对朱砂市场进行初步调研，结果发现目前药材市场销售的朱砂主产区仍为贵州的万山特区、湖南的新晃和凤凰（包括茶田镇）；贵州的务川、铜仁、威宁、松桃、清镇、开阳、兴仁、黄平、三都、独山，湖南的石门、花垣、芷江，重庆的秀山、酉阳，广西的南丹、灵川、平果也有产[34]。另外，四川、云南、湖北、甘肃等省有少量生产。四川虽有丰富资源，但未规模开发。

但产地调查结果显示[34]，20 世纪 90 年代以来，朱砂传统产区都面临资源过度利用、消耗殆尽，而且由于富矿少，贫矿多，开采过程污染严重等问题，大部分朱砂矿破产解散。曾经一度占全国朱砂产量 80% 的贵州万山特区朱砂矿的洞口均用混凝土封住，已经没有朱砂商品售出。目前供应全国的朱砂药材来自湖南省凤凰县茶田镇金山矿，当地农民利用农闲时间，在周围的山上进行朱砂的开采。

2.3　其他影响因素

朱砂的颜色主要受所含黑辰砂等杂质影响[29]。辰砂的理论成分 Hg/S =1，但大多数天然辰砂 Hg/S < 1，主要是因为辰砂中含有大量杂质元素。在辰砂中常见的杂质元素有 Cu、Cd、Sn、Sb、As、Tl、Se、Te[36]。这些元素可以呈显微固态包裹体存在于辰砂中，也可以与辰砂中的 Hg 或 S 发生类质同象置换。而不同的杂质元素导致辰砂呈现红色、紫红色、黑红色等不同颜色的颜色种类。

朱砂的主要人工制品有灵砂和银朱。朱砂所具有的 α-HgS 在人工合成条件下，很难得到。灵砂其实是 β-HgS 转化到 γ-HgS 的中间产物，古代灵砂的炼制温度较低，可能是 α-HgS 和 γ-HgS 的混合物[39]。可见，朱砂的晶型与人工朱砂存在一定的差别。药物的晶型不同，其分子在晶胞中的对称规律不同，导致药物分子之间、药物分子与溶剂分子之间相互作用力或者结合方式的不同，进而对药物的生物利用度及药效产生一定的影响。

朱砂的伪品有赭石、红土、染色的方铅矿、雄黄、红粉、铅丹等。另有不法商贩混合不同的红色颜料和矿物细粉或在此基础上掺入少量朱砂造假。由于伪品与朱砂的药效完全不同，除影响朱砂的品质外，还具一定的毒性，影响朱砂的声誉，对朱砂伪品应从源头加以监控。采用显微鉴别法能快速、直观、准确地鉴别出此类伪品和掺伪品，避免了采用《中国药典》方法检验带来的假阳性，显微鉴别法操作简便，准确迅速，在朱砂及其伪品鉴别上值得借鉴和推广[38]。

陈萍[39]等分别购置贵州、安徽、云南、湖北、湖南、四川 6 个产地的朱砂，对其中 HgS 含量、形态和晶形进行研究。结果表明市售云南、湖南、贵州所产朱砂，硫化汞含量在 96% 以上，大多合格，符合《中国药典》的规定。先以磁铁吸去铁屑，然后分别按球磨机研磨、粉碎机粉碎、湿法研磨、粉碎沸水漂 3 次方法炮制，得到朱砂，均可检出游离汞和可溶性汞盐，所得朱砂细粉还有发黑现象。以磁铁吸去铁屑，以水飞法不断加水研磨，则可得到红色细粉朱砂。而且结果表明水飞后除了能去除少量氯化汞等有很强的毒性组分，还可去除不稳定发黑的 β-HgS，提高稳定的 α-HgS，这从形态学上可为朱砂炮制提供理论依据。

3　朱砂药材产区现状

从本草记述到市场、产地调查可知，自古以来朱砂的主产地即为湖南、贵州、湖北、重庆四地交界的武陵山区。该地也是质量最佳的朱砂产地，朱砂道地药材辰砂即是武陵山东面湖南省湘西土家族苗族自治州新晃、凤凰、保靖等县所产。

3.1 产区自然环境

湘西土家族苗族自治州隶属湖南省，是全省唯一的少数民族自治州。位于湖南省西北部，东经 109°10′~110°22.5′，北纬 27°44.5′~29°38′，地处湘、鄂、黔、渝四省市交界处。东邻贵州省铜仁市，重庆市酉阳土家族苗族自治县，南接湖南省怀化市麻阳县，西连湖南省怀化市沅陵县，北抵湖南省张家界市。

湘西州境地处云贵高原北东侧与鄂西山地南西端之结合部，武陵山脉由北东向南西斜贯全境，地势南东低、北西高，属中国由西向东逐步降低第二阶梯之东缘。西部与云贵高原相连，北部与鄂西山地交颈，东南以雪峰山为屏障，武陵山脉蜿蜒于境内。湘西州西南石灰岩分布极广，岩溶发育充分，多溶洞、伏流；西北石英砂岩密布。湘西州属亚热带季风湿润气候，具有明显的大陆性气候特征。四季分明，水热同季，暖湿多雨，光热偏少。立体气候明显，根据山地的不同地形、不同高度的气候特点，全境从垂直方向上可划为河谷温热湿润带、山地温暖较潮湿带、山地温凉潮湿带等 4 个气候类型带。

3.2 产区资源与生产现状

湖南全省汞矿资源丰富[31]，截至 2011 年底，已查明有资源储量的矿产地（矿床）15 处，中型矿产地 1 处，为凤凰县茶田矿区牛豆坪矿段；小型矿产地 14 处。未查明有资源储量的矿点约 25 处。全省汞矿累计查明资源储量 5761t。据湖南汞矿床资源储量表、湖南大地构造及控矿地层、湖南地球化学异常等综合研究，认为湖南省内汞成矿带大致可划分东北走向的湘西汞矿带、南北走向的湘东汞矿带。其中湘西汞矿带南起新晃县，往东北途经凤凰县、花垣县、保靖县，北至张家界市。该汞矿带已经发现 14 个汞矿床，其中凤凰县茶田矿区 10 处，猴子坪矿区 1 处，新晃县 1 处，保靖县 1 处，产于中寒武统敖溪组地层中。该处矿带即是本草中朱砂道地药材辰砂的产地。另一条湘东汞矿带南起蓝山县，往北途经冷水滩市—望城县，北至石门县，仅在衡东发现 1 个小型汞矿床，产于泥盆系地层中。即《本草纲目》所谓"衡、邵所出"者。

据产地与市场调查，目前市场上所售药用朱砂主要为湖南省凤凰县茶田镇所产。该地位于武陵山腹地，是朱砂传统道地产区的核心区域[40]。当地农民利用农闲时间，在茶田镇金山矿周围的山上进行朱砂的开采。其流程是先开采含有朱砂的矿石，将朱砂凿出，粉碎，球磨，通过在水中的浮力不同，筛选出朱砂。目前，这种农民利用农闲时间进行开采的朱砂，是全国朱砂的主要来源。该地区精品朱砂中主要有"水晶"砂、"白云"砂两种，本草中所谓"光明莹澈"之云母砂、马齿砂、箭镞砂。

参考文献

［1］国家药典委员会.中华人民共和国药典：一部 ［M］.2020 年版.北京：中国医药科技出版社，2020: 143.

［2］国家中医药管理局《中华本草》编委会.中华本草：第一册［M］.上海：上海科学技术出版社，1999: 405-408.

［3］尚志钧.神农本草经校注［M］.北京：学苑出版社，2008: 16.

［4］陶弘景.本草经集注（辑校本）［M］.尚志钧，尚元胜，辑校.北京：人民卫生出版社，1994: 129.

［5］汤可敬.说文解字今释（增订本）［M］.上海：上海古籍出版社，2018: 706.

［6］李时珍.本草纲目［M］.北京：华夏出版社，1998: 1248-1252.

［7］苏颂.本草图经［M］.尚志均，辑校.北京：学苑出版社，2017: 4, 26.

［8］黄宫绣.本草求真［M］// 张瑞贤.本草名著集成.北京：华夏出版社,1998: 961.

［9］爱必达，张凤笙.黔南识略：卷十九［M］.刻本.贵州：［出版者不详］，1749.

［10］陶弘景.名医别录（辑校本）［M］.尚志钧，辑校.北京：人民卫生出版社，1986: 22.

［11］苏敬等.新修本草［M］.尚志均，辑校.合肥：安徽科学技术出版社，2004: 46.

［12］孔颖达.尚书正义·十三经注疏［M］.北京：中华书局，1980: 149.

［13］李昉.太平御览［M］.台北：台湾商务印书馆，1980: 4492.

［14］吴普.吴氏本草经［M］.尚志钧，辑校.北京：中医古籍出版社，2005: 2.

［15］卢多逊，李昉.开宝本草（辑复本）［M］.尚志钧，辑校.合肥：安徽科学技术出版社，1998: 105.

［16］寇宗奭.本草衍义［M］.北京：人民卫生出版社，1990: 22.

［17］《中华大典》工作委员会.中华大典·医药卫生典·药学分典（三）·药物总部［M］.成都：巴蜀书社，2008: 282-307.

［18］胡安徽.历史时期武陵山区丹砂产地分布及其变迁［J］.中国历史地理论丛，2011,26 (4): 35-43.

［19］胡安徽.朱砂对古代贵州经济社会的影响［J］.经济社会史评论，2017 (4): 99-110，127.

［20］张明心.药材资料汇编［M］.北京：中国商业出版社，1999: 105-106.

［21］李中立.本草原始［M］// 续修四库全书编纂委员会.续修四库全书（992）.上海：上海古籍出版社，2002: 723.

［22］郭沫若.管子集校［M］.北京：科学出版社,1956:1146.

［23］陈嘉谟.本草蒙筌［M］.北京：人民卫生出版社，1988: 330.

［24］黄镜友．茶田汞矿：上品朱砂的故事［J］．国土资源导刊，2014，11(12)：85-88.

［25］胡安徽．中国古代朱砂开采技术探析［J］．中州大学学报，2017，34(6)：71-74.

［26］祝穆．方舆胜览［M］．施和金，点校．北京：中华书局，2003：546.

［27］朱辅．溪蛮丛笑［M］．北京：中华书局，1991：1.

［28］安顺市人民政府地方志办公室．续修安顺府志辑稿［M］．贵阳：贵州人民出版社，2012：557-559.

［29］陈殿芬，孙淑琼，李荫清．铜仁—万山一带辰砂的基本特征［J］．岩矿测试，1982(2)：36-42.

［30］陈殿芬，孙淑琼．湘黔汞矿带中的黑辰砂和硒汞矿［J］．岩石矿物学杂志，1991(1)：58-62.

［31］付胜云，陈剑锋，李湘玉．湖南省汞矿成矿规律［J］．中国地质调查，2017，4(4)：17-25.

［32］郑沛之，刘振云．凤凰县茶田汞矿床汞闪锌矿矿物学特征［J］．湖南地质，1992(3)：221-224.

［33］陈明辉，孙际茂，彭学勤，等．湖南凤凰县猴子坪汞矿床地质特征及辰砂晶体的观赏价值［J］．地质与资源，2009，18(1)：42-46.

［34］夏晶，曹帅，吴赵云，等．药用朱砂的基源考证及实地调研［J］．时珍国医国药，2012，23(5)：1269-1272.

［35］王惠清．中药材产销［M］．成都：四川科学技术出版社，2007：692-694.

［36］刘平．我国主要汞矿床的辰砂硫同位素组成［J］．矿床地质，1992(3)：213-220.

［37］王一博，陈朝军，陆景坤，等．药用硫化汞理化性质及药效、毒理学研究［J］．中国实验方剂学杂志，2012，18(23)：356-359.

［38］刘治民，邢潇，孙冶，等．朱砂药材的微性状和显微鉴别［J］．中国药房，2016，27(6)：835-837.

［39］陈萍，魏少阳，朱胤龙，等．朱砂中 HgS 含量、形态和晶形研究［J］．中国实验方剂学杂志，2012，18(6)：116-118.

［40］湖南省中药资源普查办公室．湖南省中药资源普查报告集［M］．长沙：湖南科学技术出版社，1989：242-245.

甘肃省中药资源普查概况分析

——第四次全国中药资源普查甘肃省试点工作

◎ 刘 立

甘肃中医药大学药学院

[摘 要]通过第四次全国中药资源普查甘肃省试点工作，甘肃省现已有50个县（市、区）完成了中药资源普查工作。根据中药资源普查信息管理系统统计结果显示：甘肃省目前调查到野生药用植物种类约3711种，制作腊叶标本9万余份，收集药材样品数量4590余份，采集种质4808份，调查栽培中药材种类116种、传统知识1053份，拍摄照片30828340张，录制音像资料2000余份。本文就甘肃省开展中药资源普查的87个县（市、区）获得的数据、取得的成果及总结的经验展开讨论。

[关键词] 甘肃；中药资源；普查；药材；种质资源；成果

中药资源普查是国家掌握各省中药资源信息的重要方法，甘肃是全国药材主产区的省份之一，中药资源丰富，有过多次规模大小不等、目的对象不一的中药资源、植物资源相关的调查，每一次调查工作都为本省中医药产业的发展做了相应的补充。近几十年来，甘肃省的社会经济情况随着国家颁布的一系列政策发生了很大的变化，中药材的种类、分布、种植、市场及应用等也发生了相应的变化，况且距离第三次全国中药资源普查已过30余年，旧的数据已不能更合理地指导现阶段中医药产业的科学发展，保护及开发利用的依据更是不足，严重影响我国中医药产业的发展规划和科学性的布局[1-2,4,6]。现阶段中药资源普查的专业技术人才缺乏，是开展全国中药资源普查面临的一个极为重要的问题[3,5,11]。为了探索和完善甘肃省第四次全国中药资源普查的经验和方法，做好全面开展第四次全国中药资源普查的准备工作，甘肃省作为第二批试点省份之一，陆续开展并完成了金塔县等50个县（市、区）的中药资源普查工作，获得大量普查数据、实物和影像资料，本文就普查过程中取得的成果和总结的经验进行简要的介绍及讨论。

1 区域基本情况

甘肃省位于我国西部，地处黄河上游，黄土高原、青藏高原和蒙古高原三大高原交汇地带。介于东经92°13′~108°46′，北纬32°11′~42°57′，东接陕西，南邻四川，西连青海、新疆，北靠内蒙古和宁夏，并与蒙古国接壤，是古丝绸之路的锁匙之地和黄金路段[7-8]。地势自西南向东北倾斜，地形呈狭长状，东西长1655km，南北宽530km，总面积约45.4万km²。甘肃地处西北腹地，地形地貌特征、气候条件、生态环境等因素的复杂性，对于各种野生植物的生长提供了适宜的生态条件。复杂的自然地理条件为各种生物及生态系统类型的形成与发展提供了多种生境，从而造就了甘肃省丰富的中药资源。甘肃省是中国中药资源较为丰富的地区之一，依据不同地形、不同气候带可将全省分为五大代表性区域[9]：陇南山地、甘南高原、陇中陇东黄土高原、祁连山地、河西走廊及以北地带。甘肃省道地药材的种植已有上千年的历史，比较著名的传统道地药材有当归、红芪、黄芪、党参、大黄、甘草、贝母、款冬花、秦艽、锁阳等。特殊的地理环境在孕育了天然药材库的同时也为甘肃省多个民族提供了生生不息的天然资源。省内千人以上人口的少数民族有回、藏、东乡、土、裕固、保安、蒙古、撒拉、哈萨克、满等16个民族，此外还有38个少数民族成分，其中东乡、裕固、保安为3个特有少数民族。

2 普查工作概况

现对第四次全国中药资源普查甘肃省试点工作已经完成普查工作的50个县（市、区）的基本情况做以简单的总结分析。第四次全国中药资源普查试点工作自2012年至今，甘肃省已陆续开展了5批普查县（市、区），有永登县、碌曲县、成县、康乐县、徽县、合水县、舟曲县、岷县、漳县、和政县、华亭县、临泽县、民乐县、临洮县、甘谷县、金塔县、渭源县、陇西县，武都区、麦积区、礼县、合作市、宁县、正宁县、文县、夏河县、宕昌县、庄浪县、天祝藏族自治县、民勤县、肃南裕固族自治县、肃北蒙古族自治县、积石山保安族东乡族撒拉族自治县、武山县、榆中县、靖远县、西和县、灵台县，康县、玛曲县、华池县、迭部县、两当县、山丹县、卓尼县、临潭县、张家川回族自治县、临夏县、敦煌市、古浪县，景泰县、泾川县、玉门市、瓜州县、永昌县、高台县、永靖县、崇信县、崆峒区、环县、秦州区、清水县、城关区、安宁区、七里河区、西固区、红古区、皋兰县、白银区、平川区、会宁县、阿克塞哈萨克自治县、肃州区、嘉峪关市、秦安县、临夏市、广河县、东乡族自治县、安定区、通渭县、庆城县、金川区、西峰区、镇原县、甘州区、凉州区、静宁县等87个县（市、区）。其中部分县域天然植被面积过小，将一些植被面积小于5%的县域，相邻的县域进行了合并普查，如兰州市（城关区、安宁区、七里河区、西固区、红古区、皋兰县）、白银市（白银区、平川区）、酒泉市（肃州区、嘉峪关市合并）、东乡族自治县（临夏市、广河县、东乡县合并）、庆阳市（西峰区、镇原县合并），通过这 5 批中药资源普查工作，目前普查范围已经覆盖全省。现在已有50 个县（市、区）按照《全国中药资源普查技术规范》和《全国中药资源普查验收标准资料汇编》的要求，在"中药资源普查信息管理系统"录入数据，完成了实物（腊叶标本、药材样品、种质资源）入库和县级报告的撰写。

3   成果简介

3.1   普查任务完成情况

调查代表区域面积 231165.96km^2，代表区域 310 个，样地 2362 个，样方套 10597 个。调查到野生植物种类 3711 种，制作腊叶标本 9 万余份，采集种质 4808 份，记录重量的种类 557 种、有蕴藏量的种类 387 种，收集药材样品数量 4590 余份，调查栽培中药材种类116 种、病虫害信息 217 份、市场代用品 42 种、市场主流品种 444 种、传统知识 1053 份，拍摄照片 30828340 张，录制音像资料 2 千余份。

3.2   成果

①发现新记录属 14 个，新记录种 65 种。②完成了 50 个县级普查报告、发展规划报告、单品种报告（2 种 / 县）、工作验收报告、项目成果报告、自评估报告。③发表学术论文 58 篇，学位论文 16 篇，专利 21 个，获得省级科学技术奖 3 项，专著 10 部（含未出版的专著），制作陇药科普卡 10000 册，制作中药资源普查工作进展画册 1000 册。④建立了甘肃中药资源共享服务平台——甘肃省中药原料质量监测技术服务中心，目前正处于试运行阶段。⑤培养了人才队伍。甘肃省有甘肃中医药大学、兰州大学、西北师范大学、甘肃农业大学、兰州理工大学、甘肃医学院、陇东学院、河西学院、陇南师范高等专科学校、甘肃省药品检验研究院、甘肃省农业科学院、定西市经济作物技术推广站共 12 家科研单位，87 个普查县（市、区）共有 2100 余人参与到中药资源普查工作中，参与普查工作的中药学、中药资源与开发、中草药栽培与鉴定、制药工程、生物学等相关专业的博士研究生、硕士研究生、本科生约 840 人，各县共有 1270 多人参与了普查工作，已经形成了一支贯穿相关领域、继承发展、具有一定影响的技术力量的人才队伍。

4   经验总结

4.1   融合依托高校研究院所的组织形式创新

自第三次全国中药资源普查以来，从事中药资源野外调查及专业植物分类学的专家相对较少，而地处我国西北部的甘肃，交通不便，经济发展落后，更是如此。为做好第四次全国中药资源普查工作，甘肃省中药资源普查试点工作领导小组成员做了多方面考虑，从专家层面、技术层面、专业角度、管理角度及后期成果整理角度，多方研究其优势，最后融合了省内多家高校，形成了比较全面的工作团队。同时积极发挥专家个人优势和利用有关资源，为普查工作的全面开展奠定了基础，同时也为中药资源普查工作的科学管理提供了宝贵经验。

4.2　建立督导指导制度

为了更好地督促指导各普查队野外普查工作，甘肃省中药资源普查办公室（以下简称：省普查办）分派野外调查工作人员赴各试点县（市、区）检查、指导工作。在赴县（市、区）开展工作前，省普查办组织分派到指定县（市、区）的工作人员集中培训。随队的工作人员熟练地掌握中药资源普查技术规范的技术要点，随队到野外进行现场工作指导，还对数据录入、栽培信息调查、药材市场、企业调查和传统知识调查等内业整理和走访调查一一进行指导；同时，对各普查队工作过程中存在的问题进行了详细的记录，经省普查办汇总，反馈至领导小组办公室协调解决。

此外，省普查办成立了专家小组到各普查队进行督查和工作指导，记录下各县（市、区）工作进展情况和技术规范掌握情况并形成调查报告。

4.3　培养年轻梯队

甘肃省中药资源普查项目由甘肃中医药大学牵头，依托甘肃省10家科研单位共同完成。通过普查任务分配到具体人员负责，全校各相关部门全力配合，不仅锻炼出了一批年轻教师工作团队和一些组织领导者，而且甘肃省相关高校通过此项目培养了一批又一批的本科生、硕士研究生和博士研究生。

4.4　实行普查工作现场推进会和技术人员野外培训

为了使得各普查队到各县（市、区）顺利开展工作，省普查办在甘肃省各市开展现场工作推进会和启动会，使得中药资源普查任务得到当地相关部门的支持，以按期完成普查任务；普查任务开展前，对甘肃省承担普查任务的技术负责人集中进行普查数据录入培训和野外工作技术培训，确保各普查队能熟练普查工作中的野外工作技术和软件操作技术。

5　分析与讨论

甘肃省中药资源普查试点工作取得目前成果的原因可能有以下几方面：①距上次中药资源普查已有30多年之久，很多新的物种被发现并命名，分类科学基础更加完备，人为活动范围不断扩大，一些偏远人迹罕至的地方被发现，使得调查种类数得以增多[4-5]。②近年来国家重视生态环境保护，使得生态环境保护深入人心，野生资源得到了恢复，一些濒临灭绝的植物种类得以繁衍[4,10]。③现代卫星地图、3S 技术手段更加先进，为普查工作人员进入深山密林提供了必不可少的技术支持。④交通和信息等技术的进步和运用是普查工作效率得到大幅度提升的主要原因。我国"村村通"交通政策的实施，使此次中药资源普查有条件进入偏远地区，普查的范围更加广泛；信息技术方面例如无人机勘测地形等技术的应用使专家可以远程、及时指导，大大地提高了普查工作的质量和效率[12]。⑤本次中药资源普查的投入人员、资金多，野外调查比较深入和广泛，集中了多个领域的专家，特别是植物分类方面的专家，因此比较系统地摸清了甘肃省野生中药资源的家底。

参考文献

[1] 黄璐琦，赵润怀，陈士林，等. 第四次全国中药资源普查筹备与试点工作进展[J]. 中国现代中药，2012, 14(1): 13−15.

[2] 黄璐琦. 第四次全国中药资源普查[C]// 中国药学会，烟台市人民政府. 2011 年中国药学大会暨第 11 届中国药师周论文集. 烟台：中国药学会，烟台市人民政府，2011: 40.

[3] 郭兰萍. 第四次全国中药资源普查的实施准备[J]. 中国现代中药，2009(2): 3−5.

[4] 江维克，魏升华，孙庆文，等. 贵州省第四次全国中药资源普查试点工作的成果及分析[J]. 中国现代中药，2018, 20(10): 1221−1224.

[5] 陈文华，谭会颖，郑晓文，等. 山东曹县中药资源现状调查与分析[J]. 山东中医药大学学报，2019, 43(1)：96−102.

[6] 郭兰萍. 第四次全国中药资源普查的实施准备[J]. 中国现代中药，2009(2): 3−5.

[7] 宋平顺，赵建邦，丁永辉. 甘肃省中药资源开发利用状况与发展对策[J]. 甘肃科技，2010，26(7): 1−4.

[8] 陈成. 甘肃中药资源现状及其产业发展思路[J]. 中华中医药学刊，2005, 23(7): 1216−1217.

[9] 赵汝能. 甘肃中草药资源志：上[M]. 兰州：甘肃科学技术出版社，2003: 1007−1009.

[10] 陈向南. 新疆地区第四次中药资源普查的实践与思考[J]. 现代医学与健康研究，2018, 2(3): 185−185.

[11] 周永学，王昌利，唐志书，等. 陕西中草药资源概述[C]// 中国自然资源学会天然药物资源专业委员，中国药材 GAP 研究促进会（香港），甘肃省人民政府. 海峡两岸暨 CSNR 全国第十届中药及天然药物资源学术研讨会论文集. 兰州：中国自然资源学会天然药物资源专业委员会,2012:5.

[12] 答国政，刘国玲，周晓华，等. 湖北省南漳县中药资源普查成果概述[J]. 亚太传统医药，2019, 15(2): 166−170.

四川省中药资源信息化发展概况

◎ 罗冰

四川省中医药科学院

[摘　要] 四川省为开展第四次全国中药资源普查的试点省份之一，已累计开展普查区县 117 个、踏查区县 29 个。为整合利用普查数据，推动中药资源产业发展，相继开发建设了一系列中药资源信息系统，形成了以普查信息为基础、以信息系统为核心、以数据分析为方式、以成果应用为目标的中药资源信息化发展模式。

[关键词] 资源普查；信息系统；数据分析

四川省位于中国西南腹地，地处长江上游；北连陕西、甘肃、青海，南接云南、贵州，东邻重庆，西衔西藏，面积 48.6 万 km^2，居中国第五位。四川省气候及地质复杂多样，适宜的土壤、温度、湿度，成为各类中药资源生长和优质遗传的条件，因此四川省中药资源丰富，蕴藏量大。第三次全国中药资源普查编写的资料（《四川省中药资源普查名录》）记载，四川省中草药品种为 4103 种，包括植物药 3962 种（隶属 227 科 1189 属），动物药 108 种，矿物药 33 种。其中川产道地药材川芎、川贝母、附子、黄连的产量分别占全国同类品种产量的 90%、80%、85%、60%~80%，造就了四川"中医之乡、中药之库"的美誉，在中医界享有"无蜀不成医、无川不成方"之说[1]。

为适应医药卫生体制改革和中医药事业发展的新形势，全面推进四川省中医药信息化建设，根据《国家卫生事业发展"十三五"规划》《中医药健康服务发展规划（2015—2020 年）》《中医药事业发展"十三五"规划》《中医药信息化建设"十三五"规划》，四川省发布《四川省中医药信息化建设"十三五"规划》，大力推进中医药信息化建设。中药资源作为中医药的基础，通过四川省中药资源普查工作的开展，四川省中药资源的信息化发展也得到了进一步推动。

1　四川省中药资源普查概况

四川省作为第一批中药资源普查试点省份之一，于 2011 年启动普查区县 25 个，涉及 7 个市（州），已于 2017 年 5 月通过国家验收；2013 年与 2014 年分别启动了第二批 10

个县与第三批 11 个县的中药资源普查试点工作，已于 2018 年 12 月通过国家验收。

四川省前三批 46 个普查试点区县自 2011 年 11 月开展中药资源普查试点工作以来，完成样地 1764 个、调查样方 52920 个；完成了 17044 种药用植物品种的调查（含重复品种）；采集植物标本 123000 多份，制作种植标本 91000 多份，四川省采集标本数为全国之最；完成了 2118 种药材、800 多种中药材种子的收集；拍摄中药材图片与普查工作照 51 万多张，拍摄短片 1300 个；开展传统知识调查 290 次，参加人员 1200 多人；完成 30 余万字的荷花池市场调研报告。发表普查相关的学术论文 10 余篇。

为充分推动四川省中药资源普查信息化发展，省内相关科研院所、高校、学会、企业等单位相互合作，就中药资源信息化进行合作研究，并相继建成一系列中药资源信息化系统。

2 四川省中药资源信息系统

四川省作为第四次全国中药资源普查第一批启动的试点省份，针对四川省中药资源普查信息化建设缺口的问题，信息化工作负责单位成都中医药大学从中药资源管理的角度出发，在国家中药资源数据库和信息平台基础上，结合地形卫星地图、国家地理测绘数据、中药材数据库，开发建设了基于 GIS 的中药资源信息系统，系统实现了中药资源动态标注、数据录入、分类查询、统计分析、动态监测和数据共享等功能，使中药资源顶层管理设计人员获得相应的中药材种类、分布、数量等核心信息，为构建四川省中药材生态适宜性评价体系科学研究提供支撑，助力四川省中药资源科学管理和开发布局，推进中药产业现代化、可持续发展。

四川省中药资源信息系统是基于 B/S 与 C/S 并存的多功能应用系统，主要针对基础地理信息数据库和中药资源专题数据库进行分析，对中药资源的地理环境、资源分布数据、重量等核心数据进行采集、储存、管理、运算、分析、显示和描述，结合同步的计算机图形技术、数据库技术、网络技术及地理信息处理技术，利用图标输出功能为四川省中药资源信息系统提供中药资源区域分布及定位功能，实现对中药资源的种类、分布、数量和蕴藏量等信息的直观显示。系统实现的关键是通过对数据库的相关数据进行有效控制和调用，实现可视化的表达，并根据不同用户需要，实现信息动态查询、统计分析等功能。在系统开发过程中，对前期的野生中药材蕴藏量算法进行研究，提出一种按不同品种的生长因子为权重的补充算法，其结果与常规计算方法结果进行比对，辅以录入系统的市场年交易量及种植产量数据进行数据校验，力求降低误差，更为客观、全面、真实地掌握野生中药材的蕴藏量，为可持续利用野生中药资源提供指导。

四川省中药资源信息系统实现了通过品种快速定位其地理位置的功能，为本省中药资源区划、发展中医药生态旅游基地建设等提供支撑[2-3]。

3　四川省中药资源动态监测系统

随着国家中药资源动态监测体系的建立，四川省中医药科学院根据省内实际情况，开发建设了四川省中药资源动态监测系统。系统采用浏览器/服务器方式运行，通过采用面向服务的架构组件模型，将应用程序根据不同功能单位进行拆分，对四川省中药资源信息进行集中汇总和动态监控管理，形成规范的中药资源信息动态监测管理机制。

四川省中药资源动态监测系统以数据源访问组件、权限组件、流程组件、报表组件、统计分析组件、事务管理组件、消息组件、查询组件、图形化组件以及业务建模器组件10 个组件为基础构件；以信息采集、门户展示、数据中心、数据分析、动态监测、电子展板、机构管理以及查询报表 8 个组件为核心业务构件；并辅以信息浏览、信息统计、信息评价等决策层应用，以及事务构件、人员管理、系统管理、权限管理等组件，进而形成系统的总体框架[4]。

随着四川省中药资源动态监测系统的逐步建成和完善，在信息化系统的支持下，可以将原来零散的手工数据，建设成为以信息化平台为依托，集成"系统管理、数据中心、信息门户、数据分析、动态监测、电子展板"为一体的现代化管理体系。系统通过基础数据库构建，实现对四川省中药资源数据的整理和归类，形成电子资源库；通过借鉴国家资源普查信息系统，构建省内中药资源调查及信息上报的模型；通过数据分析及统计方法，对系统中各项信息进行可视化、数据化展示；通过接入种子种苗繁育基地远程信号借口，对基地环境因子进行采集和储存；通过系统功能扩展，为后期的诸如移动端设计等预留空间，进而形成了四川省中药资源综合信息系统。

4　四川省中药资源信息采集移动端系统

《四川省中药材产业发展规划（2018—2025 年）》提出，建立中药资源动态信息发布平台，中药材资源监测站点和技术信息服务网络覆盖 80% 以上的区县级中药材产区。每个区、市建设 2~3 个中药资源动态监测和信息服务站，逐步在资源集中的市（地）、县（市）建设监测和信息服务站点；建立四川省中药材资源服务系统，构建全省中药材资源预警管理体系；对四川省重点保护的野生药材物种实施三级管理。

为便于动态监测服务站的建立、工作的开展以及监测信息的上报，四川省普查办开发建设了四川省中药资源信息采集移动端系统，系统分为安卓端及苹果端，用于所建立的监测服务站工作人员进行中药资源信息的采集及上报。

5　中药材数据库

四川省中药资源普查及动态监测体系参与单位成都天地网信息科技有限公司根据所

积累的我国中药资源基础数据，开发建设了中药材数据库系统。

目前中药材数据库系统包括 50 余个信息数据库，内容涉及中药材基础知识、种植、流通、消费等各个方面，为用户观察行业、研究行情、分析未来，提供全方位的数据支持。除此之外，系统遴选了可能影响中药材产业的国家宏观经济数据，使用经济学的知识，探究中药材行情变化的规律。其中，高级数据包含五个大类，共计 19 个数据库表单：市场日价格（近三年）、产地日价格（近三年）、中成药配方、保健品配方、中成药生成企业、饮片生成企业、网点销售数量、网点销售价格等；数据报告性质服务包括生产端数据及分析报告定制服务、流通端数据及分析报告定制服务；基础数据则包括 15 个大类，共计 40 个数据库表单：中药材品名数据、中药材折干率数据、中药材使用方向数据、中药材产新期数据、中药材产区数据、国民消费数据、货币金融数据、全国货运数据等。

中药材数据库系统的建立，通过全力打造数据查询、运用统计分析理论，结合行业专家经验，共同发现行业规律，解读行业现象，最终引导中药材行业发展。

6　中药资源可视化系统

在分析整理四川省中药资源的基础上，进行可视化系统开发，通过可视化系统动态展示四川省中药资源状态。

可视化系统以四川省地图为核心，以中药资源的基础信息为条件，如生长海拔、生态环境、资源类型、科属种分类等，进行多条件、多功能筛选查询，并将查询结果与地图分布相结合，最终通过地图展示及信息框扩展，实现四川省中药资源的可视化。

系统采用多种交互方式、以区县为基本行政单元、以四川电子地图为核心，全方位对四川省中药资源状况进行展示：鼠标移到某个区县，地图显示该地区中药资源总数及名录；筛选某一种药材时，地图上显示出该种药材在四川不同区县的分布；同时会有列表来展示各区县分布名称和分布面积；在获得某一种药材的种植区域坐标后，可在地图上标注该种药材的分布，并展示该种药材在不同地区的种植面积；同一种药材在不同区域会存在品质的差异，在数据带有地理空间属性以及质量字段的情况下，可以展示同一种药材不同区域的品质差异，如等级一、等级二、等级三；可以进行多种条件选择来展示相关药材，如根据土壤温度、湿度、海拔、酸碱度来过渡展示相关的药材种类。

7　四川省中药资源信息化发展分析

随着第四次全国中药资源普查的开展，四川省作为率先启动的试点省份，相继开展了资源普查、种子种苗繁育基地、动态监测体系等建设，为充分利用现代信息技术，实现各项工作成果的统一应用，同时促进四川省中药资源的长期可持续发展，四川省率先进行了中药资源信息化研究及建设。

随着四川省中药资源信息系统、四川省中药资源动态监测系统相继建成，下一步四川省将着重基于物联网、云平台等技术，促进中药资源产业的科学发展。

7.1　中药资源信息系统建设，加强中药资源信息共享

四川省现已开展普查区县调查中药资源累计 249 科 1326 属 5472 种，基本覆盖了全省主要中药资源栽培区县以及野生资源分布区域。通过以中药资源普查数据为基础，以四川省中医药科学院、成都中医药大学、成都天地网信息科技有限公司、四川省中医药信息学会等机构为主体，整合各级中药资源信息，构建四川省中药资源信息综合系统，系统涵盖四川省中药材标本资源、四川省中药材种子种苗资料、四川省中药材价格信息等，实现四川省中药资源信息化建设。

在下一步应用中，通过"一个中心、多重防护"的措施，在以四川省中药资源信息系统为核心的基础上，通过一系列安全管理措施，使不同需求的人员，能够获取不同层级的信息。例如采用云平台，使用虚拟化存储技术，使用单点登录的统一身份认证与权限控制技术，严格控制用户对信息资源的访问，从而有效地保证数据与服务安全[5]。

7.2　中药资源物联网系统建设，推进中药资源产业发展

四川省现建有种子种苗繁育基地 2 个（雅安基地、广安基地）以及保存圃一个（峨眉七里坪），通过在基地建立物联网系统，充分利用网络优势，对中药材生长环境进行实时监控，获取药材生长过程中的温度、湿度、pH 值等外部环境的数据，从而进行精准种植，提升中药材的质量。同时推广应用基于 GIS 系统的中药大规模种养殖信息化技术，从源头上杜绝"道地药材不道地"的现象，更好地保护道地药材，并且将中药材的成熟时间通过信息化技术进行管理，在药材成熟的时候，能尽快地将药材应用在相关领域，杜绝出现药材的滞销现象，让药材都能合理地安排使用。

7.3　中药科普智慧系统建设，深化中医药传统文化

近年来，信息技术高度发达，知识更新周期越来越短，以拍照识别植物为亮点的辨识类软件在国内相继出现，用户只需要通过手机拍摄一张植物照片，应用就可以立即辨别植物名称，常见植物的照片均能够在此类应用中获取相关信息。例如：中国科学院植物研究所和鲁朗软件共同研发的应用"花伴侣"，能够识别中国野生及栽培植物 3000 属，近 5000 种，几乎涵盖身边所有常见花草树木[6]。

植物辨识科普的发展历程从基于植物分类学、形态学的人的系统长期学习，变成了基于机器深度学习；从基于植物学基础的辨识科普，到基于人工智能技术的辨识科普；从依赖系统的书籍文字，到碎片化的图像展示，再到人工智能的直接产生答案；植物辨识科普已越来越向基于移动端等系统的可视化交互发展。

然而植物辨识科普仅为中药资源领域的一部分，如何通过信息技术，将中医药科普通过标本馆、植物园普及，变成通过移动系统、虚拟视觉、3D展示等一系列信息技术普及，将是下一步中医药科普发展的方向。

参考文献

［1］黄璐琦，张小波. 全国中药资源普查的信息化工作［J］. 中国中药杂志，2017，42(22): 4251-4255

［2］赵姝婷，施明毅，温川飙. 基于GIS的四川省中药资源信息系统构建及应用［J］. 成都中医药大学学报，2017，40(2): 9-1

［3］孙毅，李婷，何娇丽，等. 四川省中医药信息化建设和发展的思考［J］. 电脑知识与技术，2018 (30): 110.

［4］罗冰，李青苗，方清茂. 基于B/S架构的四川省中药资源信息系统设计与实现［J］. 中国现代中药，2019，21(10): 1329-1333.

［5］王剑，吴定峰. 大数据视角下农业科研信息资源共建共享模式探索［J］. 中国农学通报，2017，33(11): 147-152.

［6］林心怡. 我国植物辨识科普发展研究［D］. 咸阳：西北农林科技大学，2017.

福建平潭野生濒危药用植物珊瑚菜资源现状与保护建议

◎刘小芬　王远望　赖冰　蔡文涛　宋秀碧　徐伟

福建中医药大学药学院

[摘　要]本着对野生濒危物种种质资源的保护与传统药材合理利用的目的，在群落调查与药材质量评价的基础上，历时5年对福建省最大的野生珊瑚菜种群——平潭长江澳野生珊瑚菜种群生存现状进行跟踪观察，联合各职能部门呼吁保护，提出人工干预促进资源修复措施。

[关键词]珊瑚菜；濒危物种；中药资源；福建省

珊瑚菜 *Glehnia littoralis* F. Schmidt，伞形科 Umbelliferae 珊瑚菜属 *Glehnia* 植物[1-3]。分布于东亚和美洲北太平洋沿岸海滨沙滩上，我国分布于辽宁、山东、江苏、浙江、台湾、福建、广东和海南沿海岸。珊瑚菜多生于平坦的沿海沙滩中，喜温暖湿润，能抗寒，耐干旱；抗碱性强，是盐碱土的指示植物。其主根深入沙层，与香附、单叶蔓荆、肾叶打碗花、厚藤等滨海植物混生，形成海滨植被群落，具备优良的海岸固沙、改良盐碱土的生态意义。

珊瑚菜是国家二级重点保护野生植物（国务院1999年8月4日批准），也是福建省级重点保护野生药材资源之一（福建省人民政府1990年3月颁发的《福建省野生药材资源保护管理实施细则》）。其根入药，中医临床上称为北沙参[4]，味甘甜，是常用的滋阴药，具有养阴清肺、祛痰止咳的功效，主治肺燥咳嗽、热病伤津、口渴等。其根和叶可食用，经济价值较大。

野生珊瑚菜的沙生狭阈生境强烈制约其自然分布，而沿海沙滩经济建设中强烈的人为破坏，则更急剧地导致珊瑚菜种群的消失。河北[5-6]、江苏[7]、浙江[8]等沿海省份野生珊瑚菜种群近数十年来已所剩无几，保护亦鲜见成效。

福建省作为我国东南沿海具有优良砂质海岸的一个重要区域，2014年以前有关珊瑚菜（北沙参）的研究却均属空白。自2014年福建省第四次全国中药资源普查以来，作为福建省中药资源普查技术负责部门，福建中医药大学在沿海县市普查中，特别关注福建

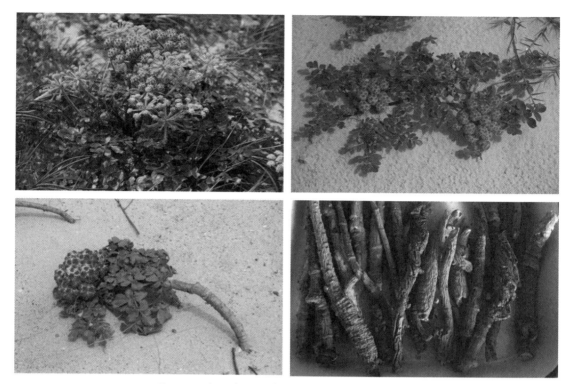

图 19-1　长江澳珊瑚菜 *Glehnia littoralis* F. Schmidt

野生珊瑚菜资源现状。迄今为止发现珊瑚菜资源分布的县市有福州（连江、平潭）、莆田、泉州（惠安）。其中福州（连江）、莆田、泉州（惠安）仅于人迹较少的沙滩见零星分布，而福州（平潭）则发现有迄今为止福建省内最大的珊瑚菜野生种群（图 19-1）。

■ 1　长江澳珊瑚菜种质资源与生存现状

　　长江澳位于平潭综合实验区东北部，南自排塘兜，北至白青乡，隶属白青、中楼、芦洋三镇，是福建省三大风口之一。其内侧木麻黄防护田经 20 世纪 50~60 年代至 90 年代不断更新，终于解决了平潭曾经"一夕沙埋十八村"和"大风刮倒长江十八寮"的强风灾害。同时化风为宝，建成了平潭长江澳风力场。长江澳沙滩长约 3.5km，高潮带至防护林缘宽度约 100m，防护林缘原生植被生长区宽度约为 50m。后者为长江澳野生珊瑚菜种群生长区或潜在生长区。

　　2014 年，福建省中药资源普查笔者研究团队在考察平潭砂质海岸过程中发现，长江澳沙滩分布大片的野生珊瑚菜资源。该片狭长、优质沙滩带，是迄今为止发现的福建省最大的野生珊瑚菜种质资源生长地。2015~2016 年笔者研究团队多次踏查长江澳沙滩，均发现大量珊瑚菜生长于高潮线上平缓沙滩、沙丘，与海边月见草、肾叶打碗花、沙苦荬菜等沙生植物，共同形成了沙滩带上绚丽又独特的植被群落（图 19-2）。

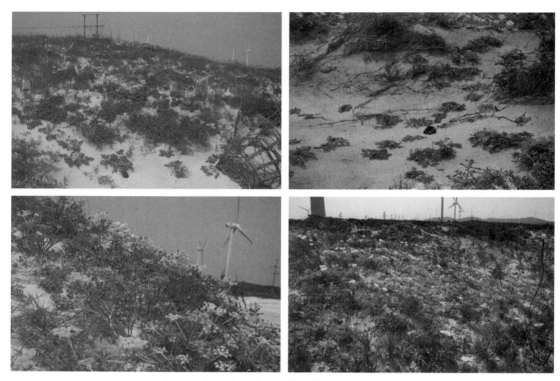

图 19-2 长江澳野生珊瑚菜群落（2016 年 5 月）

出于对野生濒危植物资源的保护意向，项目组对该区域珊瑚菜生长现状进行多次考察，并于 2016 年 7 月对长江澳珊瑚菜群落进行了详细的样地调查[9]。调查结果显示，在长江澳 3.5km×0.1km 的长带状沙滩上，共 31 个 2m×2m 样方中，样地内伴生物种包括莎草（香附子）、海边月见草等 15 种，珊瑚菜频度为 41.6%，样方内珊瑚菜平均密度为每平方米 0.98 棵。（图 19-3 为样地考察工作照）

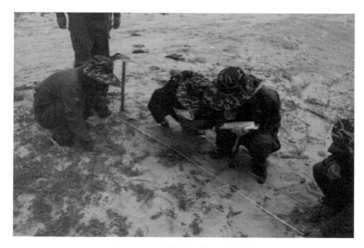

图 19-3 样地考察 – 针刺法

在考察过程中同时发现，此片区珊瑚菜种群在 2015~2018 年期间经历多次人为破坏的危险。因沿海防护林建设的需要，长江澳沙滩每年均进行人工植被种植，选择的物种包括木麻黄、老鼠芳、巨菌草等。施工过程中，整片沙滩翻开沙层达 50cm 以上。2016 年上半年，翻沙种植木麻黄防护林的同时，在木麻黄林片带东线设置高约 6m 的沙堤，以防止木麻黄林片区沙子流失；并在沙堤上人工斜植老鼠芳条带，以期快速达到固沙作用。2017 年考察则发现该期种植的木麻黄片块与老鼠芳沙堤已几乎未成活。2018 年 5~6 月发现新种植巨菌草。2018 年 7 月该种植区插上全国菌草实验基地牌号。2018 年 12 月笔者再次踏上长江澳沙滩，排塘兜以西一带沙滩最大的珊瑚菜分布样地，在巨菌草旺盛的长势下，于边缘沙带角落，珊瑚菜总数仅余 40~50 棵。至此，全省最大的野生珊瑚菜种群被破坏过半，此番景象令人扼腕叹息！（图 19-4~ 图 19-9 为 2016 年 ~2018 年长江澳人工植被种植与生长情况）

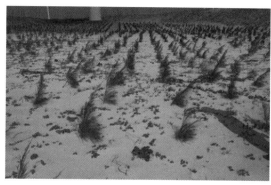
图 19-4　长江澳木麻黄新种植林（2016 年 7 月）

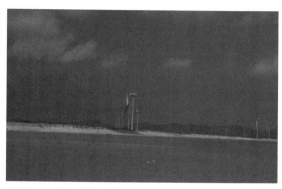
图19-5　长江澳高潮线沙堤人工老鼠芳带（2016年7月）

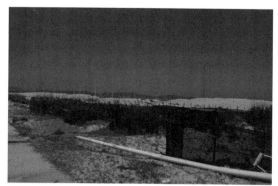
图19-6　长江澳失活的木麻黄带（2018年3月）

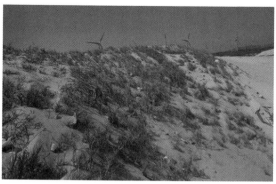
图19-7　长江澳失活的人工老鼠芳带（2018年3月）

长江澳高潮线人工种植固沙物种的举措，本意在于提高沙岸防风固沙生态效益。然则其对本土沙岸自然生态及物种多样性的破坏却是明显且严重的，直接导致了沙岸草本层物种单一化，沙滩景观单一化，甚至在很大程度上，是沙生濒危植物灭绝的主要原因。特别是 2018 年 7 月已显示成活的巨菌草种植群落，在种植过程中对该地块的沙地进行全

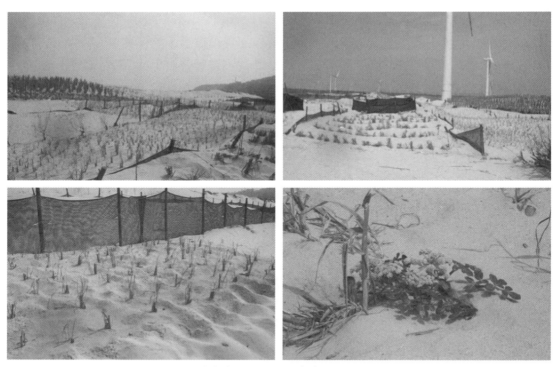

图19-8　长江澳高潮线沙堤人工菌草种植带（2018年6月）

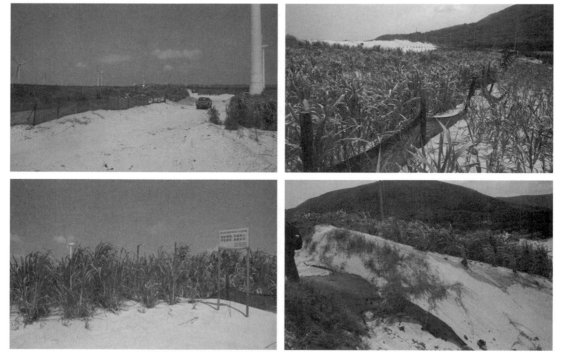

图19-9　长江澳高潮线沙堤菌草种植带长成（2018年7月）

覆盖性地翻沙；成活后种群密度极大，沙面地表已完全失去光照，原有本土沙生植被遭受毁灭性的破坏。

2 各职能部门与民间对保护长江澳珊瑚菜的努力

近年来，长江澳野生珊瑚菜的资源现状亦一直受到民间植物爱好者的关注。平潭中草药协会部分成员在各平台呼吁政府部门停止开发长江澳沙滩，进行珊瑚菜保护。2018年9月，平潭综合实验区林业部门在收到民间针对巨菌草种植对珊瑚菜群落的破坏后，给出相关答复，明确在今后的防护林种植中，注意保护该区域的珊瑚菜资源。2018年底，平潭综合实验区卫健局在实验区人民代表大会上，提出长江澳珊瑚菜保护提案。2018年12月，福建省林业厅野生动物与植物保护中心专家与福建中医药大学普查队技术人员至长江澳实地考察巨菌草实验种植基地对珊瑚菜资源的破坏。并与平潭综合实验区林业部门探讨长江澳防护林建设与珊瑚菜保护之间的协调，提出人工促进修复长江澳珊瑚菜种群的初步方案。

福建中医药大学中药资源普查团队在对长江澳珊瑚群种群历时5年的跟踪考察中，持续关注资源现状，利用平潭第四次全国中药资源普查的机会与区中医院、卫健局、林业等部门保持联系，结合实地考察提出保护与建立长江澳野生珊瑚菜种质资源保护区的措施。同时考察闽产北沙参质量，探讨东南沿海栽培种植北沙参的可行性。

3 长江澳珊瑚菜（北沙参）居群人工促进修复与保护建议措施

鉴于长江澳野生珊瑚菜种质资源已遭受极度破坏或即将遭受破坏之现状，平潭综合实验区中药资源普查队在与区林业部门、省林业厅野生动植物保护中心相关专家探讨后，初步建议在目前的生态条件下，人工修复其生长环境。提出人工干预促进修复与保护的措施，分三步进行——停植还野，资源清查，就地保护。

3.1 停植还野

目前长江澳高潮带沙滩进行的人工植被活动包括：①每年进行的木麻黄苗木等防护林带种植。其成活率不高，而年年翻沙作业对沙滩原生植被破坏极为明显。②长江澳南端已种植近一年的巨菌草实验田，长势旺盛，对原生植被已造成极明显破坏。且若此地巨菌草种植不停止，则原生植被已无恢复可能。③长江澳南-中段高潮带东侧已种植巨菌草条带，宽度约5m，对西侧沙滩原生植被影响较小。

根据此现状，对林业部门提出：①在高潮带上侧沙丘约50 m宽度停止木麻黄林种植。此区域沙丘为珊瑚菜野生种群分布的优势生长区，与原生植被形成高潮带上缓冲带。停止翻沙种植木麻黄，对长江澳生态防护几无影响。②在排塘兜西侧与入海口之间的沙丘，面积约 200m×100m，是珊瑚菜野生种群的第一集中生长区，原珊瑚菜密度最高可达每平方米 6~8 株。此区域约 1/4 已密集种植巨菌草，边缘仅余 40~50 株珊瑚菜；对已生长成型的巨菌草群落，在实验期结束，可进行外周条带化处理，清理出内侧沙丘，归还珊瑚菜生长区域。③其他区域种植木麻黄苗，但多生长不佳，林间沙丘见较多珊瑚菜分布，需要进行就地保护，不再进行翻沙作业。同时可插上生物多样性保护牌示。

3.2　资源清查

2016 年，刘小芬等[9]对长江澳沙滩珊瑚菜种群的考察结果显示，3.5km×100m 的沙滩与沙丘上，31 个 2m×2m 样方的珊瑚菜平均密度为每平方米 0.98 棵，整个长江澳珊瑚菜的理论资源量可达 340000~350000 株。因长江澳沙滩向南至北生境单纯，阳光充足，砂质优良，在自然无人为破坏的条件下，可形成一个巨大的潜在的珊瑚菜野生种群。

但随着近几年的防护林翻沙作业与巨菌草种植，珊瑚菜资源的具体保存量与生长动态需要进行进一步的资源清查。建议在当地林业部门的支持下，与福建中医药大学药学院形成科研小组，对长江澳珊瑚菜种群进行季度 - 年度资源考察，形成季度 - 年度报告，上报区林业部门、农业部门、卫健局等，并形成年度报告，提交省野生动植物保护中心。

在此提出简要资源考察方案：在 2016 年样方调查的基础上，选取原三个种群优势生长样地，分别为排塘兜 1、排塘兜 2、十八楼 3，设置 10 个 2m×2m 固定样方，应用3S 技术，制定 5 年季度考察，共 20 个考察季度，完成详细的珊瑚菜固定样方群落信息、动态、客观、全面地反映长江澳珊瑚菜野生种群的生长状态。

3.3　就地保护与生物多样性建设

原生的，就是适宜的。长江澳砂质海岸生态在无人为破坏的情况下，具备优良的珊瑚菜野生种群自我繁育能力的立地条件，该区域珊瑚菜的就地保护是最优解。建议停止人工种植老鼠芳、木麻黄、巨菌草等单一物种，促进原生植被生长，增加生物多样性，保护与建设自然促进。在逐渐停止大面积木麻黄种植、进行初期珊瑚菜资源量考察的基础上，将长江澳沙滩防护林缘、高潮带上长 $3.5×10^3$m、宽 50m 的条带，规划建立"福建省野生珊瑚菜保护区"。此区域既不影响防护生态，又保护了濒危物种，且与该区风力田建设相得益彰，可形成新的实验区绿色生态旅游点。

参考文献

［1］福建省科学技术委员会《福建植物志》编写组 . 福建植物志：第 4 卷［M］. 福州：福建科学技术出版社，1989: 194-195.

［2］中国科学院《中国植物志》编委会 . 中国植物志：第 55 (3) 卷［M］. 北京：科学出版社，

1992: 77.

[3] SHE M L, PU F D, PAN Z H , et al. Flora of China: Vol. 14 [M] .Bejing: Sciens Press &Louis: Missouri Botanical Garden, 2005.

[4] 国家药典委员会. 中华人民共和国药典: 一部 [M] . 2015 年版 . 北京: 中国医药科技出版社, 2015: 100.

[5] 彭献军, 赵建成, 孙永珍, 等. 河北省珍稀濒危植物优先保护顺序评价 [C] // 中国公园协会, 中国植物学会. 第三届世界植物园大会论文集, 武汉: 中国公园协会, 中国植物学会, 2007: 98-110.

[6] 昌黎野生珊瑚菜成为 "国保" [J] . 中国农业信息, 2009 (8): 41.

[7] 宋春凤, 吴宝成, 胡君, 等. 江苏野生珊瑚菜生存现状及其灭绝原因探析 [J] . 中国野生植物资源, 2013, 32(4): 56-57, 69.

[8] 李和平, 姚拂, 陈艳, 等. 浙江省舟山群岛野生珊瑚菜资源调查与致濒原因分析 [J] . 江苏农业科学, 2014, 42(12): 394-397.

[9] 刘小芬, 张明孝, 陈勇, 等. 福建省长江澳珊瑚菜样地调查与群落特征 [J] . 中国野生植物资源, 2017, 36(6): 57-64.

永德县野生药用蔬菜资源调查初报

◎杨维泽[1]　杨绍兵[1]　杨美权[1]　许宗亮[1]　鲁建旭[2]　杨忠宝[2]　张金渝[1]*

1.云南省农业科学院药用植物研究所；2.永德县卫生与计划生育局

[摘　要]目的：借助第四次全国中药资源普查，对永德县野生药用蔬菜资源进行调查，为该区域内野生药用蔬菜的保护与开发提供决策参考。方法：查阅永德县相关文献及资料，采用实地调查、民间走访、市场调查等方式对物种、食用部位、食用方法等信息进行记录。结果：野生药用蔬菜资源种类来自于40科75属82种，其中食用部位为茎叶类40种、全草类7种、根茎类18种、花类11种、果实类10种，其中部分同一野生药用蔬菜有多个部位可食。食用方法主要以煮汤、素炒、凉拌及炖肉为主，功效主要集中于祛风除湿、清热、解毒、利尿、消肿、补气、健脾、补肾、益肺、安神、活血、化瘀、止咳、平喘、凉血、止血等。结论：永德县野生药用蔬菜种类丰富，具有极大开发利用前景，建议加大资源保护性开发，建立野菜生产基地和开发研究野菜系列保健食品。

[关键词]资源；野生；药用蔬菜；调查

　　野菜[1]为野生蔬菜的简称，指野外自然生长，根、茎、叶或花、果实等器官可供作蔬菜食用的野生或半野生的未经人工栽培的植物。据汪兴汉[1]不完全统计，我国共有野菜213科1822种，常见的200多种，其中云南有400余种野菜资源，占全国可食用野菜资源[2]的22%。随着农药、化肥的大量施用和工业污染的剧增，栽培蔬菜出现了品种退化、农残超标等问题，大大降低了蔬菜的营养价值[3]，直接影响到人们的身体健康。野生蔬菜不仅富含多种营养，而且风味独特，不少野菜还具有保健和治病作用。野生蔬菜已成为健康饮食的时尚追求，其鲜品、干品及加工产品都深受消费者的欢迎，市场供不应求[4]。因此，野生蔬菜资源的开发与利用，不仅增加蔬菜的花色品种，对丰富人们的菜篮子有着重要意义，而且对扩大蔬菜种质资源的利用，丰富育种材料，选育新品种，拓宽蔬菜开发利用的新领域，增加经济效益和社会效益也具有重要意义。

　　永德县隶属于云南省临沧市，位于云南西南边陲，高黎贡山山脉的南端，总面积为3208km²。永德县属南亚热带与北热带交汇的河谷季风气候，海拔最高点为3504m，最低点为450m，海拔高差为3054m，形成了独特的立体气候，呈垂直地带性特点，从而形成了丰富的植物种质资源。2016年底永德县有汉、彝、佤、布朗、傣、傈僳、拉祜等

22 个民族，总人口为 355483 人，其中少数民族 78962 人，占总人口比重 22.21%，居住地与汉族形成了大杂居小聚居的居住特点，由于地理位置偏僻、经济落后，食用野生蔬菜已经成为当地少数民族饮食习惯。尽管永德县少数民族对野生蔬菜具有悠久的历史，但对永德县食用的野生药用蔬菜进行调查尚属于空白。本次调查借助第四次全国中药资源普查，对永德县野生药用蔬菜进行系统调查，摸清永德县野生药用蔬菜种类及食用方法，为今后永德县野生药用蔬菜的开发利用奠定基础。

1 调查内容与方法

调查依托第四次全国中药资源普查永德县试点工作，参照了中药资源普查的技术方案进行[5-7]。于 2015 年 5 月 ~12 月以永德县下辖的 3 个镇、7 个乡（其中 2 个民族乡）为调查范围，以村民访谈、农户走访及实地考察相结合的方式调查野生药用蔬菜资源的种类、分布和利用方式，考察结束后查阅相关文献进行查证。

2 调查结果

通过本次调查，经过查阅相关文献和标本查证，确定永德县共调查到野生药用蔬菜 82 种（见表 20-1），隶属 40 科 75 属。按食用部位可分为茎叶类 40 种、全草类 7 种、根茎类 18 种、花类 11 种、果类 10 种，分别占总数的 48.78%、8.54%、21.95 %、13.41%、12.19%，其中部分同一野菜有多个部位可以食用，永德县食用部位最多的为茎叶类植物。

表 20-1 永德县野生药用蔬菜资源

序号	植物名	别名	科名	拉丁学名	食用部位	食用方法	主要功效
1	蕨	蕨菜	凤尾蕨科	*Pteridium aquilinum* (L.) Kuhn var. *latiusculum* (Desv.) Underw. ex Heller	嫩尖	开水漂洗后素炒或凉拌	祛风湿,利尿,解热
2	芭蕉	—	芭蕉科	*Musa basjoo* Sieb. et Zucc.	花苞片、假茎	开水煮过漂洗与肉及佐料爆炒	利尿，消肿
3	地涌金莲	地莲花	芭蕉科	*Musella lasiocarpa* (Fr.) C. Y. Wu ex H. W. Li.	花苞片、假茎	假茎与肉丝爆炒，花可煮汤和制成凉菜	收敛止血
4	滇黄精	黄精、节节高	百合科	*Polygonatum kingianum* Coll. et Hemsl.	根茎	炖牛肉、羊肉、鸡肉或猪肉	补气养阴,健脾,润肺,益肾

续表

序号	植物名	别名	科名	拉丁学名	食用部位	食用方法	主要功效
5	野百合	百合	百合科	*Lilium brownii* F. E. Brown ex Miellez	假鳞茎	炖腊肉或猪脚、蒸肉饼	润肺止咳，清热，安神，利尿
6	大花韭	野韭菜、山韭菜	百合科	*Allium macranthum* Baker	全草	炒鸡蛋、煮汤	补肾壮阳
7	康定玉竹	小玉竹	百合科	*Polygonatum prattii* Baker	根茎	炖腊肉或猪脚	滋阴润肺，生津止渴
8	蜘蛛香	马蹄香	败酱科	*Valeriana jatamansii* Jones	根茎	炖排骨、腊肉或猪脚	理气止痛，消食止泻，祛风除湿，镇惊安神
9	车前	蛤蟆叶	车前科	*Plantago asiatica* L.	全草	凉拌或煮汤	清热，利尿，明目，祛痰
10	川续断	速断、和尚头	川续断科	*Dipsacus asper* Wallich ex Candolle	根茎	炖腊肉或猪脚	补肝肾，强筋骨，调血脉
11	凉粉草	水香菜	唇形科	*Mesona chinensis* Benth.	茎、叶	炒鸡蛋或煮鸡蛋汤	清热利湿，凉血
12	云南鼠尾草	滇丹参、紫丹参	唇形科	*Salvia yunnanensis* C. H. Wright	根茎	炖腊肉或猪脚	祛瘀，生新，活血，调经
13	留兰香	薄荷	唇形科	*Mentha spicata* L.	茎、叶	切碎做佐料或煮鸡蛋汤	祛风散寒，止咳，消肿解毒
14	香薷	香霸	唇形科	*Elsholtzia ciliata* (Thunb.) Hyland.	茎、叶	切碎做佐料	发汗解表，化湿和中，利水消肿
15	余甘子	滇橄榄	大戟科	*Phyllanthus emblica* L.	成熟果实	生食	解热清毒，生津止渴，润肺化痰
16	白刺花	苦刺花	豆科	*Sophora davidii* (Franch.) Skeels	花序	开水漂洗后素炒	清凉解暑，降血压
17	羊蹄甲	粉花羊蹄甲、紫荆花	豆科	*Bauhinia purpurea* L.	花序	开水煮过漂洗后凉拌或素炒	健脾，祛湿

序号	植物名	别名	科名	拉丁学名	食用部位	食用方法	主要功效
18	锦鸡儿	金雀花	豆科	*Caragana sinica* (Buchoz) Rehd	花序	炒鸡蛋或素炒	祛风活血，止咳化痰
19	羽叶金合欢	怕哈	豆科	*Acacia pennata* (L.) Willd.	嫩尖	切碎与鸡蛋混匀后煎炒	祛风湿，强筋骨，活血止痛
20	大白杜鹃	大白花	杜鹃花科	*Rhododendron decorum* Franch.	花瓣	开水漂洗后素炒	美味佳肴
21	繁缕	鹅肠菜、鹅肠草	石竹科	*Stellaria media* (L.) Villars	嫩尖	开水煮过漂洗后凉拌或素炒	清热解毒，凉血
22	牡竹	甜笋	禾本科	*Dendrocalamus strictus* (Roxb.) Nees	幼芽	开水漂洗后素炒	消渴，利尿，益气
23	苦竹	苦笋	禾本科	*Pleioblastus amarus* (Keng) Keng f.	幼芽	开水漂洗后炒肉	清热利尿，活血祛风
24	柠檬草	香茅草	禾本科	*Cymbopogon citratus* (DC.) Stapf	茎、叶	切碎做佐料	通络，祛风
25	绞股蓝	七叶参、小苦药、公罗锅底	葫芦科	*Gynostemma pentaphyllum* (Thunb.) Makino	嫩尖	煮汤、炒、凉拌	微苦，清热解毒，止咳祛痰
26	阳荷	野姜、野良姜	姜科	*Zingiber striolatum* Diels	花序	炒肉或素炒	祛风止痛，清肿解毒，止咳平喘，化积健胃
27	喙花姜	岩姜、崖姜	姜科	*Rhynchanthus beesianus* W. W. Smith	根茎	蘸食盐生食	清凉泻火
28	小花党参	土党参	桔梗科	*Codonopsis micrantha* Chipp.	根茎	炖牛肉、羊肉、鸡肉或猪肉	补中益气，生津止渴，活血化瘀
29	大萼党参	路党参	桔梗科	*Codonopsis benthamii* J. D. Hooker & Thomson	根茎	炖牛肉、羊肉、鸡肉或猪肉	补中益气，生津止渴，活血化瘀

续表

序号	植物名	别名	科名	拉丁学名	食用部位	食用方法	主要功效
30	铜锤玉带草	小铜锤	桔梗科	*Pratia nummularia* Lam.	茎、叶	凉拌或煮汤	祛风除湿，活血，解毒
31	鱼眼草	鱼眼菊	菊科	*Dichrocephala integrifolia* (Linnaeus f.) Kuntze	茎、叶	凉拌或煮汤	清热解毒，祛风明目
32	鼠麴草	清明菜、黄花菜	菊科	*Gnaphalium affine* D. Don	茎、叶	切碎和麦面做成饼	镇咳，祛痰，降压
33	野茼蒿	革命菜	菊科	*Crassocephalum crepidioides* (Benth.) S. Moore	嫩尖及叶	凉拌、煮汤或素炒	健脾，消肿
34	蓟	马刺根	菊科	*Cirsium japonicum* Fisch. ex DC.	根茎	炖腊肉或猪脚	凉血止血，祛瘀消肿
35	蒲公英	—	菊科	*Taraxacum mongolicum* Hand.-Mazz.	茎、叶	凉拌、煮汤或素炒	利尿，缓泻，退黄疸，利胆
36	花叶滇苦菜	苦马菜、小鹅菜	菊科	*Sonchus asper* (L.) Hill.	茎、叶	凉拌、煮汤或素炒	清热解毒，凉血止血
37	苦苣菜	苦马菜、小鹅菜	菊科	*Sonchus oleraceus* L.	茎、叶	凉拌、煮汤或素炒	清热解毒，凉血止血
38	藜	灰条菜	藜科	*Chenopodium album* L.	嫩尖、叶子	开水漂洗后凉拌或煮汤	止泻痢，止痒
39	水蓼	水蓼、辣蓼	蓼科	*Polygonum hydropiper* Linn.	茎、叶	切碎做佐料	理气除湿，健胃消食
40	多穗蓼	酸荞菜	蓼科	*Polygonum polystachyum* Wall. ex Meisn.	嫩尖	开水煮过漂洗后凉拌或素炒	清热解毒，祛风利湿
41	金荞麦	苦荞头	蓼科	*Fagopyrum dibotrys* (D. Dom) Hara	嫩尖、叶	素炒或凉拌	清热解毒
42	何首乌	—	蓼科	*Fallopia multiflora* (Thunb.) Harald.	块根	炖鸡或炖排骨	补益精血，解毒，截疟，润肠通便

序号	植物名	别名	科名	拉丁学名	食用部位	食用方法	主要功效
43	落葵薯	藤七	落葵科	*Anredera cordifolia* (Tenore) van Steenis	嫩尖、叶	开水煮过漂洗后凉拌或素炒	滋补，壮腰膝，消肿散瘀，活血，健胃保肝
44	马齿苋	—	马齿苋科	*Portulaca oleracea* L.	茎、叶	凉拌或煮汤	清热利湿，解毒消肿，消炎，止渴，利尿
45	土人参	—	马齿苋科	*Talinum paniculatum* (Jacq.) Gaertn.	茎、叶	素炒或煮汤	补气血，助消化，生津止渴
46	密蒙花	染饭花	马钱科	*Buddleja officinalis* Maxim	花序	晒干后泡水染饭	清肝明目，消炎祛火
47	木棉	攀枝花	木棉科	*Bombax ceiba* Linnaeus	去除花瓣的花丝	开水煮过漂洗后凉拌或素炒	清热利湿，解毒
48	八月瓜	牛腰子果、八月炸	木通科	*Holboellia latifolia* Wall.	成熟果实	生食	疏肝理气，除烦利尿，清热利湿，活血通脉
49	小红参	紫参、滇紫参	茜草科	*Galium elegans* Wall. ex Roxb.	根茎	炖牛肉、羊肉、鸡肉或猪肉	活血止血，活血祛瘀
50	川梨	棠梨花、棠梨刺	蔷薇科	*Pyrus pashia* Buch. -Ham. ex D. Don	花序及成熟果实	花序开水漂洗后素炒	花是美味佳肴，果实有消食积，化瘀滞的功效
51	扁核木	青刺尖	蔷薇科	*Prinsepia utilis* Royle	嫩尖及成熟果实	开水煮过漂洗后凉拌，成熟果实榨油	清热解毒，降脂
52	云南栘㯎	酸多移	蔷薇科	*Docynia delavayi* (Franch.) Shneid.	嫩果实	蘸食盐生食	开胃消食

续表

序号	植物名	别名	科名	拉丁学名	食用部位	食用方法	主要功效
53	木瓜	酸木瓜	蔷薇科	*Chaenomeles speciosa* (Thunb.) Koehne	不成熟或成熟果实	不成熟时蘸食盐生食，成熟时煮火腿鸡	开胃，除湿，舒筋活络
54	少花龙葵	苦凉菜	茄科	*Solanum americanum* Miller	全草	煮鸡蛋汤或炒鸡蛋	散瘀消肿，清热解毒
55	水茄	小苦子	茄科	*Solanum torvum* Swartz	幼嫩果实	素炒或磨碎做佐料	清暑，止咳，补虚
56	树番茄	—	茄科	*Cyphomandra betacea* Sendt.	果实	捣碎做佐料	健脾益胃
57	蕺菜	鱼腥草、折耳根	三白草科	*Houttuynia cordata* Thunb.	全草	凉拌	清热，解毒，利水
58	积雪草	—	伞形科	*Centella asiatica* (L.) Urban	全草	凉拌或煮鸡蛋汤	清热利湿，消肿解毒
59	刺芹	老缅芫荽	伞形科	*Eryngium foetidum* L.	全草	切碎做佐料	疏风清热，行气消肿，健胃
60	水芹	水芹菜	伞形科	*Oenanthe javanica* DC.	茎、叶	炒鸡蛋或煮鸡蛋汤	清热，利水，降血压
61	西南水芹	宽叶水芹菜	伞形科	*Oenanthe dielsii* de Boiss.	茎、叶	炒鸡蛋或煮鸡蛋汤	清热，利水，降血压
62	糙独活	白芷、独活	伞形科	*Heracleum scabridum* Franch.	根茎	炖排骨、腊肉或猪脚	祛风发表，散寒燥湿
63	商陆	大麻菜	商陆科	*Phytolacca acinosa* Roxb.	嫩尖、叶子	煮蚕豆豆米	通便，逐水，散结
64	荠	荠菜	十字花科	*Capsella bursa-pastoris* (L.) Medic.	全草	素炒或煮鸡蛋汤	利尿，清热，明目，消积
65	豆瓣菜	西洋菜	十字花科	*Nasturtium officinale* R. Br.	茎、叶	素炒或煮鸡蛋汤	解热，利尿

序号	植物名	别名	科名	拉丁学名	食用部位	食用方法	主要功效
66	薄菜	—	十字花科	*Rorippa indica* (L.) Hiern	茎、叶	素炒或煮鸡蛋汤	兴奋中枢神经，提高血压，促进呼吸，提高心肌兴奋，加强血液循环
67	粘山药	粘黏黏	薯蓣科	*Dioscorea hemsleyi* Prain et Burkill	根茎	炖排骨、腊肉或猪脚	健脾去湿，补肺肾
68	水蕨	水蕨菜	蹄盖蕨科	*Callipteris esculenta* J. Sm.	嫩尖	开水漂洗后与豆豉素炒或凉拌	活血，解毒，治痃积，痢疾
69	掌叶梁王茶	火灵菜	五加科	*Nothopanax delavayi* (Franch.) Harms ex Diels	嫩尖	开水煮过漂洗后凉拌	清热解毒，活血舒筋
70	楤木	刺老苞、树头菜	五加科	*Aralia chinensis* L.	嫩芽	开水煮过漂洗后凉拌	祛风除湿，利水和中，活血解毒
71	刺五加	—	五加科	*Acanthopanax senticosus* (Rupr. et Maxim.) Harms	嫩尖及叶	凉拌或煮汤	补中益精
72	仙人掌	—	仙人掌科	*Opuntia monacantha* (Willd.) Haw	去除皮刺的嫩茎	开水煮过漂洗后凉拌或素炒	行气活血，凉血止血，解毒消肿
73	凹头苋	野小米菜	苋科	*Amaranthus lividus* L.	嫩尖、叶子	素炒或煮汤	收敛，利尿，解热
74	血苋	红薄菜	苋科	*Iresine herbstii* Hook. f. ex Lindl.	嫩尖、叶子	素炒或煮汤	清热解毒，调经止血
75	宽叶荨麻	大荨麻	荨麻科	*Urtica laetevirens* Maxim	嫩尖、叶子	开水漂洗后炒或凉拌	利尿，祛风，除湿
76	竹叶子	竹叶菜	鸭跖草科	*Streptolirion volubile* Edgew.	嫩尖	素炒或煮汤	清热，利尿，解毒
77	鸭跖草	—	鸭跖草科	*Commelina communis* L.	根茎	炖腊肉或猪脚	清热泻火，解毒，利水消肿

续表

序号	植物名	别名	科名	拉丁学名	食用部位	食用方法	主要功效
78	蛛丝毛蓝耳草	露水草	鸭跖草科	*Cyanotis arachnoidea* C. B. Clarke	根茎	炖腊肉或猪脚	清热，止咳，镇痛
79	木姜子	—	樟科	*Litsea pungens* Hemsl	果实	磨碎做佐料	健脾，燥湿，调气，消食
80	白花酸藤子	酸藤子	紫金牛科	*Embelia ribes* Burm. f.	嫩尖或果实	凉拌或生食	开胃，消食
81	棕榈	棕苞树	棕榈科	*Trachycarpus fortunei* (Hook.) H. Wendl.	花序	开水漂洗后煮汤或炒肉	收敛止血
82	香椿	椿	楝科	*Toona sinensis* (A. Juss.) Roem.	嫩尖	腌制成咸菜、炒肉或炒鸡蛋	补虚壮阳固精，行气理血健胃

2.1 不同食用部位物种

2.1.1 茎叶类

可食用的部位是幼茎、嫩枝和叶类的野生药用蔬菜资源种类最多，有40种，占总数的48.78%。如：蕨、车前、凉粉草、留兰香、香薷、羽叶金合欢、牡竹、苦竹、柠檬草、绞股蓝、铜锤玉带草、鱼眼草、鼠麹草、野茼蒿、蒲公英、花叶滇苦菜、苦苣菜、藜、蓼、多穗蓼、金荞麦、落葵薯、马齿苋、土人参、扁核木、水芹、西南水芹、商陆、豆瓣菜、薜菜、水蕨、掌叶梁王茶、楤木、刺五加、凹头苋、血苋、宽叶荨麻、竹叶子、白花酸藤子、香椿等。但大部分以嫩尖和叶子为主，食用数量最多的为蕨、羽叶金合欢、水蕨、商陆、香椿、留兰香等。食用频率较高的为蕨、水蕨、留兰香、豆瓣菜、水蕨、商陆、掌叶梁王茶、刺五加、凹头苋、香椿、藜、蒲公英、牡竹等。

2.1.2 全草类

可食用部位为全草的野生药用蔬菜有7种，占总数的8.54%，如：大花韭、蕺菜、车前、积雪草、刺芹、荠菜、少花龙葵。食用频率较高的有蕺菜、车前、刺芹和荠菜。

2.1.3 根茎类

可食用部位为根茎类的野生药用蔬菜有18种，占总数的21.95%。如：芭蕉、地涌金莲、滇黄精、野百合、康定玉竹、蜘蛛香、川续断、云南鼠尾草、喙花姜、小花党参、大萼党参、蓟、何首乌、小红参、糙独活、粘山药、鸭跖草、蛛丝毛蓝耳草。其中开发利用价值较大的有滇黄精、何首乌、蜘蛛香、云南鼠尾草、川续断、蓟、蛛丝毛蓝耳草、小红参等。

2.1.4　花及花序类

可食用部位为花及花序的野生药用蔬菜有 11 种，占 13.41%，如：芭蕉、地涌金莲、白刺花、羊蹄甲、锦鸡儿、大白花杜鹃、阳荷、密蒙花、木棉、川梨、棕榈。其中食用频率较高的有芭蕉、地涌金莲、白刺花、锦鸡儿、川梨等 5 种。

2.1.5　果实类

可食用的部位是果实类的有 10 种，占 12.19%。如余甘子、八月瓜、川梨、扁核木、云南移校、木瓜、树番茄、水茄、木姜子、白花酸藤子。其中食用频率较高的为水茄、木姜子、树番茄和木瓜。

2.2　食用方法

根据调查，永德县各民族对野生药用蔬菜的食用方法主要以凉拌、素炒、煮汤、炒鸡蛋、炖肉等方式为主，其中茎叶类和花类的野生药用蔬菜以凉拌、素炒、煮汤或炒鸡蛋为主，根茎类的主要以炖肉为主，果实类的以生食为主。

2.3　药用功效

根据调查到的野生药用蔬菜进行药用功效的整理，永德县的野生药用蔬菜的药用功效主要集中于祛风除湿、清热、解毒、利尿、消肿、补气、健脾、补肾、益肺、安神、活血、化瘀、止咳、平喘、凉血、止血等。经常食用野生蔬菜能起到预防和治疗某些疾病的作用。因此，充分利用野生蔬菜这一资源，就地采摘食用，或泡制加工成野菜产品，既能增加新的蔬菜来源，部分满足人们对绿色食品的追求，又可为人们增加营养，减少疾病，对人体起到医疗保健作用，是极富潜力的经济发展项目。

3　永德县野生药用蔬菜的利用现状

永德县野生药用蔬菜资源十分丰富，初步调查为 82 种，隶属 40 科 75 属。但资源分散，基本上以野生采集为主，市场上野生蔬菜除蕨菜、羽叶金合欢、滇黄精、蒲公英、竹笋等一些易处理、味道好、口感好的植物种类有少量销售外，其他物种处于自采自用状态，利用率不高，缺乏采集与保护并行的措施。此外，对永德野生药用蔬菜资源不熟悉，很多药用价值很高的野菜资源至今尚未被发掘利用，除少数被当地人民开发利用外，绝大多数种类至今仍在大自然中自生自灭。野菜的研究和开发利用处于空白阶段。

4　永德县野生药用蔬菜的开发利用几点建议

4.1　加强种质资源的调查，摸清家底

永德县面积 3208km^2，自然环境保护相对较好，蕴藏着丰富的野菜资源，尽管笔者

依托第四次全国中药资源普查，对永德县野生药用蔬菜作了初步调查，但由于各方面的原因，调查难免会有遗漏。为了更加全面有效开发利用永德县野生药用蔬菜资源，应进一步加强野生药用蔬菜资源的调查工作，详尽地了解永德野生药用蔬菜资源的种类、分布及其生态特点，为保护野生药用蔬菜资源的合理开发与利用提供科学依据。

4.2　加速资源的开发利用研究

野生药用蔬菜是一种宝贵的资源，为了保证可持续利用，必须增强保护意识，树立可持续发展的观念。开发应以保护为前提，注重长远利益，远近结合，实行有计划地开发利用，确保植被恢复和资源再生。应建立野生蔬菜资源保护制度，制定相应的政策性法令和管理措施。在开发利用的基础上，有针对性地对野生蔬菜资源进行引种驯化研究，尤其是一些珍稀野生蔬菜的人工栽培。在研究过程中应注意野生药用特有风味的保持和栽培措施的改进，为野生药用的开发利用提供科学依据。

4.3　依靠科技，加强开发利用研究

利用应在充分研究的基础上进行。依靠科技，增加投入，对食味佳、营养丰富、产量高、需求量大、经济效益显著而天然产量不足的野生蔬菜种类加速进行人工繁殖和引种驯化研究，使其在人工栽培下，能保持原有的野性和野味。同时还要加强对野生蔬菜营养价值、医疗保健价值及食用安全性的研究，综合开发，确保食用安全。

4.4　加快人工驯化和良种繁育，逐步向规模化、商品化发展

在实施野生药用蔬菜人工驯化栽培的同时，积极建立良种繁育体系，做好良种的引进、选育、繁殖和供应工作。在有条件的地方，应建立野生药用蔬菜品种资源苗圃，保护和收集珍稀濒危的野生药用蔬菜资源，改变目前野生药用蔬菜掠夺式采集的局面。野生药用蔬菜人工驯化栽培属于一种新的产业，应进行生产标准化栽培，促进野生药用蔬菜栽培向规模化、商品化发展。

4.5　提高野生蔬菜精深加工水平，实现综合开发利用，提高经济效益

要充分利用本地野生药用蔬菜的资源优势，采取走出去、请进来的方法。尽可能多地引入外资企业来发展永德县的野生蔬菜的精深加工，上水平、上档次，增加农民收入，在提高产品附加值上下功夫，努力形成初级产品、半成品、深加工产品和终端产品的多极配套生产格局，实现综合开发利用，提高经济效益。

参考文献

［1］李梦瑶，苏祖功，闫贵梅.我国野生蔬菜资源开发利用现状及发展前景［J］.黑龙江

农业科学，2011 (8): 136−138.

［2］杨敏杰，龚亚菊，张丽琴，等. 云南野生蔬菜资源调查研究［J］. 西南农业学报，2004, 17(1): 90−96.

［3］中华人民共和国商业部教材编委员会. 烹饪原科学［M］. 北京：中国商业出版社，1988.

［4］罗洁，杨卫英，吴圣进，等. 中国野生蔬菜资源研究和开发利用现状［J］. 广西植物，1997, 17(14): 363−369.

［5］黄璐琦. 全国中药资源普查技术规范［M］. 上海：上海科学技术出版社，1995.

［6］陈士林，张本刚，杨智，等. 全国中药资源普查方案设计［J］. 中国中药杂志，2005 (16)：1229.

［7］张小波，郭兰萍，陆建伟，等. 基于网络（Grid）的空间信息技术在中药资源普查中的应用［J］. 中国天然药物，2009, 7(5): 328−332.

假龙胆总多酚含量测定及抗氧化活性研究

◎宋海龙

新疆维吾尔自治区中药民族药研究所

[摘　要]目的：建立假龙胆总多酚含量的方法。方法：采用可见分光光度法测定假龙胆中总多酚的含量，并建立清除羟基自由基和超氧阴离子自由基两种抗氧化模型对假龙胆抗氧化能力进行评价。结果：以没食子酸作为测定总多酚含量的对照品，在浓度 $0.05\sim0.3\,\mu g\cdot ml^{-1}$（$r=0.9999$）范围内呈良好的线性关系，结果表明，总多酚含量平均值为 7.63 $mg\cdot ml^{-1}$，假龙胆提取液具有良好的抗氧化能力。结论：此方法操作简便，重现性良好，稳定，可作为假龙胆总多酚的检测方法，并可作为天然抗氧化剂资源进行开发研究。

[关键词]假龙胆；总多酚；抗氧化

假龙胆（学名：*Gentianella turkestanorum*）为龙胆科假龙胆属一年生或二年生草本植物，分布于新疆北部。笔者通过测定假龙胆中总多酚的含量，建立假龙胆总多酚含量的测定方法，并建立清除羟基自由基和超氧阴离子自由基两种抗氧化模型，对假龙胆抗氧化能力进行评价，以期为更好地有效利用假龙胆资源提供参考依据。

1　仪器与试药

1.1　仪器

Spectrumlab22 可见分光光度计（上海棱光技术有限公司制造）、KQ2200DE 型数控超声波清洗器（昆山市超声仪器有限公司）、AL204 电子天平（梅特勒 - 托利多仪器有限公司）。

1.2　实验材料

药材：假龙胆，药材粉碎，过 40 目筛，即得。

试剂：抗坏血酸、三羟基甲基氨基甲烷、冰醋酸、香草醛、碳酸钠、钨酸钠、钼酸钠、磷酸、浓盐酸、硫酸锂、过氧化氢液、无水乙醇、$FeSO_4$、水杨酸 - 乙醇溶液、邻苯三酚、甲醇均为分析纯，实验用水为蒸馏水。

没食子酸对照品（天津市光复精细化工研究所　含量：99%）

2　实验方法

2.1　试剂的制备

福林酚试剂的制备[1-2]：称取钨酸钠 50g，钼酸钠 12.5g，用 350ml 蒸馏水溶解于圆底烧瓶中，加入 25ml 磷酸（≥85%）和 500ml 浓盐酸充分混匀，小火加热回流 12h，放冷，再加入 75g 硫酸锂，25ml 蒸馏水及 0.1ml 过氧化氢液，开口继续沸腾 15min，使得过氧化氢液完全挥发，冷却后用蒸馏水定容至 500ml，过滤，于棕色瓶中避光储存。试液应呈亮黄色，如放置后变为绿色，可加过氧化氢液 0.2ml，煮沸 15min 即可。

对照品溶液的制备：精密称取 5.0001mg 没食子酸化学对照品于 100ml 容量瓶中，用蒸馏水定容，制成浓度为 0.05 mg·ml^{-1} 总多酚对照品溶液。取无水乙醇制备 100ml 65% 乙醇。

2.2　供试品溶液的制备

称取假龙胆药材 1g，加入 25ml 65% 乙醇超声处理 30min，离心，将上清液定容至 100ml，即得。

2.3　最佳测量波长的选择

准确吸取 1.5ml 总多酚对照储备液于 25ml 容量瓶中，分别加入 18.0ml 蒸馏水、福林试剂 1ml，用 15% 碳酸钠定容，于 30℃ 水浴中恒温 1.5h。以蒸馏水为空白对照，在 650~800nm 波长下扫描其吸光度，结果表明没食子酸在 758 nm 处有强吸收峰，故选择 758nm 作为总多酚的测定波长。

2.4　清除羟基自由基能力

参照文献[4-5]的实验方法，取 1.00ml 4.5mmol·L^{-1} FeSO$_4$，加 1.00ml 4.5mmol·L^{-1} 水杨酸-乙醇溶液，再加不同浓度的待测溶液 1.00ml，最后加入 1.00ml 4.4mmol·L^{-1} H$_2$O$_2$ 启动整个反应。37℃ 水浴中反应 0.5h，随行空白，并以 Vc 为阳性对照，在 510nm 下测定吸光值。并以 Vc 为阳性对照，按公式（1）计算清除率：

$$清除能力\ SR\% = \left(1 - \frac{A_i - A_j}{A_0}\right) \times 100\% \tag{1}$$

式中，A_0 为未加提取液时溶液的吸光度，A_i 为加提取液后溶液的吸光度，A_j 为提取液的吸光度。

2.5 清除超氧阴离子能力

参照文献[6-7]的实验方法，取 3.00ml pH = 8.2 Tris-HCl 缓冲液，加入 0.50ml 不同浓度的样品，置于 30℃水浴中预热 20min，再加入 3.00ml 7mmol·L^{-1} 邻苯三酚，混匀后于 25℃水浴中反应 5min，加入 1.00ml 8mol·L^{-1} HCl 终止反应，以 Vc 为阳性对照，420 nm 处测吸光度值。用下列公式（2）计算清除率：

$$清除能力\ SR\% = \left(1 - \frac{A_i - A_j}{A_0}\right) \times 100\% \qquad (2)$$

式中，A_0 为未加提取液时溶液的吸光度，A_i 为加提取液后溶液的吸光度，A_j 为提取液的吸光度。

3 结果

3.1 标准曲线

取总多酚对照品溶液 1ml、2ml、3ml、4ml、5ml、6ml 于 10ml 容量瓶中蒸馏水定容，分别取上述溶液各 3ml 加 3ml 水，然后加 0.5ml 福林酚试剂最后加 1.5ml 的 20% Na$_2$CO$_3$ 混匀，加水定容，75℃加热 10min，758nm 波长下测定吸光度，以浓度为横坐标，测定得吸光度值为纵坐标，绘制标准曲线，计算回归方程为 $Y=0.2034X+0.0502$，$r=0.9999$，线性范围为 $0.005\sim0.03$mg·ml^{-1}。

3.2 方法学考察

3.2.1 稳定性试验

精密吸取同一份总多酚供试品溶液 3ml，加入蒸馏水 3ml，分别于 0min、10min、20min、30min、40min、50min、60min 按照"3.1"方法显色后测定吸光度值，计算得到假龙胆总多酚含量的 RSD 为 1.05%，样品在 60min 内显色稳定。

3.2.2 精密度试验

取 6 份总多酚对照品溶液，每份 3ml，按照"3.1"方法显色后测定吸光度值，计算得到薰衣草总多酚含量的 RSD 为 1.58%，说明该方法测定假龙胆总多酚含量精密度良好。

3.2.3 重现性试验

取同一批假龙胆样品 6 份，分别按照"2.2"方法制成总多酚供试品溶液，每份精密吸取 3ml，按照"3.1"方法显色后测定吸光度值，计算得到 RSD 为 2.88%，表明该方法测定假龙胆总多酚含量重现性良好。

3.2.4 加样回收率试验

精密吸取已知浓度的总多酚供试品溶液 9 份分成 3 组，每份 1.5ml，分别精密加入高、中、低不同浓度的总多酚对照品溶液适量，按照"3.1"方法显色后测定吸光度值，并计算回收率，结果见表21-1。

表 21-1　假龙胆中总多酚的回收率

	样品含量 /mg	对照品加入量 /mg	测得量 /mg	回收率 /%	平均值 /%	RSD/%
1	0.76	0.3	1.098	105		
2	0.76	0.3	1.041	97.5		
3	0.76	0.3	1.070	101.3		
4	0.76	0.45	1.224	101.8		
5	0.76	0.45	1.196	98.2	101.1	2.4
6	0.76	0.45	1.239	103.8		
7	0.76	0.6	1.365	100.7		
8	0.76	0.6	1.337	97.0		
9	0.76	0.6	1.393	104.3		

3.3　样品含量测定

取假龙胆 3 份，每份平行 3 个样品，按照"2.2"方法制成总多酚样品溶液，每份精密吸取 3ml，按照"3.1"方法显色后测定吸光度值，结果如表 21-2。

表 21-2　假龙胆中总多酚含量（$n=3$）

	1	2	3
总多酚的含量 /mg·g^{-1}	7.96 ± 0.06	7.66 ± 0.30	7.27 ± 0.67

3.4　对羟基自由基的清除能力

由图 21-1 分析可知，假龙胆提取液和阳性对照 Vc 对羟基自由基的清除作用均随着浓度的增大而增加。当浓度为 40μg·ml^{-1} 时，假龙胆提取液对羟基自由基的清除作用是 Vc 对羟基自由基的清除作用的 2.97 倍；当浓度为 400μg·ml^{-1} 时，假龙胆提取液对羟基自由基的清除作用是 Vc 对羟基自由基的清除作用的 1.13 倍。假龙胆提取液对羟基自由基的清除作用整体大于 Vc 对羟基自由基的清除作用。

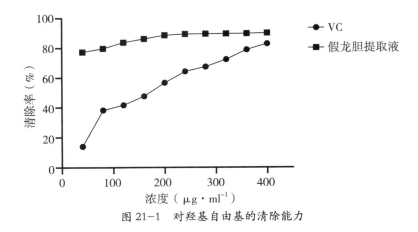

图 21-1　对羟基自由基的清除能力

3.5　对超氧阴离子的清除能力

由图 21-2 分析可知，假龙胆提取液和阳性对照 Vc 对超氧阴离子的清除作用均随着浓度的增大而增加。当浓度为 $40\mu g \cdot ml^{-1}$ 时，Vc 对超氧阴离子的清除作用比假龙胆提取液对羟基自由基的清除作用小；当浓度为 $400\mu g \cdot ml^{-1}$ 时，Vc 对超氧阴离子的清除作用是假龙胆提取液对羟基自由基的清除作用的 1.66 倍。当浓度为 $40\sim400\mu g \cdot ml^{-1}$ 时，假龙胆提取液对超氧阴离子的清除率增长趋势较为平缓，而 Vc 对羟基自由基的清除作用增长趋势较大。

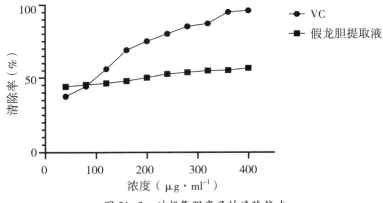

图 21-2　对超氧阴离子的清除能力

4　结论

从研究结果可以看出，假龙胆中具有较为丰富的总多酚，采用可见分光光度法测定假龙胆总多酚含量，简单易行，重现性好，结果稳定可靠，可作为测定假龙胆药材总多酚含量的检测方法。对假龙胆抗氧化作用研究发现，假龙胆提取液具有一定的抗氧化能力，可作为天然抗氧化资源进行开发。

参考文献

［1］陈孝娟，顾政一，徐芳，等. 不同产地的石榴皮总多酚的含量测定 ［J］. 时珍国医国
　　药，2011, 22(3): 541-543.

［2］田树革，魏玉龙，刘宏炳，等. Folin-Cioca lteu 比色法测定石榴不同部位总多酚的
　　含量 ［J］. 光谱实验室，2009, 26(2): 341-343.

［3］刘硕谦，刘仲华，黄建安. 紫外分光光度法检测水皂角总多酚的含量 ［J］. 食品工业
　　科技，2003, 24(6): 76-77.

［4］YOU Q H, YIN X L , ZHANG S G, et al. Extraction, purification, and antioxidant
　　activities of polysaccharides from Tricholoma mongolicum Imai ［J］. Carbohydrate
　　Polymers, 2014, 99(2): 1-10.

［5］MAO G H, ZOU Y, FENG W W, et al. Extraction, preliminary characterization and
　　antioxidant activity of Se-enriched Maitake polysaccharide ［J］.Carbohydrate Polymers,
　　2014, 101(3): 213-219.

［6］欧贤红，叶勇，黄秋洁，等. 藤茶抗氧化活性研究 ［J］. 天然产物研究与开发，
　　2013(2), 25: 245-248.

［7］张清安，范学辉，张志琪，等. 沙苑子酚类提取物的抗氧化能力研究 ［J］. 天然产物
　　研究与开发，2012, 24(7): 955-958.

［8］阿孜古丽·依明，艾尼娃尔·艾克木，宋凤凤. 药蜀葵种子挥发油的提取与分离鉴
　　定 ［J］. 新疆医科大学学报，2013, 36(9): 1275-1277.

［9］孙国栋，李新霞，李琳琳，等. 胡芦巴提取物化学成分含量测定及体外抗氧化研究
　　［J］. 新疆医科大学学报，2013, 36(6): 772-776.

［10］米娜瓦尔·哈帕尔，艾尼瓦尔·吾买尔，阿孜古丽·吐尔逊，等. 维药罗勒提取物
　　中总黄酮含量及其抗氧化活性研究 ［J］. 新疆医科大学学报，2012, 35(6): 736-739.

清原满族自治县中药资源调查分析

◎冷玉杰

辽宁中医药大学附属医院

[摘　要]本研究通过野外实地调查、走访调查、文献资料的收集整理等方式，对清原满族自治县药用植物资源概况、中药材种类及多样性、中药材种植情况、中药材市场概况、民间传统中医药概况进行调查。调查发现清原满族自治县野生药用植物资源丰富，药用植物种类有538种，多为被子植物，其中重点药材42种，特色药材30种，其中尤以龙胆、威灵仙、玉竹最为著名。同时，课题组根据调查结果结合清原满族自治县实际情况，提出关于清原满族自治县中药资源开发利用的建议。

[关键词]清原满族自治县；中药资源；普查；中药材

清原满族自治县总面积 3932.96km²，是辽宁省内较为重要的中药材生产基地。清原满族自治县地势西北高，东南低，山谷与低丘交错，中部为渭河，越往西部地势越高。因为清原满族自治县毗邻长白山，因此海拔在 500m 以上的山峰有 30 多座。清原满族自治县的山脉属于长白山龙岗支流，龙岗山峰海拔 1100.0m，是位于清原满族自治县最高的山峰，而清原满族自治县最低的山峰，海拔亦达 136.2m。独特的地理位置与自然环境，使得清原满族自治县享有"八山一水一分田"的赞誉，也造就了其十分丰富的自然资源，亦提供了一个适合中药材生长的优质环境，因此在清原满族自治县生长的中药材质量优良，在市场上广受大家欢迎。

中药品质的优良往往受几个不同因素的影响，其中地域性是较为重要的影响因素，对此我国古代的本草学家提出了"道地药材"的概念[1]，在特定的地理环境、空间环境、自然气候条件下生长出本地区所特有的中药材，其质量必定是优于其他产区的同种药材，道地药材的确立对当地中药材的发展具有重要意义。

在自身的优秀条件和清原当地人民的努力下，现在中药材产业在清原满族自治县占有非常重要的地位。中药材是保证人民身体健康的重要物质基础。清原满族自治县中药材产业的蓬勃发展不仅对中医药事业的发展做出贡献，也带动了当地的经济发展。在发展民族伟大事业的同时，也解决了重要的民生问题。中药资源是一项重要的战略资源，目前我们对中药资源的了解存在明显不足，上一次的中药资源普查已经是几十年前，尤其近几年来祖国的快速发展，我国的中药资源发生了很大的变化[2]。因此，我们需要对中药资源进行新一轮的调查研究。

本研究以对清原满族自治县进行的第四次全国中药资源普查为基础，更深入地了解清原满族自治县的中药资源情况，为今后编写相关书籍、中药学专业的教学工作和专家学者的科研实验工作提供有力保障。在对清原满族自治县药用植物资源现状、普查结果等方面进行研究的同时，也分别对我国和辽宁省的中药种植产业、中药材市场流通等方面进行研究。通过本次对清原满族自治县药用植物资源的了解以及中药材市场的发展状况。通过翻阅相关书籍和查阅文献的方式来针对清原满族自治县进行调查研究，从而提出一些可行性建议，争取最大程度上保证清原满族自治县中药资源的可持续利用，为我国中医药事业的蓬勃发展做出贡献。

1　清原满族自治县中药资源调查研究概况

1.1　清原满族自治县药用植物资源概况

在本次资源普查中，资源普查小组完成了清原满族自治县 36 个样地，178 个样方套和 998 个样方的调查。调查了 2 个中草药种植基地。对清原满族自治县中药材种植的基本情况有了一个初步的了解。清原满族自治县野生中草药种类繁多。清原满族自治县有 560 种珍贵中草药，如人参、花旗参、牛黄、五味子、龙胆、软木、紫草、黄芪等。资源量为 17 万 t。在中药中，以龙胆、威灵仙、玉竹最为著名。现今，清原已成为辽宁省重点商品药材基地。

1.2　清原满族自治县道地药材研究

地域性是中药材的一个重要的特点，古代的医家通过对不同地区的同一种药材进行功效对比，经过长时间的经验总结，选择疗效最好的中药材的产区，将此味中药材确为这个地区的道地药材。由于药材生长的环境因素不同，药材质量不同，揭示了药材质量与来源的关系[3-5]。

本次普查对清原本地的一些道地药材进行实地考察。参观记录了人工栽培的中药材。其中值得一提的是，清原满族自治县最著名的中药材——龙胆，龙胆为龙胆科植物，具有泻肝胆实火和除下焦湿热等功效[6]，药用价值较高，临床应用广泛[7]。现今，一提到龙胆大家都会想到清原的龙胆，清原的龙胆不仅品质优良，其中主要的有效成分龙胆苦苷的含量更是超出药典规定的 5~9 倍，而除了清原满族自治县野生生长的龙胆外，早在 2000 年时就已经有 3 千多人掌握了比较成熟的龙胆栽培技术，近年来清原的龙胆已经成为清原满族自治县的支柱品种，在中药材市场上也广受大众欢迎和专业人士认可。因此对清原满族自治县的道地药材进行本草考证，探讨其品质优良，不同于其他地区同种药材的原因，这对单味药材的可持续发展具有重要意义。

1.3 3S 技术在清原满族自治县中药资源普查的应用

3S 技术是一种高科技的可以对空间信息进行分析的技术[8]。3S 集成技术的应用为相关领域的科学研究提供技术平台，使研究结果更加全面[9]。3S 技术已经在农业、林业、渔牧业等多个领域中取得了效果较好的应用，并且在几个行业内进行了广泛的推广，此项技术在以上几个领域获得了很好的普及[10]，但是在中药行业的应用上又有所不同，因为中药本身所具有的复杂性和特殊性，该技术在中药资源调查中尚未得到很好的推广。3S 技术的应用还处于探索阶段，主要集中在某种中药资源的调查或将全球定位系统GPS、地理信息系统 RS 和遥感 GIS 的其中一项作为独立的技术手段进行研究[11]。本次调查将 3S 技术中的 GPS 和 GIS 技术用于清原满族自治县中药资源普查过程中特定环境分布的调查，动态监测中药资源[12-14]。

2 研究内容与方法

2.1 调查区域自然概况

2.1.1 地理位置

位于辽宁省抚顺市的清原满族自治县是辽宁省比较重要的中国中药材生产基地，地理坐标为东经 124°20′06″~125°28′58″，北纬 41°47′52″~42°28′25″，清原满族自治县具有独特的地理位置和自然环境，素来有"八山一水一分田"之美誉。清原满族自治县总面积为 3932.96km²。因为清原满族自治县毗邻吉林省的长白山，因此山峰海拔 500m以上的超过 30 座。多个方面的地理环境等因素造就了一个适合中药材生长的优质环境。

2.1.2 地质地貌

由于清原满族自治县地势西北高，东南低，山谷和低丘交错。中部是渭河沿岸。西部地形越高，清原满族自治县的山脉属于长白山龙岗支流。龙岗山峰海拔 1100.0m，是清原满族自治县最高的山峰。

2.1.3 气候水文

清原满族自治县属中温带大陆性季风气候，冬季寒冷，夏季炎热。年平均气温为5.3℃，7 月份最热，平均气温为 22.9℃；1 月份最冷，平均温度为 -16℃。极端最高温度为 37.2℃，极端最低温度为 -37.6℃。无霜期约为 130 天。该地东部高山地区的无霜期为 110~120 天。第一次霜冻通常出现在 9 月中旬，最后的霜冻发生在 5 月中旬。11 月中旬，土地被冻结，从 3 月下旬到 4 月上旬冻结，并于 4 月下旬流通。最深的冷冻层约为169cm。这一年的总日照时数为 2419h。春季和夏季有许多西南风，秋冬季有更多的西北风。一般来说，风力为 3 到 4 级，最大风力为 7 到 8 级。年平均降雨量为 806.5mm，主要集中在 7 月、8 月和 9 月。三个月的降雨量占年降雨总量的 60% 以上。最高每日降雨量为 116.8mm。每年的蒸汽量为 1275mm。清原满族自治县是渭河、清河、柴河、柳河四大河的发源地。境内共有 103 条主要支流，总长度为 183km。其中，渭河长 83km，是大伙房水库最上游；清河流域 40km²，是清河水库最上游；柴河长 35km，是柴河水库最上游；柳河长 25km，是吉林磨盘山水库最上游。

2.1.4　自然资源

由于清原满族自治县土壤、空气、水质等多方面的因素，决定了清原满族自治县必然是一个物产丰富的地区，因为清原满族自治县有众多的山峰，所以为树类的生长提供了良好的环境，清原满族自治县有大量常见的树种，如柳树、槐树和白桦树，这些植物通过田间调查可以看到获得了良好的生长，十分茂盛，成片的树林也为中药材的生长提供了良好的环境，山上的很多野生药材都喜欢在树下生长，除了这些常见的树种以外，清原满族自治县也存在一些珍贵的树种，如曲柳、暴马、刺楸等。这些丰富珍贵的植物资源也让清原满族自治县在农业、中药材产业等方面的发展较好。

因为清原满族自治县大量山峰的存在，除了丰富的植物资源，清原满族自治县的矿产资源也很丰富。除了大部分的植物药外，中药资源还包括动物药和矿物药。与可以种植的植物药和可以人工养殖获取的动物药相比，矿物药是不可再生资源，在中药资源中尤为珍贵。在清原满族自治县，到 2010 年已发现 109 个矿点。作为一名中药行业的研究人员，清原满族自治县在中药行业上是一个具有长远开发前景的地区，对清原满族自治县的中药资源进行调查研究是十分必要的。

2.2　研究内容

2.2.1　清原满族自治县中药资源调查分析

根据本次资源普查调查，统计清原满族自治县中药资源的种类和分布，对清原满族自治县常用中药名单进行分析和分类，以及了解野生药材的储备。参考 2020 年版《中国药典》，对清原满族自治县中药材的部位和疗效进行统计分析[15]。参观了清原满族自治县当地的中草药种植基地。统计清原满族自治县中药材种植的面积及产量，了解当地中药材在市场上的流通方式。根据普查结果，对清原满族自治县中医药事业的发展提出有效的建议。

2.2.2　清原满族自治县中医药知识调查

通过对当地中医院本地特色的了解和民间药方收集，进一步了解清原满族自治县中医药理论方面的特点，进而对相关的中药材进行收集整理，提倡重视传统用药经验的传承，提高本地人民的传统用药知识保护意识。

2.2.3 清原中药资源开发利用建议

以调查到的清原满族自治县中药资源现状，主要针对中药材种植、提出了保护野生中药资源，中药市场良性发展，中药材深度开发的建议。为清原满族自治县中药产业的不断完善做出贡献。

2.3 研究方法

2.3.1 文献查阅

通过翻阅书籍和查阅相关文献获取与此有关的调查报告及调查中可以采取的方法，包括中草药资源清单、药典、资源县县志、药用植物学专著、中药学专业相关论文等，以此为基础来制定具体的调查方案。

2.3.2 野外调查

中药资源普查的外业调查工作是一项十分辛苦的工作，任务量较大，采取更高效率的工作方法对于开展外业调查工作是十分重要的。野外作业的目的主要包括以下几个内容：①通过野外调查，获取清原满族自治县内中药资源的种类和分布等数据信息；②通过拍摄照片、获取影音资料等方式，记录保存野生药用植物的相关信息；③采集野生中药材而后在业内工作中制作成标本。

2.3.3 走访调查

首先，有必要确定清原满族自治县药材的具体种植面积和调查对象。可以通过向清原满族自治县农业局、林业局、卫生局和乡镇的相关负责人了解情况。根据获取到的信息选择要走访的对药农和药材种植人员等，主要针对中药材栽培历史、种植的种类、种植面积、亩产量等具体方面进行采访记录。

通过清原满族自治县各级政府掌握情况，当地的具有代表性的乡镇是主要的调查对象，如著名的迎英额门镇、清原镇、红透山镇、草市镇、南山城镇和清原满族自治县湾甸子镇上的一些私人收购点。通过走访调查的方式统计清原满族自治县中药材市场状况。此外，还可以到当地的中医院进行问卷调查和访谈，了解当地的地方病，预防和治疗等相关的医学知识。也可以到各个乡镇的诊所进行问卷调查。更全面、更详细地了解当地中医药，了解当地传统医药的特点，并记录一些著名医生提供的民间药物。整理所收集到的内容，第一次整理之后可以再去找相关人员进行确定，保证记录内容的准确性。

2.3.4 室内整理

内业的工作主要是压制和干燥在外业工作中收集的标本。在压制之前，应选择标本，并修剪树枝、树叶、花朵和果实，使标本看起来自然美观。然后将样品放在吸水纸上，并使用吸水纸分离每个样品以吸收样品中的水分。将一定量的样品放在样品架上，并用绳子系紧样品夹，采取人工每天按时将湿纸换成干纸的方法，湿纸再用烘箱烘干重复利用。

如果条件允许,最好是使用暖风机,快速干燥标本,无需反复更换吸水纸,减少日常工作量,提高工作效率。

2.3.5　创新性分析

本次普查与第三次全国中药资源普查相比,其创新点在于:本次普查在区域内增加样地调查,可对药用资源进行量化;采集的药用植物标本均有带 GPS 信息的数码照片,药用植物名录绝大多数有标本引证,同时还会获取重要类群的 DNA 分子材料、种子材料等。

3　清原满族自治县中药材种植研究

3.1　清原满族自治县野生中药资源调查及分析

3.1.1　清原满族自治县药用植物资源概况

根据调查结果,清原满族自治县分布有野生药用植物 538 种,隶属 94 科,药用植物分为苔藓植物、真菌植物、蕨类植物、裸子植物和被子植物,其中被子植物有 509 种,占植物总种数的 94.61%。其中菊科 76 种、蔷薇科 28 种、百合科 27 种、豆科 25 种、毛茛科 26 种、蓼科 20 种、伞形科 20 种、唇形科 20 种、禾本科 22 科,共计 264 种,占总植物种类的 49.07%。大多数植物的植被生活型是多年生的,少数是树木,灌木和藤本植物。通过查阅《辽宁植物志》在清原分布的 538 种植物中,在《辽宁植物志》中西丰县内未记录分布的药材,属于县级新记录,共计 230 种,未收录在《辽宁植物志》中的属于省级新记录[16]。

3.1.2　清原满族自治县重点药用植物品种及其功效

清原满族自治县国家规定的重点药材 91 种,对已采到的 42 种重点药材根据疗效具体分类:补虚药 5 种、化痰药 2 种、活血化瘀药 2 种、解表药 10 种、利水渗湿药 4 种、清热药 8 种、驱虫药 1 种、祛风湿药 3 种、收涩药 1 种、止咳平喘药 5 种、止血药 1 种。解表药居多,主要作用为发散表邪,占重点药材的 23.8%。

3.1.3　清原满族自治县特色药用植物品种及其功效

清原满族自治县已采到的特色药材有 30 种,所查到功效药材 25 种。根据疗效,清热药 4 种,祛风湿药 1 种,解表药 7 种,利水渗湿药 1 种,补虚药 5 种,化湿药 1 种,化痰药 2 种,收涩药 1 种,止咳平喘药 1 种,消食药 1 种,驱虫药 1 种,利水渗湿药 1 种。解表药居多,主要作用为发散表邪,占特色药材的 23.3%。已采到的 30 种特色药物具体分类。

3.1.4　清原满族自治县著名中药材

抚顺市独特的自然环境和熟练的种植技术,造就了一些特色的中药材。因清原满族自治县特殊的温带大陆性季风气候和土壤环境，清原野生中草药种类繁多，主要品种有鹿茸、龙胆、五味子、桔梗、铁线莲、玉竹等 500 多品种。在众多的中药品类中，其中龙胆、威灵仙、玉竹最为著名。

3.1.5 清原满族自治县中药材产业现状及分析

中药产业包括中草药，中药饮片和中成药三大支柱产业。在清原，有许多农民通过发展中草药产业来增加收入。中药材种植产业已成为清原满族自治县五大特色农业产业之首，它是农民增加收入的主导产业。今年，清原重点在英额门镇、湾甸子镇、大苏河乡、南山城推广黄精、玉竹、平地人参等"药膳兼用"的中药材品种，构建东南部中药材产业带。新发展有机中药材 1.27 万 hm^2，全县中药材发展面积达到 10 万 hm^2。中药材生产专业乡镇 8 个，专业村 118 个，成立中药材专业合作社达到 54 个，发展百亩连片中药材基地 326 处。

3.2 清原满族自治县中药材市场调查及分析

3.2.1 清原满族自治县传统药材生产流通

清原满族自治县的中药材流通与其他地区相同。它形成于明清时期。经过数千年的变化，已形成了成熟的生产技术体系和质量标准体系。它是中国中草药的生产和加工销售的精华。通过以下环节，可以控制药材质量，防止假冒伪劣药材进入市场：药材种植户（约占 90%）- 村级采购供应 - 各县乡药材采集站 - 药材市场经销商 - 中药企业（制药厂食品厂等）。

3.2.2 清原满族自治县现代药材生产流通

辽宁省最早的 GAP 认证是 2006 年的"大梨树"品牌辽五味。从那时起，几个五味子生产基地和清原龙胆生产基地都通过了 CAP 认证。虽然 GAP 包括基地选择、种质选择、种植和饲养管理、害虫控制、收获加工、包装和运输以及质量控制人员管理等各个方面，但大多数国内制造商只通过了中药厂的质量检验部门。基本模式如下：中药企业自建药材基地 - 中药厂 - 原料库 - 中药厂提取 - 中成药。目前，几种中药主要分布在清原满族自治县的中草药市场，包括龙胆草、白薇、黄精、白鲜皮、北苍术等。

4 清原满族自治县中药资源开发利用建议

清原满族自治县有丰富的中药资源。结合该县的资源特点和现状，对清原满族自治县中药资源从野生中药资源保护、中药材种植、中药材市场流通模式以及清原满族自治县中药资源的开发利用提出以下建议。

4.1 清原满族自治县野生中药资源保护

清原满族自治县具有丰富的野生资源，但是目前也面临着野生中药资源不断减少的现象，在植物中药材的保护问题上，野生资源的存在是十分有必要的，植物的虫害病大多都是大面积的发生，而如果某种中药发生虫害，如果没有野生的植物资源进行重新育种栽培，那么将会面临一味药材灭绝的危险，一旦发生这种情况对于国家来说都是很大的损失。但是就目前的调查结果来看，清原满族自治县对野生中药资源的保护还是不够全面。

建议根据当地实际情况建立野生中药资源生产保护区，保护资源稀缺的物种，防止不了解情况的人过度采摘，二是防止保护建立野生抚育和合理开采的机制。与此同时，政府也应该加强监督，必要时采取一定的惩罚来避免这种现象，以保证中药资源的合理开发与利用。

4.2 清原满族自治县中药资源种植规划

4.2.1 建立清原满族自治县中药材种子种苗繁育基地

在各乡镇建立联合种植基地，在清原满族自治县建立中草药种苗基地。选择县城东部的英额门镇、南山镇枸乃甸乡等部分地区，作为中药材新品种培育试验区，为推广中药新品种提供种苗和技术支持。

4.2.2 建设中药材标准化基地

目前中药材市场上中药品种混乱，中药质量参差不齐，从而导致医生开的方子达不到预期的疗效，归根结底在于中药材来源的不标准化，所以建议在全国范围内建设中药材标准化基地，我国在 2002 年开始通过实行《中药材生产质量管理规范》，其内容涵盖了中草药生产和质量管理的基本准则。对于全国所有中草药行业，我们必须努力获得 GAP 认证。才能保证所产中药材的质量。

对于清原满族自治县来说，在龙胆 GAP 基地的建设上已经取得了成功。通过建立龙胆 GAP 基地，龙胆已成为清原中药材种植的支柱，年产量可达 1000t，占全国市场的 80%。国家质检总局批准实施"清原龙胆"地理标志产品保护。"十四五"期间，要抓住发展机遇，继续发展细辛、桔梗、五味子等特种药材的产业化培育，积极建设支持 2 万亩的中草药种植基地。积极建设中药材标准化生产基地。

4.3 关于清原满族自治县中草药市场发展的建议

4.3.1 发展优势品种，提升品牌效应

根据调查，清原满族自治县目前品牌效应最强的中药材有龙胆、桔梗、细辛、黄柏和五味子等。应结合市场情况发展清原满族自治县优势中药材品种。抓住国家"十四五"中草药产业发展的契机，在此基础上，充分发挥大量优质果籽和药材的优势，并实现它们在清原满族自治县创造中医药产业向前发展的最佳利用价值，并且着力提升品牌效应。

4.3.2 延伸产业链，提高中药材附加值

建立中药材资源保护和繁育体系、标准化种植体系、精深加工体系、仓储流通体系和质量安全管理体系，构建比较完善的中药材全产业链协调发展格局，唱响抚顺市中药材品牌，开展省级区域性良种繁育基地创建工程。加快选育一批适合清原地区生长、新品种的同源药物和具有较大的市场潜力和良好的经济效益的中药材种植。建立规模大、质量优的道地药材种子种苗繁育基地，力争中药材资源保护和种苗繁育基地成为辽宁省区域性良种繁育基地。

参考文献

［1］郭兰萍. 第四次全国中药资源普查的实施准备［J］. 中国现代中药，2009，11(2)：3-5.

［2］廖保生，宋经元，谢彩香，等. 道地药材产地溯源研究［J］. 中国中药杂志，2014，39 (20)：3881-3888.

［3］张艺，范刚，耿志鹏，等. 道地药材品质评价现状及整体性研究思路［J］. 世界科学技术 - 中医药现代化，2009，11 (5)：660-664.

［4］王晓玥，宋经元，谢彩香，等. RNA-Seq 与道地药材研究［J］. 药学学报，2014 (12)：1650-1657.

［5］谢彩香，宋经元，韩建萍，等. 中药材道地性评价与区划研究［J］. 世界科学技术 - 中医药现代化，2016：950-958.

［6］刘涛，才谦，付玉芹，等. 中药龙胆的研究进展［J］. 辽宁中医杂志，2004，31 (1)：85-86.

［7］赵雨晴，杨娜，练有扬，等. 龙胆的化学成分和药理作用的研究进展［C］// 中国商品学会. 中国商品学会第五届全国中药商品学术大会论文集. 哈尔滨：中国商品学会，2017：3.

［8］谷婧，冯成强，张文生. 3S 技术在中药资源研究和管理中的应用与展望［J］. 中草药，2014，45 (10)：1502-1506.

［9］卢颖，王文全. 地理信息系统（GIS）在中药资源研究中的应用探讨［J］. 北京中医药大学学报，2006，29 (4)：246-249.

［10］刘金欣，李耿，夏艳华，等. 基于 3S 技术内蒙古地区野生黄芩储量估算研究［J］. 中草药，2016，47 (6)：997-1003.

［11］刘金欣，潘敏，李耿，等. 3S 技术在药用植物资源调查研究中的应用［J］. 中草药，2016，47 (4)：695-700.

[12] ZHANG X B, LI M, WANG H, et al. Location information acquisition and sharing application design in national census of Chinese medicine resources. [J] . Zhongguo Zhong yao za zhi = Zhongguo zhongyao zazhi = China journal of Chinese materia medica, 2017, 42 (22): 4271.

[13] ZHANG T, LI J D, CHENG M, et al. Design and implementation of real−time control of changes to national Chinese medicine resources fill system based on GIS. [J] . China Journal of Chinese Materia Medica, 2017, 42 (22): 4306−4309.

[14] ZHANG X B, GE X G, JIN Y, et al. Application of image recognition technology in census of national traditional Chinese medicine resources [J] . Zhongguo Zhong yao za zhi = Zhongguo zhongyao zazhi = China journal of Chinese materia medica, 2017, 42 (22): 4266.

[15] 康廷国 . 中药鉴定学 [M] . 北京 : 中国医药科技出版社 , 2012: 1−10.

[16] 赵容 , 尹海波 , 刘影 , 等 . 辽宁清原满族自治县野生药用植物资源调查 [J] . 辽宁中医药大学学报 , 2018, 20 (3): 111−117.

中药材产业扶贫思考与对策

——赤峰宁城县调研

◎王文乐

内蒙古自治区中医药研究所

[摘　要] 自开展中药材产业扶贫行动以来，我国各省贫困地区政府和相关部门、企事业单位都积极参与其中，探讨适用于当地情况的新型扶贫模式。扶贫开发工作取得了一些成绩，但扶贫任务依然艰巨。本文分析了内蒙古自治区贫困地区赤峰宁城县的调研结果，总结目前存在的问题，提出在保障性扶贫政策和制度供给的基础上，需要科学的产业规划，尤其注意产销疏通和市场动向，将科技成果真正转化到中药材生产上，从而从源头上保证高质稳产和安全，并积极构建现代信息平台进行及时沟通与反馈，多渠道、多方面共同推进精准扶贫、精准脱贫。

[关键词] 中药材；产业扶贫；国贫县

中药材产业扶贫主要在于可以发展区域经济的同时提高地方医疗服务水平[1-3]，近年来，内蒙古自治区中药材农业规模不断扩大，道地产区意识得到加强，中药市场体系得到完善[4]，这为推动内蒙古自治区特色中药农业经济发展和贫困群众增收脱贫提供了强大支撑。有学者指出民族药是中药的重要组成部分[5]，在少数民族自治区域应逐渐将民族药产业转变为最具比较优势的支柱产业[6-7]，而如何利用当地资源优势以发展自身特色产业是内蒙古自治区及西北许多贫困地区进行产业扶贫时必须面对的一个问题。针对这个问题，近几年政府及相关部门在中药材产业扶贫工作上给予了大力支持，我国相关专家也在积极收集全国中药材产业扶贫典型案例和模型，尝试从中找到产业扶贫的有效模式，各地区在尝试应用多种扶贫机制争取贫困县脱帽。但由于扶贫工作的长期性、艰巨性和复杂性，内蒙古自治区扶贫工作成效仍不够显著和彻底。

因此，为推进《中药材产业扶贫行动计划（2017—2020年）》实施，摸清自治区贫困地区中药材产业扶贫基础情况，国家中医药管理局规财司决定开展中药材产业扶贫情况基线调查。本研究团队积极响应，走访宁城县扶贫办、农牧业局、统计局等相关部门，对宁城县产业进行调研，掌握土地、劳动力、政策等可为中药材产业发展的资源支持。随机选取典型农户开展入户调查，详细了解他们发展中药材种植种子种苗、种植技术、资金、销路等的需求。本团队调查旨在为中药材产业扶贫提供基础。

1 宁城县自然资源概况

宁城县位于内蒙古自治区东部，赤峰市南部，地处大兴安岭南段和燕山北麓山地，属内蒙古高原与松辽平原的过渡带，地势西高东低，最高处为三座店乡龙潭梁翠云峰，海拔 1890.9m，最低处为五化镇的小乌兰哈达沟，海拔 429m。该县属温带半干旱大陆性季风气候区，冬季漫长而寒冷，春季干旱、多大风，夏季短促炎热、雨水集中，秋季短促、气温下降快、霜冻降临早。大部地区年平均气温为 0~7℃，年均降水量为 400mm 左右，西南部林区偏多，无霜期 110~150 天。森林覆盖率 45.99%，境内以天然油松为代表的暖湿型针阔混交林，地势西高东低，西部以山地为主，东部为丘陵为主，东西距离近 94km、南北长近 64km。土壤结构西部以黑黏土为主，中部以砂砾土为主，东部以黄黏土为主，现有发现辖内约有植物 138 科 465 属 953 种，药用植物 130 余种。宁城县东与辽宁省建平、凌源两县市交界，南与河北省平泉县毗邻，西与河北省承德县、隆化县接壤，素称"三省通衢"。宁城县为国家级贫困县，总面积 4305km²，共辖 13 个镇、2 个乡、305 个行政村，人口 61.52 万。

2 宁城县产业现状

随着科学技术的发展和进步，宁城县的地区生产总值呈良好的发展势头。宁城县 2015 年、2016 年、2017 年的地区生产总值分别为 167.8、182.7、198 亿元，年均增长 8% 左右（表 23-1）。

表 23-1 近三年地区生产总值

单位 / 亿元

旗县名称	2015 年地区生产总值	2016 年地区生产总值	2017 年地区生产总值
宁城县	167.8	182.7	198

农牧业在地区经济和社会发展中的地位和作用举足轻重，部分贫困地区农牧业助农增收的贡献率已超过了 50%，贫困地区农牧民世代经营并赖以生存发展的传统、基础产业，也是拓展贫困地区群众增收渠道的骨干产业。在贫困地区发展特色农牧业，是当前实现农牧民就地脱贫最为现实的选择。深入调查农牧业发展现状，以期为新时期乡村振兴指引方向。

　　根据地方统计局提供数据可知，宁城县区域面积较大，适于耕作土地也较多。截至2016年底，农作物种植面积达到1698075亩（表23-2）。其中，粮食作物的种植面积最大，为1325265亩，主要有玉米、谷子、高粱和小麦。蔬菜种植面积也比较突出，达到320025亩。药材种植面积较小，且分布零散，主要有北沙参、桔梗、牛膝等。宁城县农业种植情况请见图23-1。

表 23-2　2015 年、2016 年宁城县农作物播种面积

单位 / 亩

年份	农作物播种	粮食作物	油料	糖料	烟叶	药材类	蔬菜	瓜类	其他作物
2015 年	1615755	1302765	5880	4230	6750	255	265710	1260	30165
2016 年	1698075	1325265	6810	7080	7080	540	320025	1305	31275

　　根据网站卓创资讯、金谷粮食网、中药材天地网及实地入户调查问卷获取近些年粮食作物和药材收购价、亩产、总收入状况。以均价 300 元 / 亩成本（忽略人工）计算，粮食作物玉米收益 500~870 元 / 亩、谷子收益 252~660 元 / 亩、高粱收益 310~764 元 / 亩、小麦收益 336~652 元 / 亩。以均价 2500 元 / 亩成本计算，药材桔梗的收益 1100~5500 元 / 亩、

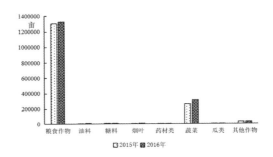

图 23-1　宁城县农作物种植情况

北沙参收益 2000~6300 元 / 亩。虽然近年桔梗、北沙参等药材价格不稳定，但是总体上高于粮食作物的收益，遇上价格好的年份，收益非常可观（表23-3）。当地农村产业的不合理布局是限制经济发展的重要原因之一，使得地区拥有较多的贫困人口。因而，调整中药材种植业在农牧业的比重，是实现地区脱贫致富途径之一。

表 23-3　粮食作物和药材收入比较

种类		收购价 / 元 / 斤	亩产 / 斤	总收入 / 元 / 亩
粮食作物	玉米	0.8~0.975	1000~1200	800~1170
	谷子	1.38~1.60	400~600	552~960
	高粱	1.22~1.52	500~700	610~1064
	小麦	1.06~1.36	600~700	636~952
药材	桔梗	12~16	300~500	3600~8000
	北沙参	15~22	300~400	4500~8800

　　注：表格中收购价均已干货核算，1 斤等于 0.5kg。

3 宁城县贫困户情况

通过走访当地民政局扶贫办,获悉宁城县建档立卡人数45181,占总人口的7.34%,有劳动力贫困人数39723,社会兜底人数5458,主要分布在八里罕镇、必斯营子镇、甸子镇、忙农营子镇。根据当地农牧业局和实地考察得知,这些贫困地区均以种植玉米、谷子和高粱为主。宁城县贫困现状见表23-4和图23-2。

表23-4 宁城县贫困现状

旗县名称	建档立卡人数	有劳动能力人数	社会兜底人数	建档立卡户占总人口的百分比/%
宁城县	45181	39723	5458	7.34

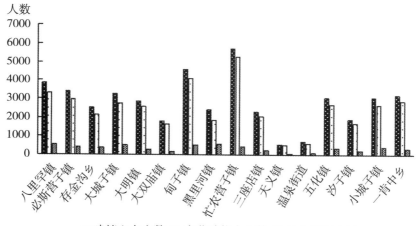

图 23-2 2017 年宁城县贫困现状

4 宁城县蒙中药资源优势

第四次全国蒙中药资源普查结果表明药用植物资源主要分布于宁城县西部、南部乡镇,以黑里河镇原始森林、四道沟、存金沟乡、马架子乡、石佛乡、山头乡植被丰富,药用植物资源蕴藏量较高(表23-5)。宁城县现有耕地5万亩,并有山坡林地30余万亩可开展中药材种植产业,中药材种植品种有桔梗、北沙参、牛膝、苍术、黄芪等,市场综合走访情况见表23-6。宁城县现已开展中药材种植,但种植规模较小,千亩以上种植品种仅有桔梗1种,未有效形成规模化种植,且未有优势企业进驻。桔梗、北沙参、黄芪等药材生长周期短、产新快,随市场价格波动,种植区域变更频繁。

表 23-5　宁城县药材蕴藏产量状况

重点药材品种	主要分布地区	蕴藏产量估计
艾叶	县内	21t
苦参	甸子、王营子、存金沟等	20t
柴胡	存金沟、八里罕、黑里河	1.5t
党参	黑里河、四道沟	1.8t
狼毒	县内东部地区	5.2t
益母草	县内东部地区	15t
射干	县内	4.6t
车前子	县内	1t
沙棘	县内东部地区	3t
山枣	县内东部地区	5t
防风	头道营子、石佛等	2t
黄芪	榆树林子、必斯营子等	4.2t
麻黄	三座店、王营子、瓦房等	0.4t
地骨皮	县内东部地区	6t
黄芩	五化、山头、必斯营子等	3t
石竹	县内	3t
三颗针	县内东部地区	2t
远志	县内	0.2t
薄荷	存金沟	0.2t
五味子	黑里河、四道沟等	2t
藁本	黑里河、四道沟等	0.1t
苍耳子	县内东部地区	0.1t
蒺藜	县内东部地区	0.1t
茺蔚子	县内东部地区	0.1t
苍术	黑里河、四道沟等	0.1t
黄精	黑里河、四道沟	0.1t
玉竹	黑里河、四道沟、存金沟	0.5t

表 23-6　常用蒙中药材市场综合情况走访统计表

商品名	品种性质	来源	平均收购价格/元/kg	平均销售价格/元/kg	年销售量/kg
苦参	主流品种	自采	1.9	4.6	7000
黄芩	主流品种	自采	11.2	23.4	2500
苍术	主流品种	自采	8.5	28.4	2600
杏仁	主流品种	自采	11.2	23.5	2500
漏芦	主流品种	自采	5.5	17.4	1100
藁本	主流品种	自采	19.5	38.7	650
桔梗	主流品种	栽培	3.8	9.2	1000000
北沙参	主流品种	栽培	5.5	10.5	3000
黄芪	主流品种	栽培	10.6	21.3	1200

注：1. 此表中商品名只针对主流品种。

　　2. 年销售量是县域市场内所有经营户年销售量的总和。

5　外部环境利好优势

5.1　蒙中药材贸易环境

近年来，中医药逐渐引起国际社会的关注，国家中药材出口加大，尤其对于东盟、印度及部分中东国家。我国中药材出口近 200 个国家和地区，贸易规模总体上呈现不断增长的趋势。根据医保商会统计，2017 年东盟、美国、欧盟、日本中药类出口量增幅分别为 17.19%、8.94%、5.34%、0.81%，出口金额 35.03 亿美元，同比增长 2.25%，中药材出口额 11.39 亿美元[8]。"一带一路"倡议的实施，随着边贸国家层面的优惠政策的接轨，国家中药材贸易量将出现相应暴增。

5.2　政策鼓励

近年来，《中药材保护和发展规划（2015—2020 年）》《中医药发展战略纲要规划（2016—2030 年）》《中药材产业扶贫行动计划（2017—2020 年）》等一系列利好于蒙中药行业发展的政策陆续发布，为内蒙古自治区蒙中药材产业发展提供了良好的政策环境。

其中《中药材保护和发展规划（2015—2020 年）》规划提出，力争到 2020 年，中药材资源保护与监测体系基本完善，濒危中药材供需矛盾有效缓解，常用中药材生产稳步发展；中药材科技水平大幅提升，质量持续提高。《中医药发展战略纲要规划（2016—2030 年）》出台，从国家层面编制中医药发展规划，标志着中医药发展已列入国家发展战略，依据战略部署，中医药从长期来看将迎来巨大的发展空间。规划提出，推进重要工业数字化、网络化、智能化建设，加速中药生产工艺、流程的标准化、现代化，逐步形成大型中药企业集团和产业集群，中药工业总值站医药工业总值30%以上等，这对中医药行业和企业而言，是一次千载难逢的发展机遇。2017年9月，国家中医药管理局联合相关部门发布了《中药材产业扶贫行动计划（2017—2020年）》，明确了支持中药企业建设"中药材产业扶贫示范基地"；开展"百企帮百县"活动，推动百家以上医药企业到贫困县设立"定制药园"作为原料药材供应基地；支持集中连片贫困地区建设区域性良种繁育基地、指导贫困地区开展道地药材品牌建设；开展"中药材产业扶贫示范基地"认定等重点任务。2018年12月《全国道地药材生产基地建设规划（2018—2025年）》中要求到2025年，全国建成道地药材生产基地总面积2500万亩以上。"规划"提出要以品种为纲、产地为目，定品种、定产地和定标准相结合，优化道地药材生产布局。根据"规划"，全国划出7大道地药材产区，分别位于东北、华北、华东、华中、华南、西南、西北。

　　相应的，内蒙古自治区出台了《内蒙古自治区人民政府关于印发蒙医药中医药发展战略规划纲要（2016—2030年）》，指出要制定蒙药材中药材主产区种植区域规划；制定国家道地药材目录，加强道地药材良种繁育基地和规范化种植养殖基地建设，促进蒙药材中药材种植养殖业绿色发展；制定蒙药材中药材种植养殖、采集、储藏技术标准，加强对蒙药材中药材种植养殖的科学引导，大力发展蒙药材中药材种植养殖专业合作社和合作联社，提高规模化、规范化水平。实施贫困地区蒙药材中药材产业推进行动，引导贫困户以多种方式参与蒙药材中药材生产。《内蒙古自治区蒙药材中药材保护和发展实施方案（2016—2020年）》指出要立足我区特色道地蒙药材中药材资源，依靠科技支撑，科学发展蒙药材中药材种植养殖产业，保护野生蒙药材中药材资源，推动生产流通现代化和信息化，努力实现蒙药材中药材优质安全、供应充足、价格平稳，促进全区蒙中药产业持续健康发展，满足人民群众日益增长的健康需求。《内蒙古自治区促进医药产业健康发展实施方案》明确提出开展蒙中药材良种繁育和现代种植（养殖）、生产技术推广，在适宜地区建设规范化种植（养殖）、规模化加工一体化基地。

　　2018年，宁城县出台了《宁城县2018年农牧业产业发展指导性计划及补贴政策》，鼓励规模发展中药材及观赏花卉等特色种植，对县级以上主干公路沿线新增药材种植200亩以上的，每亩补贴500元。

　　无论是国家层面，还是省、地方层面，贫困地区的中药材发展呈现良好的势头。

5.3　药企逐步进驻

　　中小企业是县域经济发展的重要支撑，在经济运行中发挥着重要的作用。目前宁城县附近地区中药材经营中小企业主要有赤峰荣兴堂药业有限公司、赤峰百草中草药资源开发有限公司、赤峰桓祥中药饮片有限公司、赤峰天奇制药有限责任公司、承德颈复康、山东弘济堂、日本的津村、小林公司等，可为中药材产业扶贫提供支撑。众多药企在牛家营子镇发展中药材产业，在助推本地中药材产业扶贫工作的同时，逐渐辐射宁城县等其他乡镇。根据宁城县当地情况，逐渐引入企业、培育龙头企业，发展订单农业，建设蒙中药材健康产业园，形成蒙中药材产业合作链条。

5.4 充足的劳动力和土地

宁城县是农业大县、人口大县。耕地面积 152 万亩，总人口 61 万，其中农业人口 52 万，占总人口的 85%，各类农民专业合作组织大量涌现，数量达到 300 多个[9]。近年来，宁城县农业基础设施不断改善，现已有一半以上的行政村通水泥路或油路。

6 中药材产业扶贫面临问题

6.1 资源环境破坏严重

随着人口的不断增长，耕地面积的不断扩大，许多野生中药材的生长环境遭到破坏，失去了赖以生存的生长和发展空间，资源的数量及质量逐渐下降，尤其县内采矿业的破坏式开采，对山体植被破坏力巨大，多处青山成为沙山、荒山，植物难以生存。另外，近几年野生中草药价格的攀升也对野生药用植物的生存产生极大隐患，7~9月为农闲季节，也是大部分植物开花、结果的季节，受到中草药高利润的刺激，采药人颇多，中药植物小群落一经发现，即被"挖光"，进行破坏性的挖掘，且多数药用植物种子、果实等尚未发育成熟。对野生药用植物资源造成极大破坏，应采取合理措施，予以控制。

6.2 中药材产业基础薄弱

首先，种植结构发展比例不协调。在种植业结构中，粮食作物的面积大，而特色和高效的经济作物面积小；在经济结构中，第一产业比例大，第二、三产业比例小。这样不合理的结构使得农民增收渠道单一，收入难以提高。其次，企业与农户和基地的联结较松散，产业发展不平衡，农民专业合作组织发展尚处在初级阶段，且经济作物的种植存在着较大的风险，受制于贫困地区偏远的区位条件，市场物流体系建设缺乏、市场信息不完全、营销模式滞后，导致中药商业发展不足，产品辐射半径较小，影响力不足[10]。再次，土地流转较小，因为没有大产业的带动，很多农民选择小规模的经营方式，使很多有特色有发展前景的产业不能扩大规模发展，如中药材产业。基础设施薄弱、技术设备落后、企业分散规模较小[11]，产品加工大多停留在初加工层次，产业链短，缺乏深加工能力和技术，处于价值链底端，经济效益低下。最后，中药材产业发展相对缓慢，当前农民中药材种植规模都较小，发展相对缓慢，因为有资金和土地等因素的制约，很难扩大规模，加上农村信息相对闭塞，对新技术和新品种的引进较迟缓，加工方式落后，附加值不高，很难发展起来。

6.3　缺乏规划，种植技术不成熟

药材种质只种不选，品种退化严重，且种植品种较少、产业链单一，没有形成产业化、规模化、现代化。种植技术较为传统，中药种植户散在分布，种植技术多为自行探索，缺乏专业技术指导，采取粗放经营、掠夺性使用土地，结果使耕地肥力不断下降，中药材种植业发展后劲日渐不足。而且，由于农民缺乏养地知识，用肥结构不合理，使耕地有机质含量低，N、P、K 等元素比例失调，地力下降速度加快。由于土壤肥力的下降，农民过度使用农药化肥，使得中药材的品质面临着下降的趋势，与中药材现代化产业种植基地还有一定差距。

6.4　产业链短缺，深加工不足

宁城县乃至全区中药材产业链短缺，大多数地区只停留在蒙中药材初加工产品及饮片阶段，缺乏提取、高附加值产品等的开发利用。例如北沙参和桔梗是本地区道地药材，也是药食同源，但附加值产品开发严重不足，导致经济发展缓慢，产销缓慢，相应交通设施、第三产业无法立足，形成恶性循环。

■　7　主要对策

7.1　科学规划

调整产业结构，发展有特色的农业，因地制宜地种植中药材，有规划地分区域进行种植。按照土地、气候特色，主要是加大适宜当地环境的中药材的种植，并对现有的中药材种植方式进行规范化和标准化。同时，鼓励中药材的种植，主要是当地产药材的种植，并对现有的中药材市场及重要集散地进行实时监测，主要是对种子质量及药材行情进行监测，避免出现以次充好、行情低下的情况。中药材种植示范基地的特色建设也尤为重要，示范基地要遵照高标准、高质量、高起点、高科技的原则，发展具有特色的中药材种植示范基地，发展多种种植模式，提高种植技术，如全膜覆盖、垄作沟灌等技术。

7.2　着力培养新型农民

农民是整个中药材生产的主体，他们与中药材生产的展开、进行乃至最后的结果都息息相关。首先，利用宣传作为手段，如会议、海报、广播、媒体等，借以宣传中药材种植的益处、具体种植技术及成功案例等。在农村形成各类信息相互交织的信息网络，比方种植技术、中药材的供需信息和价格波动、防火防灾等基础教育。将这些基本信息相互交织而形成的网络，有利于农民对信息的真切把握，减少很多日常生活中的麻烦。其次，还需要政府的政策引导，制定积极的中药材种植政策。借助政策拓宽中药材的销售渠道，减少中药材产品的销售风险。

7.3　科技带动发展

将科技运用到中药材种植过程，致力于提高中药材产品的产量，优化中药材生产方式，将科技与实践紧密结合。首先，开展各类科技培训班，将科技引入百姓的生活之中，引起百姓对科技的关注和重视，只有百姓关注到科技，才能够使科学生产顺利引入中药材生产中。其次，深入推广中药材生产技术。比方推广特色种植技术、高效栽培技术，促进中药材产品的质量提升和产量稳定。最后，创新中药材产品的品牌，主要致力于中药材产品的"绿色"二字，以优质的中药材产品品牌带动农村农业市场的发展，将农村内的小市场扩大到外在的整个中药材市场，从而推动中药材产业的发展。

7.4　发展龙头企业建设，带动产业发展

一方面，大力推行"龙头"带动机制，完善"企业 + 基地 + 农户（贫困户）"和"企业 + 专业合作社 + 基地 + 农户（贫困户）"的利益联结模式。引入药企在贫困地区建基地，推动农企联结，促进技术成果转化，为中药材种植注入新的活力。与赤峰荣兴堂药业有限公司、赤峰百草中草药资源开发有限公司、赤峰桓祥中药饮片有限公司、赤峰天奇制药有限责任公司等企业签订合作协议，发展订单农业，可为中药材产业扶贫提供支撑。另一方面，优化投资环境，吸引大型企业入驻宁城县，投资蒙中药材的种植与加工，建立药源基地，种植优质中药材产品，使中药材发展更加规模化、产业化，实施专业化生产。

7.5　实施专业化生产，延长产业链条

一方面加强对蒙中药材饮品、饮片，相关保健品、中药提取物、颗粒产品、化妆品等系列产品的研发力度，通过市场带动产业发展，进而带动交通运输业、服务业等各个行业的发展，延长蒙中药材产业链。另一方面，加快改良蒙药材中药材的原料药的单一销售方式，结合医养平台和旅游平台，打造系列化服务产品，如中药传统膏方、药酒、药膳、养生茶、养生蜜及草药配方保健食品、保健药品等，推动养生旅游与蒙药材中药材高附加值产品链的拓展。

7.6　引入"互联网 +"，建立药材信息共享平台

搭建蒙中药材 O2O（Online to Offline）交易信息平台，创立交易中心与线上平台信息化建设，保障药材供应和药材质量，杜绝制假现象的发生，切实解决药材流通不便问题，减少蒙中药材市场上的冗余环节。同时，随时随地共享信息，减少人力物力的大量浪费，用科学化、专业化、实用规范性技术信息共享来提升蒙中药材规范化的管理水平，推动蒙中药材的健康化发展。

参考文献

［1］纪有恒，单鸿礼．试论从经济效果研究办好中药专业问题［J］．医学教育，1982 (3): 19.

［2］蔡毅．中药价值之我见［J］．中国卫生经济，1987 (2): 60.

［3］冯昌荣．发展中药材生产开发山区经济［J］．山区开发，1989 (3): 73.

［4］陈宁，宋雪，陈琳．贵州省中药民族药产业发展现状及对策［J］．耕作与栽培，2016 (6): 54.

［5］林江．中华民族传统医药产业化发展问题研究［D］．北京：中央民族大学，2005.

［6］陈于金．发展民族药产业是新疆经济新的增长点［J］．中药研究与信息，2001, 3 (1): 25.

［7］王璐，孙兴，卢博礼，等．贵州省中药民族药产业发展现状和展望［J］．安徽农业科学，2015, 43 (5): 78.

［8］李得运，于志斌．2017 年中药材进出口贸易分析［J］．中国现代中药，2018, 20 (3): 345-348.

［9］宣君华．浅谈宁城县新农村建设［J］．现代农业，2014 (12): 90-91.

［10］李益长．闽东畲族药资源产业化开发现状与对策——以福安畲药为例［J］．安徽农业科学，2016, 44(5): 133.

［11］张翔宇，陈杰，周茂嫦，等．毕节市中药产业发展现状及对策分析［J］．中国现代中药，2014, 16 (8): 688.

江西省奉新县第四次全国中药资源普查情况报告

◎王小青　曾慧婷　陈超　何小群　蔡妙婷　陈星星　袁源见　康明　虞金宝

江西省中医药研究院

[摘　要]目的：基于第四次全国中药资源普查，调查江西省奉新县药用植物资源本底情况，为奉新县中药资源保护与开发利用提供科学依据。方法：按照《全国中药资源普查技术方案》，通过样线、样地、样方调查，标本、药材采集，影像与文字记录，并结合参考资料的方法对奉新县药用植物多样性进行研究。结果：奉新县药用植物资源丰富，共调查药用植物120科327属435种，以草本居多，其中种数较多的为菊科、豆科、蔷薇科、莤草科，重点品种85种，珍稀濒危保护药用植物21种。结论：该调查基本摸清奉新县中药资源本底情况，普查成果可为当地中药资源保护、开发利用及相关产业的发展提供指导和重要参考。

[关键词]奉新县；中药资源；药用植物；普查

　　奉新县，隶属江西省宜春市，东连安义县、南接高安县、西南毗宜丰县、西北邻修水县、北靠靖安县，潦河水流贯境内西东，总面积 1642km²，下辖 18 个乡镇，耕地面积 42 万亩，林地面积 165.7 万亩，森林覆盖率达 70%。奉新县资源丰富，复杂多样的地理地形和气候类型，为其生物多样性的形成提供了有利条件。自 1987 年后，该县未开展过中药资源普查，其间，奉新县不仅社会经济发生巨大变化，药用植物资源种类、分布、蕴藏量等亦发生了变化。目前，第四次全国中药资源普查工作已全面铺开，为摸清江西省奉新县中药资源家底，普查队于 2017 年 12 月至 2018 年 10 月对奉新县药用植物资源进行实地调查，并对调查结果进行整理和分析，以期为奉新县中药产业发展规划提供参考。

1　奉新县自然概况

　　奉新县位于江西省西北部，宜春市东北部，属长江中下游地区。位于东经 114°45′~115°33′，北纬 28°34′~28°52′，东西长约 78.3km，南北宽约 32.3km。奉新属赣西北九岭山的分支及余脉，分北、中、南三大支脉，向东伸展。县境三面环山，形成西高东低的地势，从西向中、东部逐渐倾斜、低落，构成明显的西部中低山地、中部多丘陵、东部低丘河谷平原，属典型的丘陵山区地形地貌。最高峰五梅山（海拔 1516.3m），最低点宋埠中堡（海拔 27m），全境平均海拔 300m。奉新县属中亚热带湿润气候，四季分明、气候温暖、雨量充沛、日照充足、无霜期长，适宜农业生产发展。随着地形变化，气温由东到西递减，降雨量由东到西逐增，东西干湿明显，南北温差较小。全县年平均气温为 17.1℃。其中，1 月平均气温 4.7℃，7 月平均气温 29℃。全年平均降雨量为 1612mm，降雨量集中在 4~6 月。年相对湿度平均为 79%，无霜期年平均为 260 天左右，年日照时数达 1803h。奉新县资源极为丰富，素有"贡米产地""中华猕猴桃之乡"的美誉。

2　调查方法

2.1　第三次中药资源普查的数据整理

根据 1986 年奉新县第三次全国中药资源普查编写的《中药资源普查资料汇编》手写稿，对所记录的药用植物资源进行录入整理。

2.2　外业调查

根据由国家中医药管理局科技司、全国中药资源普查试点工作专家指导组制定的《全国中药资源普查技术方案》[1-2]，按照预设样地和样方套采用样方调查和样线调查相结合方法，在不同季节不同物候期对县域内各乡镇进行野外调查，包括调查样地、设置样方和样方套，调查药用植物并记录信息，采集腊叶标本和中药材样品，拍摄生境、群落、个体及工作照片等。此外，还包括中药资源传统知识调查、中药材市场调查和种质资源调查[3]。

2.3　内业整理

对野外采集的标本进行鉴定、腊叶标本压制和制作，普查数据的整理，即对数据进行整理分析后上传至"中药资源普查信息管理系统"，经过数据校验及评分合格后，即可从"中药资源普查信息管理系统"导出相关数据[4]。将已鉴定并制定的腊叶标本、药材、种质资源等进行集中管理，整理普查结果，撰写普查报告等。

3　结果与分析

3.1　工作完成情况

截至 2018 年 10 月，奉新县中药资源普查已全部结束野外调查工作，实地调查代表区域数量 4 种（草丛、灌丛、阔叶林和针叶林），完成样地 37 个、样方套 230 个、普查野生品种 403 种、栽培品种 32 种、记录重量 107 种。采集腊叶标本 2025 份、药材标本 46 份、种质资源 6 份，拍摄照片 7279 张，相关信息已全部上传至"中药资源普查信息管理系统"。中药资源传统知识调查、中药材市场调查和种质资源调查项尚未开展。

3.2 药用植物种类与组成

通过调查及鉴定，奉新县药用植物共有 435 种，隶属 120 科 327 属。其中蕨类植物 14 科 19 属 22 种，裸子植物 5 科 7 属 9 种，双子叶植物 90 科 268 属 367 种，单子叶植物 11 科 33 属 37 种（表 24-1）。各科所含物种数分散，少则 1 种，多则 30 种。其中含 20 种以上药用植物的优势科为菊科（30 种）和豆科（28 种）。其次，含 15~19 种药用植物的科为蔷薇科（19 种）和茜草科（17 种）（表 24-2）。药用植物种类较集中的优势属有悬钩子属（6）、紫珠属（6）、蓼属（5）、冬青属（5）、茄属（5）（表 24-3）。

表 24-1　奉新县药用植物分类群组成

类别	科		属		种	
	数量	占比 /%	数量	占比 /%	数量	占比 /%
蕨类植物	14	11.66	19	5.81	22	5.05
裸子植物	5	4.17	7	2.14	9	2.07
双子叶植物	90	75.00	268	81.96	367	84.37
单子叶植物	11	9.17	33	10.09	37	8.51
合 计	120	100.00	327	100.00	435	100.00

表 24-2　奉新县药用植物不同科所含种数的统计

科内所含总数	科数	科比例 /%	种数	种比例 /%	代表科
≥ 20	2	1.67	58	13.34	菊科、豆科
15~19	2	1.67	36	8.28	蔷薇科、茜草科
10~14	6	5.00	67	15.40	百合科、马鞭草科、唇形科、蓼科
5~9	15	12.50	97	22.30	桑科、伞形科、苋科、茄科
2~4	49	40.83	131	30.11	壳斗科、小檗科、鼠李科、葡萄科
1	46	38.33	46	10.57	胡桃科、桦木科、杜仲科、桑寄生科
总 计	120	100.00	435	100.00	—

表 24-3　奉新县药用植物不同属所含种数的统计

属内所含总数	属数	属比例 /%	种数	种比例 /%	代表属
6	2	0.61	12	2.76	悬钩子属、紫珠属
5	3	0.92	15	3.45	蓼属、冬青属、茄属
2~4	59	18.04	145	33.33	牛膝属、山胡椒属、蔷薇属、胡枝子属
1	263	80.43	263	60.46	枫杨属、杞木属、栎属、水青冈属
总计	327	100.00	435	100.00	—

　　奉新县受亚热带湿润气候影响，药用植物生长环境多数为针阔混交林、竹林、阔叶林，本项野外调查的海拔分布主要集中于海拔 100~1000m。其中药用植物草本记录有 236 种，包括一、二年生及多年生药用草本植物，占所调查药用植物的 54.25%；灌木有 88 种，占所调查药用植物的 20.23%；乔木有 56 种，占所调查药用植物的 12.87%；灌木或乔木有 34 种，占所调查药用植物的 7.82%；木质藤本有 21 种，占所调查药用植物的 4.83%。结果见表 24-4。

表 24-4　奉新县药用植物不同生活型的统计

类别	总量	占比 /%
草本	236	54.25
灌木	88	20.23
乔木	56	12.87
灌木或乔木	34	7.82
木质藤本	21	4.83
合计	435	100.00

3.3　重点品种

　　根据《第四次全国中药资源普查技术方案》所确定的全国重点品种目录[5]，结合江西省重点品种目录确定重点品种，通常为具有较高药用价值的植物种类。通过第四次全国中药资源普查，统计得到奉新县药用植物重点品种 51 科 80 属 85 种，占所调查药用植物种数的 19.54%，其中含 4 种以上药用植物的优势科为菊科（8 种）、豆科（4 种）、蓼科（4 种）、蔷薇科（4 种）。药用蕨类植物有海金沙 *Lygodium japonicum* (Thunb.) Sw.、槲蕨 *Drynaria roosii* Nakaike、石松 *Lycopodium japonicum* Thunb. ex Murray、紫萁 *Osmunda japonica* Thunb. 等；药用裸子植物有银杏 *Ginkgo biloba* L.、马尾松 *Pinus massoniana* Lamb. 等；药用被子植物 79 种，其中资源分布广、蕴藏量较大的野生药用植物资源有淡竹叶 *Lophatherum gracile* Brongn.、千里光 *Senecio scandens* Buch.-Ham. ex D. Don、乌药 *Lindera aggregata* (Sims) Kosterm、商陆 *Phytolacca acinosa* Roxb.、车前 *Plantago asiatica* L.、金樱子 *Rosa laevigata* Michx.、龙芽草 *Agrimonia pilosa* Ldb.、葛 *Pueraria lobata* (Willd.) Ohwi、紫苏 *Perilla frutescens* (L.) Britt.、杠板归 *Polygonum perfoliatum* L.、山鸡椒 *Litsea cubeba* (Lour.) Pers.、栀子 *Gardenia jasminoides* Ellis、土茯苓 *Smilax glabra* Roxb.、野菊 *Dendranthema indicum* (L.) Des Moul. 等。

3.4 珍稀濒危保护药用植物

通过调查整理结果发现，奉新县中药资源品种丰富，根据《江西省重点保护野生植物名录》《中国珍稀濒危植物名录》和《国家级保护野生植物名录》，县内分布有各类型珍稀濒危保护药用植物共计 21 种，其中国家重点保护野生药用植物（Ⅰ级）3 种，国家重点保护野生药用植物（Ⅱ级）6 种，省级重点保护野生药用植物（Ⅱ级）3 种，省级重点保护野生药用植物（Ⅲ级）10 种，珍稀濒危植物 8 种，保护级别及分类情况见表 24-5。

表 24-5 奉新县重点保护药用植物

种名	科名	拉丁学名	保护级别		
			国	省	IUCN
水杉	杉科	*Metasequoia glyptostroboides* Hu et Cheng	Ⅰ级	—	CR
银杏	银杏科	*Ginkgo biloba* L.	Ⅰ级	—	CR
南方红豆杉	红豆杉科	*Taxus chinensis* (Pilger) Rehd. var. *mairei* (Lemee et Lévl.) Cheng et L. K. Fu	Ⅰ级	—	VU
八角莲	小檗科	*Dysosma versipellis* (Hance) M. Cheng ex Ying	Ⅱ级	Ⅱ级	VU
中华猕猴桃	猕猴桃科	*Actinidia chinensis* Planch.	Ⅱ级	—	
见血青	兰科	*Liparis nervosa* (Thunb. ex A. Murray) Lindl.	Ⅱ级	—	LC
鹅掌楸	木兰科	*Liriodendron chinense* (Hemsl.) Sargent.	Ⅱ级	—	LC
喜树	蓝果树科	*Camptotheca acuminata* Decne.	Ⅱ级	—	LC
樟	樟科	*Cinnamomum camphora* (L.) Presl	Ⅱ级	—	LC
杜仲	杜仲科	*Eucommia ulmoides* Oliver	—	Ⅱ级	
罗汉松	罗汉松科	*Podocarpus macrophyllus* (Thunb.) D. Don	—	Ⅱ级	
白花前胡	伞形科	*Peucedanum praeruptorum* Dunn	—	Ⅲ级	
草珊瑚	金粟兰科	*Sarcandra glabra* (Thunb.) Nakai	—	Ⅲ级	

续表

种名	科名	拉丁学名	保护级别		
			国	省	IUCN
赤楠	桃金娘科	*Syzygium buxifolium* Hook. et Arn.	—	Ⅲ级	—
枸骨	冬青科	*Ilex cornuta* Lindl. et Paxt.	—	Ⅲ级	—
黄檀	豆科	*Dalbergia hupean* Hance	—	Ⅲ级	—
三尖杉	三尖杉科	*Cephalotaxus fortunei* Hook. f.	—	Ⅲ级	—
深山含笑	木兰科	*Michelia maudiae* Dunn	—	Ⅲ级	—
天门冬	百合科	*Asparagus cochinchinensis* (Lour.) Merr.	—	Ⅲ级	—
铁冬青	冬青科	*Ilex rotunda* Thunb.	—	Ⅲ级	—
杨桐	山茶科	*Adinandra millettii* (Hook. et Arn.) Benth. et Hook. f. ex Hance	—	Ⅲ级	—

3.5 药材与种质资源采集

在本次调查中，共采集药材 48 种，其中重点药材 44 种，包括朱砂根、乌药、白茅根、虎杖、草珊瑚、野菊花、广东紫珠、紫苏叶、紫苏梗、枸骨叶、丝瓜络、杜仲叶、墨旱莲、千里光、苍耳子、栀子、金樱子等。采集 16 种药用植物的种质资源，其中重点药材种质资源 13 种，有夏枯草、墨旱莲、车前子、虎杖、薏苡仁、丝瓜子（栽培）、牵牛子、茺蔚子、吴茱萸、决明子、马齿苋、青葙子、栀子。

3.6 栽培药用植物调查

在摸底调查基础上，对全县的药用植物栽培情况进行了调查。调查结果显示奉新县有大量覆盆子、郁金、金银花、吴茱萸、栀子、枳壳等品种种植，其产量基本信息如表24-6所示。

表 24-6 栽培药用植物现地调查

品种	栽培面积 / 亩	每亩产量 /kg	总产量 /kg	每千克销售价格 / 元
覆盆子	230	550	126500	40
郁金	80	300	24000	22
金银花	200	220	44000	180
吴茱萸	190	160	30400	70
栀子	180	320	57600	6
枳壳	80	1000	80000	12

3.7　市场调查与传统知识调查

通过对中药材市场深入调查，首先获得市场流通过程中的中药材（包括饮片）品种的供应量、需求量、价格信息；其次还可以获得中药材（饮片）的代用品、伪品信息；最后获得中药材（饮片）的来源、产地、商品规格、销售去向，进出口、生产单位等信息。民间传统医药知识市场调查问卷主要是了解民间传统医药知识在民间的传承、保护及发展等方面的问题。本次市场调查共获得 26 种常用大宗药材的市场信息，主要为厚朴、苍术、百合、薏苡仁、黄芪、党参、莱菔子、柴胡、连翘、山药、白术、白芍、羌活、地黄、当归、枇杷叶、茯苓、防风、苦参、甘草、大黄、金银花、枸杞、白茅根、蝉蜕、陈皮。获得传统知识调查 2 项，为单方蟾酥和复方全身丹的民间用法。

3.8　与第三次全国中药资源普查本底数据的比较

奉新县第三次全国中药资源普查由奉新县医药公司承担，并编写《中药资源普查资料汇编》，统计数据表明，奉新县第三次全国中药资源普查采集药用植物标本涉及 51 科 80 属 85 种，第四次全国中药资源普查采集药用植物标本涉及 120 科 327 属 435 种（图 24-1）。通过将两次普查所调查药用植物标本按科进行比较，菊科、豆科、百合科、蔷薇科均为优势科，茜草科所含植物种数(17 种)在本次普查中排第四位，表明随环境气候的变化，茜草科植物种类有所增加。第四次与第三次全国中药资源普查药用植物种类相比新增种350 种，分析原因主要有：第三次全国中药资源普查在 20 世纪 80 年代，人力物力资源相对匮乏，普查数据资料存在保存不完整的可能性，且"三普"主要针对区域常用中药及民间经方验方；"四普"相对而言，伴随着日新月异的电子信息技术的发展，普查技术与效率获得了极大的提高，对于药用植物分类与鉴定的水平亦有了显著提升，且普查范围更广，包括民间常用方甚至药材新来源或替代品。其中消失种有 60 种，说明部分药用植物资源量在大量减少，甚至濒临灭绝，如华重楼 *Paris polyphylla* Smith. var. *chinensis*（Franch.）Hara、天麻 *Gastrodia elata* Bl.、杏叶沙参 *Adenophora hunanensis* Nannf.、牛蒡 *Arctium lappa* L.、穿心莲 *Andrographis paniculata* (Burm. f.) Nees、马兜铃 *Aristolochia debilis* Sieb. et Zucc.、黄连 *Coptis chinensis* Franch.、川芎 *Ligusticum chuanxiong* Hort.、玄参 *Scrophularia ningpoensis* Hemsl. 等。

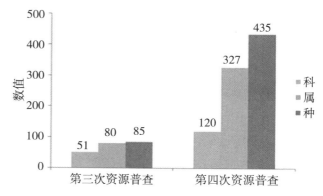

图 24-1　奉新县第四次与第三次中药资源普查物种的比较

4　讨论

4.1　中药资源保护与可持续利用

奉新县生态环境良好，地貌类型复杂，孕育了独特多样的生物群落。普查队通过为期近一年的实地调查、访问，发现奉新县药用植物资源丰富，常用中药资源、珍稀濒危保护药用植物种类繁多，部分常用中药植物在县域内分布较广，如天南星、乌药、草珊瑚、多花黄精、海金沙、栀子、金樱子等。通过与第三次全国中药资源普查比较发现，有不少珍稀濒危植物，多为零散分布，个别物种濒临灭绝甚至已经灭绝，急需保护。资源在当今生物经济时代的重要性不言而喻，中药是有限的资源，对中药资源的保护与可持续利用是中医药事业和人类社会稳定发展的保障。加强中药资源保护，需提高人民群众保护意识，建立健全野生中药资源保护相关的法律法规，杜绝盗采盗挖行为。在科学保护与管理野生资源的基础上，合理采用利用药材资源，最大限度提高资源利用率，以药食两用的葛为例，其根主要用于入药或提取葛粉，然而研究表明其非药用部位（茎、叶和花）均具有一定药理活性，甚至其深加工过程所产生的废水、废渣等尚还有循环利用价值，且利用率极高。对于珍稀濒危与名贵野生药材资源，因地制宜，建立中药种质种苗圃，通过适宜栽培种植技术，开展野生抚育，参照 GAP 要求，建立科学化、标准化和现代化的中药材种植生产基地，不仅能使保护区野生资源得以恢复，缓解野生药用植物资源尤其是名贵、珍稀濒危药用植物保护与开发利用之间的矛盾，还可推动保护区中药产业发展，帮助当地农民脱贫致富。

4.2　普查工作存在的问题

除中药资源传统知识调查、中药材市场调查和种质资源调查这三项尚未开展，奉新县第四次全国中药资源普查外业及内业工作已基本完成，达到了预期目的。笔者结合近年来普查工作经验，总结了目前中药资源普查面临的问题：①中药资源普查需耗费大量人力、物力和财力，普查效果最终在于质量，要求确保数据信息的准确性，然而在普查工作中中药资源鉴定专家队伍薄弱，成为影响普查工作质量的瓶颈问题，因此急需加强中药资源鉴定专家队伍的建设，促进林业、农业、医疗卫生等多学科、多部门的大融合，提高普查工作的质量；②中药资源普查信息管理系统尚还不够完善，比如系统中种名与植物志存在不一致，甚至有少数品种未录入系统中，导致普查数据上传不完整，应进一步优化完善信息管理系统，提高内业工作效率和质量；③普查工作时间紧、任务重，投入巨大，然而普查工作成果仅包括编写相关著作，发表一批学术论文，还应注重成果的产出与转化，培养专业化、可长期承担中药资源调查任务及相关工作的技术服务队伍。

总而言之，普查工作任重而道远，注重整体规划、科学论证，形成中药产业与社会经济协调发展，为中医药发展和人民健康事业做出更大贡献。

参考文献

[1] 黄璐琦，陆建伟，郭兰萍，等. 第四次全国中药资源普查方案设计与实施 [J]. 中国中药杂志，2013, 38 (5): 625−628.

[2] 郭兰萍，陆建伟，张小波，等. 全国中药资源普查技术规范制定 [J]. 中国中药杂志，2013, 38 (7): 937−942.

[3] 刘丹，葛玉梅，胡成刚. 松桃县第4次中药资源普查研究 [J]. 安徽农业科学. 2018, 46 (30): 1−4, 17.

[4] 王慧，张小波，格小光，等. 中药资源普查数据核查系统的设计与实现 [J]. 中国中药杂志，2017, 42 (22): 4299.

[5] 张小波，郭兰萍，张燕，等. 关于全国中药资源普查重点调查中药材名录的探讨 [J]. 中国中药杂志，2014, 39 (8): 1345−1359.

吉林市丰满区中药资源发展规划

◎肖井雷

长春中医药大学

[摘　要]基于吉林省第四次全国中药资源普查工作成果，综合分析吉林市丰满区中药资源普查数据成果，论述丰满区中药资源现状与存在的主要问题，并结合当地生态、资源与经济现状等因素，分析丰满区中药资源开发利用的形势与发展思路，提出当地中药材优势产区的重点项目建议，为区域内中药资源产业的发展、政府决策等提供依据。

[关键词]吉林市丰满区；中药资源；发展规划

■ 1　吉林市丰满区中药资源现状

1.1　基本情况

1.1.1　区域概况

吉林市位于吉林省中部略偏东，丰满区位于吉林市城区南部，松花江干流纵贯全境，距省会长春124km。地处长白山区向松嫩平原过渡地带，东南部为山地，西北部为冲积平原，间有部分丘陵。地理坐标为北纬43°26′34″~43°51′42″，东经126°21′38″~126°56′22″。属中温带大陆性季风气候，年平均降水量150~160mm，无霜期127~130天。全区辖3乡1镇、6街道、1个省级经济开发区。总人口189618人。

1.1.2　中药资源概况

吉林市丰满区野生药用植物资源丰富，据了解，记载的有细辛、五味子、黄芪、五加皮等178种，多分布在东部山区，次为东部低山丘陵区。

2015年，正式对吉林市丰满区开展第四次全国中药资源普查试点工作。经过实地调查和品种鉴定，本次共采集到药用植物68科321种。其中真菌类1科1种，孢子植物1科1种，双子叶植物58科267种，单子叶植物8科52种。普查结果显示，吉林市丰满区中药资源品种比较丰富，约有147种，其中69种收载于《中国药典》，其中储量较大的药材有穿山龙、北豆根、牛蒡子、月见草、地榆、桔梗等中药材。由于开垦无度，导致中药材储量大幅度下降，瞿麦、龙胆草等药材濒临灭绝。其中贯众、杠板归、穿龙薯蓣、仙鹤草、茜草、芍药等都是我国的传统中药。

1.1.3 中药资源分布及重点品种蕴藏量

（1）资源分布情况

全区总计1个镇，3个乡，此次中药资源普查了江南乡、小白山乡、前二道乡、旺起镇。普查乡镇占全区乡镇的80%。各乡镇主要品种见表25-1。

表 25-1 丰满区各乡镇重点品种分布情况表

序号	乡镇	特点	主要品种
1	江南乡	—	洋金花、马齿苋、苘麻子、月见草、小蓟、紫菀、车前草、地榆等
2	小白山乡	森林覆盖面积达35.5%	白头翁、穿山龙、北豆根、牛蒡子、防风、地榆、关白附、芍药、徐长卿、龙胆、远志，其中穿山龙、北豆根、牛蒡子等药材蕴藏量很大
3	前二道乡	—	羊蹄、茜草、紫菀、升麻、柴胡、苘麻子、月见草、威灵仙等
4	旺起镇	药用植物资源丰富	藜芦、玉竹、刺五加、穿山龙、北豆根、威灵仙、两头尖、地榆等，其中穿山龙、北豆根、威灵仙、地榆等蕴藏量丰富，分布广泛

（2）吉林市丰满区中药资源蕴藏量较大的中药材

调查发现，苍术和玉竹在吉林市丰满区域内自然资源十分丰富，特别是在一些林区的林下和林缘，往往有大面积分布。根据我们的调查，大致有20多种中药材的资源蕴藏量较大。通过市场走访调查和入户了解，穿龙薯蓣及东北铁线莲两种药材是吉林市丰满区当地药农进山主要采收的药材。同时，调查还发现玉竹、活血丹、毛梗豨莶、仙鹤草、北豆根等药材在本区有广泛的分布，资源量较大，有望成为未来中药资源开发的新品种。

（3）重点品种资源情况

中药资源普查结果表明，在吉林市丰满区共采集到国家药典记载的品种69种。有些品种都是当前市场紧俏品种，极具开发利用价值。这些中药材种类在吉林市丰满区各乡镇均有较大分布，且有些中药材已经形成规模化生产，全年产量可观。

1.1.4 中药生产与产品销售

（1）中药种植（养殖）业情况

据统计，目前吉林市丰满区药用植物栽培面积为1000多公顷。其中发展规模较大的种类有芍药5000多亩，百合和桔梗的种植面积也分别达到1000多亩。经走访调查发现，吉林市丰满区栽培的重点药材大致有桔梗、芍药、卷丹、黄檗等品种。

（2）大宗药材加工业

通过普查了解到，目前吉林市丰满区尚无中药材生产基地及加工企业，整个吉林市丰满区仅有一家中药企业——七星山药业，主要生产中成药，但七星山药业对中药材的需求量很大，每年需要中药材 77 种，约 36t，主要从安徽亳州等药材集散地进货。

（3）大宗中药材商贸业

通过在吉林市丰满区走访调查获得了药材收购的相关情况，吉林市丰满区没有大型中药材交易市场，只有个别收购站。

（4）中药资源相关传统知识应用情况

通过对全区 1 个镇、3 个乡的调查表明，有中医大夫的有 9 个乡镇，乡镇卫生所用中药饮片使用率不高，并逐渐被免煎颗粒所取代。共寻访到中医 12 人，老中医 10 人，曾因无证行医被取缔的原中医大夫 5 人。对同意采访的 5 位中医发放调查问卷 10 份，县卫生局协助发放调查问卷 10 份，收上调查问卷 2 份，主要是杨振国的玉红拔毒膏和玉红提毒散。

1.2　存在的主要问题

1.2.1　重视不够，中药资源的可持续发展任重道远

调查发现，吉林市丰满区区域内虽品种较多，但多数品种蕴藏量有限，不能形成规模，珍稀濒危物种保护亟待加强；主要品种均以野生品种为主，资源量受外界影响较大，同时没有深加工企业，资源优势无法转化为产业优势。因此合理开发利用以保护中药资源，特别是促进中药资源的优势转化，迫在眉睫[1-2]。

1.2.2　资源破坏严重，野生资源有待于加强保护力度

调查发现，区内多种中药材品种数量锐减，部分濒临灭绝；受经济利益驱动，部分地区毁林开荒和过度放牧现象十分严重，因此保护珍稀动植物的任务十分艰巨。建议当地政府对此应予以重视，保护当地的生物多样性。

1.2.3　中药材种植业发展缓慢

为进一步保证中药资源可持续发展，大力发展中药材种植业是必由之路，但调查发现，吉林市丰满区目前为止仅有百合、芍药、桔梗等少数几种药材有种植，且面积有限，还未能形成产量。

1.2.4　尚无规范的中药材市场，药材收购行业管理不明确

中药材市场不清楚，药材收购混乱，行业管理不明确，无法了解具体中药材品种和数量，相关部门无从下手进行引导。

1.2.5　中药产业规模有限，缺少龙头企业

目前全区只有一家中药企业——七星山药业，且主要以生产中成药为主，中药产业规模极其有限，极需要扶持龙头企业。丰满区中药资源合理开发和利用是一项长期而复

杂的系统工程，需要长期持续开展下去。同时需要当地政府部门的配合和支持。

2 吉林市丰满区中药资源开发利用的形势分析与发展思路

2.1 形势分析

2.1.1 市场前景分析

吉林市丰满区地域广阔，蕴藏着极为丰富的药材资源。但是，由于农业过度开发，目前生境破坏严重，导致分布局限，野生资源开发利用潜力不大，如果大量采挖可能造成野生资源更严重的利用性破坏。如果能在当地政府的大力支持和决策下，适度采挖并加工，同时开展人工种植中药材，促进吉林市丰满区的中药资源开发形成产业，会为当地农民增加创收[3]。这样才能为今后合理有效地利用中药资源，在可持续发展的基础上大力发展丰满区中药资源打下坚实的基础。

2.1.2 竞争力分析

目前，吉林市丰满区野生中药材年采集量为2000多吨，产值1000多万元，主要采集品种为穿山龙、龙胆草、威灵仙、玉竹、细辛、刺五加、树舌等品种。如果这些中药资源开发能具有产业化生产特征，依托当地药材加工企业，发展本地药材生产，一定会对当地中药资源产业的发展起到促进作用。

2.1.3 风险分析

首先地域性资源开发国家给予大力支持的政策优势，其次还与区域经济、劳动力的就业、带动相关产业链密切关联，因此，最易开发成功，并实现产业化。地域性资源开发还有资源优势，可利用当地的特色资源和优势资源。结合目前的中药市场需求，区域内中药资源开发是具有高回报效益的投资。

2.2 发展思路

2.2.1 指导思想

转变观念，开放视野，坚持中药资源的可持续发展，做到永续利用；以科技为指导，争取做到中药资源利用规模化、产业化、市场化和专业化。

2.2.2 发展目标

上下结合，通力合作，全面深入开展中药资源的普查和研究，使吉林市丰满区中药资源得到合理的保护与开发，充分挖掘中药资源的最大的利用价值，造福于人民[4]。

3　中药材优势区域布局

3.1　吉林市丰满区中药优势产业带

吉林市丰满区天然植被具有明显的区域特征，主要是西南部有山区，区域内有较多中药资源分布。所以吉林市丰满区西南部具有极大的资源优势，可以充分利用这一优势，大力发展中药材种植业和加工业，促进地方经济的发展。

3.2　中药材区域市场布局

吉林市丰满区经销中药材有一定的历史，从事中药材营销的企业和经济能人较多，他们具有丰富的中药材营销经验和广泛的营销网络。利用中药资源产地的优越自然条件，以合适的中药企业为龙头，组成众多的营销群体，建立了自己的中药材网站，利用现代通信手段上网销售。同时，在吉林市丰满区综合市场内建立了中药材专区，增强市场对中药材的拉动力，市场前景看好。

3.3　中药材加工企业定位

充分利用吉林市丰满区的中药资源原材料优势建设药材加工企业。根据考察结果，可以在吉林市丰满区建设一个中型药材加工厂，收购原料药材，同时与种植面积较大的乡镇联合在一起，将收购和种植的药材加工后销售，小至周边的药店、医院、诊所，大至全国各县的药店、医院，广泛进行销售，还可以与其他药厂进行合作，共同开发药材，使丰满区的药材得到更好的利用。

4　中药材优势产区的重点建设项目

4.1　优质中药材规范化生产基地建设项目

首选中药材品种是百合、桔梗、细辛、龙胆草、黄檗等，项目建设中不易分散，应先行示范带动，探索运行机制。与相关制药企业联合，企业及区政府牵头进行市场调研，与省内外需求企业建立供需合作关系，请大专院校或科研单位做技术支撑，争取得到省政府项目资金支持，建立中药材规范化示范生产基地。

4.2　中药材种苗繁育基地建设

中药材种苗繁殖基地建设是中药材生产重要保证，种苗生产技术性强，特别是很多中药的种子萌发都有障碍，普通农民不易掌握，有了专业的种苗繁殖基地，有专业技术人员常年指导生产，能够保证全区大量栽培的需要。由于种苗繁育有一定的时间周期，受市场行情的影响，搞大规模种苗繁育基地具有一定的风险，要想规避价格风险，需要做好市场预测，最好实行订单式种植。

5 主要政策建议及相关部门的支持

5.1 转变观念，积极努力，大力发展丰满区的中药产业

5.1.1 支持中药资源新产业发展

医药产业作为新兴经济产业，在国民经济支柱性产业地位和国际战略性新兴产业地位日益凸显。吉林市丰满区地处长白山区边缘地带，其广大山地丘陵区域由于受封山育林和退耕还林等政策影响，林下产值不高，因此影响了当地经济的发展。然而本地区地理位置、自然环境等适宜多种药用植物的生长繁殖，也适宜开展多种中药资源开发和利用。所以大力发展中药资源新产业有很好的基础，相关部门应该大力支持。本次深入系统地调查丰满区的中药材资源，为吉林市丰满区未来新经济发展提供了重要的参考依据。

5.1.2 中药资源的可持续发展任重道远

调查发现，吉林市丰满区域内虽品种较多，但多数品种蕴藏量有限，不能形成规模，珍稀濒危物种保护亟待加强；主要品种均以野生品种为主，资源量受外界影响较大，同时没有深加工企业，资源优势无法转化为产业优势。因此如何利用合理开发来保护资源，特别是促进中药资源的优势转化，迫在眉睫。

5.1.3 加强野生资源保护和合理开发力度

调查发现，区域内多种中药材品种数量锐减，部分濒临灭绝；受经济利益驱动，部分地区毁林开荒和过度放牧现象十分严重，因此保护珍稀动植物的任务十分艰巨。建议当地政府对此应予以重视，保护当地生物的多样性。同时，对当地中药资源的合理开发利用需要当地政府部门的配合和支持。

5.2 相关政策支持

5.2.1 制定中药资源保护措施

制定相关法律条文，加强宣传工作，使人们充分地认识到保护濒危中药资源的重要性。中药生产经营企业作为保护和合理利用野生药材资源的主体，应当积极配合国家的有关保护行动。对列入保护名录的濒危药材，实行严格管理和限制药用量；投资研究开发新资源和建立濒危野生中药资源繁育区；积极推广应用已有的人工繁殖中药产品或同类品。

5.2.2 创造中药产业发展的良好环境

依据吉林市丰满区目前状况，应该以招商引资为手段，以环境建设为基础，做大做强中药材种植业项目。一是招商引资要强化，进一步落实责任制度，提高招商效益和质量。二是优化环境要有新举措，创造良好的人居环境；创造良好的服务环境，建立领导干部、

相关部门服务机制，强化服务质量和效率的提高；创造良好的政策环境，能放宽的坚决放宽，能优惠的最大限度优惠。

5.2.3　促进中药材种植业的发展

近年来，药材价格的大幅度上涨，使中药材种植成为农民致富的希望产业和农村经济新的增长点。但现实来看，吉林市丰满区的中药材种植业仍处于起步阶段，还需要更多的社会资本加入，推动中药材种植的专业化、规范化、规模化。以中药特色资源项目建设为依托，打造特色产业基地镇，深度开发鹿茸及其他中药材特色产品；扶持壮大现有中药企业，扩大规模，提高产量，提高产品科技含量，增加附加值[5]。

在药用植物栽培方面，随着吉林市丰满区农村经济结构发展模式的转变，以及中药材种植业较高利润的吸引的影响，很多本地农民都改为了种植经济效益较高的药材。因此，在药材种植面积扩大的同时，种植的药材种类也在逐渐增加，药材的栽培也越来越专业化、科技化、规范化、产业化、密集化和集约化。

5.2.4　强化产业化经营科技支撑

集中科技人才，加大科技投入，提高中药科技创新能力。尽快成立乡级综合性中药资源科研开发机构，加强新品种、新技术的研发；积极构建以龙头企业为主体、产学研相结合的新型农业科技创新体系，支持企业与高校、科研院所联合攻关，开发具有自主知识产权的新产品；鼓励科研单位和科技人员通过技术承包、入股、转让等形式参与农业产业化经营；加强对龙头企业和合作经济组织负责人、财务和技术人员培训，强化中药产业化经营人才和智力支撑。

5.2.5　建立现代化的中药材加工业和物流业

依据区域中药资源优势，全力推进中药产业的发展，建立现代化的中药材加工企业，并逐渐发展，最终使企业规模化、专业化，具有自己的优势。

借助现代物流业的经验，大力发展中药材贸易，从而带动现代化物流业的发展。可以先与合适的物流企业建立联系，自己将药包装好发给物流公司，防止二次污染。可以建立专门的中药物流业，采用先进的技术保存中药，在运输途中保证货物的质量。

参考文献

[1] 王哲，姜大成，朱建勋，等. 吉林省伊通县中药资源调查研究[J]. 吉林中医药，2013, 33 (1): 63-65.

[2] 周立. 充分利用吉林省中药资源优势实现中药现代化的思考[J]. 长春中医学院学报，2001, 17 (3): 5-6.

［3］刘中林.吉林省乾安县药用植物资源特点调查与分析［D］.吉林：吉林农业大学，
2018.

［4］张小波，邱智东，王慧，等.吉林省中药资源种类空间分布差异研究［J］.中国中药
杂志，2017, 42 (22): 4336-4340.

［5］樊湘泽.吉林省靖宇县蒙江乡中药资源调查研究［C］∥中国药学会.2013 年中国
药学大会暨第十三届中国药师周论文集.南宁：中国药学会, 2013: 2823-2827.

浙江省中药资源评述

◎李石清

浙江中医药大学

[摘　要]中药资源是国家战略资源，是集生态资源、卫生资源、经济资源、科技资源、文化资源为一体的特殊资源，是中医药事业发展和保障人民健康的重要物质基础。随着人们回归自然理念的提升，国内外对中药资源及其产品需求量激增，以消耗中药资源为标志的中药资源产业链不断延伸，已形成庞大的中医药产业集群。浙江省是我国中药资源大省，群众种植、加工经验成熟，道地药材品种多、产量大，"浙八味"、薏苡、厚朴、山茱萸等道地中药材和铁皮石斛、灵芝、西红花等珍稀特色中药材的优势产区基本形成。但浙江省中药资源发展过程中也存在一系列问题，本文试对浙江省中药资源现状做一概述。
[关键词]中药；中药资源；中药产业；战略资源

浙江省中药资源丰富，药材栽培历史悠久。本文从浙江省中药资源概况、中药资源产业发展现状、浙江省中药资源发展存在问题分析与战略发展方向等几个方面对浙江省中药资源进行评述，以期对浙江省中药资源产业发展提供理论依据。

1　浙江省中药资源概况

1.1　浙江省自然地理概况

浙江省地处中国东南沿海长江三角洲南翼，东临东海，南接福建，西与江西、安徽相连，北与上海、江苏接壤。属亚热带季风气候区，降水充沛，年均降水量为1600mm左右，是中国降水较丰富的地区之一。浙江境内山脉河流纵横交错、丘陵起伏、平原分散、海域辽阔、气候温和、水质肥沃、资源丰富，植被资源在3000种以上，林地面积6679700hm^2，森林覆盖率为60.5%，素有"东南植物宝库"之称。

1.2　浙江省中药资源概况

浙江省亦是我国中药材重点产区之一，中医药历史悠久，中药资源丰富，生产总量和资源总量均为全国前列。据第三次全国中药资源普查（1983—1987年）结果，浙江具有中药资源 2369 种，其中菌类 10 科 17 种，地衣、苔藓类 11 科 12 种，蕨类 35 科 110 种，裸子植物 8 科 21 种，被子植物 149 科 1609 种，动物 92 科 162 种，矿物 13 种，其他类 9 种，海洋药物 416 种，蕴藏量 100 多万吨。

1.3　浙江省第四次中药资源普查概况

第四次全国中药资源普查（浙江）试点工作自 2014 年 4 月 25 日启动，在国家中医药管理局中药资源普查试点办公室指导下，由浙江省中医药管理局牵头组织，试点县（市）共 21 个，由浙江中医药大学牵头负责普查试点工作，浙江省中药研究所、浙江大学、浙江农林大学、浙江亚热带作物研究所协助完成。该项工作主要目标包括：①开展浙江省 21 县（市）中药资源调查和传统知识调查与标（样）本等信息采集；②开展中药资源动态监测站建设，建立监测机制和检测网络系统；③制定资源区划与生产布局规划；④研究编制培训资料及中药资源保护和发展规划。截至 2019 年 12 月，浙江省已经展开 80 个县（市、区）的野外调查工作，普查共发现野生品种 2700 余种、水生耐盐植物 433 种、有蕴藏量的 180 余种，收集传统知识数量 100 余种，采集腊叶标本 40000 余份、药材标本 300 余份，拍摄照片 50 余万张，采集种子 200 余份，录像 500min，参与普查工作人员达到 500 余人，且发现了疑似新种和新记录。此外，普查队奔赴了浙江省 11 个地级市（宁波、湖州、嘉兴、绍兴、丽水、杭州、衢州、舟山、温州、台州、金华）64 个地区，走访了 200 多个医院近 300 位医生，获得了 200 余张药方。作为普查成果，2015 年，项目组编写了《浙江中药资源志要》，已于 2016 年出版。中药资源物种数已超过第三次全国中药资源普查数量。

1.4　浙江省中药资源分布 / 分区情况

浙江省中药材主要集中于自然条件优越的山区和半山区，种植区域分布在磐安、武义、天台、庆元、仙居、青田、建德、景宁、松阳、云和、遂昌等县（市），野生药材有量大质优的麦冬、玄参、灵芝、女贞子、白芷、威灵仙、木通、粉防己、乌药、玉竹、山茱萸、白前、茯苓、前胡、山楂、覆盆子、杜仲、厚朴、黄精、白及、七叶一枝花、於术、铁皮石斛、金银花、野菊花、鱼腥草、三尖杉、一枝黄花、金樱子等上百种[11]。

目前，依据优势区域、资源禀赋、现有基础和产业特征，可将浙江省的中药资源分布情况划分为浙东、浙南、浙西、浙北、浙中五大特色优势中药材产区，重点分布在 43 个中药材重点县（市、区）。浙江省将继续推进中药材优势产区发展，并已将相关内容写入浙江省政府 2015 年 12 月出台的《浙江省中药材保护和发展规划（2015—2020 年）》中。

1.4.1　浙东产区

包括鄞州、慈溪、定海、诸暨、嵊州、新昌、天台、仙居、三门等县（市、区），主要有浙贝母、浙麦冬、珍珠、玄参、白术、雷公藤、铁皮石斛、乌药、金银花、海马等优势中药材。

1.4.2　浙南产区

包括乐清、瑞安、永嘉、文成、平阳、泰顺、苍南、莲都、龙泉、青田、云和、庆元、缙云、遂昌、松阳、景宁等县（市、区），主要有铁皮石斛、温郁金、浙贝母、温山药、延胡索、白术、栀子、薏苡、玄参、太子参、玉竹、桔梗、黄精、白及、七叶一枝花、何首乌、三叶青、处州白莲、覆盆子、柳叶腊梅（食凉茶）、灵芝、五加皮、菊米、结香、厚朴、杜仲、青钱柳、红豆杉、灰树花、茯苓等优势中药材。

1.4.3　浙西产区

包括临安、桐庐、淳安、建德、柯城、衢江、龙游、江山、常山、开化等县（市、区），主要有铁皮石斛、西红花、五加皮、山茱萸、前胡、栀子、白术、延胡索、浙贝母、香茶菜、芦荟、鱼腥草、厚朴、栝楼、杜仲、银杏、白花蛇舌草、葛根、红豆杉、覆盆子、三叶青、黄精、白及、天麻、灵芝、猴头菇、衢枳壳和蜂产品等优势中药材。

1.4.4　浙北产区

包括长兴、安吉、桐乡等县（市），主要有栝楼、水栀子、银杏、杭白菊等优势中药材。

1.4.5　浙中产区

包括东阳、义乌、兰溪、武义、磐安等县（市），主要有浙贝母、延胡索、杭白芍、厚朴、木芙蓉、三棱、枳壳、玄参、白术、玉竹、桔梗、益母草、铁皮石斛、灵芝、三叶青、黄精、覆盆子、银杏、天麻等优势中药材。

1.5　浙江省中药资源特征

浙江省是我国中药资源大省，群众种植、加工经验成熟，道地药材品种多、产量大，所产的浙贝母、延胡索、白术、白芍、菊花、玄参、麦冬和温郁金素有"浙八味"之称，其中，白术、延胡索、芍药、贝母、玄参这5种药材在磐安有大量种植，又称为"磐五味"。"浙八味"以及薏苡仁、灵芝、山茱萸、厚朴、乌药、白芷、威灵仙、女贞子、绵萆薢、木通、粉防己、玉竹、白前、覆盆子、於术、蝉蜕、蛇蜕等道地药材以质量好、产量大、市场竞争力强，成为浙江省重要的地方特色优势中药材，在全国享有盛誉。近年来，浙江丽水地区中药材产业、中药材电商发展也日益壮大，灵芝、灰树花、薏苡仁、厚朴、柳叶腊梅、黄精、莲子、浙贝母、延胡索等9个品种，作为丽水主打品牌，又被称为"丽九味"，发展势头强劲。目前，浙江省拥有我国唯一以药用植物资源为主要保护对象的"大盘山国家级自然保护区"，多个中药材产区先后获得"中国药材之乡""中国杭白菊之乡""中国浙贝之乡""中华灵芝第一乡"等称号[2]。

景宁畲族自治县为浙江省唯一少数民族自治县，医药自成体系，形成了著名的"畲药"品牌。常用畲药中植物药有308种，分为9类，118科；动物药源也十分丰富；矿物资源有金礞石、银精石、金精石、寒水石、磁石、阳起石、代赭石、炉甘石、钟乳石、紫石英、白石英、石脂、无名异等数十种。2015 年，由浙江省科技厅批复成立了景宁畲族产业科技创新服务平台，其目的是建设一个集畲药种质资源保护，畲药产业化开发，畲药信息化平台建设、成果转化，畲药产品检测，畲药科技服务和人才培养于一体的国内一流的畲药产业科技创新服务平台。

■ 2 浙江省中药资源产业发展现状

2.1 中药材生产增长明显，产量、产值逐年增长

浙江省中药资源丰富，药材栽培历史悠久，已形成了浙贝母、白术、延胡索、玄参、白药、天麻、桔梗等大宗药材生产基地，"浙八味"、薏苡仁、厚朴、山茱萸等道地中药材和铁皮石斛、灵芝、西红花等珍稀特色中药材的优势产区基本形成。其中，浙贝母占全国总量的 90%，铁皮石斛占 70% 以上，杭白菊占近 50%，延胡索、白术、玄参、厚朴占 30% 以上，天麻的规模和产量均位居全国之首，铁皮石斛、西红花、覆盆子、薏苡仁、栀子、浙贝母、前胡、三叶青等优势药材保持增长。2018 年，全省中药材生产表现为"三增"。全省中药材种植面积 75.5 万亩，同比增长 3.56%；总产量 24.57 万吨，同比增长 4.2%；总产值 59.93 亿元，同比增长 2.16%，中药材出口 4348 万美元，同比增长 10.2%。中成药产业和中药饮片产业总销售产值 219 亿元，同比增长 8.8%，利润总额 33.4 亿元，同比增长 17.6%。丽水、淳安等主产区新增种植面积 1.62 万亩。覆盆子、前胡、黄精、西红花、白及、七叶一枝花等品种种植面积有所扩大，铁皮石斛、黄栀子等多年生品种投产量增加。干旱、台风及连续暴雨等不利气候对中药材生产造成一定影响，杭白菊、温郁金等产量减少 10% 左右。近几年，种植面积、单产、总产量、总产值、中药饮片及中成药加工总产值、利润额等总体呈上升趋势。2009~2018 年浙江省中药材产业主要经济指标见表 26-1[1, 3]。

表 26-1　2009~2018 年浙江省中药材产业主要经济指标

时间	种植面积 / 万亩	平均单产干品 / 公斤 / 亩	总产量 / 万吨	总产值 / 亿元	出口额 / 万美元
2009 年	43.15	278.21	12.25	17.65	3055
2010 年	45.87	287.06	13.17	27.80	4422
2011 年	47.34	289.07	13.68	32.10	4656
2012 年	46.78	303.50	14.20	41.40	3289
2013 年	47.84	250.10	13.30	43.30	3852
2014 年	54.85	281.47	15.44	46.06	4761

时间	种植面积/万亩	平均单产干品/公斤/亩	总产量/万吨	总产值/亿元	出口额/万美元
2015 年	57.92	308.35	17.86	52.91	4300
2016 年	64.51	313.00	20.20	58.28	4411
2017 年	72.90	323.30	23.57	58.66	3947
2018 年	75.50	325.40	24.57	59.93	4348

注：统计数据来自浙江省中药材产业协会的《浙江省中药材产业总结报告》（2010—2018 年）和调查统计。

2.2 借助政策优势，中药产业稳步发展

2012 年，国家中医药管理局印发了《中医药事业发展"十二五"规划》。2015 年 4 月，国务院办公厅转发了工业和信息化部等部门《中药材保护和发展规划（2015—2020 年）》的通知。2015 年 5 月，国务院办公厅下达了关于印发《中医药健康服务发展规划（2015—2020 年）》的通知。为推动浙江省中药产业发展，浙江省也相继出台了《浙江省人民政府关于促进健康服务发展的实施意见》《浙江省中医药健康服务发展规划（2015—2020 年）实施意见》《浙江省中药材保护和发展规划（2015—2020 年）实施方案》等规范性文件，把中药产业发展提升到了新高度，为实现中药产业稳步、快速发展提供了政策支持。目前，全省从事中药材生产与经营的企业 300 余家、药农 40 余万人，全省规模化、规范化中药材种植面积约占全部种植面积的 50%，5 个中药材基地通过国家中药材生产质量管理规范（GAP）认证（表 26-2），已育成中药材新品种 29 个，并在产区实现大面积推广应用。集源头创新、集成创新、成果转化、推广服务于一体的中药材产业科技创新和技术推广新体系基本形成，产业科技创新攻关和技术共享服务能力明显增强[4]。

表 26-2　浙江省通过中药材 GAP 认证基地统计表

序号	药材名称	地点	规模/亩	产量/t	产值/万元	认证公告时间
1	薏苡仁	泰顺	5000	2000	3100	2004 年
2	山茱萸	临安、淳安	15000	300	600	2004 年
3	铁皮石斛	天台	3000	200	16000	2005 年
4	温莪术	瑞安	1000	350	1000	2010 年
5	铁皮石斛	武义	1500	100	8000	2012 年
	合计	—	12500	2850	28600	—

2.3　中药材市场前景广阔，发展空间巨大

随着人类生活水平的提高和养生保健意识的增强，纯天然绿色中草药越来越受青睐。药品消费也逐渐从以化学药品为主向以天然资源为原料的植物药转变，中药产业也正在逐步成为世界医药产业的重要组成部分。一项世界卫生组织统计显示，全世界有 40 多亿人食用中草药治病。近年来，全球中药需求量逐渐增加，以东亚、东南亚与美国为代表的植物药市场的较快发展，也给中药出口带来了较好的机遇。同时"一带一路"倡议作为中国与国际合作的新平台，为中医药事业的发展带来了新的机遇，全球以天然药物资源为基础的医药产业对我国的药物资源需求快速增长，截至 2014 年底，国家中医药管理局已经与外国政府、地区组织签订了 83 个中医药领域合作协议，为实施这一倡议，新疆、甘肃、云南、广西、福建等地的医、教、研、产机构都与沿线 64 个国家开展了中医药交流合作，配套政策相继出台，并已取得许多成果。

浙江作为"一带一路"经济走廊的源头，经济发展迅速，中药材产业发展步伐明显加快，中药产业面临着巨大的发展空间。目前，浙江拥有磐安浙八味中药材专业市场，坐落在中国药材之乡的磐安县新渥镇，是浙江省最大的中药材集散地之一，是全国重点药材市场之一，是华东地区最大的中药材市场。交易大宗中药材品种涉及"浙八味"、玉竹、牡丹皮、天麻、桔梗、黄芪、杜仲、厚朴等几十种[51]。产品主要销往四川、广东、广西、河南、云南、河北、安徽等地，部分药材直接出口韩国、日本等多个国家和地区，2018 年全年中药材出口 4348 万美元，比上年增长 10.2%。

2.4　积极发展自然保护区，保护野生资源

浙江地处东海之滨，境内山脉河流纵横交错，山区面积占到了 70.4%，素有"七山二水一分田"之说。目前，浙江省拥有清凉峰国家级自然保护区、天目山国家级自然保护区、南麂列岛海洋国家级自然保护区、乌岩岭国家级自然保护区、大盘山国家级自然保护区、古田山国家级自然保护区、凤阳山 - 百山祖国家级自然保护区、九龙山国家级自然保护区、长兴地质遗迹国家级自然保护区、象山韭山列岛国家级自然保护区等 10 家国家级自然保护区，尚有省级、县级保护区 20 余个，拥有大量的野生中药资源。其中大盘山国家级自然保护区总面积 4558hm^2，是我国目前唯一以药用植物种质资源为主要保护对象的国家级自然保护区。2014 年，中国医学科学院药用植物研究所与丽水市人民政府签署了华东药用植物园共建战略协议，标志着浙江丽水华东药用植物园建设工作正式启动，共规划面积 7599 亩，该植物园将华东药用植物保存、保护和科学研究与中医药特色文化有机结合，建成后计划收集植物物种约 3000 种，其中含药用植物约 1500 种，有望成为全国药用植物园建设的新亮点。

2.5　开展中药资源动态监测体系建设

2014 年，根据国家中医药管理局、国家中药资源普查试点工作办公室《中药原料质量监测体系建设目录》的建设要求，浙江省积极筹备浙江省中药原料质量监测技术服务中心及监测站的建设工作。目的是解决中药资源统计口径缺失，市场秩序混乱，信息和技术匮乏等重大难题[6]。2015 年，由国家中医药管理局、省中医药管理局牵头组织，完成了 1 个省级中心、2 个监测站的建设工作，即浙江省中药原料质量监测技术服务中心和丽水、磐安现代中药资源动态监测信息与技术服务中心监测站的建设工作，省级管理部门为浙江省中医药管理局，技术依托单位为浙江中医药大学，国家层面成立了国家中心平台，即国家现代中药资源动态监测信息和技术服务中心，负责全国省级中心及监测站的组织运行。目前省级中心及监测站的场地、人员均已到位。2015 年 10 月，正式开始了中药资源动态监测试运行工作，试运行期间，每周监测上报我省白术、白芍、浙贝母、菊花、延胡索、玄参、麦冬、郁金、厚朴、西红花、山茱萸、铁皮石斛等品种的价格信息，每月上报以上品种的流通量信息，征集、解决了一批技术难题。

2.6　开展国家稀缺中药材种子种苗基地建设

2015 年，国家中医药管理局通过中医药部门公共卫生服务补助资金项目，开始了新一轮的稀缺中药材种子种苗基地建设。2015 年 9 月，由国家中医药管理局组织召开了稀缺种子种苗建设项目审核会。2015 年 10 月，浙江省正式被确定为稀缺中药材种子种苗基地建设省份（国家中医药科技司中药便函〔2015〕133 号），技术依托单位为浙江中医药大学。建设品种涉及延胡索、浙贝母、黄精、重楼、西红花、覆盆子、铁皮石斛、白术等。目前正在积极建设，已与浙江寿仙谷医药股份有限公司、建德市启振农业开发有限公司、青田县康之源农业有限公司、湖州菱新生态农业发展有限公司等签订了基地建设协议，落实了种子种苗基地建设土地面积 2000 余亩，并签订了长期的土地租赁合同。

2.7　中药专业技术人员队伍不断壮大

近年来，浙江省中药材产业发展迅速，相关企业、科研院所研究产生了一批重大成果。在各方面的共同努力下，中药材生产研究应用专业队伍不断壮大，生产技术不断进步，标准体系逐步完善，市场监管不断加强。2014 年，浙江省开展了中药资源普查试点工作，目的是摸清本省中药资源家底情况。2015 年，浙江省成立了浙江省级中药原料质量监测技术服务中心和两个现代中药资源动态监测信息和技术服务中心监测站，主要是为了解决中药资源统计口径缺失、中药资源信息不流通、相关技术资源匮乏、中药资源市场秩序混乱等问题。通过普查试点工作及监测机构建设，已产生了一批成果，固化了一支专业骨干队伍。

3 浙江省中药资源发展存在问题分析与战略发展方向

3.1 浙江省中药资源发展存在的问题分析

3.1.1 重开发轻保护现象严重

野生资源匮乏，由于需求量增加，加之受利益驱动，采挖过度的现象比较严重，比如铁皮石斛，野生资源几乎绝迹。同时，浙江省缺乏珍稀濒危中药资源监测预警系统，优良品种的资源逐步退化、减少和流失，以及野生资源的紧缺和枯竭给中药产业的可持续发展造成了困难。

3.1.2 质量问题成为中药材产业发展的瓶颈

随着野生品种急剧减少，人工栽培成了现在中药材的主要来源。但是，栽培品种质量参差不齐，尚未有效推广中药质量等级标准，如浙贝母、西洋参、枸杞等中药材质量只能依靠传统的经验鉴别及有效成分最低限量检测，市场尚未普遍推广商品规格等级。加之药农和经营户的种植、采收和加工不规范，产品质量意识淡薄，药材滥用化肥、硫黄熏蒸，农残、重金属含量超标等现象凸显。

3.1.3 中药材规范化种植程度低

近年来，虽然 GAP 种植基地有了一定的发展，但距离 GAP 所要求的标准化、规范化、规模化、产业化生产还有很大的差距。中药材种植业仍以个体、分散种植为主，药材种植品种多处于自繁自用的状态，品种混杂、退化现象严重，影响了药材品质。同时，许多先进、成熟的生产技术，如组培、快繁技术等无法推广应用。

3.1.4 中药材加工技术含量普遍偏低

目前浙江省中药企业高技术含量和高附加值产品少，加工技术长期处于低水平重复状态。药材质量下降，产品处方雷同，疗效降低，市场竞争力不够。饮片企业大多生产规模较小，企业技术人员缺乏，技术水平较低，没有形成自己的品牌。市场上的药材切片加工不规范，一些经营户在药材浸润过程，将药材放在水中肆意浸泡，造成大量水溶性有效成分的流失，严重影响质量。另外，以"浙八味"为代表的道地药材缺少深度开发，尚未形成标志性的品牌产品，优质道地药材的优势没有很好地发挥。

3.1.5 市场流通体系和信息技术服务相对滞后

浙江省是中药材大省，目前已拥有磐安新渥中药材市场、磐安特产城、东阳千祥镇药材市场等多个市场，但这些市场普遍规范化程度较低，市场硬件设施落后，配套设施简陋，既无仓储设施和翻晒场地，也无质量检验室。同时缺乏市场监测系统，市场信息不灵，生产销售与国内外大市场缺乏有效对接，中药材生产暴涨或暴跌的情况时有发生。从事中药材生产经营的龙头企业少，带动能力弱，药农盲目种植造成经济损失时有发生。

3.2 浙江省中药资源战略发展方向

3.2.1 全面完成第四次中药资源普查，摸清家底

通过开展浙江省 90 个县级行政区（包括 34 个市辖区、21 个县级市、34 个县、1 个自治县）的第四次全国中药资源普查工作，掌握浙江省中药资源种类、分布、重点品种蕴藏量等中药资源家底情况以及主要栽培药材的种植面积、加工技术、供需量、质量情况，提出中药材资源管理、保护及开发应用的总体规划，为建立中药资源动态监测机制与信息服务体系奠定基础，以利于区域经济的发展和百姓的健康[7-10]。

3.2.2 加强中药资源监测信息化建设，促进中药资源可持续发展

加快推进浙江省中药资源动态监测体系建设，加强中药资源动态监测与保护，建设中药材产品质量信息追溯系统，提供中药资源和中药材市场动态监测信息。加强中药材种植基地规模化建设，建立浙产特色中药材种植基地，大力实施中药材生产质量管理规范（GAP），促进中药材种植业绿色发展，加快推动中药材优良品种筛选和无公害规范种植，健全中药材行业规范，加强中药材及饮片质量研究，打造精品中药材。开展中药资源出口贸易状况监测与调查，保护重要中药资源和生物多样性。

3.2.3 加快推进种子种苗繁育基地，实施中药材良种工程

中药材种质资源保护是中药材生产长盛不衰的根本保证。一是要加强濒危药材品种保护，建立种质资源保护库。二是要建立中药材种子种苗繁育中心，加快国内外优良新品种引进、筛选、示范和推广，建设种质资源收集圃，收集名优野生中药材资源，保证道地药材的道地性。三是要加强药材品种选育研究，进行中药材良种繁育基地建设，开发筛选名、特、优、稀的中药材新品种，如培育优质华重楼、白及、黄精品种，选育浙贝母高抗病性、杭白菊高黄酮含量品种等。

3.2.4 加强标准体系建设，建立中药材商品规格等级

加强中药材生产区划研究，完善中药质量标准体系建设。目前，已经制定了常用中药材质量标准，包括国标、地标等，一定程度上规范了中药材质量，但也存在着中药材质量不断下降的现象，部分企业重产量、轻质量，有效成分达规定最低限即为优质药材，传统的药材等级标准未能很好地推行。因此，亟需逐步完善、推行中药材商品规格等级。2015 年，中药材商品规格等级标准研究技术中心成立，相信这必将对中药材品质的保障和发展有着重要的意义。

3.2.5 加强道地性品牌建设，推进浙江道地药材产业发展

以"浙八味"等道地药材的深度开发、传统名优中成药开发为重点，推进浙产大宗中药材种植规模化、机械化、加工现代化。加强产品品牌化建设，扩大优势产品规模，提升产品竞争力，开展"浙八味"等道地药材地理标志证明商标注册工作，加强对中药

材原产地域产品、地理标志产品和注册商标的申报保护。积极培育浙产道地药材和特色珍稀药材，大力发展新"浙八味"[5]。鼓励中医院校、中医医疗机构与企业联合开展以道地中药材为基础的药品、食品、保健品、化妆品等高附加值新产品的研制。积极发展药膳食品、保健品、中药材日化用品等相关产业，开发民间药食两用中草药等保健养生产品，做大做强铁皮石斛类、珍珠粉类、灵芝类、保健酒类等区域特色优势产业。如浙江省于2011年由浙江省经济和信息化委员会组织开展了振兴"浙八味"计划项目，对"浙八味"发展起到了积极的引导、促进作用。

3.2.6 加强"产-学-研"合作，促进成果转化

加强企业与高校、科研院所研究机构的合作，可以通过高校教师担任科技特派员的形式，政府相关部门（科技局）为中介，专家入驻，通过征集技术难题，高校、科研院所与企业对接，签订合作协议，解决技术难题。另外，发展研发设计服务和成果转化服务，推进高校研究成果的转化，将技术、专利等科研成果高效地转让给企业，避免科技资源的浪费。目前，浙江省设立了国家大院名校丽水产业科技服务中心，已有10余所高校老师入驻。

3.2.7 加强中药药性、药效物质基础研究

中药材产业的良性发展、保障中药材质量是最基础性工作，中医药要进入国际医药市场，必然要有科学数据来阐明中药药性理论、药效及作用机制，证明古方、经典方配伍的必然性和合理性。通过鼓励高校、科研院所参与中药药性、药效物质基础研究，设立中药药性、药效物质基础研究专项，加强中药药性、药效物质基础研究支持力度，加快推进研究进程，从本质上揭示中药药性理论的科学内涵，使中医药在国内外得到认可。

3.2.8 大力发展中药材第三方检测机构

中药材质量决定着中药材发展，目前质量问题也成为中药材产业发展的瓶颈。要进一步提升现有药品检验机构的中药材检验检测能力，开展第三方质量和安全检验、检测、认证、评估等服务，在中药材主要产区和集散地重点扶持建设浙江省中药原料质量监测技术服务中心、监测站等形式的第三方检验检测机构，建立和完善中药检测体系。

参考文献

[1] 马蕾，何伯伟，徐丹彬，等.2017年浙江省中药材产业发展报告[J].农村科学实验，2018（9）：245-248.

[2] 何伯伟，徐丹彬，姜娟萍，等.浙江省中药材产业向高质量发展的措施及建议[J].浙江农业科学，2019（12）：268-272.

［3］何伯伟.浙产道地药材保护和发展对策［M］.北京：中国农业科学技术出版社，
2019.

［4］何伯伟.浙江中药材产业提升发展的实践与思考［C］//华东地区农学会.华东地
区农学会学术年会学术论文集.上海：华东地区农学会，2012.

［5］何伯伟，姜娟萍，徐丹彬，等.道地药材"浙八味"与新"浙八味"［J］.新农村，
2020（5）：122-125.

［6］张小波，郭兰萍，陆建伟，等.基于网络（Grid）的空间信息技术在中药资源普查中
的应用［J］.中国天然药物，2009，7（5）：328-332.

［7］郭兰萍.第四次全国中药资源普查的实施准备［J］.中国现代中药，2009（2）：3-5.

［8］黄璐琦，张小波.全国中药资源普查的信息化工作［J］.中国中药杂志，2017，42（22）：
4251-4255.

［9］黄璐琦.全国中药资源普查技术规范［M］.上海：上海科学技术出版社，1995.

［10］陈士林，张本刚，杨智，等.全国中药资源普查方案设计［J］.中国中药杂志，
2005（16）：1229.

武夷山市几种重点中药资源的调查与分析

◎ 姚鹏

福建省卫生健康委中医药管理局

[摘　要]目的：掌握武夷山市几种重点中药资源的分布范围、储量变化、生长状况、生态环境，分析其变化动态。方法：通过野外实地考察、市场调查，结合文献资料分析，估算武夷山市几种重点中药资源的储量情况。结论：武夷山市几种重点中药资源的药用价值高，开发利用前景广阔。

[关键词]武夷山市；中药；资源调查；开发利用

随着经济和医疗保健事业的飞速发展，中药研究利用的深入，中药资源的需求出现了空前的增长，野生中药资源采摘挖掘量越来越大，有些种类面临着灭绝的危险。我国在"十五"期间，由原国家环境局（现为中华人民共和国环境保护部）牵头，联合中国药科大学药物科学研究院等多家研究机构开展全国中药资源普查，并定向地重点调查常用中药以及濒危中药的资源状况，目的是在总结过去多年中药资源调查成果的基础上，初步摸清我国中药资源家底[1-2]。

福建是中药资源大省，省内野生中药多分布于各大山区，蕴藏量较大，其中武夷山市有着丰富的野生中药资源。为进一步加强武夷山市中药资源的保护与持续利用，了解并掌握武夷山市重点中药资源的种类、分布，本文基于中药资源野外调查并结合相关文献资料，对武夷山市主要中药资源进行调查分析，以便更加全面地了解武夷山市中药资源状况，对其合理开发利用、可持续发展提供参考依据。

■ 1　武夷山市自然概况

武夷山市位于福建省北部，全境东西宽70km，南北长72.5km，位于东经117°37′22″~118°19′44″、北纬27°27′31″~28°04′49″。东连浦城县，南接建阳区，西临光泽县，北与江西省铅山县毗邻，总面积2798km²。武夷山属中亚热带地，境内东、西、北部群山环抱，峰峦叠嶂，中南部较平坦，为山地丘陵区。市区海拔210m。地貌层次分明，呈梯状分布。地势由西北向东南倾斜，最高处黄岗山海拔2158m，在我国大陆称为

"华东屋脊"，最低处兴田镇，海拔 165m（河床标高海拔 160m）。最高与最低点高差 1993m，地势高低相差之大，为福建省之最[3]。

武夷山市土壤类型有红壤、黄红壤、黄壤、山地草甸土等，呈阶梯状分布。

武夷山市四季气温较均匀、温和湿润，年均温 17.6℃，平均降水量 1864mm。海拔 1800m 以上的山峰多达 30 余座，形成天然屏障，冬季可阻挡或削弱北方冷空气的入侵，具有降水量多、湿度大、雾日长、垂直变化显著等气候特点[4]。

根据《中国植被区划》，武夷山属亚热带常绿阔叶林区域、中亚热带常绿阔叶林地带，浙、闽山丘甜槠 Castanopsis eyrei (Champ.) Tutch.、木荷 Schima superba Gardn. et Champ. 林区。该区域自然环境的多样性，形成了多种多样的植被类型，常绿阔叶林是本地区地带性森林植被；此外还有针阔混交林、暖性针中林、毛竹林、常绿落叶阔叶混交林、中山矮曲林、中山草甸及人工林共 8 个植被类型[5]。

2　重点中草药资源调查

2.1　调查对象

调查对象为八角莲、台湾崖爬藤、金樱子、金线兰、栀子、金银花、鹿茸草、七叶一枝花、草珊瑚和钩藤等 10 种武夷山市重点中草药野生资源，具体见表 27-1。

表 27-1　武夷山市 10 种重点药用植物资源

植物名	科名	拉丁学名
八角莲	小檗科	Dysosma versipellis (Hance) M. Cheng ex Ying
台湾崖爬藤	葡萄科	Tetrastigma formosanum (Hemsl.) Gagnep.
金樱子	蔷薇科	Rosa laevigata Michx.
金线兰	兰科	Anoectochilus roxburghii (Wall.) Lindl.
栀子	茜草科	Gardenia jasminoides Ellis
金银花	忍冬科	Lonicera japonica Thunb.
鹿茸草	玄参科	Monochasma sheareri Maxim. ex Franch. et Savat.
七叶一枝花	百合科	Paris polyphylla Smith
草珊瑚	金粟兰科	Sarcandra glabra (Thunb.) Nakai
钩藤	茜草科	Uncaria rhynchophylla (Miq.) Miq. ex Havil.

2.2　调查内容

（1）通过对八角莲等 10 种重点中药资源的分布、储量变化、生长状况、生态环境（气候特征、地形地貌、植被类型、土壤类型）等进行实地调查，分析其变化动态，推测其应用发展趋势。

（2）通过样地调查和市场调查，估算上述 10 种中药资源的武夷山市储量情况。

（3）通过市场调查，了解八角莲等 10 种重点中药资源的应用情况与前景分析，为今后的开发利用奠定基础。

2.3　调查方法和时间

（1）线路调查法：在当地村民的带领下，在武夷山市各乡镇选定相关的路线进行调查，记录沿途看到的植物种类，并采集标本进行鉴定，根据设计要求做好记录。在武夷山市 10 个乡镇各取 3 条样线，每条样线不少于 2.5km，样线宽度 5m。线路尽量选择人为干扰少的林业小路或者农业生产作业的小路。

（2）市场调查法：每月每乡镇进行一次圩日市场调查及武夷山市特定集会市场调查。武夷山市有岚谷乡、吴屯乡、五夫镇、上梅乡、星村镇、兴田镇 6 个乡镇的集市相对热闹，取上述 6 个乡镇的圩日进行固定摊位和临时摊位进行该项目 10 种中药资源的摊位存量和圩日销量的调查，并做好记录。

3　调查结果

3.1　调查对象的资源情况（种类名称、分布、密度、生境等）

通过对武夷山市 10 种重点中药资源进行野外调查，各个种类在武夷山市境内的分布情况有所不同，八角莲、金樱子、栀子、金银花分布在海拔较低的丘陵，森林植被人工林、次生林等，土壤类型为红壤或红黄壤，主要分布于武夷山市东南面的乡镇。七叶一枝花、草珊瑚、钩藤分布为低山或中山，海拔在 500m 以上，比较完好的森林生态环境，原生性天然林，土壤为黄壤或红黄壤，主要分布于武夷山市东北面的乡镇。八角莲、金线兰等稀有种类，野外稀少，草珊瑚、七叶一枝花、钩藤还是比较常见的。近几年武夷山市生态环境保护较好，加之外地收购较少，草珊瑚野外比较常见，野外存量也较多；八角莲、金线兰等珍稀种类，知名度较高，老百姓采集量大，一直以来市场上价格高，野外存量较少；金樱子等普通种类野外常见，存量也较高（表 27-2）。

表 27-2　武夷山市重点野生中草药的资源分布情况

植物名称	采集地（武夷山分布）	药材质量	密度	生境
八角莲	五夫、上梅、吴屯、武夷、兴田等乡镇	上等	稀少	生于常绿阔叶林、落叶阔叶林下阴湿处、水旁、山沟石缝中，喜阴湿，忌强光、干旱

植物名称	采集地（武夷山分布）	药材质量	密度	生境
台湾崖爬藤	五夫、上梅、吴屯等乡镇	上等	少见	生于山坡灌丛、山谷、溪边林下岩石缝中，海拔300~1300m
金樱子	全武夷山市	中上等	常见	生于海拔100~1600m的向阳的山野、田边、溪畔灌木丛中
金线兰	五夫、上梅、洋庄、星村、武夷等乡镇	上等	稀少	喜阴凉、潮湿，尤其喜欢长在有常绿阔叶树木的沟边、石壁、土质松散的潮湿地带，要求温度18~30℃，光照约为正常日照的1/3，最忌阳光直射
栀子	全武夷山市	上等	常见	生于丘陵山地或山坡灌林中
金银花	五夫、岚谷、吴屯、城东、洋庄等乡镇	上等	较常见	生于山坡疏林中、灌木丛中、村寨旁、路边等处，亦有栽培
鹿茸草	五夫、城东、武夷、城区、上梅、吴屯	上等	较常见	生于岩石上，或干爽地区
七叶一枝花	五夫、上梅、岚谷、吴屯、洋庄、星村等乡镇	上等	较常见	生于海拔1800~3200m的林下，山坡林下阴处或沟边的草丛阴湿处
草珊瑚	五夫、上梅、岚谷、兴田、城东、吴屯、洋庄、星村等乡镇	上等	常见	生于海拔400~1500m的山坡、沟谷常绿阔叶林下阴湿环境
钩藤	五夫、岚谷、吴屯、洋庄、星村等乡镇	上等	常见	生于谷溪边的疏林中、山地林中、山地次生林中，常见于林缘路边

3.2 应用情况

经过为期三年的市场销售情况和野外野生资源调查，发现市场存量某种程度上与野外存量有着很大关系，野外量多，则市场上提供的量也大（表27-3）。从表27-3中可以看出大宗种类如金樱子、栀子、钩藤市场存量这几年变化不大；八角莲等珍稀种类有变少的趋势；草珊瑚由于近几年收购量少，因而市场供应量增大。这也可能与生态环境保护较好有关。

表 27-3 几种重点中草药市场调查动态   单位 /kg

序号	品种名称	2015 年	2016 年	2017 年
1	八角莲	9.6	6.8	3.5
2	台湾崖爬藤	13.6	8	3.5
3	金樱子	42	36	25
4	金线兰	0.6	2	8
5	栀子	24	28	26
6	金银花	9.6	22	40
7	鹿茸草	11	14	14
8	七叶一枝花	38	20	20
9	草珊瑚	56	67	120
10	钩藤	13.4	12.8	15

注：表 27-3 是武夷山三年来柴头会市场上的 10 种中草药的销售情况。

3.3 武夷山市几种重点中药资源的蕴藏量估算

本研究采用样线面积产量换算为单位面积产量，由于样线选择是随机分布在武夷山市行政区划上，所以用单位面积产量乘以武夷山全市区划面积，乘积即为武夷山市某中药资源的估算蕴藏量（表 27-4）。

表 27-4 几种重点中药资源蕴藏量估算   单位 /kg

序号	品种名称	平均单位面积产量	估算储量
1	八角莲	0.16	448
2	台湾崖爬藤	1.8	5040
3	金樱子	4.6	12880
4	金线兰	0.04	112
5	栀子	3.2	8960
6	金银花	2.1	5880
7	鹿茸草	2.2	6160
8	七叶一枝花	12.3	34440
9	草珊瑚	65	182000
10	钩藤	11.1	31080

■ 4　讨论与建议

4.1　武夷山市重点中药资源评价

武夷山市野生中草药植物储量大的有金樱子、七叶一枝花、草珊瑚和钩藤，入药部位广泛，有全草类、根类、茎类、叶类等。10 种野生中药资源中金樱子、栀子、金银花、草珊瑚、钩藤都是常用中草药。八角莲在自然状态下靠分株繁殖，不过数量很少，种子不易萌发。由于八角莲不易繁殖、生长条件要求苛刻且过度采挖，所以野生数量急剧下降，已列为国家保护植物（濒危类别：渐危；保护级别：3 级），严禁乱采滥挖，应引种栽培。

4.2　武夷山市野生中药资源动态变化趋势

笔者发现武夷山市中药资源采收和使用主要有四种情况：一是老百姓正常使用，如清热解表、消炎去火、预防伤风感冒之用的种类，以柴头会、蜡烛会两会和圩日消费为主。二是与当年有自然流行疾病或疫情有关的种类，随当年的流行疾病或疫情影响较大。如金银花，"非典"以后的几年，消费都较大，2016 年白花蛇舌草消费量也比往年高，与当年老百姓传言白花蛇舌草的保健功效有极大关系。三是与外来采购商采购种类有关，种类随外来采购量决定，2015 年草珊瑚的采购量大，市场销售就多，野外存量就少。2015~2017 年黄精的野外存量比较少，收购价也翻番。四是珍稀种类，如金线莲、八角莲是大家熟悉的珍稀种类，野外存量较少。

4.3　武夷山地区源开发利用、发展更新等方面的意见和建议

有关资料统计，武夷山市中药材种类约 1000 种，野生转为人工种植的只有几十种，不足常用药材的 1/10。由于资源逐渐减少，部分野生药材市场价格大幅上升，造成了野生中药资源的枯竭，影响了野生中药资源的可持续发展，更制约了中药产业发展。通过调查发现武夷山市野生中药资源存在着无序采集和毁灭性采集的现象，严重影响了武夷山市野生中药资源的可持续发展，应该引起有关部门的重视。

（1）制定地方性法规来防止乱采乱挖现象，建立野生中药资源保护机制，加强宣传和指导，普及科普知识，让药农采集野生资源时要有保护意识和可持续发展意识，做到采大留小，分散采集，严禁过量采挖、任意采集，引导药农合理利用野生中药资源。

（2）应以重点品种和实用为主，兼顾全面，对中草药资源、民间药材进行全面调查，对中医院、中药材市场、中药企业的用药情况进行调查；建立中药资源动态监测系统和预警系统。

（3）防止野生药用物种的濒危化，运用现代科技手段（组织培养等）和传统育种、人工栽培等方法对一些特色、稀有资源进行开发利用。

（4）加强对国家级濒危药用植物的保护，建立珍稀物种的利用和保护措施。

（5）开发和利用武夷山道地药材，建立武夷山道地药材 GAP 生产基地，促进武夷山道地药材的发展。

参考文献

［1］黄璐琦，陆建伟，郭兰萍，等 . 第四次全国中药资源普查方案设计与实施 ［J］. 中国中药杂志，2013，38 (5): 625-628.

［2］第四次全国中药资源普查筹备技术专家组 . 第四次全国中药资源普查技术规范 ［M］. 北京：国家中医药管理局科技司，2011.

［3］何东进，洪伟，胡海清，等 . 武夷山风景名胜区景观空间格局变化及其干扰效应模拟［J］. 生态学报，2004，24 (8): 1602-1610.

［4］《武夷山市志》编纂委员会 . 武夷山市志 ［M］. 北京：中国统计出版社，1994.

［5］陈婷婷，徐辉，马方舟，等 . 武夷山亚热带常绿阔叶林物种多样性的尺度效应 ［J］. 生态与农村环境学报，2016，32 (5): 750-756.

基于中药资源普查结果的安徽省宁国市中药资源区划建议

◎尹永飞　张珂

安徽中医药大学

[摘　要]本文主要对宁国市中药资源普查相关调查结果进行了介绍，对宁国市中药资源种类、分布特点、重点品种蕴藏量等情况进行了分析，并介绍了宁国市中药栽培的现状。在对宁国市中药资源普查结果分析的基础上，综合考虑宁国市地形地貌、植被类型等特点，对宁国市中药资源区划及中药产业的发展模式提出建议，将宁国市中药资源产区划分为北部及沿河平畈栽培和野生药材区，中部、南部低山丘陵栽培和野生药材区，东南部、西部中山野生药材区三个大区，并建议宁国以"林药结合"模式为主发展中药仿野生栽培，充分发挥合作社管理模式的作用，稳定宁国市的中药栽培生产。

[关键词]中药资源普查；宁国市；中药栽培；区划

宁国市位于安徽省东南部，隶属宣城市，地处东经118°36′~119°24′，北纬30°16′~30°47′，为北亚热带南部边缘皖南低山丘陵区，属于北亚热带湿润季风气候，气候温和，四季分明，雨量充沛，雨热同季。宁国市东南为天目山北麓，西为黄山东北边缘，周围与皖浙两省七县市相邻，是皖南山区之咽喉，南北商旅通衢之要冲。自然地理优越，历史人文荟萃。

宁国市市域面积2487km^2，辖港口镇、梅林镇、中溪镇、宁墩镇、仙霞镇、甲路镇、胡乐镇、霞西镇8个镇，南极乡、万家乡、方塘乡、青龙乡4个乡，云梯畲族乡1个民族乡以及西津街道、南山街道、河沥溪街道、竹峰街道、汪溪街道、天湖街道6个街道办事处。

自2012年2月第四次全国中药资源普查安徽省（试点）工作启动以来，宁国市普查队员通过踏查、样地调查、标本采集、中药材市场走访、栽培基地走访及地方名老中医走访等外业调查，基本掌握了宁国市中药资源种类、分布、数量、质量、利用情况、受威胁因素与程度及中医药有关传统知识等基础资料。

宁国市普查队经过近百天的野外调查，共完成45个样地，208个样方套的调查任务，完成了 79 种重点调查品种的蕴藏量数据收集工作；普查期间共采集腊叶标本 1265 份，调查到药用植物 838 种，收集药材标本 96 份；实地调查了 9 种药用植物的栽培情况，走访 6 家药材收购站，了解 26 种市场主流品种的价格、收购量等信息，还走访了民间医生 9 位，获得中药相关传统知识 9 条。

1 宁国市自然概述

宁国市属于皖南山地丘陵区，西南属黄山余脉，东南为天目山系，地势向北倾斜。东津、中津、西津三条河流呈扇状北流，在河沥溪附近汇成水阳江。天目山余脉从东南部延伸入境，黄山余脉从西部延伸入境，北部与宣郎广丘陵区连接，形成了南部以山地和丘陵地为主，北部为低丘、岗地、平畈，夹有河谷平原和盆谷地的南高北低、向北倾斜的自然地形。境内最低海拔 30m，最高海拔 1587m，千米以上的山峰 20 座，800~1000m 的山峰 60 座，均坐落于东南部与西南部，其他山体海拔一般为 300~800m。

港口镇为北部平畈区代表，汪溪街道代表宁国境内水域环境，青龙乡为宁国境内西南部黄山山系的外围低山的典型代表，方塘乡是宁国市境内黄山山系中山环境的典型代表。霞西镇、宁墩镇为中部低丘地貌，胡乐镇为南部中山地貌，它们是宁国市中部地区资源最丰富的地区。

甲路镇、万家乡为南部低山地貌，万家乡处宁国市与浙江省交界位置，梅林镇为中部低山代表，中溪镇为东部低丘代表，仙霞镇为东南部低山代表，是宁国市东部地区的资源状况代表。云梯畲族乡为东南部中高山代表，是宁国市东南部地区的资源状况代表。

宁国市具有丰富的植物类群，海拔 500m 以上的环境人为影响较小，植被保护较完整。西部方塘乡境内省级板桥自然保护区设立于 1995 年，面积 63km²。东南部云梯畲族乡进入天目山系腹地，海拔高于千米的山峰多座，其中宁国市最高峰龙王山海拔 1587m。复杂多变的地形和海拔变化，造就了该地区植物类群丰富的基本特征，野生中药资源也随之丰富起来。

宁国市境内风景秀丽，山水交错，其中面积 60km² 的省级方塘乡板桥自然保护区与库容 9.41 亿立方米的青龙湖连成一片，形成集湖光、山色、溶洞于一体的秀美风光。

2 宁国市中药资源概况

2.1 中药资源种类

宁国市境内具平畈、丘陵、山区不同地貌地形，植物类群丰富。通过对宁国市中药资源普查数据进行统计分析，结果显示此次调查发现宁国市药用植物共 838 种，隶属于 157 科 496 属。查阅相关历史资料，比较发现此次普查较第三次全国中药资源普查增加了

4科18属62种。

2.2 中药资源分布

宁国市自然地理环境复杂，地貌类型多样，造成了境内药用植物分布类型多样。根据其地理位置及地形特点，宁国可分为北部及沿河平畈区，中部、南部丘陵区，低山自然植被区，东南部、西部中山区及人工经济林区。

2.2.1 北部及沿河平畈区药用植物

宁国市北部及沿东津河、中津河、西津河、水阳江沿岸的冲积平畈地区人口聚集生活，形成了村庄及其周边、城市部分地区特定的环境类型。主要特点有人类活动频繁，生态变化性强，空气、土壤环境较山区恶劣，土壤氮、磷元素含量较高。适应人居环境的药用植物主要有以下几种类型：①一年生或二年生草本，如地锦、马齿苋、藜、地肤、苋、青葙、红蓼、苘麻、牵牛、紫苏、益母草、豨莶草、刺儿菜、蒙古苍耳、天名精、烟管头草、鬼针草、金盏银盘、鳢肠等。此类植物一般可以产生大量种子或果实用于传播，这些种子或果实或小而轻，或具有特殊结构可以借助人类、动物、自然力达到广泛传播的目的。②具有地下营养贮藏器官的多年生草本，如井栏边草、羊蹄、萹蓄、垂序商陆、泽兰、车前、千里光、旋覆花、艾、蒲公英、鸭跖草、野灯心草、灯心草等。此类植物对污染环境有极强的适应能力，可以耐受人畜踩踏。

伴人植物在人居环境中的分布呈现集中在屋后、庭院、菜园、沟边、池塘、污水排放区域等区域。分布在人居环境的药用植物因其适应环境特殊，便于被人们利用，其中很多种类是常用中药基原，如羊蹄生活在村庄附近的沟边，可适应生活污水环境，其药用价值在《神农本草经》中早有记载，现虽不作为常用中药，但其杀虫止痒的功效在民间应用广泛，其在宁国市也作为地方常用品种在市场流通。

2.2.2 中部、南部丘陵区药用植物

在宁国市区周边和中部地区存在着大面积的丘陵、荒岗地貌，这类环境的形成是因丘陵自然植被在人类活动被破坏后，自然恢复，特点为光照条件好，湿度相对较小。

主要特征为上层植物为常绿灌木、较小竹类以及攀附在其上的藤本植物，下层植被多为中生环境阳生植物、半阳生植物。主要种类：①灌木，如牡荆、乌药、山鸡椒、野蔷薇、小果蔷薇、野花椒、竹叶椒、茅莓、菝葜、山莓、金樱子、檵木、枸骨等。②藤本，如光叶菝葜、木防己、野葛、忍冬、海金沙、威灵仙等。③多年生草本，如蕨、紫花地丁、石竹、瞿麦、天葵、百蕊草、瓜子金、苦参、委陵菜、翻白草、地榆、白花前胡、桔梗、沙参、石见穿、鼠曲草、野菊、半夏、瓦松等。此种生态下分布的药用植物，人类活动的干扰相对减少，植物种类丰富起来，因其亦与人类环境相距不远，药用植物被更广泛地利用，其中常用中药较丰富。

2.2.3 低山自然植被区药用植物

宁国市低山环境自然分布的原生常绿阔叶林已基本不存在，多为自然恢复的次生林带。药用植物类群丰富，呈现多样性变化，一般可以分为四种类型。

路边、林缘及林间空地：该环境下光照条件相对较好，土壤或肥沃或贫瘠，水分或充足或缺乏，且受人类活动影响较大。其中分布的药用植物种类较多，但呈零星分布状态。常见药用植物有中华猕猴桃、华中五味子、蝙蝠葛、金线吊乌龟、醉鱼草、南山楂、阔叶十大功劳、野花椒、蓬蘽、石韦、刘寄奴、大萼香茶菜、千里光、白花前胡、江南卷柏、紫萁、薜荔、香榧、箭叶淫羊藿、马兜铃、瓜子金、菟丝子、紫金牛、东南茜草、忍冬、白花败酱、墓头回、鼠曲草、野菊、长梗黄精、玉竹等。

沟谷溪边阳生环境：低山环境溪谷中流动溪水旁边与相近的路边、林缘环境都具有相对较好的光照条件，但因受到水分分布不同，植物类群明显不同，常分布湿生阳生植物。常用药用植物有显脉香茶菜、碎米荠、牛膝、青藤、萱草、大血藤、鹰爪枫、三叶木通、五叶木通等。一些耐阴植物也分布于此，如鱼腥草、南丹参、陆英、羊乳、荞麦叶大百合、石菖蒲、虎杖、白接骨；而在阳生环境近水石壁上较常见的药用植物有虎耳草、石吊兰等。

沟谷溪边阴生环境：在低山环境中常在靠近山体的缓坡上积水，形成地面潮湿的阴生环境或密林中的溪流边形成阴生潮湿环境。常见分布于此的药用植物有狗脊蕨、庐山石韦、赤车、庐山楼梯草、巴东过路黄、中国旌节花等。

常绿阔叶林下：常绿阔叶林下因缺乏阳光，植物类群种少量少，呈零星分布状态，有蛇足石杉、多花黄精、豆腐柴、菝葜等。

2.2.4 东南部、西部中山区药用植物

海拔 800m 以上的中山环境，植物垂直分布现象明显。海拔 800~1300m 为常绿阔叶混交林到落叶阔叶林的自然分布区，植被保存完好、药用植物类群最为丰富。主要药用植物有草本类，如支柱蓼、草芍药、黄山乌头、六角莲、阔叶十大功劳、庐山石韦、及己、商陆、太子参、赣皖乌头、大叶唐松草、莽草、紫花八宝、南方大叶柴胡、点腺过路黄、香果树、日本蛇根草、异叶败酱、白花败酱、天目续断、天南星、荞麦叶大百合、天目贝母、七叶一枝花、斑叶兰等；乔木类，如三尖杉、香榧、黄山松、杜仲、南酸枣、大叶冬青、昆明山海棠、雷公藤、刺楸、树参等。

海拔 1300m 以上为落叶矮林，此类环境集中在龙王山等天目山系海拔较高地区，环境昼夜温差大，光照强，生长环境条件严酷，常见种类有大叶铁线莲、天女花、天目木兰、三桠乌药、地榆、四照花、獐牙菜、马先蒿、桃叶千里光、灯台莲、黑紫藜芦等。

2.2.5 人工经济林区药用植物

宁国市自然资源利用较为充分，东北部、中南部、东部地区低山几乎全部为人工经

济林。北部主要为毛竹林，林下的植物稀疏分布，中药资源量较少，种类主要有蛇足石杉、紫萁等阴生耐贫瘠的植物。东部、中南部多为山核桃林和板栗林等落叶阔叶林，其中山核桃在宁国面积较多，是主要经济林，林下分布的早春植物是其最明显特点。因早春落叶林尚未长叶，所以其下植物实际是特殊的阳生植物类群，此类植物生长需要阳光，但又因其不耐夏季炎热，需要在夏季开始之后休眠度过不利环境，故早春生长为阳生环境，夏季之后则阴生于林下避暑。调查中发现主要种类有薤白、白毛夏枯草、夏枯草、毛茛、夏天无、明党参、沿阶草、桔梗、沙参及蓼科某些种类等。表现的特性为种类较为单一，但种群较密集，具有一定的可采收量。

2.3　中药资源分布的环境差异

植物分布与环境具有密切的相关性，本次调查发现宁国市荒地路边一般分布的有杠板归、夏枯草、紫苏叶、萹蓄、天葵、垂盆草等，河边、山脚阴湿处分布的有断血流、石菖蒲、虎杖、金钱草、鱼腥草、连钱草、金荞麦等，竹林下主要分布的有黄精、玉竹、乌药、蔓生百部、菝葜等，阔叶林下分布的有草乌、重楼、太子参、白花前胡、箭叶淫羊藿、鹿蹄草等。

2.4　野生中药资源的变化情况

据调查，目前宁国市野生重点中药资源量丰富的品种有断血流、黄精、连钱草、虎杖、金荞麦、路路通、野山楂、鱼腥草、千里光、杠板归、石菖蒲、覆盆子、大血藤、蝙蝠葛、野葛、木通、络石藤、金樱子等。

由于环境的变化，特别是宁国市大力发展山核桃对林地的开发，加上受市场行情的影响，长期不合理地采挖，宁国市目前处于资源恢复状态的品种有粉防己、穿山龙等，现因市场因素开始逐渐恢复资源。近一段时间由于市场价格的刺激，一些品种一直处于掠夺式采挖，导致资源呈现明显减少的品种有重楼、白及、千层塔、阴地蕨等，特别是重楼和白及，市场价格较高，宁国市蕴藏量较少，药农见到后常将其采挖移栽。

随着生态环境、森林资源和农业种植结构的变化，宁国市中药资源在药材数量、优势药材品种和药材蕴藏量等方面都发生了很大的变化。宁国市山地地势占多数面积，自然林覆盖率高，山核桃、毛竹产业为当地的主要经济产业，中药材产业发展相对较滞后。由于城镇乡村的扩大用地，以及人类生活生产用地需求量的增长，造成自然林的严重破坏及部分品种药材资源的减少，总体而言，常用珍贵和特色药材野生资源量呈持续减少趋势，甚至面临资源枯竭和灭绝的危险。调查过程中，发现有些原有重点品种在宁国资源已很少，如徐长卿、百蕊草等，野外仅遇见几株。有些种目前已难见踪影，如龙胆草等。

3 宁国市中药重点品种资源情况

3.1 中药重点品种

根据中药资源普查工作的要求，普查前期在《宁国市中药资源名录》和《宁国重点中药名录》整理的基础上，通过访问宁国市中药从业人员及普查前期的野外踏查工作，确定了宁国市中药重点品种115种，包括道地与特色药材前胡、覆盆子、粉防己、吴茱萸、金荞麦、金樱子、百部、黄精、玉竹、石菖蒲等。

普查过程中，普查队调查了宁前胡、吴茱萸、金樱子、粉防己、黄精、玉竹、连钱草、八角金盘、穿山龙、萹蓄、何首乌、虎杖、金荞麦、紫萁、石韦、络石藤、石菖蒲、蔓生百部、覆盆子、阴行草、香薷、大血藤、垂盆草、杠板归、鱼腥草、蝙蝠葛、过路黄、天葵、垂序商陆、杜仲、合欢皮、紫苏叶、山茱萸、厚朴、蓝布正、一枝黄花、小叶马蹄香、千里光、白毛夏枯草、半边莲、北刘寄奴等100余种重点药材，其中八角金盘、小叶马蹄香、红升麻等均为本地特色药用植物。

3.2 大宗药材资源及蕴藏量

第四次全国中药资源普查不仅对宁国市的中药资源种类和分布进行实地调查，还对重点药材进行了蕴藏量的测算。

重点药材品质蕴藏量的测算采用系统抽样的方法按照植被类型划分若干代表区域，依机械布点的方式在全县自然植被范围内布设了45个样地，在样地内按照分层抽样的方法设置5个样方套，每套样方分别设置了1个乔木样方、1个灌木样方和4个草本样方，对样方内出现的重点品种进行数量和单株药材产量进行记录，根据调查中获取的数据对样方内出现的重点调查药材进行蕴藏量的测算[1]。宁国市普查共完成了1731种次的数量调查工作及360种次的药材称重工作，测算蕴藏量的中药种类达79种，根据测算结果，宁国市重点中药野生蕴藏量较丰富的有葛根、虎杖、断血流、紫苏、金樱子、黄精、吴茱萸、白花前胡、金荞麦、石菖蒲、仙鹤草、白毛夏枯草、豨莶草、鱼腥草、千里光、刘寄奴、败酱、紫萁贯众、金钱草、络石藤等。部分重点品种蕴藏量及分布信息见表28-1。

表 28-1 宁国市野生药材资源蕴藏量及分布

序号	药材名	基原中文名	基原拉丁学名	入药部位	蕴藏量 /kg	分布地区
1	络石藤	络石	*Trachelospermum jasminoides* (Lindl.) Lem.	带叶藤茎	104010.7	港口镇、汪溪街道、青龙乡、云梯畲族乡、霞西镇、方塘乡、南极乡、万家乡、竹峰街道、宁墩镇、胡乐镇

续表

序号	药材名	基原中文名	基原拉丁学名	入药部位	蕴藏量/kg	分布地区
2	金樱子	金樱子	*Rosa laevigata* Michx.	果实	30147.4	港口镇、梅林镇、云梯畲族乡、霞西镇、方塘乡、宁墩镇、胡乐镇、甲路镇
3	木通	白木通	*Akebia trifoliata* (Thunb.) Koidz. subsp. *australis* (Diels) T. Shimizu	藤茎	29685.89	仙霞镇、青龙乡、梅林镇、云梯畲族乡、霞西镇、南极乡、宁墩镇、胡乐镇
4	葛根	野葛	*Pueraria lobata* (Willd.) Ohwi	根及根茎	26364.39	港口镇、青龙乡、梅林镇、云梯畲族乡、方塘乡、南极乡、万家乡、竹峰街道、宁墩镇、甲路镇
5	木通	木通	*Akebia quinata* (Houtt.) Decne.	藤茎	23151.2	港口镇、青龙乡、霞西镇、方塘乡、万家乡
6	吴茱萸	吴茱萸	*Evodia rutaecarpa* (Juss.) Benth.	果实	22247.33	港口镇、青龙乡、云梯畲族乡、霞西镇、方塘乡、竹峰街道
7	大血藤	大血藤	*Sargentodoxa cuneata* (Oliv.) Rehd. et Wils.	藤茎	21733.89	仙霞镇、青龙乡、梅林镇、霞西镇、方塘乡、万家乡、宁墩镇、胡乐镇、甲路镇
8	断血流	风轮菜	*Clinopodium chinense* (Benth.) O. Kuntze	全草	20539.87	仙霞镇、青龙乡、梅林镇、云梯畲族乡、霞西镇、方塘乡、南极乡、万家乡、竹峰街道、宁墩镇、胡乐镇、甲路镇
9	紫苏叶	紫苏	*Perilla frutescens* (L.) Britt.	叶	18084	港口镇、青龙乡、梅林镇、云梯畲族乡、霞西镇、方塘乡、南极乡、万家乡、竹峰街道、宁墩镇、胡乐镇、甲路镇

续表

序号	药材名	基原中文名	基原拉丁学名	入药部位	蕴藏量/kg	分布地区
10	仙鹤草	龙芽草	*Agrimonia pilosa* Ledeb.	地上部分	14404.38	港口镇、仙霞镇、青龙乡、梅林镇、云梯畲族乡、霞西镇、方塘乡、万家乡、竹峰街道、宁墩镇、胡乐镇、甲路镇
11	金银花	忍冬	*Lonicera japonica* Thunb.	花蕾	12673.53	港口镇、仙霞镇、青龙乡、梅林镇、云梯畲族乡、霞西镇、方塘乡、万家乡、宁墩镇
12	败酱	败酱	*Patrinia scabiosifolia* Fisch. ex Trev.	全草	9925.4	港口镇、仙霞镇、青龙乡、梅林镇、云梯畲族乡、霞西镇、方塘乡、南极乡、万家乡、宁墩镇、胡乐镇、甲路镇
13	苎麻根	苎麻	*Boehmeria nivea* (L.) Gaudich.	根及根茎	9193.07	仙霞镇、青龙乡、梅林镇、云梯畲族乡、方塘乡、南极乡、万家乡、宁墩镇、胡乐镇
14	黄精	多花黄精	*Polygonatum cyrtonema* Hua	根及根茎	8416.56	汪溪街道、仙霞镇、青龙乡、梅林镇、云梯畲族乡、霞西镇、方塘乡、万家乡、宁墩镇、胡乐镇
15	菝葜	菝葜	*Smilax china* L.	根及根茎	8270.22	汪溪街道、青龙乡、梅林镇、云梯畲族乡、方塘乡、万家乡、宁墩镇、胡乐镇、甲路镇
16	乌药	乌药	*Lindera aggregata* (Sims) Kosterm.	膨大块根	7534.29	汪溪街道、梅林镇、霞西镇、宁墩镇
17	紫萁贯众	紫萁	*Osmunda japonica* Thunb.	根及根茎	7006.3	汪溪街道、仙霞镇、云梯畲族乡、霞西镇、方塘乡、南极乡、万家乡、胡乐镇

注：表中信息由"中药资源普查信息管理系统"导出，蕴藏量数据由该系统根据宁国市普查数据计算而得。

4 宁国市中药栽培现状

4.1 道地药材"宁前胡"

前胡为伞形科植物白花前胡 *Peucedanum praeruptorm* Dunn 的干燥根[2]，具有散风清热、降气化痰的功效，用于风热咳嗽痰多，痰热喘满，咯痰黄稠。宁国市素以盛产道地药材前胡而著称，所产前胡以个大、条长、皮黑、肉白、柔软、香味浓等特点闻名于世，商品市场俗称"宁前胡"[3]。

4.1.1 生长习性

白花前胡适应性较强，喜阴凉温润气候。有一定的抗旱性和抗寒性，对土壤肥力要求不高，耐旱、怕涝，低洼易涝地不宜种植。生长于向阳山坡疏林缘、山坡路边灌丛、草丛中及山谷溪沟边，尤以海拔 500m 左右分布较为集中。

前胡为宿根植物，宿生根 3~4 月幼芽萌动、出苗，5~6 月为营养生长盛期，7~8 月份开花盛期，11~12 月份果实成熟。当年繁殖苗生长期比宿生植株要长。生长期 1~2 年，11月底即可采挖。

野生前胡营养生长年限较栽培前胡年限较长，一般 3~4 年或更久才会抽薹开花。野生前胡质量较栽培前胡质量好[4]，根皮较黑，根茎粗壮，气味较浓郁。

4.1.2 野生资源分布

宁前胡在宁国市野生资源较为丰富，调查中发现万家乡、中溪镇、梅林镇、云梯畲族乡、青龙乡、胡乐镇等乡镇均有野生前胡分布。主要以万家乡、中溪镇、云梯畲族乡、青龙乡等乡镇野生分布较多。

4.1.3 栽培现状

20 世纪 80 年代之前，前胡药材主要以野生前胡为主，后期由于采挖过度，前胡资源逐渐枯竭，20 世纪 90 年代，宁国市开始出现前胡栽培[3]。现在宁前胡来源主要是栽培前胡，占 95% 以上。

目前宁国市对中药材种植较重视，相关政府部门积极推动前胡等中药种植。中药材种植是当地农民收入的一部分，是种植户很重要的经济来源。

4.1.4 栽培区域

宁国市前胡栽培主要分布在中溪镇、万家乡、宁墩镇等乡镇，有大量农户种植，并参加合作社。其中中溪镇和万家乡种植量较多，梅林镇、胡乐乡、青龙乡等乡镇栽培量较少，霞西镇、仙霞镇、云梯畲族乡、竹峰街道等乡镇零星栽培，据统计，目前宁国市前胡栽培面积 2 万余亩[5]。

4.1.5　栽培方式

宁前胡在不同地区，栽培方式也有所不同（图 28-1）。主要分为平地栽培、山地栽培和林地套种 3 种方式。

平地栽培主要在中溪镇运用。平地栽培是在比较利水的田地或平地上种植，一般要作 120~150cm 宽的畦，并挖一定深度的排水沟，防止雨季时积水，影响前胡根部生长和产量。前胡平地栽培主要分为直接撒种和与玉米地套种两种方式。

运用山地栽培方式栽培前胡的主要有中溪镇、万家乡、胡乐乡、青龙乡、梅林镇等乡镇。山地栽培又分为直接撒种和与多种林木套种。

中溪镇前胡山地栽培以撒种直播的方式繁殖。万家乡、梅林镇、青龙乡、胡乐乡等乡镇采用林地套种的方式栽培前胡。

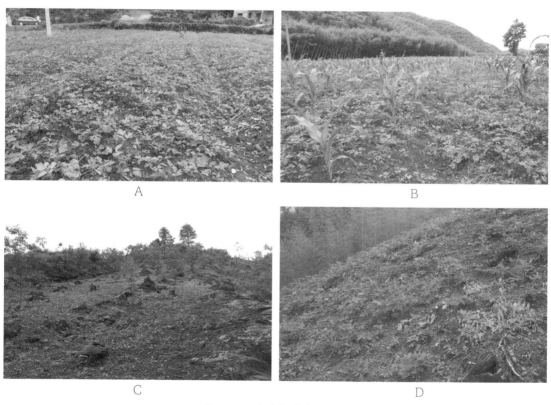

A 　　　　　　　　　　　　　　　　　B

C 　　　　　　　　　　　　　　　　　D

图 28-1　宁前胡的栽培方式
A.大田栽培　B.农作物套种　C.山核桃林套种　D.坡地撒播

4.2　药食两用品种——香榧

香榧 *Torreya grandis* Fort. et Lindl. 'Merrillii' 在宁国市具有悠久的栽培历史。2010 年，宁国市林业局组织香榧专项调查，全市胸径 10cm 以上榧树 2 万多株，胸径

10cm 以下的榧树不计其数，其中甲路镇有近万株，且有部分优良品种[6]。其余主要分布在胡乐乡、万家乡、南极乡、霞西镇、青龙乡、方塘乡等山区乡镇。生长在海拔 200~600m 的谷地、沟边、山的中下部，伴生山核桃、毛竹及杂灌木等植物，呈散生或块状分布。在很多自然村边可见百年以上的大树，庄村、甲路、胡乐、霞西、虹龙等均有香榧古树名木。统计资料显示，1983~2002 年的 20 年中，香榧最高产量在 1986 年和 1995 年，达到 225t，另有 3 年达到上百吨，其余年份产量较少，在产区各乡镇都有单株产量超过 500kg 的大树。

宁国市的香榧中品质中上等的小籽长形榧和中籽长形榧在各个产区都有分布，其中甲路镇较多，从 2004 年开始发展香榧人工种植，现已有香榧育苗基地 13.3hm²，香榧造林基地逾 66.7hm²，野生香榧经嫁接改造，已开始结果，并逐渐成为当地农民的主要经济收入来源。

4.3　古树名木红豆杉

红豆杉提取物紫杉醇有治疗癌症的作用[7]，而红豆杉的资源又非常少，使得红豆杉非常珍贵。宁国市境内的红豆杉资源为南方红豆杉 *Taxus wallichiana* Zucc. var. *mairei* (Lemée et H. Lévl.) L. K. Fu et Nan Li，作为宁国市的市树，当地人常以此作为盆栽植物放在家中观赏。宁国市现已开展红豆杉种质资源开发利用，主要是组培繁育，以供观赏，药用尚未开始。宁国市胡乐镇、梅林镇等均有公司专门栽培红豆杉作为盆景。这也是一种值得肯定的利用方法，也为资源保护提供一定保障。

调查发现宁国市沿天目山山脉的甲路镇、方塘乡东南部、南极乡、万家乡、霞西镇、宁墩镇等乡镇散生分布红豆杉资源，分布区域平均海拔不超过 1200m，较为集中的野生红豆杉群落分布在胡乐镇一万岭一带，面积约 1.2 万亩，核心区 3000 余亩，约有 4000 株以上，百年以上树龄的有近百株，是目前发现的"华东最大的野生群落"[8]。宁国市自然分布的红豆杉资源是红豆杉重要的种质资源，应加强保护，杜绝因个别人为利益驱动而盗采资源。

4.4　宁国市新兴栽培品种

近几年，宁国市的药农除种植前胡外，还进行了其他中药品种的栽培尝试，如黄精、玄参、覆盆子、白及、菊花等，丰富了宁国市中药栽培品种。

4.4.1　铁皮石斛

铁皮石斛 *Dendrobium officinale* Kimura et Migo 以茎入药，中药名为铁皮石斛[2]。铁皮石斛属兰科植物，对生长的环境要求苛刻，现已通过组织培养技术大量进行大棚栽培，安徽的铁皮石斛人工栽培主要集中于大别山区的霍山县，而宁国市对铁皮石斛的人工栽培还是首次，2011 年宁国市仙霞镇康久生物科技有限公司开始引进石斛的组织培养技术，并进行了一定规模的大棚栽培。

4.4.2 黄精

宁国市黄精分布以多花黄精 *Polygonatum cyrtonema* Hua 为主，在宁国市各山区乡镇均有分布，多生于林下、阴坡、草灌丛、草丛、沟谷等环境。黄精药材的采挖多来源于野生资源，所以资源量也在逐年减少，导致黄精资源濒危的原因主要是价格上升的背景下对野生资源的连年采挖，另一方面，采挖时黄精的果实尚未成熟，致使野生资源自然更新面临危机，所以当地部分药农、合作社已开始尝试黄精的栽培，其种苗有组培苗和野生种源，目前多于大田进行栽培探索。

4.4.3 白及

宁国市中药资源普查发现本市境内白及野生资源较少，在收购站老板的指引下于甲路镇发现少量野生白及资源；野生白及生长缓慢，多以根状茎的方式生长于土壤表层的腐殖土上，一旦采挖后很难再恢复生长，因此白及的野生资源正在急速减少。

近年来，白及的市场价格较高，加速了野生资源的采挖，野生资源日益减少，目前宁国境内开始有部分药农尝试白及的迁地移栽，规模较小，长势一般，也有合作社从外地购买白及组培苗进行栽培尝试。

4.4.4 覆盆子

中药覆盆子的基原为华东覆盆子 *Rubus chingii* Hu[2]，在宁国市中南部、东北部低山广泛分布于林缘、茶园、山坡、柴山等环境，一直是山区农民大量采摘的中药材资源。近年来，其成熟果实发展成为一种优质美味的野生水果，成为一种既可鲜食，又可制取果汁、果酱等深加工食品，展现了其广泛的药食两用利用前景。

华东覆盆子生存环境为中生、阳生，喜光。若生长于林下荫蔽度大的地方，则植株细长，花少，果少，产量低。一般生于山坡、林缘阳光充足之地。常被砍伐的柴山多有分布，也是人们获取野生资源的主要生境。近年来，由于山区人民由原来的炉灶烧薪柴的方式逐渐变为电气化的生活方式，曾经的柴山已被封山育林、禁止砍伐，华东覆盆子适宜生态环境逐渐减少，野生分布量明显下降。

华东覆盆子地上部分由一年生幼枝、二年生果枝和三年生枯死枝组成。每年早春，首先由二年生基生枝上的腋芽萌发，长成 10~20cm 长的结果枝，每节结果枝上通常只有1 朵花和 2 片叶，一般开花同时，幼叶同时进行生长，直立茎基部根状茎上的休眠芽也萌发生长，钻出土面形成基生枝，基生一年生幼枝当年不抽生结果枝，需经过一冬后，至第二年春季才由基生枝上的腋芽萌发长成结果枝。在二年生果枝开花同时，前一年开花结果的老枝已经枯死，但枯死枝一般在春季花期未腐烂倒伏，而是和一年生枝、二年生枝直立并生在一起。

华东覆盆子适应性较强，环境适宜可大量繁殖。自然情况下根状茎上长出多数侧生不定根，不定根的远端易萌生不定根，并长成新的基生枝，新的基生枝可以成为根蘖株系。一般一个植株可以产生多个根蘖株系，产生多个基生枝。野生抚育的方法是将生长较密的覆盆子植株移植到适宜环境，合理控制密度。这样既可以扩大覆盆子资源量，亦不耗费过多人力。

近年来，随着市场需求的增加及覆盆子水果的开发，覆盆子的栽培已逐渐开展，宁国市及周边广德县、绩溪县均已有合作社、药农等进行大量栽培，目前栽培产量一般，药农反映需开展增产实验。

■ 5　宁国市中药区划及发展建议

5.1　宁国市中药资源区划

在对宁国市中药资源普查的基础上，对其中药资源的分布、栽培现状等情况进行分析，并综合考虑宁国市地貌类型、植被类型、土壤类型、土地利用类型等相关因素，划分了宁国市中药栽培区划。

5.1.1　北部及沿河平畈栽培和野生药材区

宁国市青龙乡以北，港口镇、汪溪街道全境，及境内东津河、中津河、西津河、水阳江沿岸冲积平畈区域，海拔在 100m 以下，人工植被主要为农田栽培植物，自然植被为沿河滩涂湿生、水生植物。

白花前胡是该区域最重要的中药栽培种类，港口镇、汪溪街道平畈区中药资源主要来源于药食两用作物、伴人植物、田间杂草和沟渠边荒地草本、灌木。沿河滩涂、池塘中药资源来源于野生湿生、水生植物，野生中药资源如泽兰、芦苇、莲、芡、莎草、白茅、水菖蒲、香蒲、碎米荠等。

5.1.2　中部、南部低山丘陵栽培和野生药材区

宁国市境内大部分区域皆为低山丘陵区域，其中市区周围及霞西镇北部、汪溪街道南部等少部分区域为海拔 100m 以下低丘外，其余多为海拔 800m 以下的低山区域，包括青龙乡、方塘乡、甲路镇、胡乐镇、宁墩镇、南极乡、万家乡、仙霞镇等乡镇的全部或部分区域。东南部为天目山山系，适宜种植经济价值较高的山核桃。西南部为黄山山系，或有少数板栗林。本区可划分为以下亚区。

（1）自然植被野生药材亚区

本亚区主要位于宁国市境内的青龙乡全部、方塘乡大部、胡乐镇西部、梅林镇大部地区以及南部零星自然植被遗存地区。该亚区主要处于黄山山系外围低山之中。此亚区的中药主要来源于此区域野生药用植物资源，种类丰富，是宁国市中药资源种类的主要构成之一。本亚区内在宁国市有采集、收购、流通的野生中药资源种类有根类中药，如

天葵、猫爪草、大蓟、桔梗、沙参、射干、白及、夏天无、威灵仙、苦参、百部、软枣猕猴桃、对萼猕猴桃、酸模、朱砂根、六角莲、八角莲、何首乌、粉防己、乌药、菝葜等；根茎类中药，如石菖蒲、青木香、金荞麦、黄精、玉竹、前胡等；叶类中药，如冬青、紫苏叶等；全草类中药，如白毛夏枯草、夏枯草、豨莶草、石见穿、爵床、过路黄、一枝黄花、紫金牛、箭叶淫羊藿、败酱、奇蒿、香茶菜、石韦、佩兰、鱼腥草、小叶马蹄香等；花类中药，如野菊花、金银花等；种子果实类中药，如覆盆子、吴茱萸、金樱子、南五味子、海金沙等；皮类中药，如杜仲等。

（2）落叶经济林栽培、野生药材亚区

该亚区位于宁国市境内落叶经济林区，包括分布在南极乡、万家乡、仙霞镇等乡镇的山核桃林、少量板栗林。该区域整体处于天目山系外围低山。在南极乡、万家乡等山核桃挂果林下野生的中药资源种类有薤白、天葵、毛茛、南丹参等，其中薤白在山核桃林下的分布种群优势明显，是蕴藏量较大的种类。在山核桃幼林和尚未种植山核桃的荒山前胡种植有相当规模，此区域适宜发展林下中药栽培，是适宜发展宁前胡仿野生栽培的主要区域。

（3）竹类经济林野生药材亚区

本亚区包括宁国市境内部分沿河竹林区，汪溪街道、梅林镇、甲路镇、宁墩镇等地区山地毛竹林。本亚区竹属植物占据了群落中的绝对优势，植被类型较单一，现多以野生中药为主。此区域适宜发展毛竹林下经济，建议进行毛竹林下黄精仿野生栽培，拓展宁国市黄精可栽培区域面积。

5.1.3 东南部、西部中山野生药材区

本区主要为宁国市南部、西部海拔 800m 以上的中山环境，包括属于黄山山系的方塘乡板桥自然保护区内的高峰等山，南部边界属于天目山系的龙池山、龙王山等中山。

此区是宁国市境内中药资源种类最为丰富的地区，除低山丘陵区域分布的野生中药外，在超过海拔 800m 的区域开始出现了重楼、黄山乌头、支柱蓼、天南星、半蒴苣苔、滴水珠、草芍药、黄山松、金钱松、香果树等野生药用植物资源。

此区自然环境优越，野生植被较为丰富，故建议在保护好生物多样性的前提下，在此区域发展高海拔分布中药材仿野生栽培，如重楼、白及、石斛等药材的仿野生栽培。还可在此区域有计划地发展恢复由于过度采挖而资源急剧减少的相关中药品种，如穿山龙、粉防己等。

5.2 宁国市中药产业发展模式建议

5.2.1 "林药结合"模式发展中药栽培

宁国市林地面积为 18.3 万公顷，森林覆盖率达 75% 以上[81]。广阔的林地面积为"林药结合"方式发展中药生产提供了可靠保障。大面积的山核桃、板栗、毛竹林形成了广

阔的落叶阔叶林植被类型。

落叶阔叶经济林，一年四季阳光有所变化。冬季、早春处于落叶状态的树林中实际为阳生环境，而在夏、秋季树叶长出后则为阴生环境。适应这种环境变化的植物种类主要是早春植物，此类植物一般为多年生植物，其习性主要是早春在落叶林下阳生生长，完成有性生殖，夏季地上部分枯萎，种子和地下部分在密闭落叶阔叶林下躲避高温。常用中药有薤白、天葵、老鸦瓣、猫爪草等。这种环境是发展林下仿野生栽培中药的主要环境。而在常绿竹林中，因竹类植物生长密集，荫蔽度过大，一般呈现种类少、种群稀疏的特点，可发展宁国市较为适宜的种类如紫萁、乌药、黄精等耐阴植物。

山核桃作为宁国市的重要经济作物，其栽培面积日益增加，因山核桃首次结果时间较长，一般为 5 年以上，前期无法带来经济收入；山核桃幼苗林下空地较多，阳光充足，是适宜发展前胡栽培的优质环境，且前胡的栽培对山核桃的管理有一定的促进作用，故建议大力发展山核桃林下套种前胡的栽培模式，扩大宁前胡仿野生栽培，以提升宁前胡药材质量。

5.2.2 充分发挥合作社管理模式作用，稳定中药栽培生产

合作社是民间自发组织的生产合作组织，在农林上早有应用，宁国前胡种植中出现了一种特殊的合作社的形式，对于保证中药质量、产量，维护农民利益、推广优化栽培技术起到十分良好的效果。管理好合作社的运作对于栽培中药生产有积极意义。

合作社采取统一提供药用种子的方式，保证区域内种植中药的优质种质来源，为中药的质量保证打下基础。与农户签订生产协议，确定区域内种植面积，可以保证产量稳定。

合作社在与药农签订的协议中规定最低收购价格，农民出售价格在此基础上上浮。最低价格一般为农民可以获取效益的保证价格。如 2011 年，前胡价格下降，从 2010 年鲜货每千克 8 元降到每千克 3 元，但合作社农民得到保护价格，高于平均收购价格，虽利益空间有所压缩，但仍可获取适当利益。合作社管理的发展模式对保证药农收益、增加药农栽培积极性具有一定意义。

参考文献

[1] 黄璐琦，王永炎. 第四次全国中药资源普查技术规范 [M]. 上海：上海科学技术出版社，2014.

[2] 国家药典委员会. 中华人民共和国药典：一部 [M]. 2015 年版. 北京：中国医药科技出版社，2015.

[3] 向继仁. 宁前胡的道地性研究 [J]. 亚太传统医药，2007 (7): 54-56.

［4］梁卫青，浦锦宝，程林，等．野生与人工栽培前胡药材中 3 种香豆素含量比较研究
　　［J］．中药材，2014, 37(11): 1966–1968.

［5］史婷婷，张小波，张珂，等．基于多源多时相遥感影像的宁国前胡种植面积提取研究
　　［J］．中国中药杂志，2017, 42 (22): 4362–4367.

［6］杨集明．宁国市香榧资源调查与保护、发展建议［J］．安徽林业科技，2018, 44(5):
　　51–53.

［7］王夏实．抗癌药物紫杉醇的合成方法进展［J］．当代化工研究，2019(3): 187–189.

［8］石邵松．宁国市苗木花卉产业发展现状、问题及对策建议［J］．安徽农学通报，
　　2014, 20 (18): 117–118.

贵州省正安县中药资源现状及发展建议

◎张成刚　江维克　周涛　黄宏夏　肖承鸿

贵州中医药大学

[摘　要]目的：整理分析正安县第四次全国中药资源普查数据，为正安县中医药产业发展提供中药资源数据支撑。方法：从"中药资源普查信息管理系统"中导出正安县中药资源普查数据，结合标本等实物资料，整理分析正安县药用植物资源构成特点、重点调查种类、生活型特点、药用部位组成、中药性能特点、药食同源植物以及珍稀濒危植物。结果：正安县药用植物资源有 151 科 857 种，单种科、寡种科分别有 47 科、63 科，约占药用植物总科数的 73 %；草本药用植物有 443 种，约占药用植物资源总数的 52%；根及根茎类、全草类分别有 287 种、260 种，两者约占总药用植物资源总数的 50%；重点调查品种有 89 种；平、寒、温、凉性中药分别有 337 味、284 味、250 味、234 味，这 4 种药性中药约占所有中药的 99%；药食同源植物有 21 种；国家保护植物有 23 种。结论：正安县药用植物资源丰富，具有发展中医药产业的资源优势。建议优先发展党参、杜仲种植，提高产地加工水平、延伸产业链，做大做强党参、杜仲药材品牌，促进正安县中药材产业健康发展。

[关键词]正安县；药用植物；第四次全国中药资源普查

　　改革开放以来，正安县同全国其他地方一样，社会经济水平发生巨大变化，中药资源（尤其是药用植物资源）种类、分布及蕴藏量也随之发生较大变化。贵州第三次全国中药资源普查（1984~1987 年）总结形成了省级的普查总结，但没有具体县份的普查报告。正安县中药资源家底不清、实物资料难以找寻，严重制约当地中医药产业发展。基于此，正安县作为贵州省第四次全国中药资源普查 33 个试点县之一，依据《全国中药资源普查试点工作技术规范汇编》要求，完成了第四次全国中药资源普查工作，形成了大量的普查数据及实物资料。结合标本等实物资料，整理正安县第四次全国中药资源普查数据，分析药用植物资源种类、分布等特点，为有效保护、合理利用中药资源，促进正安县中医药产业可持续发展提供中药资源数据支撑。

1 正安县自然资源概况

1.1 地理位置

正安县位于贵州省遵义市东北部，在大娄山脉东麓、芙蓉江上游，地处东经107°4′~107°41′，北纬28°9′~28°51′。北接重庆市南川区，东北毗邻道真仡佬族苗族自治县、务川仡佬族苗族自治县，东南与凤冈县和湄潭县交界，南靠绥阳县，西北与桐梓县接壤[1]。

1.2 地形地貌

正安县位于云贵高原北部大娄山脉东北部向四川盆地过渡的大斜坡地带[2]，属于典型的喀斯特岩溶山区，最高海拔1838m，最低海拔448m，由于受地质构造和岩性的影响，地表连绵起伏，沟谷纵横，形成了中山、低山、台地、丘陵、盆坝相间分布的地形，地貌类型复杂多样[3]。正安县东部以中山台丘地貌为主，中部以低山、丘陵、盆坝地貌为主，西部是典型的中山峡谷地貌。

1.3 气候及水资源

正安县属于中亚热带湿润季风气候，气候温和、四季分明、雨量充沛、雨热同季、无霜期长，年平均气温16.14℃，年平均降雨量1200mm[4-5]。正安县属于长江流域乌江水系，境内河流众多，水资源丰富，主要有芙蓉江、清溪河等大小河流517条，总长1757km[2]。5月降水量最多，1月降水量最少。

1.4 土壤及植被

正安县的土壤属于沉积岩地层，岩石类型有石灰岩、白云岩、页岩、砂岩等。土壤类型包括黄壤、石灰土、紫色土、山地黄棕壤等。正安县属于亚热带常绿阔叶林植被带，在贵州植被分区中属于大娄山北部山地峡谷常绿栎林。正安县森林资源十分丰富，全县有林地面积14万公顷，森林覆盖率为61.3%。森林群落主要有亚热带常绿阔叶林、常绿落叶阔叶林、针阔混交林及石灰岩地区的柏木林，主要植被类型为马尾松纯林、柏木纯林、杉木纯林及以栗类、枫香为主要组成树种的阔叶混交林等[2,6]。

2 方法

2.1 正安县第四次中药资源普查

按照《全国中药资源普查试点工作技术规范汇编》要求，进行正安县野生药用植物资源、栽培药用植物资源等调查工作，填写中药资源普查数据记录表、采集制作腊叶标本，最后将所有普查数据录入"中药资源普查信息管理系统"。

2.2　正安县第四次中药资源普查药用植物数据

利用"中药资源普查数据核查系统"对录入到"中药资源普查信息管理系统"的正安县中药资源普查数据再次进行完整性、一致性、准确性校验，确保普查数据真实准确，再从"中药资源普查信息管理系统"导出正安县野生药用植物数据进行整理分析。

■ 3　结果与分析

依据《全国中药资源普查试点工作技术规范汇编》要求，通过样地调查、样线调查、走访调查相结合的方法，调查了 37 个样地 185 个样方套 1110 个样方；确定正安县野生药用植物资源有 151 科 462 属 857 种；重点调查品种 89 种；栽培药用植物有 14 种，为菘蓝、党参、杜仲、乌头、何首乌、黄精、桔梗、忍冬、费菜、菊花、孩儿参、铁皮石斛、小白及、延胡索，栽培面积近 4000 亩；收集汉族、苗族、仡佬族传统用药知识 53 条。

3.1　药用植物资源构成分析

3.1.1　与贵州 33 个试点县药用植物资源比较

正安县中药资源普查野生药用植物科、种数量与贵州省 2012 年开展中药资源普查的乌当等 33 个试点县总科、种数量[7]进行比较，发现正安县中药资源普查野生药用植物科数占 33 个试点县总科数的 56.98%，正安县中药资源普查野生药用植物种数占 33 个试点县总种数的 16.18%。其中，正安县被子植物科、种数占 33 个试点县总科、总种数的比例分别为 68.86%、16.10%（表 29-1）。

表 29-1　正安县与贵州 33 个试点县药用植物比较

种类	科数			种数		
	正安县	33 个试点县	百分比 /%	正安县	33 个试点县	百分比 /%
菌类植物	2	14	14.29	2	30	6.67
地衣植物	1	3	33.33	1	3	33.33
蕨类植物	26	48	54.17	81	453	17.88
裸子植物	7	11	0.57	13	61	21.31
被子植物	115	167	68.86	760	4721	16.10

3.1.2　药用植物资源科、属、种构成

通过此次调查，发现正安县共有野生药用植物 857 种，隶属于 151 科 462 属。其中以双子叶植物最多，其科、属、种的数量占正安县调查发现野生药用植物总科数、总属数、总种数的比例分别为 68.21%、76.84%、78.06%；其次是单子叶植物，其科、属、种

的数量占正安县调查发现野生药用植物总科数、总属数、总种数的比例分别为 7.95%、11.47%、10.62%；未见藻类植物、苔藓植物。具体见表 29-2。

表 29-2　正安县中药资源普查野生药用植物科、属、种构成

植物类别	科数	百分比 /%	属数	百分比 /%	种数	百分比 /%
菌类植物	2	1.32	2	0.43	2	0.23
地衣植物	1	0.66	1	0.22	1	0.12
蕨类植物	26	17.22	41	8.87	81	9.45
裸子植物	7	4.64	10	2.16	13	1.52
双子叶植物	103	68.21	355	76.84	669	78.06
单子叶植物	12	7.95	53	11.47	91	10.62
合计	151	100.00	462	100.00	857	100.00

通过整理分析，发现正安县中药资源普查野生药用植物各科所含种个数的情况如下：寡种科（2~5 种）最多，高达 63 科，占正安县中药资源普查野生药用植物总科数的 41.72%；其次为单种科（仅 1 种），有 47 科，占正安县中药资源普查野生药用植物总科数的 31.13%；然后为中等科（6~10 种），有 19 科，占正安县中药资源普查野生药用植物总科数的 12.58%；最少的为较大科（11~15 种）及大科（超过 15 种），其科数均为 11 种，均占正安县中药资源普查野生药用植物总科数的 7.28 %。其中，鳞毛蕨科有 23 种、桑科有 17 种、壳斗科有 14 种药用植物，鸢尾科、棕榈科、马桑科等科仅含有 1 种药用植物（表 29-3）。

表 29-3　正安县中药资源普查野生药用植物各科所含种数量统计

类型	科数	百分比 /%	举例
单种科（仅 1 种）	47	31.13	鸢尾科、棕榈科、马桑科等
寡种科（2~5 种）	63	41.72	木通科、红豆杉科等
中等科（6~10 种）	19	12.58	兰科、马鞭草科等
较大科（11~15 种）	11	7.28	壳斗科、水龙骨科等
大科（超过 15 种）	11	7.28	鳞毛蕨科、桑科等
合计	151	100	—

3.2　重点调查药用植物资源

通过分析调查获得的药用植物资源名录，确定正安县共有 89 种重点调查品种，约占贵州省重点调查品种的 43%。其中野外重点调查品种有 54 种，市场或走访调查品种有 35 种（表 29-4）。

表 29-4　正安县重点调查药用植物品种统计

序号	中药名	基原植物名	基原植物拉丁学名
1	菝葜	菝葜	*Smilax china* L.
2	白果、银杏叶	银杏	*Ginkgo biloba* L.
3	白及	白及	*Bletilla striata* (Thunb.) Rchb. f.
4	白茅根	白茅	*Imperata cylindrica* Beauv. var. *major* (Nees) C. E. Hubb.
5	白薇	白薇	*Cynanchum atratum* Bunge
6	百合	百合	*Lilium brownii* F. E. Br. ex Miellez var. *viridulum* Baker
7	川楝子、苦楝皮	川楝	*Melia toosendan* Sieb. et Zucc.
8	川牛膝	川牛膝	*Cyathula officinalis* Kuan
9	杜仲、杜仲叶	杜仲	*Eucommia ulmoides* Oliv.
10	粉葛	甘葛藤	*Pueraria thomsonii* Benth.
11	干漆	漆树	*Toxicodendron vernicifluum* (Stokes) F. A. Barkl.
12	杠板归	杠板归	*Polygonum perfoliatum* L.
13	功劳木	阔叶十大功劳	*Mahonia bealei* (Fort.) Carr.
14	功劳木	细叶十大功劳	*Mahonia fortunei* (Lindl.) Fedde
15	狗脊	金毛狗	*Cibotium barometz* (L.) J. Sm.
16	骨碎补	槲蕨	*Drynaria fortunei* (Kunze) J. Sm.
17	合欢皮、合欢花	合欢	*Albizia julibrissin* Durazz.
18	鹤虱	天名精	*Carpesium abrotanoides* L.
19	厚朴、厚朴花	厚朴	*Magnolia officinalis* Rehd. et Wils.
20	黄精	滇黄精	*Polygonatum kingianum* Coll. et Hemsl.
21	金果榄	青牛胆	*Tinospora sagittata* (Oliv.) Gagnep.
22	金钱草	过路黄	*Lysimachia christinae* Hance
23	忍冬藤、金银花	忍冬	*Lonicera japonica* Thunb.

续表

序号	中药名	基原植物名	基原植物拉丁学名
24	金樱子	金樱子	*Rosa laevigata* Michx.
25	桔梗	桔梗	*Platycodon grandiflorum* (Jacq.) A. DC.
26	苦参	苦参	*Sophora flavescens* Ait.
27	木通、预知子	木通	*Akebia quinata* (Houtt.) Decne.
28	木通、预知子	三叶木通	*Akebia trifoliata* (Thunb.) Koidz.
29	南鹤虱	野胡萝卜	*Daucus carota* L.
30	南五味子	华中五味子	*Schisandra sphenanthera* Rehd. et Wils.
31	女贞子	女贞	*Ligustrum lucidum* Ait. f.
32	枇杷叶	枇杷	*Eriobotrya japonica* (Thunb.) Lindl.
33	千里光	千里光	*Senecio scandens* Buch. -Ham. ex D. Don
34	山银花	黄褐毛忍冬	*Lonicera fulvotomentosa* Hsu et S. C. Cheng
35	商陆	垂序商陆	*Phytolacca americana* L.
36	石吊兰	吊石苣苔	*Lysionotus pauciflorus* Maxim.
37	石韦	石韦	*Pyrrosia lingua* (Thunb.) Farw.
38	石韦	庐山石韦	*Pyrrosia sheareri* (Baker) Ching
39	天冬	天冬	*Asparagus cochinchinensis* (Lour.) Merr.
40	天葵子	天葵	*Semiaquilegia adoxoides* (DC.) Makino
41	天麻	天麻	*Gastrodia elata* Bl.
42	天南星	异叶天南星	*Arisaema heterophyllum* Bl.
43	通草	通脱木	*Tetrapanax papyrifer* (Hook.) K. Koch
44	吴茱萸	吴茱萸	*Evodia rutaecarpa* (Juss.) Benth.
45	小通草	青荚叶	*Helwingia japonica* (Thunb.) Dietr.
46	续断	川续断	*Dipsacus asper* Wall. ex Henry
47	一枝黄花	一枝黄花	*Solidago decurrens* Lour.
48	蜘蛛香	蜘蛛香	*Valeriana jatamansi* Jones
49	枳壳、枳实	酸橙	*Citrus aurantium* L.
50	朱砂根	朱砂根	*Ardisia crenata* Sims
51	紫花前胡	紫花前胡	*Peucedanum decursivum* (Miq.) Maxim.

续表

序号	中药名	基原植物名	基原植物拉丁学名
52	紫萁贯众	紫萁	*Osmunda japonica* Thunb.
53	艾片	艾纳香	*Blumea balsamifera* (L.) DC.
54	青黛、南板蓝根	马蓝	*Baphicacanthus cusia* (Nees) Bremek.
55	矮地茶	紫金牛	*Ardisia japonica* (Thunb.) Bl.
56	艾叶	艾	*Artemisia argyi* Lévl. et Vant.
57	苍耳子	苍耳	*Xanthium sibiricum* Patrin ex Widder
58	车前子、车前草	平车前	*Plantago depressa* Willd.
59	车前子、车前草	车前	*Plantago asiatica* L.
60	楮实子	构树	*Broussonetia papyrifera* (L.) Vent.
61	垂盆草	垂盆草	*Sedum sarmentosum* Bunge
62	大皂角、猪牙皂、皂荚刺	皂荚	*Gleditsia sinensis* Lam.
63	淡竹叶	淡竹叶	*Lophatherum gracile* Brongn.
64	灯心草	灯心草	*Juncus effuses* L.
65	花椒	花椒	*Zanthoxylum bungeanum* Maxim.
66	积雪草	积雪草	*Centella asiatica* (L.) Urban
67	老鹳草	野老鹳草	*Geranium carolinianum* L.
68	老鹳草	老鹳草	*Geranium wilfordii* Maxim.
69	鹿衔草	普通鹿蹄草	*Pyrola decorata* H. Andr.
70	枫香脂、路路通	枫香树	*Liquidambar formosana* Hance
71	马鞭草	马鞭草	*Verbena officinalis* L.
72	马齿苋	马齿苋	*Portulaca oleracea* L.
73	密蒙花	密蒙花	*Buddleja officinalis* Maxim.
74	牛蒡子	牛蒡	*Arctium lappa* L.
75	蒲公英	蒲公英	*Taraxacum mongolicum* Hand. -Mazz.
76	茜草	茜草	*Rubia cordifolia* L.
77	山药	薯蓣	*Dioscorea opposita* Thunb.
78	松花粉、油松节	马尾松	*Pinus massoniana* Lamb.
79	桃仁	山桃	*Amygdalus davidiana* (Carrière) de Vos ex Henry

续表

序号	中药名	基原植物名	基原植物拉丁学名
80	天然冰片	樟	*Cinnamomum camphora* (L.) Presl
81	委陵菜	委陵菜	*Potentilla chinensis* Ser.
82	五倍子	盐肤木	*Rhus chinensis* Mill.
83	五倍子	青麸杨	*Rhus potaninii* Maxim.
84	五倍子	红麸杨	*Rhus punjabensis* Stewart var. *sinica* (Diels) Rehd. et Wils
85	豨莶草	豨莶	*Siegesbeckia orientalis* L.
86	夏枯草	夏枯草	*Prunella vulgaris* L.
87	仙鹤草	龙芽草	*Agrimonia pilosa* Ledeb.
88	小蓟	刺儿菜	*Cirsium setosum* (Willd.) MB.
89	紫花地丁	紫花地丁	*Viola yedoensis* Makino

3.3 药用植物生活型分析

正安县药用植物资源生活型包括藻、菌、地衣及苔藓、草本、藤本、灌木、竹类、乔木等类型。其中草本植物最多，有 444 种，约占药用植物总数的 52%；其次是灌木、乔木植物，约分别占药用植物总数的 28%、13%；其余类型植物的占比不足 10%（表 29-5）。

表 29-5　正安县药用植物生活型统计

生活型	种数	百分比 /%	举例
藻、菌、地衣及苔藓	3	0.35	网纹马勃等
草本	444	51.81	杠板归、苍耳、车前等
藤本	51	5.95	薯蓣、高山薯蓣、粉防己等
灌木	238	27.77	金樱子、金丝桃等
竹类	8	0.93	方竹等
乔木	113	13.19	杜仲、川楝、樟等
合计	857	100	—

3.4 药用植物药用部位分析

正安县药用植物的药用部位主要有根及根茎类、茎木类、皮类、叶类、花类、果实及种子类、全草类、树脂类、地衣类、其他类共 10 类，结果表明根及根茎类品种最多，有 287 种；其次是全草类，有 260 种，两者约占药用植物总数的 50%（表 29-6）。

表 29-6　正安县药用植物药用部位统计

药用部位	种数	百分比 /%
全草类	260	23.24
根及根茎类	287	25.65
茎木类	66	5.90
叶类	169	15.10
花类	56	5.00
果实及种子类	172	15.37
皮类	88	7.86
树脂类	10	0.89
地衣类	1	0.09
其他	10	0.89

虽然正安县药用植物只有 857 种，但由于部分植物有多个部位可以入药，即同一植物的任一药用部位即是一味中药，故上述 857 种植物共形成 1119 味中药。例如桑科植物桑 *Morus alba* L. 的叶、果穗及根皮均可入药，分别为中药桑叶、桑椹及桑白皮，但三者的功效有所不同，桑叶味苦、甘，性寒，具有疏散风热、清肺润燥、清肝明目之功效；桑椹味甘、酸，性寒，具有生津润燥、滋阴补血之功效；桑白皮味甘、辛，性寒，具有润肺平喘、利水消肿之功效[8]。

3.5　中药性能分析

四气、五味、有毒无毒作为中药的基本属性，是中药性能的具体体现，也是对中药作用性质和特征的高度概括。参考《中华本草》等资料对正安县 857 种植物进行分析，其中 643 种植物来源的 1119 味中药性味、功效主治在《中华本草》中有相关记载，下面将对上述 1119 味中药进行讨论分析。

3.5.1　四气分析

将 1119 味中药依据寒、热、温、凉、平进行分析，发现平、寒、温、凉、热性中药依次减少，其中平、寒、温、凉性中药分别有 337 味、284 味、250 味、234 味，该四种药性中药约占所有中药的 99 %，热性中药极少，仅有 14 种（图 29-1）。

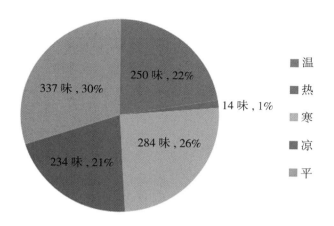

图 29-1 正安县植物来源中药的四气统计图

3.5.2 五味分析

将正安县 1119 味中药按照辛、苦、甘、咸、酸、咸、涩、淡对其药味进行分析，具有 2 种药味的中药最多，有 613 种；其次为单味中药，有 466 味，再次为具有 3 种药味的中药，仅有 40 种。

具有 2 种药味的中药中以辛、苦，苦、甘，苦、涩，辛、甘类中药居多，分别有 254 味、103 味、76 味、47 味，四者约占具有 2 种药味总数的 78%；单味中药中基本为苦、辛、甘 3 类中药，分别有 208 味、122 味、106 味，三者约占单味药总数的 94%（表 29-7、图 29-2）。

表 29-7 正安县植物来源中药的五味分析

五味	中药种类	举例
辛	122	蕺菜、宽叶金粟兰、卷柏等
甘	106	黄精、滇黄精、玉竹、灯心草等
苦	208	侧柏、马尾松、刺柏等
酸	13	华中五味子、马齿苋、掌裂叶秋海棠等
咸	4	苦竹、菱叶冠毛榕等
涩	6	长波叶山蚂蝗、小果野葡萄等
淡	7	钝萼铁线莲、粉花绣球菊、罗汉松等
辛、甘	47	江南卷柏、石南藤、胡桃、爬藤榕等
辛、苦	254	荨麻、杨梅、黄杞、庐山楼梯草等
辛、酸	3	玉柏、蜡莲绣球、如意草等

续表

五味	中药种类	举例
辛、咸	1	皂荚
辛、涩	4	翼梗五味子、香叶树、枫香树、龙芽草
甘、酸	26	菝葜、绒毛鸡矢藤等
甘、咸	1	栗
甘、涩	21	甘葛藤、野灯心草、尼泊尔鼠李等
甘、淡	20	通脱木、青荚叶、凤尾蕨、碎米荠等
苦、甘	103	蒲公英、天冬、黄鹌菜等
苦、酸	20	盐肤木、胡颓子、中华秋海棠、酸橙、马桑等
苦、咸	3	白薇、马蓝、李
苦、涩	76	栀子、穗序鹅掌柴、乌柿、烟管荚蒾等
苦、淡	8	通脱木、枇杷、冷水花、柳叶菜等
酸、咸	7	盐肤木、红毛悬钩子等
酸、涩	18	青麸杨、木瓜、金樱子、细叶景天、宜昌悬钩子等
淡、涩	1	粗榧
3种药味	40	牛膝、繁缕、天葵、垂盆草、光叶海桐等

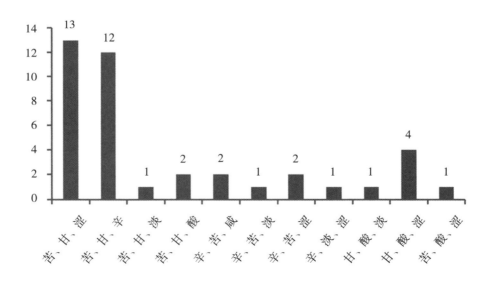

图 29-2 正安县植物来源的具有 3 种药味中药分析

3.6　药食同源植物分析

根据"按照传统既是食品又是中药材物质目录管理办法（征求意见稿）"，结合正安县调查得到的药用植物资源名录，统计出正安县药食同源品种共21种，隶属于14科19属。其中，百合科的种数最多，有4种；其次是禾本科、菊科，各3种；银杏科、三白草科等11科各1种（表29-8）。

表 29-8　正安县药食同源植物统计

序号	科名	属名	植物中文名	植物拉丁学名
1	银杏科	银杏属	银杏	*Ginkg obiloba* L.
2	三白草科	蕺菜属	蕺菜	*Houttuynia cordata* Thunb.
3	马齿苋科	马齿苋属	马齿苋	*Portulaca oleracea* L.
4	蔷薇科	桃属	山桃	*Prunus davidiana* (Carr.) Franch.
5	豆科	葛属	野葛	*Pueraria lobata* (Willd.) Ohwi
6	芸香科	花椒属	花椒	*Zanthoxylum bungeanum* Maxim.
7	唇形科	紫苏属	紫苏	*Perilla frutescens* (L.) Britt.
8	茜草科	栀子属	栀子	*Gardenia jasminoides* Ellis
9	忍冬科	忍冬属	忍冬	*Lonicera japonica* Thunb.
10	桔梗科	桔梗属	桔梗	*Platycodon grandiflorum* (Jacq.) A. DC.
11	菊科	蓟属	刺儿菜	*Cirsium setosum* (Willd.) MB.
12	菊科	蒲公英属	蒲公英	*Taraxacum mongolicum* Hand. -Mazz.
13	菊科	菊属	菊花	*Chrysanthemum morifolium* Ramat.
14	禾本科	薏苡属	薏苡	*Coix lacryma-jobi* L. var. *mayuen* (Roman.) Stapf
15	禾本科	白茅属	白茅	*Imperata cylindrica* (L.) Beauv. var. *major* (Nees) C. E. Hubb.
16	禾本科	淡竹叶属	淡竹叶	*Lophatherum gracile* Brongn.
17	百合科	百合属	百合	*Lilium brownii* F. E. Br. ex Miellez var. *viridulum* Baker
18	百合科	黄精属	滇黄精	*Polygonatum kingianum* Coll. et Hemsl.
19	百合科	黄精属	玉竹	*Polygonatum odoratum* (Mill.) Druce
20	百合科	黄精属	黄精	*Polygonatum sibiricum* Delar. ex Redouté
21	薯蓣科	薯蓣属	薯蓣	*Dioscorea opposita* Thunb.

3.7 珍稀濒危植物

通过中国珍稀濒危植物信息系统——"中国珍稀濒危植物名录（汇总）"统计出正安县共有保护植物23种，其中国家重点保护野生植物（Ⅰ级）有6种（隶属于3科3属），国家重点保护野生植物（Ⅱ级）有17种（隶属于10科17属）（表29-9）。

表 29-9　正安县国家重点保护野生植物统计

序号	科名	植物中文名	植物拉丁学名	保护等级
1	银杏科	银杏	*Ginkg obiloba* L.	Ⅰ级
2	红豆杉科	红豆杉	*Taxus chinensis* (Pilger) Rehd.	Ⅰ级
3	红豆杉科	南方红豆杉	*Taxus chinensis* (Pilger) Rehd. var. *mairei* (Lemée et Lévl.) Cheng et L. K. Fu	Ⅰ级
4	兰科	兔耳兰	*Cymbidium lancifolium* Hook. f.	Ⅰ级
5	兰科	蕙兰	*Cymbidium faberi* Rolfe	Ⅰ级
6	兰科	建兰	*Cymbidium ensifolium* (L.) Sw.	Ⅰ级
7	桫椤科	桫椤	*Alsophila spinulosa* (Wall. ex Hook.) R. M. Tryon	Ⅱ级
8	鳞毛蕨科	单叶贯众	*Cyrtomium hemionitis* Christ	Ⅱ级
9	胡桃科	喙核桃	*Annamocarya sinensis* (Dode) Leroy	Ⅱ级
10	胡桃科	胡桃	*Juglans regia* L.	Ⅱ级
11	马尾树科	马尾树	*Rhoiptelea chiliantha* Diels et Hand. -Mazz.	Ⅱ级
12	木兰科	厚朴	*Magnolia officinalis* Rehd. et Wils.	Ⅱ级
13	樟科	樟	*Cinnamomum camphora* (L.) Presl.	Ⅱ级
14	樟科	润楠	*Machilus pingii* Cheng ex Yang	Ⅱ级
15	樟科	楠木	*Phoebe zhennan* S. Lee et F. N. Wei	Ⅱ级
16	楝科	红椿	*Toona ciliata* Roem.	Ⅱ级
17	蓝果树科	喜树	*Camptotheca acuminata* Decne.	Ⅱ级
18	五加科	刺五加	*Acanthopanax senticosus* (Rupr. et Maxim.) Harms.	Ⅱ级
19	兰科	白及	*Bletilla striata* (Thunb.) Rchb. f.	Ⅱ级
20	兰科	虾脊兰	*Calanthe discolor* Lindl.	Ⅱ级
21	兰科	天麻	*Gastrodia elata* Bl.	Ⅱ级
22	兰科	大花斑叶兰	*Goodyera biflora* (Lindl.) Hook. f.	Ⅱ级
23	兰科	舌唇兰	*Platanthera japonica* (Thunb. ex A. Marray) Lindl.	Ⅱ级

4 讨论

正安县中药资源丰富，野生药用植物有 857 种，其中单种科、寡种科药用植物资源约占正安县药用植物总科数的 70%，药用植物生活型多样，这与正安县以山地地形为主、气候生态环境多样性密切相关。然而，此次普查中却未有藻类植物、苔藓植物的相关记录，究其原因：一是相较于维管束植物，藻类、苔藓类植物植株个体较小，不易发现；二是普查队员相对缺乏这两类植物的识别、鉴定知识。

在正安县 1119 味药物中，平、寒、温、凉性药物分别有 337 味、284 味、250 味、234 味，四者之和达到了 1105 种，热性药物仅有 14 种。热性药物之所以如此之少，可能和正安县的气候特点有关。根据中医理论中的象思维，中药的性能和药用植物的生长环境、气候特征有着密切的联系。由于正安县属于中亚热带湿润季风气候，其气候温和、年均温度较高，使得当地人们主要罹患热性疾病，较少患寒性疾病。根据中医"寒者热之，热者寒之"的治法原则，当地人们在长期与疾病的斗争过程中逐步认识、积累了治疗热性等疾病的药物，而较少发现治疗寒性疾病的药物，因而热性药物种类极少。

正安县栽培药用植物种类较少，仅约为野生药用植物种类的 2%，在 89 种重点调查品种中也仅桔梗、杜仲有一定栽培。当前，国家非常重视中医药发展，明确提出推进中药材规范化种植，全面提升中药产业发展水平。农业农村部、国家药品监督管理局、国家中医药管理局于 2018 年 12 月 18 日联合印发了《全国道地药材生产基地建设规划（2018—2025 年）》，规划提出通过定品种、定产地和定标准相结合，以优化道地产区布局。在西南道地药材产区有 35 个道地药材品种，其中正安县栽培的有党参、杜仲等药材。此外，随着人们养生保健意识的不断增强，养生和绿色健康的生活已成为人们追求的一种生活方式[9]，这将使药食同源植物的市场需求急剧增加。党参、杜仲叶等药材又已列入"2018 年新增 9 种中药材物质作为按照传统既是食品又是中药材的物质名单（征求意见稿）"。鉴于此，建议正安县通过合理规划布局，优先发展党参、杜仲种植，提高产地加工水平，延伸产品产业链，做大做强党参、杜仲药材品牌，以促进正安县中药材产业可持续健康发展。

参考文献

[1] 正安县地方志编纂委员会. 正安县志（1978-2007）[M]. 北京：方志出版社，2011.

[2] 项俊. 正安县银杏产业发展现状及对策建议 [J]. 绿色科技，2017 (17): 171-173.

［3］赵有连，杨广斌，陈智虎，等.喀斯特地区生态红线划定研究——以正安县为例［J］.绵阳师范学院学报，2017，36（2）：31-39.

［4］徐永旺.正安白及产业发展概况［J］.遵义科技，2017（2）：43-45.

［5］陈开洪，秦仁燕，吴尽忠.气候条件对正安县烤烟生长发育期的影响及对策［J］.农技服务，2010（1）：153.

［6］陈正伟.正安林业生态建设存在的问题及对策［J］.中国林业经济，2018（3）：71-72.

［7］侯小琪，江维克，宋培浪，等.贵州33个中药资源普查试点县（区）药用资源多样性分析［J］.中国中药杂志，2019，44（2）：265-269.

［8］张廷模.临床中药学［M］.2版.上海：上海科学技术出版社，2012：78，256.

［9］周然，柴智，樊慧杰.基于中国式健康生活方式的中医科学养生［J］.中医杂志，2018，59（13）：1166-1168.

稻城县中药资源调查及可持续开发利用

◎ 张美

四川省中医药科学院

[摘　要]目的：通过对稻城县第四次全国中药资源普查结果梳理总结，摸清稻城县资源种类、分布特点、资源量，分析稻城县药用植物变化情况，探讨稻城县药用植物可持续开发利用建议。方法：采用实地调查、样地调查、标本采集和文献研究相结合。结果：经第四次全国中药资源普查，稻城县共有药用植物近 800 种，2015 年版《中国药典》收载药材的基原植物达 60 余种，50 余种药材收录于《四川省中药材标准（2010 年版）》。结论：稻城县中药资源丰富，独具特色，应充分结合当地情况开展可持续开发利用。

[关键词]稻城县；资源调查；可持续开发利用

　　稻城县地处甘孜藏族自治州（以下简称"甘孜州"）南部，位于北纬 27°58′~29°30′，东经 100°36′~101°10′，东南与凉山彝族自治州（以下简称"凉山州"）木里县接壤，西与乡城县、云南省香格里拉市毗邻，北连理塘县。南北长 174km，东西宽 63km，面积 7323km²。境内地形复杂，西北高，东南低，海拔落差和日夜温差大，县域最低海拔 1900 多米，最高海拔可达 5000 多米，既有高山峡谷，也有广袤草原。独特的自然环境，孕育了稻城县丰富的中药资源。

　　20 世纪 80 年代第三次全国中药资源普查工作，距今已有 30 多年，随着社会经济迅速发展，以及自然生态环境的变化，稻城县中药资源也发生了相应的变化。如今中药材产业发展如火如荼，且跟各地政府脱贫致富奔小康密切联系，摸清稻城县中药材资源分布种类、状况和蕴藏量，为政府制定中药材产业发展规划提供科学依据，保护和合理利用资源意义重大。

■ 1　稻城县自然概况

稻城县自然环境是形成稻城县中药资源特点的基础。

1.1　地理位置

稻城县地处甘孜州南部。居北纬 27°58'~29°30'，东经 100°36'~101°10'，东南与凉山州木里县接壤，西与乡城县、云南省香格里拉市毗邻，北连理塘县。南北长174km，东西宽63km，面积达7323km^2。

1.2 气候特征

稻城县地处亚热带，由于青藏高原复杂地形的影响，使稻城县呈现青藏高原型气候和大陆性气候特征，属典型的大陆性季风高原型气候，垂直分布成三种气候带，即高山寒带、山地寒温带、山地暖温带。雨季集中于6~9月，占全年降水的86%；旱季集中于1~5月和10~12月，占全年降水的14%。年平均气温4.8℃，年平均降水量654.3mm，日照时数累年平均值为2532.1h。

1.3 水利资源

稻城县水系比较发达，境内分布多条河系。稻城河源于县北，经县城东流出境。中部赤土河，南部东义河及其支流均汇入木里县水洛河而注入金沙江。地热出露点有20余处，著名的有"茹布查卡"温泉，水温68℃，昼夜流量7000m^3。

1.4 地理地貌特点

县境处于沙鲁里山中段，贡嘎雪山和海子山纵贯县境南北，约占全县面积的1/3。地势北高南低，群峰连绵，峰峦叠嶂。自西北向东南，山脊河谷相间，天然划作3个类区。

北部丘状高原区，海子山骈稻城河，整体海拔2735~5020m，相对高差2285m。该区地势平缓，溪河迂折，水草丰茂，河谷宽阔，冰蚀地貌发育，是县内重要的牧业产区。

中部山原区，波瓦山骈赤土河，平均海拔2500~3500m，属丘状高原向高山峡谷地貌的过渡地带。区内河流下切作用强，高原面被分割破碎，谷底仰望似山，山顶平视是原，由残存的平坦高原和深切河谷组成，是典型的半农半牧区。

南部高山峡谷区，俄初山骈东义河，平均海拔2800m。区内横断山系大雪山脉之念青贡嘎日松贡布北峰仙乃日，海拔6032m，是县内最高峰和四川省第五峰。俄牙同乡的色空村为境内最低点，海拔1900m，相对高差为4132m。境内河流切割深，溪流发达，水流湍急，谷深坡陡，河谷狭窄，高差大，裸岩、滑坡、泥石流等自然灾害常见。气候干热潮湿，物产丰富，部分源于内地种植的果蔬引入后在当地长势良好，利于发展种植业和经济林果业，为两熟作物地区。

1.5 植被类型

全县横跨5个自然气候带，植被葱郁，种类繁多，生物资源丰富。植物分5个自然带生长，森林面积20.81万hm^2，主要以云杉属、冷杉属、云南松、红杉、白桦、栎属、高山松、铁杉、柏等树种以及四川丁香、杜鹃属、忍冬属、金露梅等灌木为主。草甸以披碱草类、早熟禾类、四川蒿草、莎草属、苞叶雪莲、地衣、聚叶虎耳草以及兰科、蓼科等植物为主。境内类区不同，出产各异。北部稻坝片区六乡一镇出产虫草、松茸、贝母、知母、鹿茸、熊胆、黄芪、黄芩、雪莲花等名贵中药材。巨龙盛产苹果、梨、核桃等，以金冠苹果著称，为稻城的苹果之乡，也是县内最大的松茸产地。

1.5.1　干热河谷阔叶小混交林、灌丛草甸带

河谷多为农田，一般从河谷底部到谷坡海拔 1920~2000m，以干热河谷灌丛为主，多分布在东义片区吉呷下半乡一带，常见灌丛有白刺花、川甘亚菊、华西小石积、灰毛莸、小叶六道木、小蓝雪花、木帚枸子、小鞍叶羊蹄甲、密蒙花等，草本植物以刺旋花、芸香草为主。阴坡或比较潮湿的河谷地带，有山地常绿阔叶林和落叶阔叶混交林，常见树种有川滇高山栎、云南樟等，落叶阔叶树种有红桦、白桦、栓皮栎等。

1.5.2　山地暗针叶混交林、灌丛带

主要分布于海拔 2000~2900m 的山地高寒带，组成亚高山针叶林带。阴坡有丽江云杉、川滇冷杉、云南松、高山松、红杉、川滇高山栎、白桦、山杨等，还有一定数量的华山松分布。阳坡有半干旱气候的卷柏及其他植物。阴坡和半阴坡的土壤贫瘠地带，分布着大面积的川滇高山栎和其他灌丛，主要有三颗针、白刺花、野蔷薇、小鞍叶羊蹄甲等刺灌丛林。区域草甸以披碱草、早熟禾为主。

1.5.3　亚高山针叶林、灌丛草甸带

分布地为海拔 2900~3900m 的山地寒温带，组成亚高山针叶林带。阴坡有云杉、冷杉、铁杉、桦树等，林下有少量的云南杜鹃。半阴坡有川西云杉、鳞皮冷杉、川白桦、山杨、高山松、柏等，川西云杉通常与大果红杉、鳞皮冷杉、紫果云杉形成混交林，其中川西云杉与长苞冷杉面积较大。当冷杉遭遇大面积砍伐和火烧后，常形成亚高山灌丛草甸，主要灌木有四川丁香、云南杜鹃、金露梅、窄叶鲜卑花、云南沙棘、刺红珠等。草本植物主要有黄鹌菜、垂穗披碱草、银莲花、异燕麦、短柄草、甘肃鬒草等。

1.5.4　高山灌丛草甸带

分布于海拔 3900~4400m 的区域，以灌丛草甸为主，草甸和灌丛交错分布，群落种类较为丰富。灌丛由多种杜鹃、香柏、高山柳、小檗、锦鸡儿、金露梅以及多种忍冬等组成。草甸植被主要有早熟禾、珠芽蓼、四川蒿草、莎草和多种杂草组成。

1.5.5　高山荒漠植被带

分布于海拔 4400~4700m 的区域，属高山寒带，冰冻时间较长，日照强，多大风，阳坡多为草甸，阴坡多为灌丛，植物成分单调，树形低矮。构成荒漠植被带的植物主要有高山蒿草、苞叶雪莲、聚叶虎耳草、甘青乌头、地衣、冷地早熟禾、绒舌马先蒿及蓼科、兰科植物等。灌丛由高山柳、香柏等组成。

1.5.6　高山流石滩植被带

主要分布于海拔 4700~5000m 的季节性融冻区，生态环境恶劣，冬寒较长，昼夜温差大，

风大日照强，干旱时间长，植物低矮，角质层厚，绒毛多。植被由大花红景天、长鞭红景天、禾叶风毛菊、全缘叶绿绒蒿等组成。海拔 5000m 以上属永久性冻土带。

2　稻城县中药资源

2.1　野生药用植物资源

经第四次全国中药资源普查，稻城县共有药用植物近 800 种，其中濒危珍稀中药材有大黄、独一味、冬虫夏草、雪莲花、金铁锁、重楼、手掌参、羌活、秦艽、白及、珠子参、川贝母、桃儿七、川木香等。为 2015 年版《中国药典》收载药材的基原植物多达 60 余种，且多为高原特有品种如翼首草、秦艽、川贝母、独一味等[11]；50 余种药材收录于《四川省中药材标准（2010 年版）》[2]，如龙葵、西南手参、蕨麻等。分布较广、资源蕴藏量较大的中药材有刺参、狼毒、鸡肉参、马先蒿、香青、百合、荞麦、龙胆、桃仁、杏仁、苍耳子、黄精、卷柏、川续断、翼首草、红景天、合欢、黄芪、天南星、中华山蓼、蒲公英、女贞子、黄牡丹、车前草等。有分布但资源量很少的中药材有茜草、牛蒡子、鱼腥草、马兜铃、柴胡、益母草、寄生、火麻仁、甘松、草乌、商陆、白薇、升麻、络石、香附子、滇紫草、五倍子、马勃、黄芩、沙棘、菟丝子、曼陀罗、麻黄等。

2.2　栽培药材

稻城县由于地处青藏高原，地理环境和气候条件比较恶劣，且县域人口 95% 为藏族，普遍以畜牧业为主，长期以来农耕文化较薄弱，故而县域内基本没有栽培药材，在东义片区有火麻仁种植，但都是作为食物栽培，且面积不大（5 亩左右）。近年来随着经济社会发展，曾经个别开展过中药材人工试种，但均属于小面积实验性质，未能形成规模。

3　生态环境与中药资源分布

3.1　北部稻坝片区

该区包括六乡一镇，主要分布有冬虫夏草、松茸、川贝母、知母、鹿茸、熊胆、连翘叶黄芩、水母雪莲花、匙叶甘松、西南手参、匙叶翼首花、灰毛川木香、垫状山岭麻黄、黄毛乌头、狼毒、鸡肉参、叉分蓼、草玉梅、毛茛状金莲花、白花刺参、黄秦艽、短柄龙胆、甘青铁线莲、小大黄、河套大黄、窄叶鲜卑花、梭果黄芪、柳兰、垫型蒿、金露梅、粗茎秦艽、天蓝沙参、抽葶党参、高山绣线菊、川甘蒲公英、紫花野决明、桃儿七、长鞭红景天、大理鹿蹄草、美丽蓝钟花、西藏棱子芹、锐果鸢尾、尖瓣百合、山莨菪、象牙参、中国马先蒿、马蹄黄、羊耳菊、长叶风毛菊、匍匐栒子、甘西鼠尾草、钉柱委陵菜、舟叶橐吾、蓝侧金盏花、碱毛茛、康定翠雀花、大花韭、珠芽蓼、肾叶金腰、偏翅唐松草、冰川茶藨子、甘青老鹳草、高山大戟、疣果大戟、母草、帚枝唐松草、茅膏菜、薤蓂、大叶碎米荠、湿生扁蕾、椭圆叶花锚、播娘蒿、鬼箭锦鸡儿、川滇米口袋、双花堇菜、穿心莛子藨、琉璃草、滇紫草、密花香薷、康藏荆芥、鸡骨柴、夏枯草、马尿泡、萎软紫菀、肉果草、平车前、钟花垂头菊、无毛粉条儿菜等中药资源。

3.2　中部贡岭片区

该区包括四乡，主要分布有冬虫夏草、松茸、贝母、知母、鹿茸、麝香、梭果黄芪、川西锦鸡儿、康定翠雀花、马蹄黄、弯齿风毛菊、独一味、大叶碎米荠、升麻、渐尖叶独活、甘青铁线莲、金铁锁、匙叶翼首花、椭圆叶花锚、猪殃殃、琉璃草、灰毛川木香、一把伞南星、高山野决明、桃儿七、长鞭红景天、秦岭槲蕨、白花刺参、黄花狼毒、狼毒、毛茛状金莲花、云南鹿蹄草、匙叶甘松、草玉梅、多刺绿绒蒿、绿花党参、母草、鞭打绣球、甘青老鹳草、木贼麻黄、风轮菜、美丽蓝钟花、接骨草、珠芽蓼、头花蓼、苞叶大黄、红花刺参、法落海、薤蓂、山莨菪、楤木、峨参、柳叶钝果寄生、蓝脉蓼、小鹭鸶草、头状四照花、高山大戟、西南风铃草、象牙参、大王马先蒿、毡毛栒子、糖茶藨子、茅膏菜、大白杜鹃、川续断、甘西鼠尾草、甘青黄芪、锡金岩黄芪、塔黄、西伯利亚远志、卷叶黄精、银叶委陵菜、密花香薷、穗花荆芥、滇川唐松草、灰绿黄堇、重冠紫菀、川滇米口袋、双花堇菜、鼠麹草、湿生扁蕾、钟花报春、绵参、肉果草、穗花粉条儿菜等中药资源。

3.3　南部东义片区

该区包括三乡，雨量充沛，气候温和，适宜很多中药材生长，种类最多，主要分布有花椒、云南鹿蹄草、川续断、金钱豹、长松萝、钉柱委陵菜、毛重楼、黄绿花滇百合、大叶三七、粗茎秦艽、白及、白英、茯苓、苍耳、红花茜草、中华山蓼、假酸浆、龙牙草、马鞭草、牛至、费菜、石莲、赛莨菪、琉璃草、鸡桑、水麻、齿叶荨麻、大果爬藤榕、金铁锁、密花香薷、康藏荆芥、漆、灰叶珍珠菜、林地玄参、小蓝雪花、湿生扁蕾、钟花报春、滇列当、平车前、高山木姜子、短柱梅花草、藏杏、康定翠雀花、滇川唐松草、桃、风轮菜、水苏、杏、牛蒡、一把伞南星、鞭打绣球、西伯利亚远志、象头花、野荞麦、缺裂千里光、狼毒、梭果黄芪、垫状卷柏、鸡骨柴、小石花、珊瑚苣苔、椭圆叶花锚、鼠麹草、升麻、西南鬼灯檠、拟显柱乌头、掌叶大黄、大王马先蒿、夏枯草、黄牡丹、小白及、长穗兔耳风、云南紫菀、马桑、耳叶凤仙花、珠芽蓼、栌菊木、无毛粉条儿菜、尼泊尔香青、三叶鼠尾草、野草莓、黄色悬钩子、峨眉蔷薇、鸡眼草、川西锦鸡儿、革叶莸花、双花堇菜、华火绒草、蜈蚣草、月牙铁线蕨、黄花角蒿、两头毛、羌活、广布红门兰、瓶尔小草、无患子、豨莶、大花野豌豆、鼠掌老鹳草、鬼针草、云木香、石椒草、金丝梅、东义紫堇、茅膏菜、胡枝子、圆锥山蚂蝗、小鞍叶羊蹄甲、黄山药、鬼吹箫、常春藤、大蓟、圆叶牵牛、狗筋蔓、麦瓶草、大丁草、川西獐牙菜、华西小石积、土牛膝、仙人掌、荠菜、顶芽狗脊、大白杜鹃、扭瓦韦、西南石韦、薄叶鸡蛋参、杠柳、戟叶酸模、尼泊尔酸模、冬葵、女贞、合欢、菊叶三七、窄竹叶柴胡、优贵马兜铃、绿茎槲寄生、大麻、卷叶黄精、连翘叶黄芩、商陆、大理白前、羊齿天门冬、云南沙棘、菟丝子、曼陀罗、络石、滇紫草、盐肤木、蕺菜、匙叶翼首花、木贼、扁核木、曲莲、十大功劳、刺红珠、川甘蒲公英、平车前、香附子、云南土沉香、铁苋菜、益母草、川西喜冬草、黄秋葵、甘西鼠尾草、川滇米口袋、皱叶醉鱼草、黄荆、绶草等。

4 药用植物变化情况及可持续利用建议

4.1 药用植物变化情况

通过本次普查发现稻城县中药资源种类比较丰富，分布也较广，既有药典收载品种，也有民族民间医生使用品种。然而，近年来县内中藏药材资源量呈逐渐减少的趋势，有的种类已渐危甚至濒危（如川贝母），重点中藏药材产量已出现明显下滑趋势。究其原因，一方面是由于长期以来中藏药材生产大量依赖野生自然资源，以至造成整个药材资源的逐步减少；另一方面，则由于近年来医药市场对重点中藏药材需求量的不断增加，药材价格一路飙升，受经济利益驱使，对部分野生药材的过度采挖或猎捕的现象日趋严重，整个生态现象已出现脆弱状态，发展至今，已有不少野生药材出现资源短缺，如冬虫夏草、川贝母、羌活、秦艽、黄芪、甘松、麝香等，野生资源量已明显减少，甚至出现主产区转移；或因不适采挖带来质量上的矛盾，如羌活、秦艽、重楼等多年生药材，生长周期不够即被采挖，导致质量明显下降，资源严重枯竭。同时由于过度采挖，种类（种群）急剧减少，还影响其群落结构，导致局部地区生态平衡的失调。由此发展下去，必将对今后野生中藏药材种质资源保护、生态平衡、持续利用和整个产业化协调发展带来极大的不利。

中藏药的野生资源破坏十分严重，如冬虫夏草、川贝母、雪莲、绿绒蒿、獐牙菜、秦艽、白及、羌活、花锚、独一味等中藏药材的无限制采挖，不仅造成了药材价格的飞涨，而且使得这些珍稀药材资源面临枯竭。此外，相关保护中藏药资源的政策、法规滞后以及中藏药开发利用不合理等因素加剧了资源的破坏。

例如，冬虫夏草资源，在 20 世纪 80 年代，按一个成年人采挖一个月为期限，一个人可采 1~1.5kg。随着虫草市场价格不断上升，采挖量也逐年减少。目前，据有关部门统计，一个成年人采挖一个月最多采到 250g，这充分表明冬虫夏草资源开始趋于枯竭。再比如红景天，目前年需求 2000t 以上，而它的自然生长一般需 7~8 年以上方可采用。虽然目前的储量还较丰富，据有关部门统计 5 年后红景天原料就会趋于枯竭。由于对天然野生药材缺乏有效的保护措施，不可避免地存在着重成品生产、轻药材来源，重开发、轻保护的问题，甚至存在着掠夺式的采集、收购现象，从而也造成了资源的极大破坏，致使资源日趋匮乏，陷入"越挖越少，越少越贵"的恶性循环中。中藏药原料"取之不尽，用之不竭"的观念是极端错误的，这给中藏药产业带来了前所未有冲击和挑战。与此同时，大黄、黄芪等高原草地药材的采挖还势必破坏草地生态环境，甚至造成了水土流失与土壤沙化。

4.2 可持续利用建议

4.2.1 加强对中药资源的统一管理

从长远角度考虑，野生中药资源应该进行系统的全面统一管理，禁止无序采挖，尤其是珍稀濒危品种，比如冬虫夏草、川贝母、重楼、红景天等。

4.2.2 制定法规加强中药资源的保护

应加快中药资源保护、管理和可持续利用的立法进程，尤其是完善中药野生濒危物种的管理法规或条例，限制野生资源的开发利用。与此同时，鼓励发展来源于濒危物种中药材的引种、驯化以及规模化生产，促进中藏药材种植的发展。只有在开发利用的同时更加注重保护和持续利用资源，使中藏药资源的开发利用与保护步入良性发展的轨道，才能保障中医药产业的可持续发展，达到经济、社会、生态效益和谐统一。地方政府可以根据不同品种的资源量，对那些更新较慢的品种或者是现在已经不能继续采挖、需要恢复再生能力的资源制定专门的法律法规，禁止采挖或者限量采挖，加强保护。比如冬虫夏草、川贝母、羌活、手掌参等，根据调查情况这些药材普遍存在分布范围狭窄、蕴藏量极小，且药材本身存在生长年限较长、自然更新较慢的特点。

4.2.3 加强宣传，提高群众保护合理利用资源的意识

政府有关部门应该利用广播、电视、标语、宣传册等形式，加大对中药资源保护、合理开发、可持续利用的重要性的宣传，教育广大群众保护大自然，合理利用大自然给予我们的资源，扭转以前那种大自然"取之不尽，用之不竭"的观念，认识到如果我们不合理利用资源的话，就可能没有资源可用，提高自觉保护利用资源的意识。

4.2.4 建立保护区，加强对资源的保护

在对稻城中藏药材的种类、分布及贮藏量情况全面了解的基础上，以全县的地理条件及资源分布现状，结合县内现有的各类自然保护区布局，对一些特别珍贵的药用物种，建设独立保护区的办法进行保护。通过行政法规在野生资源丰富的地段划定一定区域，对其野生环境及种质资源进行圈地保护；有效保护其野生生境，严格执行禁采和轮采制度，给野生资源以充分休养生息的机会，从而达到种质资源保护与生物多样性展现的双重目标。制止过度采挖。促进药材资源的可持续利用，实现生态、社会和经济效益的协调发展。比如川贝母在稻城的分布仅在波瓦山和木拉乡发现有少量分布，可以考虑在这两个地方

选一个区域作为川贝母保护区。手掌参也仅在稻城桑堆乡和金珠镇有少量发现，作为一种重要且价值较大的中药材，也可以考虑在这里建立一个保护区。亚丁—海子山地区（稻城、理塘）可分别建立中藏药材资源重点保护区。

4.2.5　通过各种方式，因地制宜，发展特色优势品种，合理开发利用中药资源

对于一些经济效益比较好，条件要求不高，技术难度较小的品种，政府应该出台相应的扶持政策，鼓励当地群众或者企业、科研工作者积极进行野生抚育或者人工种植，既保护了野生资源，也能为当地老百姓增加收入，对农村产业结构调整起到积极的推动作用。比如稻城东义区很适宜作为中药材种植区，海拔较低，气候条件较好，可以考虑发展白及、秦艽、重楼、黄芪、桃仁、乌梅、黄芩、沙棘、茯苓、半夏等的人工种植或野生抚育。色拉乡川木香分布较广泛，可以考虑发展川木香人工种植。桑堆乡建立冬虫夏草野生抚育基地。木拉乡建立川贝母、红景天、翼首草野生抚育基地。

4.2.6　建立种质资源圃和高山植物园

建立植物园是实施迁地保护的主要途径，我们应当建立稻城高山药用植物园，对现有的主要药用植物品种进行调查和整理，明确已栽培的种类和数量，确定该地区可引种的范围和任务，适当增加种类和数量，使药用植物园真正成为药用植物迁地保护的有效基地。

建立种质资源库和种质资源圃是收集和保存种质资源必不可少的措施[3]。野生植物是人类不可缺少的自然资源，随着社会经济的高速发展，这些自然资源正在以前所未有的速度丧失。对一些重点品种和濒危品种，可以在适宜的地方集中种植，保存种质。不断从野外收集种质资源，收集和保存栽培过程中发现的变异性品种。

参考文献

［1］国家药典委员会.中华人民共和国药典：一部［M］.2015年版.北京：中国医药科技出版社，2015.

［2］四川省食品药品监督管理局.四川省中药材标准（2010年版）［M］.成都：四川科学技术出版社，2011.

［3］陈士林，郭宝林.中药资源的可持续利用［J］.世界科学技术：中医药现代化，2004，6(1)：1−8.

恒山黄芪生态种植调研报告

◎刘根喜

山西省康复研究中心

[摘　要]在对恒山黄芪生态种植影响因子调查的基础上，通过对仿野生恒山黄芪传统种植和恒山黄芪种植现状对比，发现目前仿野生恒山黄芪生态种植中存在的问题，提出保持恒山黄芪绿色环保、生态发展的意见和建议。

[关键词]恒山黄芪；生态种植；调查报告

恒山黄芪属于商品名称，实指生长在山西省恒山两翼的豆科植物蒙古黄芪 *Astragalus membranaceus* (Fisch.) Bge. var. *mongholicus* (Bge.) Hsiao 的干燥根。长期以来，中药材市场上将主产于恒山、太行山山脉为核心的山西北部、内蒙古中西部以及与此区域接壤或临近的甘肃、宁夏、陕西、河北、东北等地区干旱中温带内的黄芪称为北芪[1]。因此，目前各北芪产区的生产企业纷纷以北芪或正北芪注册与称谓自己的产品导致北芪或正北芪的商品品牌几乎成为北方黄芪的统一称谓，其品质也参差不齐，不足以体现主产于北岳恒山的道地北芪品质。为了体现恒山地区与其他北芪产区黄芪的区别，山西省把主产于恒山地区的野生和仿野生北芪定名为"恒山黄芪"[2]（图31-1）。

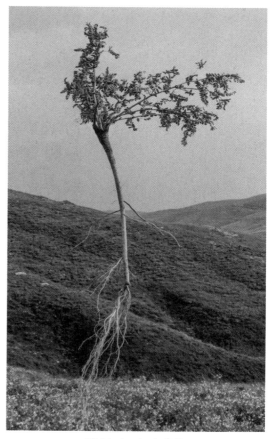

图31-1　恒山黄芪

1 恒山黄芪发展历史

《浑源县志》记载，"浑源县早在1500年前的北魏时期即有采药士为入中药而上恒山采刨黄芪"、"元朝末期浑源县西南山区碾子沟村的世代土著猎人王应昆、王应仲兄弟俩到内蒙古大青山狩猎，顺便采摘回内蒙古黄芪籽种回浑源县便撒在了恒山群峰上"[3]。

明成化十一年（1475年），明成化本《山西通志》载，"大同府主产黄芪"[4]。

1930年出版的《药物出产辨》记载："正芪产区有三处：一关东，二宁古塔，三卜奎，产东三省，现时山西大同、忻州地区，内蒙古及东北产者为优[5]"。

山西省药材公司1982年出版的《山西中药》记载："调查当地老药农叙述，早在清朝年间，浑源就打通了通往祈州（今河北省安国市）的销路，每到黄芪采刨季节，外地客商纷纷而至，一般好年景可产50万千克。那时黄芪属地主所有，管理很严，常年雇佣一定的人员从事黄芪种植工作，每年采挖了黄芪的坡要立即补种，黄芪坡不许有白地，不许有牲畜的脚印。管理人员衣服口袋里常年装有黄芪籽，发现苗不全的地方就要及时补种"。此外，《山西中药》还记载："1927年，浑源人任之胜，因贩生芪收到客商盘剥太重，下决心加工熟芪（过去用明矾、五倍子、青黛等原料将黄芪染成青黑色的一种黄芪产地加工工艺，因加工中使用明矾，现已被改良或取缔）。以极大的工资和极高的待遇从祈州雇佣黄芪加工师傅，自己开始加工出口规格黄芪。当时祈州请来的师傅对加工技术极为保密，每天白天睡觉，晚上干活，加工黄芪的房间封闭严密，除任之胜本人外，其他人都不能进屋。任之胜处处留神，时时注意，从始至终，各个环节牢记心间。第二年他大胆起用本地人，不怕损货，反复试验，终于使浑源人掌握了加工出口黄芪品种及规格的技术，并创办从事黄芪加工也的商号'会胜亨'。到1946年，浑源县共有29家黄芪加工作坊加工'熟芪'，其中'士杰牌'等6家的产品进入国际市场，热销东南亚[6]。"

依据上述记载，恒山黄芪的野生采集历史最早应追溯到1500年前的北魏，恒山黄芪仿野生种植历史应该追溯到700年前的元朝末年，清代仿野生恒山黄芪种植已成规模，并在1927年开始出现黄芪饮片加工业。据此，恒山黄芪是一个具有悠久历史的道地中药材产品。

2 恒山黄芪的分布区域

所谓恒山黄芪，指围绕恒山山脉主峰脊线两翼生长的黄芪，主要分布于山西省浑源、应县、繁峙、代县、广灵、灵丘等县。其核心产区主要有浑源县、应县的南部山区和繁峙县、代县的北部山区。宜芪土地面积约90万亩，年产恒山黄芪约50万千克。具体分布见表31-1。

表 31-1 恒山黄芪产区黄芪资源分布

县名	乡镇名	宜芪面积／亩	有芪面积／亩	年产量（干重）
浑源县	官儿乡	135000	95000	92000
	千佛岭乡	78050	45000	43000
	青磁窑乡	29000	23000	22000
	大磁窑镇	6350	4000	3800
	黄花滩乡	10000	4300	4000
	大仁庄乡	30000	20000	19000
	沙圪坨镇	5800	2100	2500
	东方城乡	23000	13000	12000
	王庄堡镇	2800	1800	1700
	裴村乡	76000	51800	50000
	小计	396000	260000	250000
应县	白马石乡	120000	80000	65000
	下马峪	60000	20000	15000
	南泉乡	74000	30000	35000
	大临河乡	30000	10000	10000
	小计	284000	140000	125000
繁峙县	柏家庄乡	50000	13000	35000
	沙河镇	50000	24000	10000
	繁城镇	30000	6000	5000
	小计	130000	43000	50000
代县	枣林乡	30000	25000	10000
	滩上镇	50000	10000	4000
	胡峪乡	10000	5000	1000
	小计	90000	40000	15000
合计		900000	483000	440000

注："宜芪面积"指适宜种植黄芪的面积。"有芪面积"指现在已有黄芪留存的面积，其中包括留存野生黄芪的面积。"年产量"指黄芪干重。

3 恒山黄芪的生长环境

"恒山黄芪"只产于山西省浑源县、应县、繁峙县、代县的十几个乡镇的部分区域，其分布仅限于长 30km、宽 20km 恒山两翼，总面积不超过 600km²。

一个区域的生态条件，整体大环境是相同的，细微的小环境各有不同，这些因素都会反映在恒山黄芪生长的表观现象和品质上，也造成了恒山黄芪和其他产区黄芪本质的区别。

3.1 地形地貌

恒山，中华五岳之北岳。其山脉祖于阴山，发脉于管涔山，止于太行山，东西绵延 500km，恒山主峰天峰岭位于浑源县境内，海拔 2016.1m。沿恒山主峰山脊，高山连绵不断、沟壑纵横、植被良好，沟内常年泉水流淌。北侧主峰周围及北侧归浑源县、应县，南侧属繁峙县、代县。经验证明，最适宜恒山黄芪生长的区域是海拔 1400~1900m 山峦起伏的山坡沟梁土石区域。

3.2 土壤

恒山山脉处于内蒙古草原向森林草原过渡的干旱、半干旱地带，又处于黄土高原向华北平原过渡的边缘地带，土壤资源丰富，种类繁多。全县土壤共有 5 个土类，12 个亚类，28 个土属，93 个土种，其中栗钙土、褐土构成全县的主要土类。

3.2.1 适宜恒山黄芪生长的土壤

土壤成土母质为花岗片麻岩，土体发育不完全，主要土壤类型为粗骨性栗褐土、淋溶褐土和褐土性土，从土壤三相组成来看，表层的气相率和总空隙度相对较高，下层由于发育不完全，出现下降趋势。表层土壤相对较高的总空隙度和气相率，有利于土壤的透气和透水，根系生长和水分养分吸收的环境改善，有利于黄芪的生长。

3.2.2 恒山黄芪区域土壤污染物调查

经山西省农科院土壤肥料研究所、山西省土壤环境与养分资源重点实验室检测，多个黄芪基地内各监测点的总镉、总汞、总砷、铅、六六六、DDT 各项指标的单项和综合污染指数均小于 0.7，属清洁级。

3.2.3 恒山黄芪区域土壤肥力调查

多个黄芪地点 0~20cm 耕作层的营养状况：pH 值 7.97，有机质含量 28.29g·kg⁻¹，全氮 3.22g·kg⁻¹，有效磷 28.6mg·kg⁻¹，速效钾 85.5mg·kg⁻¹，其表层土壤肥力较高，下层肥力水平中。

3.2.4 富硒土壤

根据《山西省黄土高原盆地 1：25 万生态地球化学调查》结果[7]，山西主要的富硒区有大同盆地浑源县，富硒面积 74km²；朔州以东富硒面积 90km²；太原市为中心的区域，富硒面积约 1400km²；霍州—临汾一带，富硒面积 530km²。初步研究还表明，发现的富硒土壤主要与山西省大量存在的二叠石炭系煤系地层有关。

上述调查报告中大同盆地浑源县与朔州以东的富硒面积 164km² 正是恒山黄芪的分布区域。

3.3 气候

恒山地区属温带大陆性季风气候，以浑源为例，全县年平均气温 6.4℃，≥ 10℃的年有效积温 2786℃，极端最高气温 36.7℃，极端最低气温 -38.8℃。全县年平均降水量 424.6mm，降水年际变化较大，多雨年最大降水量曾达 702.7mm，少雨年最小降水量仅为 201.5mm。全县平均无霜期 142.6 天，年平均相对湿度 59%，年平均蒸发量为 1600~1800mm，年平均日照时数为 2696.3h，年太阳辐射总量为 141kcal·cm⁻²，年平均风速为 2.5m·s⁻¹，年主导风向为西北风，最大冻土层厚度 142cm，最大积雪厚度 17cm。

浑源县最适宜种植黄芪的南部山区，气候偏凉寒微旱，年无霜期 110~130 天，年平均气温 3.6~4℃，≥ 10℃的年有效积温 2119.3℃，该区昼夜温差大，温度日较差平均为 14~16℃，年降雨量 380~410mm，降水量集中在 7 月、8 月、9 月 3 个月，占全年降水量的 49% 以上，年平均日照时数 2679h。

3.4 空气及水质量

恒山黄芪种植区域内多个监测点的二氧化硫、氮氧化物、氟化物、悬浮颗粒物各项指标的单项和综合污染指数均小于 0.6，属于清洁级。

恒山黄芪野生或仿野生种植均属于人种天养的原生态种植，整个种植区域都没有人工灌溉条件，水源主要是雨水。

因恒山地区植被良好，相对距离内没有工业污染源，大气监测指标为清洁级，种植区域内天然降水清洁无污染。

3.5 野生动植物资源及分布

据《山西省农业自然资源丛书·雁北地区卷》（1992 年版）记载，浑源县有野生植物资源有 72 科 225 属 303 种；野生动物资源有 85 种，金雕、大天鹅、石貂、青羊、野猪、黄鼬、獾狍、狐等。据第四次全国中药资源普查试点工作调查，浑源县有药用植物 56 科 188 种；应县有药用植物分别 85 科 327 种[8]。

3.6 芪坡

芪坡，是恒山黄芪生态种植中的一个特殊名词，专指几百年来恒山两翼仅用于种植恒山黄芪的山坡土地（图31-2）。芪坡一般坡度大于30°，通风排水良好，不能种植粮食作物的半荒地。

据《浑源县志》及有关资料记载，从清代开始，芪坡就是当地黄芪种植户珍爱与争取得到的重要土地资源。恒山黄芪只有种植在这种芪坡上，才能不忌连作，黄芪生长40~50年不死，长出具有"条干长、粉性足，形似鞭杆"的恒山黄芪特征的极品黄芪。

离开恒山两翼的浑源、应县、繁峙、代县这个特定区域，不能生长出恒山黄芪的原因，正是其他地方没有符合恒山两翼这种特有的芪坡及生态环境。

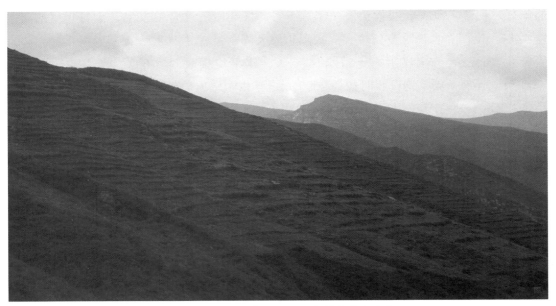

图31-2 浑源县官儿乡西十字村麻地沟芪坡

4 恒山黄芪传统种植方法

4.1 野生恒山黄芪

按照《浑源县志》"浑源县早在1500年前的北魏时期即有采药士为入中药而上恒山采刨黄芪"的说法，说明恒山山脉早在1500年前就有野生黄芪的存在。目前恒山地区野生黄芪分布来源主要有两种，一是历史上野生黄芪种源自然生长的野生黄芪，主要集中在浑源县裴庄乡和官儿乡的大峪、小峪和温庄乡鹰腿梁，以及应县白马石、繁峙柏家庄等大山深处。二是20世纪70~80年代，各级政府在浑源、应县、繁峙、代县的恒山山区的山坡、崖地开荒种植的黄芪，由于山区人口迁徙和黄芪生长环境偏僻，有当年种植的大量黄芪在采挖中遗留，已经经过40多年的生长，滴子留苗，相继繁衍，处于野生状态。

4.2 仿野生恒山黄芪"人种天养"的传统种植

1950年以来，国家非常重视恒山地区黄芪种植业的发展，历史上几度对当地黄芪种植业大力扶持，试图扩大恒山黄芪的种植面积和产量。但由于受恒山地区自然地理条件，以及具有优质黄芪生长基础的芪坡资源所限，扩展受到限制（图31-3）。

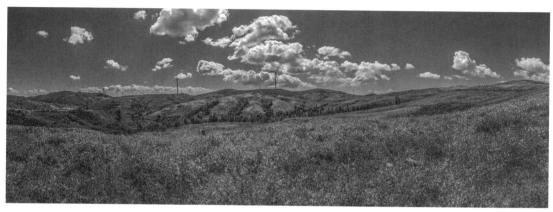

图31-3　恒山黄芪仿野生种植生态景观

多少年来，仿野生恒山黄芪种植秉承"人种天养"的习惯。每年选择春夏雨季前，在开垦耕作好的芪坡上，直播当地采收的恒山黄芪种子，每亩芪坡播种2~3kg，撒种后用耙将芪坡轻搂一遍来覆土1cm。黄芪当年发芽可长至苗高10~20cm，根长30~45cm。第二年适当间苗一次，保持株行距30~50cm，亩留苗300~4000株。锄去杂草，保证黄芪小苗生长所需的阳光与养分。第三年开始不再锄草，任黄芪与杂草自由生长。整个黄芪种植过程中不浇水，不追肥，不打农药。直至生长5~10年（以黄芪生长大小和市场价格波动指数来确定采挖年限），土地齐整的芪坡采收一次性采挖黄芪，来年整地整体复种。土地耕作困难的芪坡采取刨大留小的采挖方法采收黄芪，采取空地补种。当地药农称这种恒山黄芪仿野生的种植方式为"人种天养"。

4.3 仿野生恒山黄芪传统种植关键技术

4.3.1 合理密度，保证芪地通风良好

无论是野生恒山黄芪，还是仿野生恒山黄芪传统种植，低密度的状态是其健康生长和品质优良的重要保证。

恒山黄芪传统仿野生种植的芪坡中，大多存在有大量的石块（指大型）和灌木丛。传统一致用人刨牛耕的方式解决耕地问题，芪坡中石块、灌木及其杂草难以彻底清除，黄芪的种植总是围绕在大石块、灌木的周围。在这种条件下形成了恒山黄芪传统种植方法，黄芪种植密度较低，亩留苗保持在2500株/亩以下，黄芪在整个生长过程中通风透气，

养分充足，生长良好。此外，传统黄芪采挖又多采取刨大留小，循环补种的方法，使芪坡中的黄芪大小高低同时存在，错落有致，充分保证了黄芪喜凉爽干燥、通风透气的生长习性所需的环境条件，也从而达到黄芪健康生长与生态恢复的平衡发展，300 多年来芪坡中一直循环往复种植黄芪，未发现病害，亦未发现有连作障碍。

4.3.2　保证伴生植物的群落、种群的存在

仿野生恒山黄芪传统种植中，在第二年黄芪定苗后再不除草，整个生长过程中恒山黄芪一直有多种伴生植物存在并相伴终身。这些伴生植物中有一年生草本植物，有多年生草本植物，也有灌木和小灌木。伴生植物的一年一枯，生生不息，也许正是芪坡土壤肥力恢复、土壤有益菌群形成的持久来源和芪坡没有连作障碍的生态保障，是恒山黄芪健康生长和品质优良的物质基础。

4.3.3　生长期不少于 5 年

仿野生恒山黄芪种植经验证明，黄芪种植年限不足 5 年，采挖的黄芪鲜品水分含量高，干出率低，黄芪干燥后芪容干煸，粉性不足，不能保证恒山黄芪"条干长、粉性足，形似鞭杆"品质特点，用业内术语讲就是营养成分积累不够（具体有效成分差异还有待科学证实）。当地药农认为，生长 10~15 年龄的仿野生恒山黄芪粉性最足，干出率高，芪容饱满，加工成品菊花心明显，黄芪特有的豆腥味浓烈，最具恒山黄芪商品特点。

4.3.4　提倡刨大留小的传统采挖方式

恒山黄芪刨大留小的传统采挖模式，是恒山黄芪生长年限和产品品质的保证，也是仿野生恒山黄芪种植过程中通风透气、防止病虫害和连作障碍发生的保障。鉴于对恒山黄芪生态种植环境和恒山黄芪品牌的保护，刨大留小的采挖方式应当大力提倡和发扬。

5　仿野生恒山黄芪种植现状

从 21 世纪开始，恒山地区出现了仿野生黄芪机械化开垦种植。目前浑源、应县、繁峙、代县等县的恒山黄芪产区，除去原有仿野生恒山黄芪传统种植的方法，不同程度地伴有机械化开垦芪坡进行仿野生黄芪种植，而且随着原有黄芪生长成熟期的到来，机械化开垦面积逐步扩大。其种植方法是利用大功率挖掘机在芪坡上作业，将收获黄芪后的芪坡深翻耕作 60~80cm，去掉芪坡中的大型石块、灌木及杂草。待春夏雨季之前播种黄芪，每亩种子的 2~3kg，撒种后用耙将芪坡轻搂一遍来覆土 1cm。黄芪播种当年发芽可长至苗高 10~20cm，根长 30~45cm。第二年适当间苗一次，保持株行距 30~40cm。亩留苗6000~8000 株，锄去杂草，保证黄芪小苗生长所需的阳光与养分。第三年开始不再锄草，任黄芪与杂草自由生长。直至生长 5~6 年后统一用挖掘机采挖黄芪，采挖后整地复播。

6 仿野生恒山黄芪机械化开垦芪坡种植面临的问题

黄芪有 2 种传统生产方式，一种是完全的仿野生种植，在宜芪坡上依靠黄芪种子的自然脱落，布局分散，有众多的伴生植物自然生长，特等商品率高，几乎无病虫害问题，但产量低，生长年限不明确。另一种是半野生种植，在宜芪坡上经过了整地除草、施肥等措施，按合理的种植密度直播（穴播或条播），生长年限明确，产量大，易采挖，性状特点与野生黄芪相似，但开始出现病虫害问题，且特等商品率不如完全仿野生种植方式高。移栽芪的产品为统货，几乎无特等和一等商品黄芪，且易发生土传病害，导致农药的使用。而且，高原鼢鼠对黄芪产量的危害严重，尚无有效治理办法[9]。

本次调查也发现机械开垦芪坡仿野生恒山黄芪种植兴起十几年来，导致恒山黄芪仿野生传统种植方法和生态环境发生了一些改变。机械化芪坡开垦的好处是芪坡中石块、灌木清理完全，耕作土层深，土地利用率高，有利于黄芪发芽保苗和根系向下发展。但也因开垦面大，对土壤表层固化物有破坏，造成一定程度的水土流失。并因黄芪种植密度增加、伴生植物减少引发了黄芪病害频发和土地肥力下降倾向。这些现象应当引起足够的重视。

6.1 水土流失

机械化开垦芪坡，不同程度地破坏了原有芪坡中石块（指相对大型）、灌木、多年生草本草皮等土壤表层固定物，致使芪坡水土流失加重。特别是春夏季开垦芪坡，在新种植的黄芪没有形成对土壤保护作用的情况下，只要大雨来临，都会对芪坡造成不同程度的冲毁。事实上恒山地区每年雨季总有部分芪坡遭遇冲沟、滑坡等灾害发生。这种现象直接破坏着脆弱的恒山黄芪生长环境和恒山地区整体生态，必须加以限制。

6.2 病虫害发生

机械化开垦芪坡，芪坡的土壤利用面积增大，恒山黄芪种植密度大幅度提高，伴生植物随着黄芪密度数量增加而减少，导致生长了 3~4 年的恒山黄芪每年伏天高温季节枝叶连片，不能形成通风通道与透气空间，增加了病虫害发生的概率。同时，恒山黄芪伴生植物减少有可能降低了芪坡的土壤肥力和土壤中的有益菌群，使黄芪的抗病能力降低。事实上近年来在浑源、应县的仿野生种植芪坡上已经出现成片黄芪发生根腐病、白粉病的现象，这将直接影响仿野生恒山黄芪的种植生态，如果长期发展下去，有可能毁掉恒山黄芪的种植环境，打破原有芪坡上种植仿野生恒山黄芪 300 年不忌连作的神话，甚至会毁灭仿野生恒山黄芪道地品种的品牌。

6.3 对恒山黄芪品质的影响

机械化开垦芪坡后为仿野生恒山黄芪机械化采挖提供了条件，而机械化采挖彻底打破了传统仿野生恒山黄芪种植中刨大留小的采收方式。现在经机械化开垦种植的黄芪一般是生长 5~6 年后统一用挖掘机挖出，这样的采挖方式恒山黄芪的优等品远远低于原有刨大留小的采收方法。

同时，据药农反应，近年来随着黄芪种植密度增加，伴生植物减少，土地肥力下降，同等年限生产的黄芪比过去黄芪密度小的传统仿野生种植方法生产的黄芪略显瘦弱。

更重要的是，改变了芪坡开垦方法、增加了黄芪种植密度，就会出现土壤肥力下降和病虫害发生，如果连续种植，要解决这两个问题就只有使用化肥和农药。使用化肥、农药将会直接造成芪坡土壤污染，不使用化肥、农药就不能保证黄芪健康生长。二者后果都是毁灭我们标榜了几百年的仿野生恒山黄芪"人种天养"资源循环利用，绿色环保发展的生态模式和优秀品牌。

7 调查总结

7.1 野生恒山黄芪

恒山地区的野生黄芪，具记载有 1500 多年的生产历史，是特有的地理、土壤、气象等自然环境条件下，长期衍化形成的一种具有明显地方特征的特有中药材品种。实践证明，由于其对环境资源的特殊要求，分布区域狭小，具有明显的异地不可复制性。

7.2 仿野生恒山黄芪的种植

在恒山地区仿野生黄芪恒山黄芪有可追溯的历史 300 多年，传统的仿野生恒山黄芪的种植方法，是在长期的生产实践中探索出来的一套"人种天养"的符合仿野生恒山黄芪生长规律的绿色生态之路，其芪坡上形成的仿野生恒山黄芪生态种植的意义值得总结与研究。

近年来在恒山地区仿野生恒山黄芪种植中兴起的机械化开垦芪坡的种植方法，改变了原有的种植模式，打破了传统种植方法形成的生态平衡，导致出现水土流失、病虫害发生、黄芪品质等不良倾向的苗头，应当引起当地政府、恒山黄芪产业界以及相关科学研究部门的重视，并建议对挖掘机开垦芪坡的行为加以制止和规范，对仿野生恒山黄芪的种植的密度、田间管理、农药化肥的使用以及采收方法尽快建立行业标准和质量追溯体系。确保仿野生恒山黄芪优秀品牌的种植产业发展走可持续之路。

7.3 加强恒山黄芪产地生态保护

恒山黄芪是一个优秀的中药材品种，其生态、芪坡、种质的物质资源都具有唯一性，应该予以大力保护。同时历史形成的传统的种植方法、生产加工工艺等文化资源也是恒山黄芪生产重要的组成部分，同样应加以重视与保护。恒山黄芪的生态保护与产业发展必须尊重恒山黄芪生长的自然规律。否则，恒山黄芪特色品种，也会像普氏野马、渡渡鸟一样，逐渐离开我们。为此，建议恒山黄芪的管理部门和产业界，尽快建立恒山黄芪生态保护全方位的长期规划，指导仿野生恒山黄芪生产发展的良性循环和绿色生态，让恒山黄芪为人类健康事业发挥其应有的价值。

参考文献

［1］中华中医药学会 . 道地药材：第 50 部分北芪：T/CACM1020.50-2019［S］. 北京：中华中医药学会，2019.

［2］山西省质量技术监督局 . 地理标志保护产品恒山黄芪 DB14/T865—2014［S］. 太原：山西省地方标准，2014.

［3］山西省浑源县地方志编纂委员会 . 浑源县志：恒山黄芪［M］. 北京：方志出版社，1999: 6.

［4］明山西省史志研究院 . 山西通志·卫生医药志：医药篇［M］. 北京：中华书局，1998: 329.

［5］陈仁山 . 药物出产辨［M］. 广州：广东中医药专门学校，1930.

［6］山西省药材公司 . 山西中药［M］. 太原：山西人民出版社，1982: 293-294.

［7］王建武，潘永胜 . 山西省黄土高原盆地 1：25 万生态地球化学调查［N］. 地勘导报，2005-9-29.

［8］山西省农业区划委员会 . 山西省农业自然资源丛书：燕北地区卷［M］. 北京：中国地图出版社，1992.

［9］秦雪梅，李爱平，李科，等 . 山西黄芪产业发展思考［J］. 中国中药杂志，2016，41(24): 4670-4674.

重庆市垫江县药用植物资源现状

◎韩如刚

重庆市药物种植研究所

[摘 要] 目的：通过第四次全国（重庆）中药资源普查，摸清重庆市垫江县中药资源，为其保护和开发利用提供理论依据。方法：样地调查、线路调查及访谈调查等方法。结果：本次垫江县中药资源普查共采集到植物 143 科 605 种（包括亚种、变种），其中列入《全国野外重点调查中药资源（中药材）目录》的中药材 111 种。首次发现仙茅等 23 种 2015 年版《中华人民共和国药典》收载品种（重点品种）在垫江县有分布。该县牡丹及荷花有较大规模栽培，有完整的产业链，而其他药材种植处于无序状态。结论：重庆市垫江县中药资源比较丰富，但中药产业发展不平衡。若要发展中药产业，还需政府部门的支持和引导。

[关键词] 中药资源；调查；重庆市垫江县

　　中药资源作为中医药事业和中药产业赖以生存发展的重要物质基础，是国家中药的战略性物资。但我国中药资源同时也面临着巨大压力，20 世纪 80 年代国家组织开展的第三次全国中药资源普查距今已有 30 余年，由于中药资源种类、分布、量值和应用不断变化等多种原因导致中药资源家底不清，国家在编制中药资源保护利用和产业发展政策等规划时依据不足。有鉴于此，国家组织开展了第四次全国中药资源普查工作。作为首批试点地区之一重庆市组织开展了第四次全国中药资源普查工作。

　　垫江县地处华蓥山脉东部，且位于重庆直辖市中部，"上接巴渝之雄，下引夔巫之胜"，是重庆 1 小时经济圈和渝东北翼的重要接点，四川盆地东部的陆上交通枢纽。垫江县拥有丰富的植物资源，并且垫江县是牡丹皮的主产地，牡丹栽培面积达到 1 万亩以上。本研究对垫江县药用植物资源现状进行了详细的调查，以期为引种驯化，扩大药源，开展中药资源的生物学、生态学、物候学及分布规律的研究提供基础数据，同时为合理开发利用中药资源提供依据，实现垫江县中药资源可持续发展。

1 调查方法

参考中药资源调查方法研究[11]，采用踏查与详查的方法，结合走访与座谈，将垫江县重点品种与一般品种调查相结合，样方内重点品种与伴生植物调查相结合，样方内重点品种与样方外周边重点品种调查相结合，药材专业合作社与药材基地、种植户调查相结合，药厂公司与药材加工经营、收购部门调查相结合，中医院与个体诊所调查相结合，民间医生、草医与中医医生调查相结合，开展垫江县中药材（植物）资源现状。

调查时间为 2013 年 5~7 月、9~10 月。样地调查代表区域 4 个，样地 38 个，套方 190 个，样方 1140 个，样地主要分为四个大的地理区域：东部与四川交界的明月山、西部与忠县交界的金华山、南部与涪陵交界的黄草山以及其他相对低海拔比较平坦的区域。普查 21 个镇、4 个乡，100% 覆盖垫江县。

2 结果

2.1 野生资源调查结果

本次调查总计采集样品 142 种，其中重庆市重点品种 71 个、非重点品种 71 个。采集标本 951 号，共 4243 份；经腊叶标本整理、上台制作及物种鉴定，共采集到植物 143 科 605 种（包括亚种、变种）。

经初步整理鉴定统计,本次垫江县发现被《全国野外重点调查中药资源（中药材）目录》收载的中药材有 112 种（表 32-1）。首次发现一些《中国药典》收载品种（重点品种）在垫江县有分布，分别为仙茅、白及、薄荷、野胡萝卜、杠板归、石胡荽、女贞、双边栝楼、石菖蒲、艾、密蒙花、常山、卵叶远志、薯蓣、豨莶（3 种）、苍耳、淡竹叶、何首乌、中国旌节花、旱莲草、茜草、水烛、香附子等 23 种[12]，而且双边栝楼、豨莶、苍耳、薄荷、忍冬、野胡萝卜和杠板归等的蕴藏量较大。

经调查，垫江县国家重点保护野生药材基原植物有杜仲 *Eucommia ulmoides* Oliver、天冬 *Asparagus cochinchinensis* (Lour.) Merr.，卵叶远志 *Polygala sibirica* L. 等。属国家一级保护植物有银杏 *Ginkgo biloba* L.、水杉 *Metasequoia glyptostroboides* Hu & W. C. Cheng、南方红豆杉 *Taxus wallichiana* Zucc. var. *mairei* (Lemee & H. Léveillé) L. K. Fu & Nan Li 等。

表 32-1 垫江县列入《全国野外重点调查中药资源（中药材）目录》的中药材名录

药材名	基原植物	基原植物拉丁名	药用部位
艾叶	艾	*Artemisia argyi* Lévl. et Vant.	叶
枳实	甜橙	*Citrus sinensis* Osbeck	幼果

药材名	基原植物	基原植物拉丁名	药用部位
紫萁贯众	紫萁	*Osmunda japonica* Thunb.	根茎
朱砂根	硃砂根	*Ardisia crenata* Sims	根
肿节风	草珊瑚	*Sarcandra glabra* (Thunb.) Nakai	全草
一枝黄花	一枝黄花	*Solidago decurrens* Lour.	全草
小通草	中国旌节花	*Stachyurus chinensis* Franch.	茎髓
通草	通脱木	*Tetrapanax papyrifer* (Hook.) K. Koch	茎髓
天葵子	天葵	*Semiaquilegia adoxoides* (DC.) Makino	块根
四季青	冬青	*Ilex chinensis* Sims	叶
山银花	灰毡毛忍冬	*Lonicera macranthoides* Hand.-Mazz.	花蕾
千里光	千里光	*Senecio scandens* Buch.-Ham.	地上部分
南鹤虱	野胡萝卜	*Daucus carota* L.	成熟果实
连钱草	活血丹	*Glechoma longituba* (Nakai) Kupr.	地上部分
蓝布正	柔毛路边青	*Geum japonicum* Thunb. var. *chinense* Bolle	全草
苦木	苦木	*Picrasma quassioides* (D. Don) Benn.	枝和叶
苦楝皮	楝	*Melia azedarach* L.	树皮和根皮
金荞麦	金荞麦	*Fagopyrum dibotrys* (D. Don) Hara	根茎
金果榄	青牛胆	*Tinospora sagittata* (Oliv.) Gagnep.	块根
化橘红	柚	*Citrus grandis* (L.) Osbeck	近成熟外层果皮
鹤虱	天名精	*Carpesium abrotanoides* L.	果实
功劳木	阔叶十大功劳	*Mahonia bealei* (Fort.) Carr.	茎
杠板归	杠板归	*Polygonum perfoliatum* L.	地上部分
冬凌草	碎米桠	*Rabdosia rubescens* (Hemsl.) Hara	地上部分
大血藤	大血藤	*Sargentodoxa cuneata* (Oliv.) Rehd. et Wils.	藤茎
藏菖蒲	藏菖蒲	*Acorus calamus* L.	根茎
萹蓄	萹蓄	*Polygonum aviculare* L.	地上部分
半边莲	半边莲	*Lobelia chinensis* Lour.	全草
菝葜	菝葜	*Smilax china* L.	根茎
淫羊藿	柔毛淫羊藿	*Epimedium pubescens* Maxim.	叶

续表

药材名	基原植物	基原植物拉丁名	药用部位
续断	川续断	*Dipsacus asper* Wall. ex Henry	根
仙茅	仙茅	*Curculigo orchioides* Gaertn.	根茎
五加皮	细柱五加	*Acanthopanax gracilistylus* W. W. Smith	根皮
石韦	石韦	*Pyrrosia lingua* (Thunb.) Farwell	叶
商陆	垂序商陆	*Phytolacca americana* L.	根
青葙子	青葙	*Celosia argentea* L.	成熟种子
枇杷叶	枇杷	*Eriobotrya japonica* (Thunb.) Lindl.	叶
木通	白木通	*Akebia trifoliata* (Thunb.) Koidz. var. *australis* (Diels) Rehd.	藤茎
络石藤	络石	*Trachelospermum jasminoides* (Lindl.) Lem.	带叶藤茎
金樱子	金樱子	*Rosa laevigata* Michx.	成熟果实
虎杖	虎杖	*Polygonum cuspidatum* Sieb. et Zucc.	根及根茎
合欢皮	合欢	*Albizia julibrissin* Durazz.	树皮
骨碎补	槲蕨	*Drynaria fortunei* (Kunze) J. Sm.	根茎
葛根	葛	*Pueraria lobata* (Willd.) Ohwi	根
断血流	风轮菜	*Clinopodium chinense* (Benth.) O. Kuntze	地上部分
地骨皮	枸杞	*Lycium chinense* Mill.	根皮
川木通	小木通	*Clematis armandii* Franch.	藤茎
常山	常山	*Dichroa febrifuga* Lour.	根
半枝莲	半枝莲	*Scutellaria barbata* D. Don	全草
白茅根	白茅	*Imperata cylindrica* Beauv. var. *major* (Nees) C. E. Hubb.	根茎
棕榈	棕榈	*Trachycarpus fortunei* (Hook. f.) H. Wendl.	叶柄
油松节	马尾松	*Pinus massoniana* Lamb.	瘤状节或分枝节
紫苏叶	紫苏	*Perilla frutescens* (L.) Britt.	叶
薏苡仁	薏米	*Coix lacryma-jobi* L. var. *ma-yuen* (Roman.) Stapf	成熟种仁
鸭跖草	鸭跖草	*Commelina communis* L.	地上部分
石菖蒲	石菖蒲	*Acorus tatarinowii* Schott	根茎

续表

药材名	基原植物	基原植物拉丁名	药用部位
松花粉	马尾松	*Pinus massoniana* Lamb.	花粉
丝瓜络	丝瓜	*Luffa cylindrica* (L.) Roem.	成熟果实的维管束
柿蒂	柿	*Diospyros kaki* Thunb.	宿萼
石榴皮	石榴	*Punica granatum* L.	果皮
桔梗	桔梗	*Platycodon grandiflorus* (Jacq.) A. DC.	根
金钱草	过路黄	*Lysimachia christinae* Hance	全草
密蒙花	密蒙花	*Buddleja officinalis* Maxim.	花蕾和花序
附子	乌头	*Aconitum carmichaeli* Debx.	子根的加工品
马鞭草	马鞭草	*Verbena officinalis* L.	地上部分
积雪草	积雪草	*Centella asiatica* (L.) Urb.	全草
白芍	芍药	*Paeonia lactiflora* Pall.	根
鸡冠花	鸡冠花	*Celosia cristata* L.	花序
白及	白及	*Bletilla striata* (Thunb.) Rchb. f.	块茎
白果	银杏	*Ginkgo biloba* L.	成熟种子
栀子	栀子	*Gardenia jasminoides* Ellis	成熟果实
远志	卵叶远志	*Polygala sibirica* L.	根
冬葵果	冬葵	*Malva verticillata* L.	成熟果实
吴茱萸	吴茱萸	*Evodia rutaecarpa* (Juss.) Benth.	近成熟果实
楮实子	构树	*Broussonetia papyrifera* (L.) Vent.	成熟果实
蓖麻子	蓖麻	*Ricinus communis* L.	成熟种子
紫花地丁	紫花地丁	*Viola yedoensis* Makino	全草
天冬	天冬	*Asparagus cochinchinensis* (Lour.) Merr.	块根
鱼腥草	蕺菜	*Houttuynia cordata* Thunb.	全草
野菊花	野菊	*Chrysanthemum indicum* L.	头状花序
山茱萸	山茱萸	*Cornus officinalis* Sieb. et Zucc.	成熟果肉
小蓟	刺儿菜	*Cirsium setosum* (Willd.) MB.	地上部分
小茴香	茴香	*Foeniculum vulgare* Mill.	成熟果实
豨莶草	毛梗豨莶	*Siegesbeckia glabrescens* Makino	地上部分

续表

药材名	基原植物	基原植物拉丁名	药用部位
豨莶草	豨莶	*Siegesbeckia orientalis* L.	地上部分
豨莶草	腺梗豨莶	*Siegesbeckia pubescens* Makino	地上部分
土茯苓	光叶菝葜	*Smilax glabra* Roxb.	根茎
女贞子	女贞	*Ligustrum lucidum* Ait.	成熟果实
牵牛子	圆叶牵牛	*Pharbitis purpurea* (L.) Voigt	成熟种子
蒲公英	蒲公英	*Taraxacum mongolicum* Hand.-Mazz.	全草
牡丹皮	牡丹	*Paeonia suffruticosa* Andr.	根皮
马齿苋	马齿苋	*Portulaca oleracea* L.	地上部分
金银花	忍冬	*Lonicera japonica* Thunb.	花蕾
海金沙	海金沙	*Lygodium japonicum* (Thunb.) Sw.	成熟孢子
黄精	滇黄精	*Polygonatum kingianum* Coll. et Hemsl.	根茎
地肤子	地肤	*Kochia scoparia* (L.) Schrad.	成熟果实
淡竹叶	淡竹叶	*Lophatherum gracile* Brongn.	茎叶
何首乌	何首乌	*Polygonum multiflora* Thunb.	块根
垂盆草	垂盆草	*Sedum sarmentosum* Bunge	全草
白扁豆	扁豆	*Dolichos lablab* L.	成熟种子
皂角刺	皂荚	*Gleditsia sinensis* Lam.	棘刺
杜仲	杜仲	*Eucommia ulmoides* Oliv.	树皮
桑白皮	桑	*Morus alba* L.	根皮
青蒿	黄花蒿	*Artemisia annua* L.	地上部分
茜草	茜草	*Rubia cordifolia* L.	根和根茎
牛蒡子	牛蒡	*Arctium lappa* L.	成熟果实
赤芍	芍药	*Paeonia lactiflora* Pall.	根
薄荷	薄荷	*Mentha haplocalyx* Briq.	地上部分
荷叶	莲	*Nelumbo nucifera* Gaertn.	叶
五倍子	红麸杨	*Rhus punjabensis* Stew. var. *sinica* (Diels) Rehd. et Wils.	叶上的虫瘿
五倍子	盐肤木	*Rhus chinensis* Mill.	叶上的虫瘿
山药	薯蓣	*Dioscorea opposita* Thunb.	根茎

2.2 栽培药用植物调查结果

垫江县成规模的药用栽培植物主要有 3 种（表 32-2），分别为牡丹、莲及桔梗。牡丹及荷花在垫江县有完整的产业链，而其他药材种植诸如桔梗等因为市场价格的因素使其处于半野生的状况，几乎无人管理。

垫江为全国闻名的丹皮之乡，垫江牡丹不仅仅是垫江而是重庆乃至中国的一张响亮的名片，自 1962 年垫江被确定为丹皮种植基地后，经过多年发展，截至 2013 年，垫江牡丹在垫江县太平、澄溪、新民、桂溪、沙坪这 5 个乡镇的种植面积达到 2 万多亩，品种 60 多种，其中种植面积最大的太平镇还有"丹皮之乡"的美誉，同时，以牡丹为主要文化内涵的商业活动也经常举办，已经形成了一个比较完整的产业链。

垫江分布有数个荷花种植基地，主要集中在高安镇的金桥村、东桥村、新溪村，同时五洞镇、桂溪镇、新民镇等地有少量种植，种植面积 3500 余亩。集药用、食用、观赏为一身的荷花，采用公司 + 基地 + 专业合作社（农户）的管理模式，形成了"荷花荷叶茶""莲心茶""莲子"等荷莲深加工产业链，与休闲旅游观光结合，极大提高了当地农民经济收入。

表 32-2 栽培品种调查统计表

品种	栽培面积	主要乡镇
牡丹	2 万亩以上	太平镇、澄溪镇、新民镇、桂溪镇、沙坪镇
莲	3.5 千亩以上	高安镇、新民镇、五洞镇、桂溪镇
桔梗	未统计	新民镇

3 讨论

垫江县药用植物种类较为丰富，但部分重点品种的分布区域比较狭窄，数量也较稀少。在调查收集重点品种时，少数重点品种如山慈菇等较珍稀物种，由于滥采滥挖，出现野生资源枯竭的现象，急需加强这些资源的保护和繁育。

垫江的传统优势药材——垫江丹皮的栽培面积下滑，主要原因是牡丹本身生长周期长，市场价格也不好，外加销路不稳定，导致在一些地方农户并不愿意种植牡丹，导致牡丹的种植面积也处于一种缓慢下降的趋势中。目前，垫江的荷花生产主要是"公司 + 农户"的形式，农户种植的荷花系列产品如莲子、荷叶等由公司直接收购，对农户而言是一种比较稳定收入来源，种植积极性也比较高，这种生产模式值得在其他中药材种植业进行推广。

垫江县中药材种植的品种及规模都不大，究其原因，一是因为中药价格的不稳定，导致农户积极性不高；二是因为大量年轻人进城务工，乡镇缺乏青壮年劳动力；三是一些其他原因导致的种植面积缩小，比如曾经在垫江比较成规模的金银花种植，随着《中国药典》收载品种的变化，市场的冲击导致金银花在垫江的种植规模迅速萎缩，以致难觅其踪迹。

垫江有悠久的中药材栽培历史，垫江牡丹远近闻名，澄溪、新民、桂溪等乡镇都是其种植的大镇。因此，垫江县具有大力发展地方品种的优势。其中，牡丹、莲、桔梗等已经开始了规模化种植；栝楼、薄荷、青蒿、虎杖、淡竹叶、矮地茶、淫羊藿等野生中药材都在垫江有大量的分布，也可从中挖掘地方特色品种。

参考文献

［1］周应群，陈士林，张本刚，等．中药资源调查方法研究［J］．世界科学技术：中医药现代化，2005, 7(6): 130−136.

［2］钟国跃，秦松云．重庆中草药资源名录［M］．重庆：重庆出版社，2010.

浙江省中药资源重点品种保护利用发展规划

◎张春椿

浙江中医药大学

[摘　要]调查并论述了浙江省中药材保护与利用发展现状和工作措施，分析了产业发展的优势和前景，针对发展存在的主要问题，提出了发展目标及实施中药材良种工程、加强标准化体系建设、加快先进技术开发与应用、加大产品开发力度等对策。

[关键词]浙江省中药资源；保护利用；现状和对策

浙江地势由西南向东北倾斜，地形复杂。山脉自西南向东北成大致平行的三支。西北支从浙赣交界的怀玉山伸展成天目山、千里岗山等；中支从浙闽交界的仙霞岭延伸成四明山、会稽山、天台山，入海成舟山群岛；东南支从浙闽交界的洞宫山延伸成大洋山、括苍山、雁荡山。龙泉市境内海拔 1929m 的黄茅尖为浙江最高峰。水系主要有钱塘江、瓯江、灵江、苕溪、甬江、飞云江、鳌江、曹娥江八大水系和京杭大运河浙江段。钱塘江是浙江省内第一大江，有南、北两源，北源从源头至河口入海处全长 668km，其中在浙江省境内 425km；南源从源头至河口入海处全长 612km，均在浙江省境内。湖泊主要有杭州西湖、绍兴东湖、嘉兴南湖、宁波东钱湖四大名湖，以及新安江水电站建成后形成的全省最大人工湖泊千岛湖等。地形大致可分为浙北平原、浙西中山丘陵、浙东丘陵、中部金衢盆地、浙南山地、东南沿海平原及海滨岛屿 6 个地形区。

浙江陆域面积 10.55 万 km²，占全国陆域面积的 1.1%，是中国面积较小的省份之一。东西和南北的直线距离均为 450km 左右。全省陆域面积中，山地占 74.63%，水面占 5.05%，平坦地占 20.32%，故有"七山一水两分田"之说。浙江海域面积 26 万 km²，面积大于 500m² 的海岛有 2878 个，大于 10km² 的海岛有 26 个，是全国岛屿最多的省份，其中面积 502.65km² 的舟山岛为中国第四大岛。在"2015 中国海洋宝岛榜"中，浙江有 21 个海岛上榜，占全国总数的 1/5。

浙江省中药材资源丰富，特色优势明显，是全国道地中药材主产区之一。全省共有中药资源 2369 种，其中植物药 1785 种，动物药 162 种，蕴藏量 100 多万吨，其中浙贝母占全国总量的 90%，铁皮石斛占 70% 以上，杭白菊占近 50%，延胡索、白术、玄参、厚朴占 30% 以上[1]。"浙八味"、薏苡仁、厚朴、山茱萸等道地中药材和铁皮石斛、灵芝、西红花等珍稀特色中药材的优势产区基本形成，拥有我国唯一以药用植物资源为主要保护对象的"大盘山国家级自然保护区"，多个中药材产区先后获得"中国药材之乡""中国杭白菊之乡""中国浙贝之乡""中华灵芝第一乡"等称号。随着经济社会的发展，全民健康意识不断增强，浙江省中药材产业发展步伐明显加快，为中药材进一步保护和发展提供了良好条件。目前全省从事中药材生产与经营的企业 300 余家、药农 40 余万人。全省规模化、规范化中药材种植面积约占全部种植面积的 50%，已育成中药材新品种 29 个，并在产区实现大面积推广应用。集源头创新、集成创新、成果转化、推广服务于一体的中药材产业科技创新和技术推广新体系基本形成，产业科技创新攻关和技术共享服务能力明显增强。

与此同时，浙江省中药材保护和发展仍面临一些亟待解决的问题，主要表现在：一是中药资源保护体系和良种繁育基地尚未有效建立，野生中药资源流失严重。二是受"低、小、散"传统种植养殖方式和土地流转等制约，大宗优质中药材规模化、产业化生产基地建设急需加快。三是农药、化肥规范化使用技术有待提高，产地精深加工技术落后，生产质量安全控制、检验检测体系和全过程追溯管理体系不够健全，生产技术服务体系和信息服务平台有待完善。四是以"浙八味"为代表的优势中药材开发利用尚有较大提升空间，品牌建设和保护力度需进一步加大[2]。

1 浙江省中药资源的保护利用

1.1 中药资源开发利用的历史沿革

中药主要起源于中国，除了植物药以外还有动物药、矿物药。少数中药源于外国，如西洋参。中药资源是指在一定地区或范围内分布的各种药用植物、动物和矿物及其蕴藏量的总和。广义的中药资源还包括人工栽培养殖的和利用生物技术繁殖的药用植物和动物及其产生的有效物质。中药资源具有广泛的、优于西药的价值，但是它的蕴藏量有限。我国中药资源开发利用历史悠久，从神农尝百草到东汉《神农本草经》问世，从明代《本草纲目》到现代《中华本草》的编纂，浩瀚的本草文献深刻反映了我国医药发展和劳动人民开发利用中药资源的丰富经验。我国中药资源开发利用的历程大体可分为 3 个时期，即古代时期（公元前 221~1840 年）、近代时期（1840~1949 年）和中华人民共和国建立以后（1949 年以后）。

秦汉时期，国家统一，经济发达，为汇集整理先秦时期大量蕴积的药物开发利用经验创造了良好的条件。具有划时代意义的杰作是东汉成书的《神农本草经》[3]，全书记载药物 365 种，其中植物药 252 种、动物药 67 种、矿物药 46 种，并按中药的养命、养性、治病等 3 种功效归并为上、中、下三品，这些药物至今仍有 200 余种沿用不衰。到了魏晋时期，药物品种增加到 730 种（《名医别录》新增 365 种），后又经《本草经集注》增补、完善，初步形成了一套独特的理论体系。唐代，药物已增加到 1000 余种，药物知识也已基本可以满足一般临床应用的需要。国家曾组织力量开展药源调查，在此基础上于显庆年间（656~660 年）编修了《新修本草》，又名《唐本草》，这是世界上第一部由政府编修并颁布实施的具药典性质的药学专著。在已有的本草学基础上，精选民间新药 114 种，使药物种数达到 850 种。宋代，国家再次大规模调查药物资源，官方代表作有《开宝本草》《嘉祐本草》《本草图经》。宋代唐慎微集前人之大成，收集筛选《开宝本草》《嘉祐本草》遗余药物 554 种，又自增 8 种，辑成《经史证类备急本草》，简称《证类本草》。至此。我国古代开发利用的药物资源已达 1748 种，极大地丰富了中医药宝库。明代是我国古代史上中药资源开发利用和本草理论发展的鼎盛时期，特别是明代中叶，随着生产水平的提高及国内外市场的开拓，商品经济有很大发展，医药界人文荟萃，名著迭起。《本草品汇精要》收载药物 1815 种，增补 46 种，尤以文字简洁精要、彩色实物绘图名闻于世。《滇南本草》收载药材 448 种，是一部记载高原地区药物（包括民族药物）的珍贵著作。举世闻名的《本草纲目》收载药物 1892 种，把古代中药资源开发利用推向了顶峰。清代，商品经济进一步发展，不仅中药行、店林立，还形成了一些全国性的药材集散市场。中药材产量和运销量随之大增，中药资源开发利用的范围又进一步扩大和提高，著录和存世的本草近 400 部，其中，学术价值较高的著作有《本草纲目拾遗》和《植物名实图考》，前者收载《本草纲目》未收载的药物 716 种；后者收载植物 1714 种。

鸦片战争（1840 年）前后，西药日渐传入中国，中药独撑门户的局面被逐步打破，但晚清时期，中药材生产和资源开发利用仍有较大的发展。当时的东北三省，以及河北、山西、内蒙古、江苏、浙江、安徽、河南、湖北、广东、四川、贵州、云南和甘肃等地的中药材生产已具相当规模。从国内医药市场看，虽然外国教会在中国开办医院、诊所、药厂，建立西药房，但国内药品销售仍以中药为主，经营的药材仍达 500 多种（植物药 410 种，动物药 66 种，矿物药 46 种），其中常用中药材 233 种，较常用中药材 146 种，不常用中药材 147 种。鸦片战争后，由于帝国主义列强侵略和清政府腐败，中药资源的开发利用受到很大影响。抗日战争时期，因战争交通阻塞，国内运销和出口中断，中药材的产量直线下降。以东北地区为例，抗日战争爆发前（1931~1936 年），人参、鹿茸、细辛、五味子、防风、木通、黄芪、甘草等 49 种主要中药材年产量为 8000~11000t；抗战时期（1937~1945 年），年产量下降到 6000~6500t，药材惨淡经营；抗战结束后，年产量继续下降到 1100~2500t。药店纷纷倒闭，以北方药材集散地祁州（安国）为例，当地原有中药店 1500 多家，抗战期间仅剩 70 家。这一时期，中药业处于停滞不前的状态。

中华人民共和国的建立为中医药事业的发展创造了良好的社会环境，使中药资源的开发利用、中药的经营管理、中药市场的供求出现了蒸蒸日上的大好局面，中成药生产持续、稳定、协调地发展。40 多年来中药资源的开发利用由单纯的经营、收购转向多学科、多部门协同配合，多层次、多方位的研究利用。

1.2 中药资源的保护现状

浙江省自然保护区建设始于 20 世纪 50 年代，1956 年天目山被林业部划为最早的森林禁伐区之一，1975 年被省政府确立为省级重点自然保护区，同年建立凤阳山自然保护区和古田山省级自然保护区。改革开放以来，浙江省自然保护区建设得到飞速发展，截至 2017 年 6 月，浙江省共建有国家级自然保护区 10 个，省级自然保护区 15 个，总面积共计 1833 万 hm^2（含海域面积），涉及自然生态系统类、野生生物类和自然遗迹类 3 大类别 5 种类型自然保护区，基本覆盖了浙江省生物多样性敏感及其重要生境保护地区。浙江省形成了环保部门综合管理和林业、海洋、国土、水利部门主管相结合的自然保护区管体制，并设立自然保护区评审委员会负责自然保护区审批、晋级、范围和功能区调整事项的技术审查。每年组织保护区规范化建设评估、结果与自然保护区专项资金发放挂钩。

1.3 中药资源的保护措施的建议

从法律方面探析，中药资源保护的问题主要在于我国中药资源保护立法普遍较低，迄今没有一部专项的中药资源保护基本法，法律规范冲突现象严重，资源保护的思路和理念仍十分落后。在中药资源保护法律制度方面，现有法律制度还不够健全，许多重要的法律制度尚未建立，建构完善的中药资源保护法律体系任重而道远，这些法律问题的存在严重影响了中药资源的可持续利用。因此，要改变我国中药资源法律保护不足的现状，就必须系统分析梳理现有中药资源保护法律制度，总结其成功经验，结合我国的国情和中药资源的现状，制定统一的《中药资源保护法》，健全我国中药资源保护的法律体系，转变现有的保护思路，在可持续发展理念的指导下，确立中药资源法律保护的原则，建构完善的中药资源保护法律制度。

1.3.1 政府强力引导，加大宣传力度

政府有关部门应大力宣传与中药资源保护相关的法律法规，强调中药资源保护与人民大众身体健康、经济利益密切相关的重要性。通过奖惩结合，提高全民参与保护中药资源的意识，化心为行。同时加强市场需求与政策导向的协调性，特别是在当代中药出口与资源保护存在较大矛盾的情况下，对国内外市场需求广泛的中药资源要预先做好预案，做到既要获取较高的经济效益，又要防止在物贱伤农的情况下资源被大量浪费。

1.3.2 加快制定相关地方性法规，保护野生中药资源

根据中央政府的相关政策，结合浙江省的实际情况，地方政府在积极申请中央政府支持的同时，加大经费投入。要实现中药产业的国际化、现代化，实现中药资源的可持续发展，就必须要完善政策法规，加强宏观指导，建立高效、协调的管理机制。在完善政策的同时，政府应积极加强中药标准化建设，完善技术标准体系，建立国家中药标准物质库，并培育企业建设中药材饮片加工、提取以及中药材物流配送中心，带动农业产业结构的发展，促进中药现代化。在加强制度建设的同时，应全面强化对中药材种植、采集、生产、流通、使用全过程的监督控制，大力整顿商业环境、强化行业监管。

1.3.3 以浙八味为基础，建立中药材资源保护名录，加强保护浙药的知识产权

加快国家、省、县（市、区）三级中药资源普查数据库建设，研究提出第二批中药材资源保护名录。推进"浙八味"、浙产大宗药材、珍稀特色药材、畲药资源保护圃建设，强化药用动植物种质资源保护。逐步在 43 个中药材重点县（市、区）建设中药资源动态监测网络，重点建设 2~3 个中药资源动态监测和信息服务站，掌握资源动态变化，及时提供预警信息。在药品的管理中，知识产权起到关键作用。在浙药的保护与开发方面要依靠法治，加强政府的引导和帮助，加强知识产权的法律保护，加强对浙药品种的保护，建立健康有序的中药材市场。

1.3.4 建立以中药资源保护为对象的自然保护区，加强执法和监督机制

建立自然保护区不仅对个别重要物种进行保护，而且完整的生态系统和自然资源也得到了保护，并对当地社会经济发展和居民带来良好的经济效益，其作用已经超越了建立自然保护区时的单纯目的。自然保护事业是我国社会主义现代化建设的重要组成部分，是保证经济持续发展，促进社会进步繁荣，造福全人类的一项战略任务。

1.3.5 建立浙江药用资源的可持续发展体系

中药资源可持续发展体系具有描述、评价、解释、预警、决策等功能性作用。遵循可持续性、动态性、生产性、全面协调性、科学性、预见性、稳定性、生态性等原则，根据中药资源的特点、中药资源现状，构建中药资源可持续发展体系。

随着中医药临床用药和中药产业的发展越来越壮大，单纯依靠野生中药材供给已经不能满足市场需求，尤其是一些珍稀药材日趋贫乏。积极培育新品种、寻找珍稀濒危中药资源替代品等方式对缓解药源不足、推进中药现代化的进程和一些资源缺乏的中药的可持续发展有极其重要的意义。

1.3.6 建立中药资源监测站进行动态监测

为了掌握国家基本药物所需原材料药材的发展状况，通过建立中药资源监测站，对国家基本药物所需原材料药材进行监测，以掌握中药资源的发展规律，为发展中药资源，制定保护相关资源的措施提供科学依据。

1.3.7　制定区域科学合理利用中药资源的发展规划

根据区域内中药资源特别是重要而处于濒危药用植物的蕴藏量的现状、更新能力、速度及可利用量，制定区域科学合理利用中药资源的发展规划，以实现区域中药资源保护和合理利用及可持续发展。通过与相关高校、企业加强合作，利用高新技术对重要和急需药用植物传统入药部位外的其他部位化学成分和药理毒理作用进行研究以探讨其资源充分利用的可行性。提高药材深加工水平，并对药材加工后的废弃物、药渣等进行综合利用，力争开发药用之外的新用途，以变废为宝，提高中药资源的利用效率。

1.3.8　采取合理措施，保证药材产量和质量的稳定化发展，以发展促进中药资源的保护

积极收集药用植物种质，在省级层面建立药用植物种质数据库，在各有关单位实现资源共享，信息共享。为了保证质量，通过合理引种栽培，模拟野生药用植物的生态环境，实现野生中药资源的人工繁育和抚育，满足和解决社会对中药资源需求不断增长，而优质药材供应不足的矛盾。同时采取科学的采收方法，通过挖大留小，分区保护良种，并努力处理好保护和利用的关系，实现药用植物的生态环境平衡，以最大限度实现中药资源的永续利用和均衡发展。同时通过生物工程等方法提取达到以保护促发展的目的。

1.4　中药资源的开发利用

资源普查可以帮助我们彻底"摸清中药资源的家底"，这样就可以判断中药资源开发的合理与否。但是，事实上中药资源普查是一项既耗时又耗人、财力的巨大工程。我国分别于 20 世纪的 50 年代中期、70 年代初期、80 年代中期进行了三次较大规模的全国性中药资源普查工作，每次都耗费了好几年。中药资源开发的预警机制当然不能依靠每一次的中药资源普查，而应该另辟途径。如果中药资源的利用率超过了资源的再生率、或者中药资源的利用量超过了资源的再生量，资源系统平衡就会被破坏，资源存量下降，长期下去，就会使中药资源变得稀有、濒危[4]。

规范品种基原、药用部位及产地加工，该部分工作应在前述民族药实际使用现状和区域资源物种调查的基础上，结合古代和现代文献记载的品种考证开展；规范功效及临床适应症，药物的功效和适应症以其医药理论为本，由于不同的民族医药理论体系及其发展程度存在着显著的差异，该项工作应在民族医药关于疾病病因、病理、治则治法的理论指导下进行。而对于同民族不同地区、不同民族医师在对药物功效认识和临床应用上的差异，则应在相同基原（药物）的前提下进行分析判断。

1.4.1　海洋药开发

海洋未被利用的有效面积为陆地的 5~10 倍，海洋生物中 99% 的物种尚未被利用。现代研究表明，许多海洋生物都含有结构新颖的各种活性物质。近年来，随着海洋开发步

伐的加快和现代生物技术的广泛应用，从海洋生物中发现活性天然产物，并将其开发成新型药物得到了研究人员的普遍重视。海洋生物制药已成为一个崭新的领域，具有广阔的研究和市场前景。海洋生物制药产业化，应当坚持"务实、高效"的原则，通过政府政策鼓励和宏观管理，增加在海洋生物技术尤其是海洋生物医药产业方面的投入。浙江省海洋资源十分丰富，海岸线总长 6486.24km，其中大陆海岸线 2200km，有沿海岛屿 3000 余个。海洋药用生物资源也极为丰富，如海藻、瓦楞子、昆布、海马、海龙、海螵蛸等。另外，对分布于海岸附近生境的药用植物，比如：红骨蛇、珊瑚菜、茵陈蒿、舟山新木姜子、普陀樟等滨海植物极为丰富，海洋及滨海植物药用资源挖掘的潜力巨大。

1.4.2 保健品类及药食两用产品开发

中医药是中华民族智慧的结晶，为中华民族的繁衍生息和健康做出了不可磨灭的贡献，其特征恰与未来医学强调防重于治、提倡养生保健的发展方向高度契合，因此，中医药保健服务及产业发展前景广阔。在中医药保健服务产业中，中药保健品（保健食品及具有保健作用的药品）占有较高的市场份额。中药保健食品和保健饮料的开发方兴未艾，目前市场上盛行各种保健品如"肾茶冲剂""西洋参口服液""刺五加蛤蚧精口服液"等。在调味品方面，用砂仁、丁香、干姜等 8 味药物制成的复合味精，既能调味，又可防治心脑血管病。含药保健糖果"薄荷糖"口味甜美，并对上呼吸道感染有一定防治作用。

药膳又称食疗，内容包括食疗、食治、食补，是集传统中医的"理、法、方、药"原理与食品烹饪于一体的成功创造。在封建朝代，药膳被禁锢于皇宫御厨中，今天进入普通家庭，并作为我国"专利"走向了世界，开放以来，开设了药膳餐馆，恢复和开发了许多药膳食品，目前经营的各种药膳菜肴、饭粥、面点、汤羹、饮料、酒、糖果等有几百个品种。

浙江省具有丰富的药食同源的植物资源，因药食同源植物兼具预防、保健、辅助治疗和提供营养等多种功能，具有较大的开发前景。比如道地大宗中药材灵芝有破壁灵芝孢子粉颗粒、破壁灵芝孢子粉，铁皮石斛有铁皮石斛灵芝浸膏等。将中药运用到保健与养生方面，二者的有机结合拓宽了市场，为中药的可持续利用与发展培土浇水。

1.4.3 中药美容化妆品

现代生活中，美容化妆品几乎已成为必备之物。以往的化妆品大多为化学制品，内含铅、汞、砷等有毒物质，易对人体肌肤造成危害。我国在天然化妆品的开发方面，充分利用了中药资源的优势，研制和生产出各种药物型化妆品。因此，开发以天然药物为原料的化妆品，达到既美容又防病的目的，成为生产者和消费者的共同愿望。

2 浙江省中药资源发展规划

2.1 合理布局，发展中药生产

不同的中药植物需要不同的生长环境，对中药植物的生长环境合理布局，可以有效地发展中药植物的生产。根据药材的生长特性，在原产地或相似的生产地建立生产基地，同时应建立种质资源库以及中药资源数据库。建立我国重要中药材地理信息系统，以电子地图的方式实现中药材资源的各级地理区域的直观、形象、生动的双向查询、统计和分析，为全国和各地区药材资源的保护、利用，药材生产发展和经营决策提供有力的工具。

按照优势区域、资源禀赋、现有基础和产业特征，打造浙东、浙南、浙西、浙北、浙中五大特色优势中药材产区，重点推进43个县（市、区）中药材产区的保护和发展[2]。

2.1.1 浙东产区

重点在鄞州、慈溪、定海、诸暨、嵊州、新昌、天台、仙居、三门等县（市、区）推进浙贝母、浙麦冬、珍珠、玄参、白术、雷公藤、铁皮石斛、乌药、金银花、海马等优势中药材保护和发展。

2.1.2 浙南产区

重点在乐清、瑞安、永嘉、文成、平阳、泰顺、苍南、莲都、龙泉、青田、云和、庆元、缙云、遂昌、松阳、景宁等县（市、区）推进铁皮石斛、温郁金、浙贝母、温山药、延胡索、白术、栀子、薏苡、玄参、太子参、玉竹、桔梗、黄精、何首乌、三叶青、处州白莲、覆盆子、柳叶腊梅（食凉茶）、灵芝、五加皮、菊米、结香、厚朴、杜仲、青钱柳、红豆杉、灰树花、茯苓等优势中药材保护和发展。

2.1.3 浙西产区

重点在临安、桐庐、淳安、建德、柯城、衢江、龙游、江山、常山、开化等县（市、区）推进铁皮石斛、西红花、五加皮、山茱萸、前胡、栀子、白术、延胡索、浙贝母、香茶菜、芦荟、鱼腥草、厚朴、栝楼、杜仲、银杏、白花蛇舌草、葛根、红豆杉、覆盆子、三叶青、黄精、白及、天麻、灵芝、猴头菇、衢枳壳和蜂产品等优势中药材保护和发展。

2.1.4 浙北产区

重点在长兴、安吉、桐乡等县（市）推进栝楼、水栀子、银杏、杭白菊等优势中药材保护和发展。

2.1.5 浙中产区

重点在东阳、义乌、兰溪、武义、磐安等县（市）推进浙贝母、延胡索、杭白芍、厚朴、木芙蓉、三棱、枳壳、玄参、白术、玉竹、桔梗、益母草、铁皮石斛、灵芝、三叶青、黄精、覆盆子、银杏、天麻等优势中药材保护和发展。

2.2 推动中药材种植基地建设，保护野生中药资源，合理开发利用

2.2.1 实施中药资源普查和种质资源保护

在继续推动首批 21 个县（市、区）开展第四次全国中药资源普查试点基础上，全面启动资源普查工作，加快国家省县（市、区）三级中药资源普查数据库建设，研究提出第二批中药材资源保护名录。推进"浙八味"、浙产大宗药材、珍稀特色药材、畲药资源保护圃建设，强化药用动植物种质资源保护。逐步在 43 个中药材重点县（市、区）建设中药资源动态监测网络，重点建设 2~3 个中药资源动态监测和信息服务站，掌握资源动态变化，及时提供预警信息[5]。

2.2.2 加快濒危稀缺中药材种植养殖基地建设

按照相关物种采种规范，重点支持重楼、海马等 20 种濒危稀缺野生中药材繁育和种植养殖基地建设，加快人工繁育，降低对野生中药材资源的依赖程度。

2.2.3 推动道地大宗和特色中药材生产基地建设

利用山地、林地、荒地、海涂等建设中药材种植养殖生态基地，重点开展"浙八味"及铁皮石斛、灵芝等道地大宗中药材生产基地建设，支持桔梗、三叶青、天台乌药、半夏、厚朴等 25 种道地特色中药材和若干海洋类优势中药材生态产业基地建设，保障中成药大品种和中药饮片的原料供应。

2.2.4 加强中药材良种繁育基地建设

制订中药材种子种苗标准，选育推广新良种 5~8 个，培育 5 家业内具有较强综合竞争力、示范性的种子种苗企业和示范性合作社，建立完善中药材良种（健康种苗）繁育基地，保障药材基原安全。

2.2.5 支持主要产区中药材产业规模化发展

提升以"浙八味"为重点的药材产地加工装备、加工技术和贮运管理水平，加快推进中药材产地加工"机器换人"。鼓励中药生产企业向产地延伸产业链，开展趁鲜切制和精深加工，培育 10 家符合 GAP 种植基地的中药材产地初加工企业，培育 5 家中药材产地精深加工企业。推动 43 个中药材重点县（市、区）因地制宜扩大优势，加快中药材产业提升发展。

2.3 加快培育浙产中药材品牌，进行中药资源的深度开发，发展中药产业

2.3.1 巩固"浙八味"传统优势

开展"浙八味"药材生长发育特性、药效成分形成及其与环境条件的关联性研究，明确产量和品质的影响因素，系统掌握"浙八味"优质药材道地性成因，加强理论研究。申报注册"浙八味"等区域性地理标志证明商标，强化品牌产品保护，不断扩大"浙八味"品牌的影响力。

2.3.2 培育打造新"浙八味"品牌

立足浙江省道地特色药材，突出区域产业发展优势，遴选新"浙八味"；支持入选品种以效益为核心，构建新"浙八味"药材全产业链协同发展新模式，引领中药材产业创新发展。

2.3.3 推进中药（材）特色小镇建设

鼓励基础较好的中药材产区立足当地优势资源和传统文化，围绕中药材生态观光、健康养生，引导相关企业进驻和社会资本投资，建设中药（材）特色小镇。重点推进磐安江南药镇建设，着力实施品牌创新工程，打造以江南山地人居景观风貌和中医药养生文化相结合为特色的健康产业。

2.4 推进中药材技术创新，从技术层面为中药保驾护航

2.4.1 加强传统中药材生产技术继承创新

依托科研院所、高等院校的研发力量，发挥企业主体作用，推进中药材种质资源保护、新品种选育和技术创新。挖掘和继承道地中药材生产和产地加工技术，结合现代农业生物技术创新提升，形成优质中药材标准化生产和产地加工技术规范。重点推进"浙八味"和铁皮石斛、灵芝等道地中药材生产技术和产地加工标准化技术规范的创新升级，加大在适宜地区推广应用的力度，引导产业向价值链高端延伸。

2.4.2 强化濒危珍稀中药材繁育技术突破

综合运用传统繁育方法与现代生物技术，开发白及、重楼、千层塔、猫人参、仙鹤草、石豆兰、斑叶兰、绵毛鹿茸草、白花蛇舌草、半夏等10种濒危珍稀中药材经济适用、品质优良的规模化繁育技术，支撑濒危珍稀中药材种植养殖基地建设。

2.4.3 发展现代化生产技术

集成应用"绿色防控、高效生产模式栽培、产地精深加工、全程质量控制、农机农艺配套"等技术体系，制订规范标准，指导科学合理使用农药，大力研发绿色统防统治技术。积极推广"粮 - 药""林 - 药"等10种高效生态循环生产模式，加强高效节肥节水技术示范应用，努力提升中药材生产机械化水平。

2.4.4 促进中药材资源综合开发利用

建立省级中药材资源综合利用创新共享平台，加强协同创新，积极开展中药材功效的科学内涵研究，重点开展新食品原料、新中药材资源和新药用部位的开发利用研究，加大以中药材为加工基础材料的衍生产品的推广应用，为相关健康产品开发和资源综合利用提供支撑。

参考文献

［1］黄璐琦，赵润怀，陈士林，等．第四次全国中药资源普查筹备与试点工作进展［J］．中国现代中药，2012,14 (1): 13−15.

［2］郭兰萍．第四次全国中药资源普查的实施准备［J］．中国现代中药，2009 (2): 3−5.

［3］神农本草经［M］．顾观光，辑校．北京：学苑出版社，2007: 262−263.

［4］黄璐琦，张小波．全国重要资源普查的信息化工作［J］．中国中药杂志，2017, 42 (22): 4251−4254.

［5］黄璐琦，陆建伟，郭兰萍，等．第四次全国中药资源普查方案设计与实施［J］．中国中药杂志，2013, 38 (5): 625−628.

青海省红景天属药用植物资源调查及保护利用研究

◎徐智玮

青海省中医院

[摘　要]目的：对青海省红景天属药用植物资源现状进行评价，考证藏医用药品种，提出合理化的保护利用建议。方法：通过文献调查和野外实地调查、市场调查，对收集的资料和文献进行整理和研究。结果：详细描述青海省8种红景天属药用植物的分布特点及资源现状，编制青海省红景天属药用植物检索表，制定青海省红景天属药用植物的分布图，确定青海省红景天商品药材主流品种来源，并对保护利用提出合理化建议。结论：大花红景天、狭叶红景天和唐古红景天为当地藏医药用红景天的主要基原，且蕴含量较为丰富。在不破坏自然环境前提下，应合理利用开发这一宝贵资源。

[关键词]青海省；红景天；资源调查；保护利用

　　红景天为藏医常用药材，藏语为"索罗玛布"，用于肺脏热疾等证。藏医药用红景天最早记载于《四部医典》[1]。《晶珠本草》记载："味甘、苦、涩，性凉。养肺，清热，滋补元气。"[2]关于藏医药用"索罗玛布"的基原，《部颁标准·藏药分册》和《青海省藏药材标准》中收载了景天科大花红景天 *Rhodiola crenulata* (Hook. f. et Thoms.) H. Ohba、唐古红景天 *R. algida* (Ledeb.) Fisch. et Mey. var. *tangutica* (Maxim.) S. H. Fu，近代文献记载的"索罗玛布"的基原尚有多种红景天属植物。红景天属植物全世界有90种左右，分布于北半球高寒地带，经我国、朝鲜、日本至北美洲，并以我国为分布中心。我国有红景天属植物73种，主要分布于西南、西北、华中、华北及东北，尤以云南、四川及西藏高寒地区种类最多，其中西藏产32种2变种，四川省产22种[3]。我国的红景天植物多数生长于高寒山区的雪线以下、森林上限以上风化很强的流石滩地带，即分布在海拔4000m以上、5100m以下的地区，主要集中在海拔4600~4900m的地区。该生态系统属于冻原植被带的高寒草甸生态系统，是一个非常脆弱的生态系统[4]。随着人们对红景天药理学研究不断深入，需求不断扩大，如果资源供给问题得不到有效解决，红景天本身脆弱的原生生态系统就难以得到维持和保护，极易导致红景天属植物资源的减少和遗传多样性资源的丧失，进而导致红景天赖以生存的原生生态系统的破坏[5]。文献中也提出 2020 年版《中华人民共和国药典》（以下简称《中国药典》）收载的品种是大花红景天，其替代品种的开发研究迫在眉睫[6]。本研究采用文献调查、样方调查和市场调查的方法，对青海省大部分地区的红景天属药用品种分布和资源蕴量进行系统调查，并考证了红景天的基原及代用品，针对资源现状进行了分析，提出了相应的保护利用建议。

1　材料与方法

2013 年 5 月至 2015 年 9 月分别对青海省境内西宁地区（湟中区、湟源县）、海东地区（乐都区、互助土族自治县）、海北州（门源回族自治县、祁连县、海晏县）、海西州（茫崖市、天峻县、都兰县）、海南州（共和县、贵南县、同德县、兴海县）、黄南州（泽库县、河南蒙古族自治县）和果洛州（久治县、达日县）进行红景天属植物资源野外考察。对当地红景天属植物分布多的地方以样方形式进行了调查，并对其蕴含量进行测算。根据文献调查、野外实地调查和市场调查，对青海省红景天属植物药用资源现状做出系统分析，提出对其资源保护和利用评价。

2　结果与分析

2.1　青海省红景天属植物资源种类及分布

自开展第四次全国中药资源普查工作以来，青海普查队从 18 个县中普查到 8 种红景天属植物（表 34-1）。

表 34-1　青海省红景天属种类分布情况

序号	种名	拉丁名	生境	原记录分布	调查分布
1	四裂红景天	*R. quadrifida* (Pall.) Fisch. et Mey.	生于海拔 2800~4800m 的沟边、山坡石缝中	青海各州县均有分布（互助、门源、贵德、共和、天峻、格尔木、泽库、久治、玉树等）	达日、湟源、海晏、祁连、同德、共和、天峻、久治
2	圆丛红景天	*R. juparensis* (Frod.) S. H. Fu	生于海拔 3500~4200m 的石上	门源、祁连、玉树、称多、海南、黄南	门源
3	对叶红景天	*R. subopposita* (Maxim.) Jacobsen	生于海拔 3800~4000m 的高山流石坡	互助、大通、门源	门源

续表

序号	种名	拉丁名	生境	原记录分布	调查分布
4	唐古红景天	*R. algida* (Ledeb.) Fisch. et Mey. var. *tangutica* (Maxim.) S. H. Fu	生于海拔 3090~4850m 的高山石缝中或近水边	青海各州县均有分布（互助、湟源、大通、都兰、泽库、达日等）	互助、乐都、祁连、天峻、兴海、泽库、达日
5	小丛红景天	*R. dumulosa* (Franch.) S. H. Fu	生于海拔 2500~4100m 的高山草甸、山坡岩隙、林缘灌丛	循化、大通、湟中、玉树、玛沁、互助、乐都	门源、祁连、共和、天峻、泽库、达日
6	狭叶红景天	*R. kirilowii* (Regel) Maxim.	生于海拔 2300~4500m 的山地多石草地上或石坡上	循化、平安、玉树、海北、黄南、果洛	共和、贵南、祁连、天峻、泽库、河南、久治、达日
7	大花红景天	*R. crenulata* (Hook. f. et Thoms.) H. Ohba	生于海拔 4400~5400m 的高山流石坡、山顶岩缝	达日、同仁、玉树、囊谦	达日
8	喜马红景天	*R. himalensis* (D. Don) S. H. Fu	生于海拔 3000~4500m 的山坡上、林下	互助、湟中、大通、门源、海南、果洛、玉树	门源、泽库、达日

2.2 青海省红景天属植物检索表

我们经过红景天属植物资源调查，鉴定和整理资料后，针对普查到的 8 个品种建立了分种检索表，方便了野外鉴定工作。

1. 常有木质的粗壮主轴，在地面多少伸长。

　2. 萼片 4，花瓣 4，雄蕊 8。

　　3. 叶披针形或线状披针形，全缘。

　　　4. 根颈稍丛生或不丛生，外观不呈圆形⋯⋯⋯⋯四裂红景天 *R. quadrifida*

　　　4. 根颈密丛生，圆形⋯⋯⋯⋯⋯⋯⋯⋯⋯⋯圆丛红景天 *R. juparensis*

　　3. 叶椭圆形至卵形，不全缘叶⋯⋯⋯⋯⋯⋯⋯对叶红景天 *R. subopposite*

　2. 萼片 5，花瓣 5，雄蕊 10。

　　5. 叶细线形，宽不超过 1mm；花红色或白色。

6. 雄蕊比花瓣稍长或等长；生于海拔 3200~4700 m 的阴坡岩石缝隙和高山砾石中⋯⋯⋯⋯⋯⋯⋯⋯⋯⋯⋯⋯⋯⋯⋯唐古红景天 *R. algida* var. *tangutica*

6. 雄蕊比花瓣短；生于高山向阳山坡岩石上·········小丛红景天 *R. dumulosa*

5. 叶宽 1mm 以上···狭叶红景天 *R. kirilowii*

1. 根颈稀且伸出于地面；叶全缘或边缘浅裂。

7. 植株光滑；叶全缘或边缘波状、齿裂；茎干后为黑色；花柱直立·············

···大花红景天 *R. crenulata*

7. 花茎叶全缘或顶部具锯齿；花瓣深紫色；花梗光滑被绒毛；花茎干枯时通常呈麦秆色···喜马红景天 *R. himalensis*

2.3　青海红景天属药用植物的地理分布特征

红景天属品种分布区属于青藏高原植物亚区，分布区的区系成分以温带草原性气候和亚寒带草原气候为主，在群落的结构和功能上起着重要作用。在分布地区内红景天属植物在山坡岩缝或灌丛中常作为伴生植物出现，在草甸和退化的草甸地区则可形成较大面积的群落或为主要伴生种类（表 34-2）。

表 34-2　8 种红景天的分布海拔、经纬度范围

类群	海拔 /m	经度	纬度
大花红景天	4400~5400	E99°	N33°
狭叶红景天	2300~4500	E98°~102°	N33°~36°
唐古红景天	3090~4850	E97°~102°	N33°~38°
圆丛红景天	3500~4200	E101°	N37°
四裂红景天	2800~4800	E97°~101°	N33°~38°
小丛红景天	2500~4100	E99°~101°	N33°~37°
喜马红景天	3000~4500	E99°~101°	N33°~37°
对叶红景天	3800~4000	E101°	N37°

2.4　青海红景天属药用植物的单位面积蕴藏量

根据《第四次全国中药资源普查技术规范》[7]，按以下公式，计算红景天属资源的单位面积蕴藏量。样方地为达日县、泽库县、兴海县、门源县普查到 14 个天然野生红景天样地。根据普查数据结合公式得出资源量前 4 的主要品种（图 34-1）。

单位面积蕴藏量计算：$W_1 = W_{单株} \times K_总 / N_1 \times Y$

其中：W_1 为单位面积蕴藏量（kg）；

$W_{单株}$ 为单株平均产量（$kg \cdot 株^{-1}$）；

$K_总$ 为出现于调查区域红景天样方内的所有红景天总株数；

N_1 为红景天在调查区域内出现的样方数；

Y 为红景天所在一个小样方的面积（km^2）：$0.0000004km^2$；

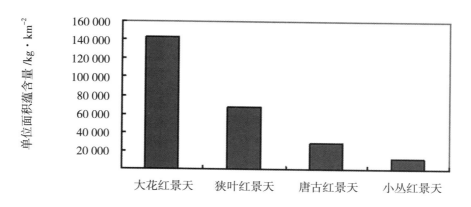

图 34-1　4 种红景天主要品种单位面积蕴藏量对比图

2.5　红景天的考证

2.5.1　红景天在各类标准中的收录情况

《中国药典》（1977 年版）规定红景天药材为唐古红景天和大株粗茎红景天，大株粗茎红景天［ *R. wallichiana* (Hk.) S. H. Fu var. *cholaensis* (Praeg.) S. H. Fu ］却标注为 *R. kirilowii* (Regel) Regel.[8]而《中国植物志》中狭叶红景天拉丁名为 *R. kirilowii* (Regel) Maxim.，是否是命名错误？据了解当时是云南省药检所上报时确定的基原，大株粗茎红景天植株高大、易栽培，其形态、生境与其他红景天差别较大，是否是命名人的错误？建议进一步考证！ 2005~2015 年版的《中国药典》在第一部中收录了大花红景天为基原；《卫生部药品标准·藏药第一册》（1995 年版）红景天的药材基原同样为大花红景天（药材名是索罗玛布）[9]。而《甘肃省中药材标准》和《四川省藏药材标准》中收载的红景天的基原为狭叶红景天，藏译名"嘎都尔曼巴"，为"尕都尔"的下品用药[10-11]。《青海省藏药标准》[12]中分别收录了"索罗玛布"和"嘎都尔"两种不同的药材品种，可见作为藏医用红景天均存在"同名异物"的现象，即使它们在临床功效上表现出一些相似性，但将其作为同一药物名称下的基原混用，也不利于保证用药准确和切实控制药材质量，这也是目前红景天尚无统一的质量标准的重要原因（表 34-3）。

表 34-3　红景天属药用植物功用调查表

基原	药材名	功能主治	出处
大花红景天	红景天	益气活血，通脉平喘。用于气虚血瘀，胸痛心痛，中风偏瘫，倦怠气喘	《中国药典》（2020 年版）
	索罗玛保	功效养肺，清热，滋补元气	《晶珠本草》（1986 年版）

续表

基原	药材名	功能主治	出处
唐古红景天	红景天	补气清肺，益智养心，收涩止血，散瘀消肿。用于气虚体弱，病后畏寒，气短乏力，肺热咳嗽，咯血，带下腹泻，跌打损伤，烫火伤，神经症，高原反应	《中华本草》
	索罗玛保	功效养肺，清热，滋补元气	《晶珠本草》（1986 年版）
狭叶红景天	狮子七	养心安神，活血化瘀，止血，清热解毒。用于气虚体弱，短气乏力，心悸失眠，头昏眩晕，胸闷疼痛，跌打损伤，月经不调，崩漏，吐血，痢疾，腹泻	《中药大辞典》
	噶都尔曼巴	活血调经，养心安神，止血止痢。用于跌打损伤，身体虚弱，头昏目眩，月经不调，崩漏带下，吐血，泻痢	《甘肃省中药材标准》
	噶都尔曼巴	清热解毒，消肿。用于瘟疫，肺热，脉热，伤风感冒及四肢肿胀等	《四川省藏药材标准》
小丛红景天	凤尾七	补肾，养心安神，调经活血，明目。用于虚劳，骨蒸劳热，干血痨，月经不调，头晕目眩	《中药大辞典》
四裂红景天	四裂红景天	清热，利肺，活血，止血。藏医用于治肺炎，神经麻痹症，风湿，跌打损伤	《青海高原本草概要》
圆丛红景天	索罗玛保（代用品）	清热，利肺，活血，止血。藏医用于治肺炎，神经麻痹，风湿，跌打损伤	《晶珠本草》（汉文版）
对叶红景天	对叶红景天	止血，消肿。用于跌打损伤	《青海高原本草概要》

2.5.2　古代中医古籍考证

药材红景天最早记载于藏医经典《四部医典》之中，古代中医药经典书籍《神农本草经》《本草纲目》及《千金翼方》等记载的药材景天，其基原为景天科八宝属的八宝 *Hylotelephium erythrostictum* (Miq.) H. Ohba，区别于药材红景天为景天科红景天属植物；同时它们之间的性味归经与功效也有很大的区别。"景天"和"红景天"本身即为不同的药材，名称和功用不可以相互代用。

2.5.3　《四部医典》中红景天药材的基原考证

考证了《四部医典》中第二卷《论说医典》第十九章中的涩药部，记载了"噶都尔"藏文译音的名字，具有抗炎、清脉热和消肿的作用。经考证，"噶都尔"实为虎耳草科岩

白菜 *Bergenia purpurascens* (Hook. f. et Thoms.) Engl.，并不是有些文章上考证的大株粗茎红景天 *Rhodiola wallichiana* (Hk.) S. H. Fu var. *cholaensis* (Praeg.) S. H. Fu[13]。书中还描绘了"索罗木保"藏文译音，有些文章翻译为"苁菔"，经考证为十字花科的宽果丛菔 *Solms-laubachia eurycarpa* (Maxim.) Botsch. 和单花荠 *Pegaeophyton scapiflorum* (Hook. f. et Thoms.) Marq. et Shaw，并不是景天科的植物；并且其功效并未像一些文章上所云与"噶都尔"可同理使用[14]。红景天在藏药里属于"索罗"类药材，"索罗"在藏药里有红、白、紫三种，红者"索罗玛布"为多种红景天属植物，具有清肺热、养肺、止咳平喘的功效；白者"索罗嘎保"为十字花科高山辣根菜，具有清热消炎和治疗普通肺热、陈旧性肺热、肺浊热和肺部炎症等功效；紫者"索罗木保"为丛菔类，具有清肺热、消炎和治疗感冒引起的咳嗽等功效。但在传统藏医里用的"索罗"都是白景天（"索罗嘎保"藏文译音，正品为高山辣根菜，主要清肺热，由于此物种目前濒危，目前都以"索罗木保"代用）。

2.5.4 《晶珠本草》中红景天药材基原考证

《晶珠本草》记载"索罗玛保"分为高山、草坡、石山、水生 4 类药，但变态很多，根如人肺色，皮厚，气味大，茎多数，红色，较硬，全茎被叶，叶厚，簇生，有银色露状物，秋天变红，花、果实及种子皆为红色，粗糙，尖端截形。《藏药志》考证"索罗玛保"全为景天科植物，共计 3 属 10 种。红景天属有唐古特红景天、大花红景天、柴胡红景天等 7 种，其他两属有石莲、多茎景天、宽叶景天 3 种。这 3 种因茎柔软，根非人肺色，与上述记载不符，不宜入药。所剩红景天属 7 种，其形态与上述记载相近，共计 3 种，秋天叶变红，花、果和种子皆红色，更为符合，且使用广泛，其中可作为正品的有唐古红景天 *R. algida* (Ledeb.) Fisch. et Mey. var. *tangutica* (Maxim.) S. H. Fu 和大花红景天 *R. crenulata* (HK. f. et Thoms.) H. Ohba，其他 1 种［圆丛红景天 *R. juparensis* (Frod.) S. H. Fu］可作代用品。与此同时我们也考证了"噶都尔曼巴"始载于《晶珠本草》，对照形态特征后考证其基原为狭叶红景天 *R. kirilowii* (Regel) Maxim.。

2.6 红景天药材市场调查

为了解红景天在当地的具体使用的品种来源，对青海省西宁市药材市场（康美中药城）进行了调查和走访。目前青海市售的红景天主要有两类：一类是根粗的，以狭叶红景天为代表，藏译名"噶都尔曼巴"；另一类是根茎粗长、根圆柱状的，以唐古红景天、大花红景天为代表，藏药名"索罗玛保"。正品资源中掺杂有大量的替代品甚至伪品，导致形成红景天资源市场混乱局面，严重影响到相关产业的健康发展。另外，很多青海地方性用药习惯的药材有些也未在《中国药典》和《卫生部药品标准·藏药第一册》收录，当地仍在使用。

■ 3　讨论

经过野外样方调查和本草考证掌握了主流红景天药材基原品种的分布、资源蕴藏情况和市场流通等状况。同时也发现了红景天药材产业链中出现的问题，针对这些问题从资源保护利用的角度提出以下 4 条合理化建议。

3.1　建立起青海省红景天药材标准

由于当地藏药红景天用药习惯缺少了临床疗效的安全性、有效性和稳定性评价。同时正品掺杂着习用品和代用品，这也制约了藏药现代化、标准化、国际化的进程。藏药经典鉴别方法与中药相似，主要包括基原植物鉴定、性状鉴定、显微鉴定和理化鉴定，标准制定应以藏医药理论及临床用药经验为指导，在遵循并体现藏医药特色的前提下，明确藏药材基原，并在此基础上对它的安全性、有效性、资源保护、炮制加工等方面进行研究。通过青海省地方标准的制定才能保留当地藏药之根、地道用药之法。

3.2　建立红景天属药用植物的野生种质资源库

青海红景天属植物在青海分布广，不同区域同品种也存在较为明显的种质差异。由于大花红景天主要生长于海拔 4500m 左右的高山流石滩，生态环境恶劣且生态植物单一以水母雪兔子 *Saussurea medusa* Maxim、甘青乌头 *Aconitum tanguticum* (Maxim.) Stapf、白苞筋骨草 *Ajuga lupulina* Maxim. 为主。破坏性地挖掘大花红景天不仅是对这一珍贵资源的破坏更是对整个地区生态植被的灭顶打击，一旦破坏难以恢复。其次，红景天属植物生长都比较缓慢且花粉不容易被昆虫传播，如果集中地区超强度采挖也势必造成该物种在该地区灭绝。因此，需要加强红景天属药用种质资源的保护力度，为今后红景天属药用资源繁育和优质品种保育工作奠定基础。与此同时，红景天属种质资源的保护与合理开发利用也是藏药现代化和藏药走向世界的基础。

3.3　建立野生红景天药源保护区

根据红景天属药用植物在青海省的适宜分布范围，建议在青海省海北、海南、黄南、玉树和果洛州的县属适宜分布区内，分别设立资源保护区，对保护区内的资源使用建立严格的审批制度，由辖属县分别管理。在确定资源合理利用强度的基础上，采取逐年分区定量轮采，保持分区内的资源最低数量和再生繁育能力的稳定。同时研究其生物学特征，观察各个物候期，确定出最适采收期，来提高红景天药材的质量和产量，最大幅度地减少浪费和药源的破坏，保证野生资源有充分时间自我恢复，达到资源可持续利用的目的。

3.4　应加快红景天药材规范化种植进程

经过调查发现青海省各个地区尚未种植红景天，药材资源完全依赖野生。收购的红景天药材品质参差不齐，破坏性挖掘又带来了严重的生态环境问题。目前西藏、四川已成功繁育大花红景天、狭叶红景天和唐古红景天，并且大花红景天的种植技术已趋于成熟，逐渐形成规模化种植。未来只有通过 GAP 基地的建立等实现藏药材规范化、生态化种植，保证藏药材质量的稳定与可靠，进一步保证临床用藏药的安全有效。

参考文献

[1] 宇妥·元丹贡布.四部医典 [M].北京：人民卫生出版社，1984: 54.

[2] 帝玛尔·丹增彭措.晶珠本草 [M].上海：上海科学技术出版社，1986: 107.

[3] 顾艳丽，王东凯，陈修毅，等.红景天研究进展 [J].天津中医药，2007, 24 (1): 560-561.

[4] 黄德昌，岳安云.高原人参——红景天生态气候条件浅析 [J].气象，1994, 20 (3): 57-57.

[5] 王强，阮晓，方兰，等.资源植物红景天研究综述 [J].新疆农业大学学报，2002, 25 (4): 57-62.

[6] 范建华，陈小刚，届信成.中国红景天属植物文献计量研究 [J].中国药房，2012, 23 (23): 2202-2204.

[7] 黄璐琦.第四次全国中药资源普查技术规范 [M].上海：上海科学技术出版社，2014: 172.

[8] 中华人民共和国卫生部药典委员会.中华人民共和国药典：二部 [M].北京：人民卫生出版社，1977: 262.

[9] 中华人民共和国卫生部药典委员会.中华人民共和国卫生部药品标准：藏药 第一册 [M].北京：人民卫生出版社，1995: 41.

[10] 甘肃省食品药品监督管理局.甘肃省中药材标准 [M].兰州：甘肃文化出版社，2009: 103.

[11] 四川省食品药品监督管理局.四川省藏药材标准 [M].成都：四川科学技术出版社，2014: 132.

[12] 青海省卫生厅.青海省藏药材标准 [M].西宁：青海省卫生厅，1992: 53.

[13] 谷燕莉，陈玉婷.药用红景天初考——兼与《中国药典》商榷 [J].中国中药杂志，2004, 29 (9): 929-930.

[14] 陈海娟.青海红景天属药用植物资源研究 [D].沈阳：沈阳药科大学，2009.

[15] 中国科学院西北高原生物研究所.藏药志 [M].西宁：青海人民出版社，1991: 430-433.

［16］国家中医药管理局《中华本草》编委会 . 中华本草：藏药卷［M］. 上海：上海科学技术出版社, 1999: 760-765.

［17］吴玉虎 . 青海植物名录［M］. 西宁：青海人民出版社, 1997: 108-110.

［18］李伟, 黄勤妮 . 红景天属植物的研究及应用［J］. 首都师范大学学报（自然科学版）, 2003, 24 (1): 55-59.

［19］尼玛次仁, 刘青, 多杰仁青, 等 . 青藏高原红景天研究进展及存在问题［J］. 中华中医药杂志, 2013, 1 (9): 2675-2678.

［20］苏锦松, 洪道鑫, 文检, 等 . 青藏高原珍稀濒危药用植物大花红景天的资源调查［J］. 中药材, 2017, 1 (5): 1046-1050.

［21］黄璐琦, 陆建伟, 郭兰萍, 等 . 第四次全国中药资源普查方案设计与实施［J］. 中国中药杂志, 2013, 38 (5): 625-628.

海南五指山脉中药资源概况及中药产业发展建议

◎王德立

中国医学科学院北京协和医学院药用植物研究所海南分所

[摘　要]目的：充分掌握海南五指山脉中药资源种类和分布情况，制定适宜的中药发展规划。方法：对五指山脉沿线的五指山市和保亭县辖区采用第四次全国中药资源普查方法，设立样带、样地、样方等，结合现场调查、走访等措施收集野生和栽培中药资源种类、储量等数据。结果：海南五指山市辖区分布野生中药资源物种528种，隶属114科；保亭县辖区调查到中药资源601种，隶属123科。其中全国重点药材物种47种，海南重点药材19种；国家级保护植物8种，海南重点保护植物8种；分布的中国特有物种26种，海南特有种17种。主要栽培药材13种，其中面积较大的为槟榔、益智、乌檀、龙眼、荔枝、美丽崖豆藤等。采集植物标本736份、药材标本69份，拍摄照片5700多张。结论：五指山辖区气候类型多样，野生中药资源丰富。五指山脉森林覆盖率高，土地资源少，适宜发展林下药材种植，重点发展特色南药产业。

[关键词]中药资源普查；五指山市；重点药材；南药

中华人民共和国成立以来，我国已开展了三次全国性的中药资源普查，并取得丰硕成果，为我国中医药发展做出了巨大贡献。自1987年第三次全国中药资源普查起至今，我国中药资源已发生巨大变化，资源种类、分布、储量、种植面积、市场需求等均与以前差异显著。为了更充分地了解我国中药资源现状，制定合理的发展规划，更好地促进我国中医药事业健康、快速发展，2011年，由国家中医药管理局部署，组织开展了第四次全国中药资源普查试点工作[1]。海南省作为试点省份之一，于2012年开始了全省范围内的中药资源普查工作。

海南省位于我国最南端，地处热带和亚热带南部，分布着丰富的药用植物资源，尤以南药资源最为丰富。南药是指分布于我国北纬25°以南及从热带区域国家引种来的植物药[2]，如有"四大南药"之称的槟榔、益智、巴戟天、砂仁[3]，从国外引种的泰国大风子、印度马钱、肉豆蔻等。第三次全国中药资源普查后，人们就开始对我国南药资源的分布、种类、蕴藏量等情况进行了系统总结。由于当时海南尚属广东省，交通不便，原生态森林较多，有些药材新居群、新物种尚未被发现。为了全面掌握全国中药资源种类、分布、储量等情况，多种新技术、新方法被应用于第四次全国中药资源普查[4]。海南省植被丰富，药用植物众多，第四次全国中药资源普查旨在摸清海南药用植物资源和分布现状，尤其是南药分布及储量情况。

笔者参与了第四次海南省中药资源普查，为三亚小分队队员，主要参与调查海南三亚、五指山、保亭等3个市（县）的中药资源情况[5]。此次调查采用第四次全国中药资源普查方法，调查了五指山山脉及其南麓野生中药和栽培中药资源情况，采集了大量药用植物并制成腊叶标本，基本摸清了该区域中药资源情况，掌握了栽培药材种类、产量、市场等信息，为国家建立"中药资源数据库和网络化共享服务系统"提供可靠的数据信息。本研究根据掌握的中药资源结果提出发展建议，为海南省五指山山区中药产业发展规划的制定提供依据，以更好地促进当地中药产业健康、快速发展。

1 材料与方法

1.1 调查区域

五指山山脉贯穿五指山、琼中、保亭及陵水等市（县），该山脉主要在五指山市辖区内，其南麓在保亭县辖区内。因此五指山市及保亭县是调查五指山山脉药用植物分布情况的代表区域。五指山山脉地处热带和亚热带分界处，最高峰海拔约1800m。其低海拔区域及南麓所属气候为热带，热带雨林面积较大，分布了大量的热带药用植物，是南药的重要分布区域。高海拔地区属亚热带南部气候，南亚热带植被物种丰富。

五指山市位于海南岛中南部，地处北纬18°38′~19°02′，东经109°19′~109°44′，总面积1128.87km²，森林覆盖率81%。年平均气温为22.4℃，夏季平均气温为25℃，冬季平均气温为17℃；年降雨量1800~2000mm；相对湿度为84%；年平均日照2000h左右[6]。海南最高山峰立于五指山市境内，海拔1867m，山脉延伸及琼中、保亭、陵水等4个县、市。五指山辖区属热带季风气候，境内有大面积的热带季雨林和热带常绿阔叶林等天然林，植物种类繁多、常绿、多层混交、异龄；有维管束植物3560多种，分属于259科1374属，其中83%属热带和亚热带科属植物[7]。

保亭县位于海南岛南部内陆，五指山南麓，地处北纬18°23′~18°53′，东经109°21′~109°48′，土地总面积1190km²，其中84%为林地面积，约1000km²。保亭县属热带季风气候区，具有热量丰富、雨量充沛、蒸发量大、季风变化明显的特点。全年日照1900~2000h，年平均气温20.7~24.5℃，年降雨量1800~2300mm。

1.2 调查方法

1.2.1 样带设置

按照第四次全国中药资源普查的要求，野生中药材资源调查采用以县、市为区域划样带、定样地、拉样方的方法，共设立 36 个样地 180 个套方。每个套方中设 1 个乔木样方，规格 10m×10m；设 1 个灌木样方，规格 5m×5m；设 4 个草本样方，规格 2m×2m。在样方中分别统计各种野生药材资源的种类和蕴藏量。根据五指山市的自然环境和地形地貌规划了 3 条样带。

1.2.2 样地设置

五指山市辖区第一条样带贯穿毛阳镇的什稿村、毛丹村、毛丹水电站、什耐村和水满乡的牙排村、牙排村方满等，设立 6 个样地；第二条样带贯穿番阳镇的苗村二队、布伦村四队、布伦村加爱、保力村、合口村、南打九队、南打村，毛道乡的空共村、空共下村、空办村、毛枝小村、毛枝村空中、红运桥、什头村、红运村空城等，设立 15 个样地；第三条样带贯穿畅好乡的窝米吨村、什荣村、贺渔村、志毛村、什奋村、番那村、草办村，冲山镇的罗力村、应示村、什束村、什干村、什盆村和南圣镇的文化农场红光队、牙南村、同甲村等，设立 15 个样地。

保亭县辖区第一条样带贯穿毛感乡南旺村、南兵村、毛位村、番一村、南昌村、南律村、番备村，响水镇什也岭村、毛岱岭、什龙村、大本村，加茂镇什调村、信民村、什信村、石弄村、林贡村、南昌红卫桥、田崖村、墓山村、六弓乡田圮村等 23 个样地；第二条样带贯穿什玲乡毛辉村、南群村、什道村、毛如村、加答村、八村等 6 个样地；第三条样带贯穿新政镇什非差村、报什村、什备村、番娥岭等 7 个样地。

1.2.3 数据、材料的收集及整理

按照《中国植物志》处理方式对调查的物种进行科属划分，并按第四次全国中药资源普查要求填写野生重点药材、野生普通药材普查表。采集药材基原植物，尽量采集包含花、果或分类特征明显的植物器官。对小草本采集整株，较大草本、藤本、灌木及乔木等采集植物器官，将植物材料压制成腊叶标本。每个植物腊叶标本一式三份，两份上交于国家中药资源普查办公室，一份保存于中国医学科学院药用植物研究所海南分所标本馆。

■ 2 结果

2.1 野生药材

2.1.1 五指山市

在五指山市辖区调查到的药用植物有 528 种，隶属 114 科，其中 48 个科各 1 种，12

个科各 2 种，11 个科各 3 种，10 个科各 4 种，9 个科各 5 种，3 个科各 6 种，5 个科各 7 种，4 个科各 8 种；百合科、桃金娘科等各 11 种，马鞭草科、梧桐科等各 12 种，番荔枝科 14 种，樟科 15 种，桑科 17 种，禾本科 19 种，菊科 23 种，茜草科 31 种，大戟科 42 种，豆科 46 种。其中物种最多的科为豆科 46 种，其次为大戟科 42 种，这两个科的总物种数 88 个，占总调查物种数的 16.7%；超过 10 种的科为 12 个科，共计 253 种，占总调查物种的 47.9%。

2.1.2 保亭县

在保亭县辖区调查到的药用植物有 601 种，隶属 123 科，其中 39 个科各 1 种；21 个科各 2 种；12 个科各 3 种；15 个科各 4 种；8 个科各 5 种；8 个科各 6 种；1 个科 7 种；3 个科各 8 种；2 个科各 9 种；防己科、梧桐科各 10 种，芸香科 11 种，桃金娘科、紫金牛科各 12 种，百合科、樟科各 13 种，番荔枝科、马鞭草科各 16 种，桑科、菊科各 22 种，茜草科 38 种，大戟科 41 种，豆科 51 种。调查到 10 种以上的科共 14 个，共计 287 种，占该辖区总调查物种的 47.8%。其中豆科 51 种，为该辖区物种分布最多的科，其次为大戟科 41 种。

2.2 调查到的重点药材物种

根据第四次全国中药资源普查要求，海南省中药资源普查办公室编制了海南省重点药材名录（包括全国重点药材和海南增补重点药材），共 210 种，据此确定调查的物种是否为重点物种。本次调查共调查到重点药材物种 66 种，其中国家重点药材物种 47 种（表 35-1），海南重点药材物种 19 种（表 35-2）。

表 35-1 调查区域分布的国家重点药材物种

序号	药材名	科名	植物名	拉丁学名
1	菝葜	菝葜科	菝葜	*Smilax china* Linn.
2	百部	百部科	对叶百部	*Stemona tuberosa* Lour.
3	荜澄茄	樟科	山鸡椒	*Litsea cubeba* (Lour.) Pers.
4	苍耳子	菊科	苍耳	*Xanthium sibiricum* Patrin ex Widder
5	草豆蔻	姜科	草豆蔻	*Alpinia katsumadai* Hayata
6	穿心莲	爵床科	穿心莲	*Andrographis paniculata* (Burm. f.) Nees
7	沉香	瑞香科	白木香	*Aquilaria sinensis* (Lour.) Spreng.
8	灯心草	灯心草科	灯心草	*Juncus effuses* L.
9	鹅不食草	菊科	石胡荽	*Centipeda minima* (L.) A. Br. et Aschers.
10	飞扬草	大戟科	飞扬草	*Euphorbia hirta* L.

续表

序号	药材名	科名	植物名	拉丁学名
11	枫香脂、路路通	金缕梅科	枫香树	*Liquidambar formosana* Hance
12	杠板归	蓼科	杠板归	*Polygonum perfoliatum* L.
13	葛根	豆科	野葛	*Pueraria lobata* (Willd.) Ohwi
14	海金沙藤	海金沙	海金沙	*Lygodium japonicum* (Thunb.) Sw.
15	红豆蔻	姜科	大高良姜	*Alpinia galanga* (L.) Willd.
16	积雪草	伞形科	积雪草	*Centella asiatica* (L.) Urban
17	降香	蝶形花科	降香檀	*Dalbergia odorifera* T. Chen
18	救必应	冬青科	铁冬青	*Ilex rotunda* Thunb.
19	九里香	芸香科	九里香	*Murraya exotica* L. Mant.
20	决明子	豆科	决明	*Cassia tora* Linn.
21	苦楝皮	楝科	苦楝树	*Melia azedarach* Linn.
22	连钱草	唇形科	活血丹	*Glechoma longituba* (Nakai) Kupr.
23	荔枝核	无患子科	荔枝	*Litchi chinensis* Sonn.
24	两面针	芸香科	两面针	*Zanthoxylum nitidum* (Roxb.) DC.
25	灵芝	多孔菌科	灵芝	*Ganoderma lucidum* (Leyss. ex Fr.) Karst.
26	灵芝	多孔菌科	紫芝	*Ganoderma sinensis* Zhao, Xu et Zhang
27	茅根	禾本科	白茅	*Imperata cylindrica* Beauv. var. *major* (Nees) C. E. Hubb.
28	墨旱莲	菊科	鳢肠	*Eclipta prostrata* (L.) L.
29	木蝴蝶	紫葳科	木蝴蝶	*Oroxylum indicum* (Linn.) Kurz
30	木棉花	锦葵科	木棉	*Bombax malabaricum* DC.
31	茜草	茜草科	茜草	*Rubia cordifolia* Linn.
32	青果	橄榄科	橄榄	*Canarium album* (Lour.) Rauesch.
33	青蒿	菊科	黄花蒿	*Artemisia annua* Linn.
34	青葙子	苋科	青葙	*Celosia argentea* L.
35	山药	薯蓣科	薯蓣	*Dioscorea polystachya* Turcz.
36	石菖蒲	天南星科	石菖蒲	*Acorus gramineus* Soland.
37	使君子	使君子科	使君子	*Quisqualis indica* L.

续表

序号	药材名	科名	植物名	拉丁学名
38	天冬	百合科	天门冬	*Asparagus cochinchinensis* (Lour.) Merr.
39	天然冰片	樟科	樟	*Cinnamomum camphora* (L.) Presl
40	土茯苓	菝葜科	土茯苓	*Smilax glabra* Roxb.
41	鸦胆子	苦木科	鸦胆子	*Brucea javanica* (Linn.) Merr.
42	薏苡仁	禾本科	薏苡	*Coix lachryma-jobi* L.
43	益智	姜科	益智	*Alpinia oxyphylla* Miq.
44	龙眼肉	无患子科	龙眼	*Dimocarpus longan* Lour.
45	粤桑寄生	桑寄生科	木兰寄生	*Taxillus limprichtii* (Gruning) H. S. Kiu
46	紫珠叶	马鞭草科	杜虹花	*Callicarpa formosana* Rolfe
47	楮实子	桑科	构树	*Broussonetia papyrifera* (Linn.) L'Hért. ex Vent.

表 35-2　海南省重点药材物种（增补）

序号	药材名	科名	植物名	拉丁学名
1	艾片	菊科	艾纳香	*Blumea balsamifera* (L.) DC.
2	白背叶根	大戟科	白背叶	*Mallotus apelta* (Lour.) Muell. Arg.
3	白花蛇舌草	茜草科	白花蛇舌草	*Hedyotis diffusa* Willd.
4	胆木	茜草科	乌檀	*Nauclea officinalis* (Pirre ex Pitard) Merr.
5	蜂窝草	唇形科	蜂巢草	*Leucas aspera* (Willd.) Link
6	辣蓼	蓼科	辣蓼	*Polygonum hydropiper* L.
7	毛鸡骨草	豆科	毛相思子	*Abrus mollis* Hance
8	牛大力	豆科	美丽崖豆藤	*Millettia speciosa* Champ.
9	赶风柴	马鞭草科	裸花紫珠	*Callicarpa nudiflora* Hook. et Arn.
10	三叉苦	芸香科	三叉苦	*Evodia lepta* (Spreng.) Merr.
11	山大力	茜草科	九节	*Psychotria rubra* (Lour.) Poir.
12	伸筋草	石松科	铺地蜈蚣	*Palhinhaea cernua* (L.) Vasc. et Franco
13	田基黄	金丝桃科	田基黄	*Hypericum japonicum* Thunb. ex Murray
14	五指毛桃	桑科	粗叶榕	*Ficus hirta* Vahl

序号	药材名	科名	植物名	拉丁学名
15	五指山参	锦葵科	箭叶秋葵	*Abelmoschus sagittifolius* (Kurz) Merr.
16	叶下珠	大戟科	叶下珠	*Phyllanthus urinaria* L.
17	一点红	菊科	一点红	*Emilia sonchifolia* (L.) DC.
18	紫荆皮	大戟科	余甘子	*Phyllanthus emblica* Linn.
19	山羊风	金粟兰科	海南草珊瑚	*Sarcandra glabra* (Thunb.) Nakai subsp. *brachystachys* (Blume) Verdcourt

2.3 保护物种

根据《国家重点保护野生植物名录》和《海南省省级重点保护野生植物名录》等依据，五指山山脉及其南麓分布国家重点保护野生植物有海南大风子、海南梧桐、蝴蝶树、卵叶樟、土沉香、崖藤、野生龙眼、野生荔枝共8种；海南省重点保护野生植物有重阳木、翻唇兰、海南破布叶、黄牛木、乌檀、莺哥木、银钩花、竹节树共8种。

2.4 栽培药材物种及规模

调查区域栽培面积超过66.7hm²的药材品种有益智、胆木、槟榔、龙眼、荔枝、牛大力等。栽培面积少于66.7hm²的物种有裸花紫珠、白木香、降香、海南假砂仁、五指山参、五指毛桃、赤芝等。

调查区域主要栽培品种为槟榔、益智、荔枝、龙眼、胆木、牛大力和裸花紫珠等，其栽培药材物种的面积和产量情况见表35-3，其中槟榔种植面积最大为5000hm²，其次为益智1333hm²。

表35-3 调查区域栽培药材信息

物种	面积 /hm²	产量 /kg·hm²	分布区域	采集周期	药材类型
槟榔	5000	3000	五指山市和保亭县	1年	干果
益智	1333.3	1500	五指山南圣镇、水满乡，保亭什玲镇等	1年	干果
荔枝	533.3	10500	五指山南部及保亭南部	1年	鲜果
龙眼	466.7	900	五指山南部及保亭南部	1年	鲜果
胆木	333.3	67500	五指山水满乡、通什乡	5~10年	鲜茎干（储量）
牛大力	200	2000	五指山全市和保亭全县	5年以上	块根
裸花紫珠	66.7	1200	五指山全市	1年多次	干叶（储量）

2.5 标本收集

在调查区域采集植物标本 2400 份，并制成腊叶标本，其中 1600 份上交于第四次全国中药资源普查办公室，800 份保存于中国医学科学院药用植物研究所海南分所标本馆。

2.6 部分重点野生药材分布面积和蕴藏量

根据调查区域野生重点药材分布情况,对蕴藏量较高的野生药材进行了蕴藏量计算（表35-4）。有些重点药材分布较少，仅在少数样方中出现，缺少统计学意义，因此本次调查仅计算了出现频率较高物种的储量。

表 35-4　野生重点品种药材蕴藏量

药材名	基原植物	入药部位	分布面积/亩	单位面积（亩）储量/kg	蕴藏量/万
白花蛇舌草	白花蛇舌草	全草	720	149.6	10.7712
赶风柴	裸花紫珠	枝、叶	8085	1500	1212.75
光叶密花豆	光叶密花豆	茎、叶	585	2000	117
海金沙	海金沙	孢子及其他	4185	200	8.37
积雪草	积雪草	全草	285	160	4.56
救必应	铁冬青	根、茎	2310	3000	693
木兰寄生	木兰寄生	茎、叶	585	500	29.25
木棉花	木棉	花	4620	300	138.6
牛大力	美丽崖豆藤	根	6930	2000	1386
三叉苦	三叉苦	根、茎	15015	3000	4503.5
山大刀	九节	叶	29460	1000	2946
石菖蒲	石菖蒲	根、茎	150	1000	15
山羊耳	海南草珊瑚	全株	6930	1500	1039.5
田基黄	田基黄	全草	1155	60	6.93
余甘子	余甘子	果实	9240	200	184.8

3 分析与讨论

本次调查在五指山山脉的五指山市辖区部分和五指山山脉南麓保亭县辖区开展，采用指定的调查方法，共设立 6 条样带，72 个样地套方。由于地形复杂、环境多样、物种丰富，设立 72 个样地明显偏少，尽管可以符合第四次全国中药资源普查要求，但仍有较多的野生物种未被调查到。对栽培药材调查采用走访、现场调查等方式，统计种植规模、年产量，估算蕴藏量，该方法与遥感或无人机拍摄得到的数据相比准确性稍低。因此在今后调查中应采用更先进的技术和方法。

本次普查与第三次全国中药资源普查相比在物种数量、分布情况和储量情况方面均发生了巨大变化，总体情况为新物种或新居群被发现，原生态林地面积缩减，野生资源总量不断减少，原有的物种数量变少或部分消失，名贵野生中药资源减少，产值较高的药材被广泛种植，实现了中药材规范化和规模化种植，形成了药材原料生产、药品研发和销售一体的全产业链。

3.1 野生中药资源现状

海南最高峰坐落于五指山市，海拔 1867m，该市最低海拔 50m 左右，海拔跨度大，气候差异明显，植物资源极其丰富。保亭县位于五指山南麓，平均海拔低于五指山市，年平均气温高于五指山市，热带雨林分布较多，热带、亚热带植物物种丰富。分布物种较多的科为大戟科、马鞭草科、禾本科、百合科、豆科、茜草科、桃金娘科、桑科、菊科、梧桐科、番荔枝科、樟科等 12 个科。

调查到重点药材物种 66 种，约占总调查植物种类的 1/9。其中，调查到的乔木、灌木和藤本较多，主要因为该区域森林覆盖较高[6]，而草本植物多分布在经林地边缘或荒地中，样地数量较少，调查到的重点草本种类也偏少。其中出现频率较高，分布较多的野生重点药用植物有 15 个种。该区域不仅分布较多的重点药用植物，还分布部分国家级保护野生植物和海南特有物种等。除热带、亚热带植物物种外，还有较多的温带植物物种。五指山山脉得天独厚的自然环境，分布了丰富的植物资源，是天然植物宝库。该地域生态环境复杂多样，形成了不同生态类型的植物基因资源库。今后有必要采用更为先进的技术和设备，准确地调查植物种类及分布情况。

近几年由于人口日益增长、城镇化进程加快，用地需求增加，大量平地、丘陵和山地等被用于房地产或厂房建设，致使大量野生药用植物种类和储量减少。加上目前我国对野生植物资源保护的相关法律、法规不健全，保护措施不到位，许多高价值野生药材，如灵芝、五指山参、牛大力等被无序采挖。此外，随着全球气温变化，调查区域的环境也随之改变，原本分布的药用植物也逐步减少或消失，如蛇足石杉。栽培品种如槟榔、牛大力、胆木等野生资源也极为稀少。诸多的因素导致野生药用植物资源不断发生变化，生存能力较弱或价值较高的药材资源减少甚至灭绝。

3.2 栽培药材现状

调查区域的栽培药材品种主要包括槟榔、益智、荔枝、龙眼、牛大力、胆木等。益智为"四大南药"之一，且为药食同源物种，除少量入药外大部分被加工成调味品、食品和保健品等。

近年来由于益智价格不断升高，而且是适宜林下种植的海南特色物种，不仅农户自发种植，也成为扶贫工作的重要抓手被大规模种植，现种植面积已达 $1333.3hm^2$。槟榔少量入药，现多数被加工成食品，需求量巨大，初步统计海南种植槟榔面积 $100000hm^2$，成为海南第二大农业产业，为农民主要经济来源，调查区域种植总面积约 $5000hm^2$，其每公顷药材年产量 $3000kg$，若仅考虑入药完全可满足市场需求。荔枝和龙眼其果肉和种仁均是药材，但绝大多数作为水果食用，除受台风、干旱等极端天气影响外，每年的产量变化不大。随着人们对龙眼和荔枝的需求增加，新的品种不断被培育出来，当前以及今后种植的龙眼和荔枝是否还适宜药用尚待研究。尽管野生荔枝仍有分布，但由于缺少保护而逐渐消失。牛大力是近几年较受欢迎的药材之一，既可食用又可入药，种植面积也逐年扩大，但由于受土地面积限制和种植周期较长的影响，增长趋势较为缓慢。此外，种植规模稍大的药材还有裸花紫珠、胆木等。裸花紫珠的需求量不断减少，种植面积也不断萎缩；胆木是一种天然抗生素药材，具有良好的杀菌消炎作用，该药材为海南省某些药厂的主要中药制剂原料，市场需求相对稳定，种植面积缓慢增加。总之，随着药材供求关系变化、价格波动及土地情况，种植药材的种类和面积也不断变化，只有实时调查才能准确掌握药材种植面积、产量等情况。

3.3　中药资源的开发与利用现状

1998 年，海南省政府开始重视南药产业发展，着力发展海南特色中药材，鼓励开展野生药材资源驯化和大规模栽培。2001 年，海南省人民政府成立了全省中药现代化协调小组，建立全省中药生态型科技产业基地，从而吸引一批企业投资办厂，积极推进中药产业化发展，也保护了野生资源。

五指山市和保亭县紧跟时代发展，大力开展南药种植和开发，实现了槟榔、益智、裸花紫珠、胆木等药材的规范化种植，尤其是槟榔种植面积迅速增加，成为该区域种植面积最大的药材。随着研究不断深入，科研成果已推动产业发展，并从单一原料生产向"种、研、销"多渠道转变。并建立了南药种植示范基地及产品加工厂，中药种植业和加工业初具规模。中药企业建立了南药、黎药种植示范化基地，涉及胆木、裸花紫珠、大青、角花胡颓子、海南萝芙木、海南龙血树等多种药材，增加了药材储量，推动了中药产业发展。至今某制药厂仍大量使用胆木、裸花紫珠、木麻黄、黄皮叶、三叉苦等原料制成胆木浸膏糖浆、胆木注射液、复方木麻黄片等多种药品。因此，如何挖掘特色、优质南药资源，形成"种、研、产、销"全产业链体系，是今后南药发展的重要方向。

3.4　中药资源可持续利用的保护措施

近年来，当地政府采取有力措施保护森林资源，禁止烧山毁林、乱砍滥伐，较好地保护了野生中药资源和生长环境。依托当地丰富的药用资源、优越的地理环境和大面积的林地，政府引导农民重点开展益智、砂仁、草豆蔻等林下药材种植，利用田间、地头、房前屋后等空地种植槟榔、降香黄檀、沉香、裸花紫珠等。近几年随着保健意识的不断提升，不少农户也利用空地种植牛大力、忧遁草、五指山参等特色南药，增加了该类药材储量，有效地保护了当地野生资源。

3.5　调查区域中药材发展建议

经本次中药材资源普查，基本掌握了五指山山脉及其南麓区域五指山市和保亭县中药材资源的种类、分布、蕴藏量以及栽培药材的种类、规模、产量和价格，这对于制定中药资源保护和发展规划有重要作用；同时，有利于对部分药材做准确的资源评估，实现当地中药可持续发展[7]。

药用植物种质资源和生态环境的保护应首当其冲，一个物种的消失会影响到多个物种的生存和发展。中药资源保护是生态保护的一部分，不仅保护生物多样性，更保护了维持人类健康的自然资源。今后应重点加强对高药用价值及高经济价值的特有、珍稀和濒危物种进行保护和研究，应尽快建立具有热带特色的药用植物种质资源库和保护基地。加大对野生药用植物的引种驯化和人工栽培技术研究，加强新资源开发，应用生物技术、现代化学分析手段研究植物代谢，通过农艺调控或化学合成措施增加活性物质，从根本上解决资源短缺问题。

制定合理的中药发展规划，重点发展特色药材品种。当前胆木、槟榔、降香黄檀、沉香、益智、海南砂仁、牛大力等南药资源应列为五指山市和保亭县重点发展物种。根据普查结果确定发展品种、发展规模、发展区域和发展进度，实现药材的有序、合理、可持续发展。选择重点发展品种建立 GAP 基地、定制药园等，确保药材品质和产量。

利用丰富的植物资源，加强新资源开发和利用。利用现代技术手段寻找具有疗效较好的新型中药资源，或者寻找当前价值较高药材的替代品，减少对稀缺资源的破坏。对已广泛种植的药材，深入开发食品、保健品、药品及其他高附加值产品，推动南药产业合理、快速发展。加强对重点发展的药材品种的深入研究，挖掘非药用部位或药材废弃物价值，如胆木的根和叶、牛大力的地上部分以及药材废弃物的充分利用，建立适宜中药废弃物及副产物的生物转化、化学转化或物理转化的循环利用技术[8]，提高资源利用率。

参考文献

［1］黄璐琦，张小波．全国中药资源普查的信息化工作［J］．中国中药杂志，2017, 42 (22)：4251-4254.

［2］肖伟，刘勇，肖培根．大南药概念的重要意义［J］．中国现代中药，2012, 14(3): 60-

61.

［3］陈新光，涂悦贤，黄增明．海南岛发展四大南药的农业气候资源［J］．中药材，1989，12（11）：12-15.

［4］黄璐琦，陆建伟，郭兰萍，等．第四次全国中药资源普查方案设计与实施［J］．中国中药杂志，2013，38（5）：625-628.

［5］王德立，朱平，崔杰，等．海南省三亚辖区重点中药资源现状［J］．中国现代中药，2013，15（8）：662-667.

［6］李月，佘济云，程玉娜．基于SEM的五指山市森林碳储量空间分布特征［J］．中南林业科技大学学报，2015，35（12）：108-112.

［7］阙灵，杨光，黄璐琦，等．中药资源评估技术指导原则解读［J］．中成药，2019，41（1）：220-224.

［8］段金廒，唐志书，吴启南，等．中药资源产业化过程循环利用适宜技术体系创建及其推广应用［J］．中国现代中药，2019，21（1）：20-28.

中药资源基础研究

ZHONGYAO ZIYUAN
JICHU YANJIU

南药牛大力根、叶中营养成分和活性成分的对比研究

◎彭泽通

广州中医药大学

[摘　要]目的：通过对比牛大力根和叶中的粗脂肪、蛋白质、纤维素、多糖、淀粉、氨基酸、总黄酮、矿质元素等营养成分和活性成分高丽槐素的含量，为牛大力叶的开发和利用提供实验依据。方法：用酸水解法测定粗脂肪含量，凯氏定氮法测定蛋白质含量，重量法测定纤维素含量，硫酸－蒽酮法测定多糖含量，酶解法测定淀粉含量，硝酸铝法测定总黄酮，氨基酸自动分析法测定氨基酸含量，原子吸收分光光度法测定钙、镁、锰、铁、铜、铅的含量，高效液相色谱法测定高丽槐素的含量。结果：牛大力根中的一般营养成分（粗脂肪、蛋白质、纤维素、多糖）含量高于叶中含量，而叶中的矿质元素钙、镁、锰、铁含量均高于根中的含量，根中的高丽槐素含量（0.010%）高于叶中含量（0.005%）。结论：牛大力叶具有较高的营养价值和一定的药理作用，具有开发利用前景。

[关键词]牛大力；营养成分；HPLC

　　牛大力是豆科植物美丽崖豆藤 *Millettia speciosa* Champ. 的干燥根，主要分布在广西、广东、福建、台湾、湖北、贵州、江西等地。牛大力始载于《生草药性备要》[1]，谓其"味甜，性劫"，具有"壮筋骨，解热毒，理内伤，治瘀打，浸酒滋肾"的功效。《陆川本草》[2]中也记载其："清肺止咳，清凉解毒。治咳血，痢疾，温病身热口渴，头晕。"现代药理学研究证明，牛大力具有补肺滋肾、清热止咳、舒筋活络等功效，主治肺虚咳嗽、咳血、肾虚、腰膝酸痛、遗精、白带异常、风湿痹痛、跌打损伤、慢性肝炎等[3]。20世纪70年代起，牛大力作为壮腰健肾丸、强力健身胶囊等的原料而用于中成药的生产，同时用作煲汤原料或制作药膳、药酒等，在岭南地区得到广泛应用[4]。

　　牛大力所含化学成分十分丰富，截至目前，已有超过50种包括生物碱、黄酮类化合物、苯丙素类化合物、挥发油成分、甾醇类等化合物从牛大力中分离出[5]，其中，牛大力中的标志性成分是高丽槐素和芒柄花素等黄酮类化合物[6]。目前高丽槐素已被证实具有抗菌、抗癌及抗寄生虫的作用[7]，因此本实验以高丽槐素为指标成分对牛大力的根、叶活

性成分进行含量对比。

目前广东省内牛大力种植面积已达2万余亩，海南、广西也有大面积种植。作为多年生藤本植物，牛大力枝叶繁茂，能采获大量枝叶，邓莉明[8]等通过实验证明攀缘灌木牛大力纯作种植在地面到蔓长的1.5m处修剪能有效促进其根部的增产。目前尚无对枝叶成分的研究，本实验对牛大力根和枝叶的营养成分和矿物质元素含量进行对比分析，为牛大力资源开发利用提供参考。

1 材料、仪器及试剂

1.1 材料

牛大力样品于2017年6月采自广东省阳江市阳东区红丰镇牛大力种植基地，植株生长茂盛，叶互生，奇数羽状复叶，块根为圆柱状或几个纺锤状体连成一串，浅黄色或土黄色，稍粗糙。取其三年生老叶及块根为实验材料，用自来水洗净后，用蒸馏水冲洗，于60 ℃烘箱中干燥，再用微型粉碎机粉碎至60目，分别得绿褐色粉末，于干燥器内贮存备用。

1.2 仪器

UH5300型分光光度计（日立仪器有限公司）、KH-500B型超声波清洗器（昆山禾创超声仪器有限公司）、ALC-2104型分析天平（赛多利斯科学仪器有限公司）、L-8900全自动氨基酸分析仪（日立仪器有限公司）、2100KJELTEC型凯氏定氮蒸馏仪（瑞典Foss仪器公司）、iU-3000型高效液相色谱仪（美国DIONEX戴安公司）、iCE 3300型原子吸收光谱仪（美国Thermo Fisher科技公司）、Ca、Mn、Mg、Cu、Fe、Pb空心阴极灯（河南省衡水市宁强光源厂）、RE52CS-1型旋转蒸发仪（上海亚荣生化仪器厂）、DHG-9023A型干燥箱（上海一恒科学仪器有限公司）、JP-100A-Z型高速多功能粉碎机（上海久品工贸有限公司）。

1.3 试剂

1.00 μmol/L氨基酸混合标准液（上海拓旸生物技术有限公司）；99.8%蔗糖（中国食品药品检定研究院）；99.9%D-无水葡萄糖对照品（中国食品药品检定研究院）；钙、镁、锰、铁、铜、铅标准液（国家钢铁材料测试中心钢铁研究总院）；98%高丽槐素对照品（江苏斯坦福生物技术有限公司）；茚三酮试剂（海国药集团化学试剂有限公司）；高氯酸、浓硝酸、浓盐酸均为优级纯，硫酸、蒽酮、盐酸、硫酸铜、亚甲蓝、酒石酸钾钠、氢氧化钠、乙酸锌、冰乙酸、亚铁氰化钾、葡萄糖、甲醇、乙醇、硝酸铝等均为分析纯（广州化学试剂二厂）。

2　方法

2.1　一般营养成分含量测定

粗脂肪含量测定用酸水解法，参照 GB5009.6—2016 食品中脂肪的测定第二法。蛋白质的含量测定用凯氏定氮法，参照 GB 5009.5—2016 食品中蛋白质的测定第一法。纤维素的含量测定用重量法，参照 GB/T 5009.10—2003 植物类食品中粗纤维的测定。多糖的含量测定用硫酸 - 蒽酮法，参照 Q/FZNM 006—2016 附录 B 杜仲多糖的含量测定。淀粉的含量测定用酶解法，参照 GB 5009.9—2016 食品中淀粉的测定第一法。

2.2　氨基酸的含量测定

方法：参考文献[9]氨基酸自动分析法，参照 GB 5009.124—2016 食品中氨基酸的测定。
色谱条件：
色谱柱：磺酸型阳离子树脂。
检测波长：570nm、440nm。

2.3　矿质元素的含量测定

方法：参考文献[10-11]的方法，采用火焰原子吸收光谱法测定样品中钙（Ca）、镁（Mg）、锰（Mn）、铁（Fe）、铜（Cu）、铅（Pb）的含量[8,9]。

2.3.1　样品溶液制备

准确称取牛大力样品粉末1.000g，行称取3份，用混合酸（硝酸：高氯酸 =4∶1）消解，1% 硝酸定容，制备待测样品溶液。同法制备试样空白溶液。

2.3.2　样品测定

按原子吸收分光光度计的工作条件（表 36-1），用火焰原子吸收光谱法测定各样品中 Ca、Mn、Mg、Cu、Fe、Pb 的含量。

表 36-1　原子吸收分光光度计的条件

元素	波长 /nm	狭缝宽 /nm	灯电流 /mA	空气流量 / L·min⁻¹	乙炔流量 / L·min⁻¹	燃烧器高 / mm
Ca	422.7	0.5	10	8.0	1.5	7.0
Mn	279.5	0.2	10	8.2	1.5	7.0
Mg	285.2	0.5	8	8.0	1.5	7.0
Cu	324.7	0.5	6	8.0	1.8	7.0
Fe	248.3	0.2	12	8.0	1.5	9.0
Pb	283.3	0.5	10	8.0	2.0	7.0

2.4 高丽槐素的含量测定

方法：反相高效液相色谱法，参考文献[11]中的相关色谱条件。

色谱条件：

色谱柱：Agilent 5 HC-C18 柱（柱长 250mm，内径 4.6mm，粒径 5μm，美国 Agilent 公司生产）。

柱温：35℃。

流动相：乙腈（0.1% 冰醋酸溶液 =38 ∶ 62），等度洗脱，时间 30min。

流速：1.0ml·min⁻¹。

检测器及波长：紫外检测器，312nm。

进样量：20μl。

2.4.1 对照品储备液的制备

精密称取高丽槐素对照品 10.22mg，置 10ml 量瓶中加甲醇溶解并稀释至刻度，摇匀，即得。

2.4.2 供试品溶液的制备

分别取样品根、叶粉末 10.0g，精密称定，置 250ml 具塞锥形瓶中，精密加入甲醇 200ml，称定重量，在 50℃条件下，超声（500W，40kHz）提取 80min，放冷至室温，称重，以甲醇补足减失的重量，滤过，精密吸取续滤液 100ml，浓缩至干，残渣用甲醇溶解并转移至 10ml 量瓶中，以甲醇定容至刻度，摇匀，过 0.22μm 微孔滤膜，取续滤液，即得根、叶供试品溶液。

2.4.3 样品的测定

分别精密吸取"2.4.2"项中的根、叶供试品溶液 20μl，注入 HPLC 色谱仪，按"2.4"项下色谱条件进行分析测定 3 次，以外标法计算牛大力药材中高丽槐素的含量及 RSD。

3 实验结果与分析

3.1 氨基酸的含量测定结果

利用氨基酸自动分析仪测定了牛大力根、叶的 16 种氨基酸含量。共测定了 7 种必需氨基酸（essential amino acids，EAA），包括蛋氨酸、缬氨酸、赖氨酸、异亮氨酸、苯丙氨酸、亮氨酸、苏氨酸，和 9 种非必需氨基酸（non-essential amino acids，NEAA），包括天冬氨酸、酪氨酸、丝氨酸、谷氨酸、甘氨酸、丙氨酸、组氨酸、精氨酸、脯氨酸。结果如表 36-2 所示：

表 36-2　牛大力根、叶中氨基酸含量

氨基酸类型	根中含量 /%	叶中含量 /%
天门冬氨酸（Asp）	1.88	1.18
苏氨酸（Thr）*	0.93	0.45
丝氨酸（Ser）	0.95	0.45
谷氨酸（Glu）	1.14	0.89
甘氨酸（Gly）	0.65	0.49
丙氨酸（Ala）	0.68	0.50
缬氨酸（Val）*	0.91	0.53
蛋氨酸（Met）*	0.01	0.06
异亮氨酸（Ilt）*	0.57	0.45
亮氨酸（Leu）*	1.00	0.73
络氨酸（Tyr）	0.45	0.25
苯丙氨酸（Phe）*	0.80	0.48
赖氨酸（Lys）*	0.90	0.71
组氨酸（His）	0.49	0.25
精氨酸（Arg）	0.48	0.56
脯氨酸（pro）	0.91	0.52
氨基酸总量（TAA）	12.75	8.50
必需氨基酸（EAA）	5.12	3.41
非必需氨基酸（NEAA）	7.63	5.09
必需氨基酸 / 非必需氨基酸（EAA/NEAA）	67.10	67.00
必需氨基酸 / 氨基酸总量（EAA/TAA）	40.16	40.12

注：* 表示必需氨基酸。

以上结果可知：①牛大力中氨基酸含量丰富，氨基酸总量（TAA）：根（12.75%）> 叶（8.50%）；②牛大力必需氨基酸总量（EAA）：根（5.12%）> 叶（3.41%）；③同时可知，根和叶的必需氨基酸与非必需氨基酸比值（EAA/NEAA）接近 67%，必需氨基酸与氨基酸总量的比值（EAA/TAA）接近 40%。

3.2　各项营养成分及高丽槐素含量测定结果

按照上述实验方法测得结果如表 36-3 所示。

表 36-3 牛大力根、叶中营养成分和高丽槐素含量差异

测定成分		根中含量	叶中含量
一般营养成分	粗脂肪	1.6%	1.7%
	蛋白质	17.20%	12.13%
	纤维素	37.8%	22.3%
	多糖	5.1%	3.6%
	淀粉	3.9%	1.5%
氨基酸	氨基酸总量	12.75%	8.50%
	Ca	3721.30mg·kg^{-1}	4220.03mg·kg^{-1}
	Mn	152.23mg·kg^{-1}	472.68mg·kg^{-1}
矿质元素	Mg	1118.20mg·kg^{-1}	1512.57mg·kg^{-1}
	Cu	3.28mg·kg^{-1}	4.59mg·kg^{-1}
	Fe	611.70mg·kg^{-1}	677.70mg·kg^{-1}
	Pb	1.85mg·kg^{-1}	0.74mg·kg^{-1}
活性成分	高丽槐素	0.010%	0.005%

由结果可知：牛大力根中一般营养成分含量：纤维素 > 蛋白质 > 多糖 > 淀粉 > 粗脂肪，牛大力叶中一般营养成分含量：纤维素 > 蛋白质 > 多糖 > 粗脂肪 > 淀粉；牛大力根与叶中粗脂肪含量差异不大；牛大力中的蛋白质、纤维素、多糖、淀粉含量：根 > 叶，其中根中纤维素含量比叶中高约 15.5%，根中蛋白质含量比叶中高约 5.07%，根中多糖含量比叶中高约 1.5%，根中淀粉含量比叶中高约 2.4%，存在显著性差异。

4 讨论

牛大力根、叶中均含有丰富的粗脂肪、蛋白质、纤维素、多糖及淀粉。二者粗脂肪含量相差不大，根中的蛋白质、纤维素、多糖及淀粉较叶中丰富。多糖作为牛大力的活性成分，具有增强机体免疫功能、抗炎、抗肿瘤等功效，其含量越高，其作为药用和食用的价值越高。因此，对于一般营养成分而言，牛大力根中的营养价值要高于叶中的营养价值。

牛大力根中的氨基酸总量高于叶中的氨基酸总量，但是根和叶的必需氨基酸与非必需氨基酸比值（EAA/NEAA）均接近 60%，必需氨基酸与氨基酸总量的比值（EAA/TAA）均接近 40%。

钙、镁、锰、铁等矿质元素是人体生命活动不可缺少的，有着重要的营养作用、生理功能和临床诊断意义[12]。相对于矿质元素钙、镁、锰、铁而言，牛大力叶中含量较根中含量高。

高丽槐素是牛大力的活性成分，具有抗菌、抗癌及抗寄生虫等作用。本实验测得牛大力根中高丽槐素含量约为0.010%，叶中高丽槐素含量约为0.005%，两者含量均很小。同时，牛大力的标志性成分目前尚无定论，目前文献多以高丽槐素和芒柄花素二者作为牛大力的活性成分，因此仅从高丽槐素判断牛大力根与叶的药用价值高低不够全面，有待进一步通过实验测定牛大力不同部位的芒柄花素含量。此外，本实验采用三年生牛大力作为研究对象，或因生长年限较短导致其活性成分积累量较少，综合分析才能得出牛大力不同部位的药用价值差异。

牛大力产品综合开发利用研究是当前牛大力研究的热点，牛大力叶作为副产品，产出量较大，应当加以利用。

参考文献

[1] 何克谏. 生草药性备要 [M]. 广州：广东科技出版社，1717: 26, 58.

[2] 陆川县中医药研究所. 陆川本草 [M]. 玉林：广西僮族自治区玉林专区大众报印刷厂，1959: 193-194.

[3] 江苏新医学院. 中华大辞典 [M]. 上海：上海科学技术出版社，1986. 194.

[4] 韦玉燕，巫繁菁，曾海生，等. 牛大力研究概况 [J]. 广西科学院学报，2010, 26(3): 380-382.

[5] ZHAO Z Y, LIU P H, MA S S, et al. Botanical characteristics,chemical and nutritional composition and pharmacological and toxicological effects of medicinal and edible plant *Millettia speciosa* Champ. [J]. Food Science, 2017, 38(9): 293-306.

[6] 王呈文，陈光英，宋小平，等. 牛大力中黄酮类成分 [J]. 中成药，2014, 36(10): 2111-2114.

[7] 马锐，吴胜本. 中药黄酮类化合物药理作用及作用机制研究进展 [J]. 中国药物警戒，2013, 10(5): 286-290.

[8] 邓莉明，蒙兰杨，罗筱娥，等. 攀缘灌木牛大力纯作种植评价及修剪差异分析 [J]. 安徽农业科学，2018, 46(36): 98-101, 109.

[9] 陈宗礼，贺晓龙，张向前，等. 陕北红枣的氨基酸分析 [J]. 中国农学通报，2012, 28 (34): 296-303.

[10] 杨李东，高林，周长兵，等. 火焰原子吸收光谱法测定山药中微量元素的含量 [J].

化工技术与开发, 2019, 48(3): 42−44.

[11]高志勇, 刘史力, 张洪利, 等. 火焰原子吸收光谱法测定火棘果中金属元素含量[J].
化学与生物工程, 2019, 36(4): 65−68.

[12] BOSIRE C M, DEYOU T, KABARU J M, et al. Larvicidal activities of the stem bark
extract and rotenoids of *Millettia usaramensis* subspecies *usaramensis* on *Aedes aegypti* L.
(Diptera:Culicidae) [J] . Journal of Asia−Pacific Entomology, 2014, 17(3): 531−535.

佛手花质量标准研究

◎耿武松

亳州市食品药品检验中心

[摘 要] 目的：建立佛手花的质量标准。方法：采取生药学研究常规的方法，利用显微技术观察组织构造和结构特征；采用2015年版《中国药典》四部方法对佛手花的水分、灰分及浸出物进行测定，并对浸出物的提取条件进行优化。结果：通过研究发现佛手花橙皮苷结晶、花粉粒、草酸钙结晶等显微特征明显，测得佛手花药材的水分含量应不高于11.0%，总灰分应不高于9.0%，浸出物应不低于31.0%。结论：本课题通过对广东和广西两省区10批佛手花的显微特征、药典检查项、浸出物等进行研究，为佛手花质量标准的建立提供科学依据。

[关键词] 佛手花；鉴别；检查；浸出物；质量标准

佛手花为芸香科植物佛手 *Citrus medica* L. var. *sarcodactylis* Swingle 的干燥花及花蕾。主要产于浙江、四川、广东等地，江西、广西、福建等地有栽培。佛手花辛、微苦、温，入肺、脾经。多用于肝胃气痛，胸闷咳嗽痰多，月经不调[1-2]。目前对其研究较少，主要是生药学的鉴定相关研究。本实验对佛手花的显微鉴别、水分、灰分、浸出物的含量进行研究，以期为全面建立佛手花的质量标准提供科学依据。

■ 1 仪器与试药

1.1 仪器

Leica，160/0.17，40×0.65 显微镜（德国徕卡公司）；ES-180J 电子天平（沈阳龙腾电子有限公司）；粉碎机（FW100 天津泰斯特仪器有限公司）；SFG － 02B 400×450 电热恒温鼓风干燥箱（黄石市恒丰医疗器械有限公司）； KSW-4D-13 箱式电阻炉及温度控制器（上海博迅实业有限公司医疗设备部）。

1.2 试剂

乙醇（国药集团化学试剂有限公司,分析纯）、水合氯醛（国药集团化学试剂有限公司,分析纯）、丙三醇（国药集团化学试剂有限公司,分析纯），水为蒸馏水。

1.3 样品

共收集广东和广西两省区 10 批佛手花药材，经鉴定均为芸香科植物佛手 *Citrus medica* L. var. *sarcodactylis* Swingle 的干燥花及花蕾。

■ 2 方法与结果

2.1 性状特征

本品长 1.5 ~ 2cm，表面淡黄棕色或淡棕褐色，花梗长 2 ~ 7mm，具纵皱纹。花萼杯状，常有小凹点。花瓣 5 ~ 6，披针形或长卵形，常弯曲卷缩，长 1 ~ 2cm，宽约 0.5cm；外表面淡黄色，具众多棕褐色细小凹点；质厚；易脱落。雄蕊多数，黄白色，着生于花盘周围。子房上部狭尖。有的花瓣脱落后，可见渐发育成微呈指状的小果实。花蕾色较深。（图 37-1）

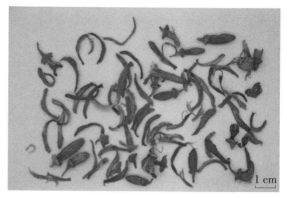

图 37-1　佛手花药材性状图

2.2 显微特征

本品粉末淡黄棕色。花柱薄壁细胞多含橙皮苷结晶，呈扇形，针簇状或无定形团块，有的可见放射状条纹。花粉粒圆球形，淡黄色或红棕色外，壁呈现颗粒状突起，萌发孔 2 ~ 5 个。腺毛头部为单个细胞或多个细胞。非腺毛多为单细胞。草酸钙结晶为方晶及簇晶。油滴较多。（图 37-2）

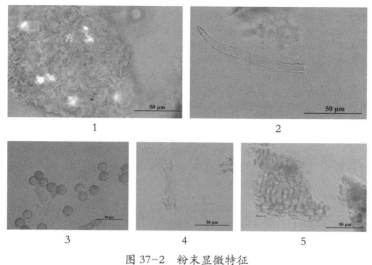

1　　　　　　　　　　2

3　　　　　　4　　　　　　5

图 37-2　粉末显微特征
1. 草酸钙结晶　2. 非腺毛　3. 花粉粒　4. 腺毛　5. 橙皮柑结晶

2.3 水分测定

按照 2015 年版《中国药典》四部通则 0832 项下测定[3]。

由显微鉴别知佛手花存在散在的油滴和橙皮苷结晶，故本实验选用第二法和第四法进行比较[4]（表 37-1）。

表 37-1　10 批佛手花水分的测定结果

名称	产地	甲苯法水分含量 /%	烘干法水分含量 /%
佛手花	广东 -1	8.5	12.2
佛手花	广东 -5	6.8	12.4
佛手花	广东 -6	8.2	10.8
佛手花	广东 -7	8.4	12.1
佛手花	广东 -10	8.1	11.8
佛手花	广西	9.5	12.5
佛手花	广西 01-001	8.9	12.7
佛手花	江西 01-001	9.2	12.9
佛手花	江西 01-002	8.8	10.8
佛手花	江西 01-003	10.0	14.1

从上述结果可知甲苯法测得佛手花的水分含量为 6.8% ~ 10.0%，采用统计学方法分析数据，根据测试数据，设定水分限度的公式如下[5]：

$$\mu = \overline{X} + \frac{t \times s}{\sqrt{n}} + MU$$

注：$\overline{X}$ 是样本的平均数；t 是置信水平为 99% 的学生 t 检测值（单尾）（$t_{0.01,9}$=2.821）；s 是样本的标准偏差；n 是样本的批数；M 是不确定度评估（MU=0.16 × $\overline{X}$）

水分甲苯法测定：

$$\mu = \overline{X} + \frac{t \times s}{\sqrt{n}} + MU = 8.64 + \frac{2.821 \times 0.8784}{\sqrt{10}} + 0.16 \times 8.64 = 10.8$$

（水分甲苯法平均值 $\overline{X}$ =8.64；s=0.8784）

从上述结果可知佛手花烘干法的水分含量为 10.8% ~ 14.1%，采用统计学方法分析数据，根据测试数据，设定水分限度的公式如下：

$$\mu = \overline{X} + \frac{t \times s}{\sqrt{n}} + MU$$

注：$\overline{X}$ 为样本的平均值；t 是置信水平为 99% 的学生 t 检测值（单尾）（$t_{0.01,9}$=2.821）；s 为样本的标准偏差；n 为样本数；M 为不确定度评估（MU=0.1270 × $\overline{X}$）

水分烘干法测定：

$$\mu = \overline{X} + \frac{t \times s}{\sqrt{n}} + MU = 12.19 + \frac{2.821 \times 1.0461}{\sqrt{10}} + 0.1270 \times 12.19 = 14.7$$

（水分烘干法平均值 $\overline{X}$ =12.19；s=1.0461）

鉴于佛手花存在散在的油滴和橙皮苷结晶，根据上述结果发现甲苯法和烘干法的差别较大；建议采用甲苯法测水分应不高于 11.0%。

2.4 灰分测定

按 2015 年版《中国药典》四部通则 2302 测定，结果见表 37-2。

表 37-2　10 批佛手花总灰分的测定结果

名称	产地	总灰分 /%
佛手花	广东 −1	6.1
佛手花	广东 −5	6.9
佛手花	广东 −6	8.2
佛手花	广东 −7	8.4
佛手花	广东 −10	8.1
佛手花	广西	7.4
佛手花	广西 01−001	7.5
佛手花	江西 01−001	7.7
佛手花	江西 01−002	7.0
佛手花	江西 01−003	7.4

从上述结果可知佛手花的灰分含量为 6.1% ~ 8.4%，采用统计学方法分析数据；根据测试数据，设定佛手花的灰分限度公式如下：

$$\mu = \overline{X} + \frac{t \times s}{\sqrt{n}} + MU$$

注：$\overline{X}$ 是样本的平均数；t 是置信水平为 99% 的学生 t 检测值（单尾）（$t_{0.01,9}$=2.821）；s 是样本的标准偏差；n 是样本的批数；MU 是不确定度评估（总灰分的扩展不确定度为 MU=0.0528 × $\overline{X}$）

总灰分：

$$\mu = \overline{X} + \frac{t \times s}{\sqrt{n}} + MU = 7.32 + \frac{2.821 \times 0.5574}{\sqrt{10}} + 7.32 \times 0.0528 = 8.2$$

（总灰分平均值 $\overline{X}$ =7.32；s=0.5574）

根据上述结果建议总灰分应不高于 9.0%。

2.5 浸出物的测定

2.5.1 方法

按照 2015 年版《中国药典》四部通则 2201 项下制备。

2.5.2 提取方法选择

（1）浸出溶剂的选择

按照 2015 年版《中国药典》四部通则 2201 项下的方法，取 3 批佛手花药材（过二号筛）各 5 份，每份约 4g，精密称定。分别采用水、30% 乙醇、稀乙醇、75% 乙醇、95% 乙醇作为溶剂，以浸出物的量为指标，采用冷浸法，考察浸出溶剂对结果的影响。佛手花采用水和不同浓度的醇作为浸出溶剂的结果相差较大，以水为溶剂浸出物的量较大，故选水作为浸出溶剂（表 37-3）。

表 37-3 3 批样品佛手花浸出溶剂的比较

溶剂	水	30%乙醇	稀乙醇	75%乙醇	95%乙醇
样 1 浸出物 /%	35.9	33.5	28.2	27.6	7.6
样 2 浸出物 /%	30.5	26.3	23.6	21.8	7.3
样 3 浸出物 /%	31.9	28.7	25.3	21.3	8.9

（2）浸出方法的比较

根据表 37-3 结果，选水作为浸出溶剂，分别采用热浸和冷浸两种不同的浸出方法，以浸出物的量为指标考察浸出方法对结果的影响。取 3 批佛手花粉碎过二号筛的粉末各 2 份，每份约 4g，精密称定。佛手花热浸法浸出物的含量较大，故选热浸法作为浸出方法（表 37-4）。

表 37-4 3 批样品佛手花浸出方法的比较

浸出方法	冷浸法	热浸法
样 1 浸出物 /%	35.96	40.4
样 2 浸出物 /%	30.5	36.3
样 3 浸出物 /%	31.9	39.5

2.5.3 样品浸出物的测定

取 10 批佛手花样品，分别按上述（2）项下制备，测定样品中的浸出物的含量，结果见表 37-5。

表 37-5　10 批佛手花浸出物的测定结果

名称	产地	浸出物 /%
佛手花	广东 -1	40.4
佛手花	广东 -5	37.5
佛手花	广东 -6	36.3
佛手花	广东 -7	37.7
佛手花	广东 -10	39.5
佛手花	广西	36.3
佛手花	广西 01-001	34.5
佛手花	江西 01-001	39.1
佛手花	江西 01-002	38.4
佛手花	江西 01-003	39.3

由上述结果可知佛手花的浸出物含量为 34.5% ~ 40.4%，采用统计学方法分析数据，根据测试数据，设定浸出物限度的公式如下：

$$\mu = \overline{X} - \frac{t \times s}{\sqrt{n}} - MU$$

注：$\overline{X}$是样本的平均数；t 是置信水平为 99% 的学生 t 检测值（单尾）（$t_{0.01,9}$=2.821）；s 是样本的标准偏差；n 是样本的批数；MU 是不确定度评估（MU=0.1288 × $\overline{X}$）

浸出物测定：

$$\mu = \overline{X} - \frac{t \times s}{\sqrt{n}} - MU = 37.7 - \frac{2.821 \times 1.9362}{\sqrt{10}} - 37.7 \times 0.1288 = 31.1$$

（浸出物平均值$\overline{X}$ =37.7；s=1.9362）

根据上述结果建议浸出物应不低于 31.0%。

3　讨论

影响中药材质量的因素有很多，除了中药材本身的内在质量外，水分的多少也是影响其质量的重要因素。水分若超标则会导致其霉变、虫蛀等现象，从而影响中药材的质量。不同的药材有不同的测定方法，具体测定方法共有5种：费休氏法、烘干法、减压干燥法、甲苯法、气相色谱法。由显微鉴别知佛手花存在散在的油滴和橙皮苷结晶，故本实验选用烘干法和甲苯法进行比较，实验结果发现甲苯法和烘干法的差别较大。建议采用甲苯法测水分。

浸出物是控制药品质量的指标之一；主要适用于那些有效成分不明、指标性成分不明无法进行含量测定或虽具有含量测定的指标性成分、但所含的量甚微的中药材；主要是针对药材中可溶性成分进行考察研究[6]。根据溶剂的不同可分为：水溶性浸出物、醇溶性浸出物和挥发性醚浸出物3种测定方法。本文选用水溶性浸出物和醇溶性浸出物进行比较，通过对浸出物方法和溶剂的考察最后确定了较为可靠的浸出方法。

本文通过佛手花性状、显微特征及水分、总灰分和浸出物的含量测定结果，得出较为准确的数据，为全面建立佛手花药材标准提供了科学依据。

参考文献

［1］南京中医药大学.中药大辞典［M］.上海：上海科学技术出版社，2006:1597.

［2］上海市食品药品监督管理局.上海市中药炮制规范［M］.2008年版.上海：上海科学技术出版社，2008:350.

［3］国家药典委员会.中华人民共和国药典：四部［M］.2015年版.北京：中国医药科技出版社，2015.

［4］中华人民共和国卫生部药典委员会.中华人民共和国卫生部颁药品标准：中药材第一册［M］.北京：人民卫生出版社，1992.

［5］张志锋，戴领，吴春蕾.藏药白花刺参的水分、总灰分、酸不溶性灰分和浸出物的含量测定［J］.西南民族大学学报·自然科学版2011, 37(4):597-602.

［6］何报作.对《中国药典》浸出物测定法中若干问题的商榷［J］.中成药，1998, 20(8):43.

珍稀药用植物海南龙血树伴生群落种类组成及多样性研究

◎张连帅[1] 郑希龙[2]

1. 海南省卫生健康委员会；2. 广东药科大学

[摘　要] 通过野外实地调查对海南省东方市石灰岩地区的海南龙血树伴生群落特征及其物种多样性进行研究。结果表明：调查样方内有维管植物73种，隶属于38科64属。灌木层中海南龙血树重要值最高，为30.03%。群落生活型以小高位芽为主，占27.39%。种子植物区系成分以热带成分占优势，泛热带分布的科属最多，分别为26科19属。群落物种丰富度 Margalef 指数排序为灌木层 > 乔木层 > 草本层，Shannon-Wienner 指数、Simpson 指数、均匀度指数格局相同，均为乔木层 > 灌木层 > 草本层。

[关键词] 海南龙血树；石灰岩；伴生物种；区系特征；物种多样性

海南龙血树 *Dracaena cambodiana* Pierre ex Gagnepain 为百合科龙血树属植物，又称柬埔寨龙血树[1-2]，属典型的岩石伴生型植物，野生资源仅分布于中国海南的西南部山区及南部沿海地区[3-4]。因为树形优美，观赏价值高，海南龙血树在园林绿化以及盆景栽培方面备受青睐。海南龙血树所产树脂因药理及临床效果均与"麒麟竭"基本一致，与同属植物剑叶龙血树 *Dracaena cochinchinensis* (Lour.) S. C. Chen 的树脂同作为龙血竭入药[5-6]，被视为国产血竭的基原植物之一，为《海南省中药材标准》所收载。海南龙血树含树脂的干燥木材气特异，味清香，具有活血散瘀、定痛止血、敛疮生肌之功效[7]。然而正是因为观赏和药用价值高，其野生资源遭到无节制采挖；加之近年来在海南掀起的"花梨热"，民众受利益驱使上山大量盗挖降香 *Dalbergia odorifera* T. Chen 以及当地民众进山采药等行为间接或直接对海南龙血树生境造成极大的破坏，使其数量急剧下降，分布范围不断缩小而处于濒危状态。目前，海南龙血树已被列为中国珍稀濒危保护植物（Ⅲ级）[8]。

当前对海南龙血树的研究主要集中在组织培养、人工栽培、化学成分、药理作用以及分子生物学等方面[9-15]；近年来郑道君等也对海南龙血树群落生境以及资源分布情况进行了调查[16-17]，但却未见关于其区系特征及物种多样性的报道。本文是在实地调查基础下完成的，通过详细记录海南龙血树伴生群落物种，分析其群落特征及物种多样性，以期为更好地保护海南龙血树提供新思路和理论依据。

1　研究区域环境概况

海南省东方市地处海南省西南部，面积2256km²，位于东经108°36′46″～109°07′19″，北纬18°43′08″～19°18′43″，与乐东、昌江黎族自治县相邻，北靠黎母山脉，东部及南部为丘陵和山地。该地区属热带季风海洋性气候区，季风特性明显，每年11月至翌年3月盛行北风和东北风，4～10月盛吹西风和西南风；日照充足，日平均日照时数最多达9.5h，年平均气温24～25℃；年平均降雨量1150mm，沿海地带雨量稀少，仅900mm左右，降雨量偏小，冬春季降雨量少，夏秋季多，旱湿两季分明。本文研究区域位于东方市的东南部地区，接近俄贤岭，为海南省石灰岩主要分布地区。

2　研究方法

2.1　调查方法

采用样方法进行野外调查，根据海南龙血树的实际生长状况，将样方大小设计为20m×20m，中心及四角再分别设一个5m×5m的灌木样方和1m×1m的草本样方，组成一个样方套，共调查样方套12个。

用"每木记账法"记录：①高度3m以上的乔木树种的种名、胸径、株高以及冠幅；②灌木种的株数、株高以及盖度；③草本植物的种数、盖度和多度。

2.2　数据处理

灌木层重要值公式为：IV =（相对多度 + 相对频度 + 相对盖度）/3。

植物生活型采用Raunkiaer[18]的方法进行分类。

根据李锡文[19]关于中国种子植物区系的划分和吴征镒[20]关于中国种子植物属的分布区类型划分，统计群落中植物科、属的分布区类型。

本文采用Margalef指数、Simpson指数、Shannon-Wiener指数、Pielou指数4个指标来分析海南龙血树群落的α多样性。公式如下：①丰富度Margalef指数[21]：$E=(S-1)/\ln N$。②优势度Simpson指数[22](D)：$D =1- \sum P_i^2$；Shannon-Wiener多样性指数[23](H')：$H'=- \sum P_i \ln P_i$。③Pielou均匀度指数[23]：$J_{sw} = (- \sum P_i \ln P_i)/\ln S$。

式中S为样方的植物种类总和，即丰富度指数；P_i为种i的个体数占所有种个体数的比率；N为样方所有物种的个体数之和。

3 结果与分析

3.1 群落特征

3.1.1 物种组成

此次调查统计到样方内有维管植物有73种,分别属于38科64属;其中蕨类植物4科6属8种,单子叶植物5科12属14种,双子叶植物30科46属51种。含3种(含3种)以上的科有9科,占总科数23.68%,分别为兰科7种,大戟科、萝藦科各6种,漆树科、桑科、水龙骨科、天南星科、铁角蕨科、芸香科各3种,这些科的种数占总种数的50.68%;仅含1种的科有22科,占总科数57.89%,这些科的种数占总种数的30.14%;仅含1种的属有57属,占总属数的89.06%。因此组成该群落的物种科属比较分散,含单种的科较多,含单种的属最多。

群落乔木层有20种,165株个体,零散分布于群落中,其中属垂叶榕、海南榄仁出现的频度较高,分别为0.67和0.58。灌木层的植株个体数量多,盖度较高,以物种重要值的大小将主要物种排列(表38-1),可见灌木层的优势种明显,其中海南龙血树在个体数、频度、盖度皆排在首位,重要值达到30.03%,远超出其他物种,是灌木层的优势种;海南地不容的频度与海南龙血树相同,重要值则次之,分布数量较少;刺桑的重要值为8.84%,排在第三,其数量与海南地不容相近,但于乔木层还有分布。草本层的分布较为稀疏且不均匀,多个草本样方中的物种为零。

表38-1 海南龙血树伴生群落灌木层主要物种的特征值

物种 Species	个体数 N	相对多度 RA/%	频度 F	相对频度 RF/%	盖度 C	相对盖度 RC/%	重要值 IV/%
海南龙血树 *Dracaena cambodiana* Pierre ex Gagn.	320	46.11	1	13.64	0.3650	30.33	30.03
海南地不容 *Stephania hainanensis* H. S. Lo et Y. Tsoong	61	8.79	1	13.64	0.0625	5.19	9.21
刺桑 *Streblus ilicifolius* (Vidal) Corner	63	9.08	0.42	5.68	0.1417	11.77	8.84
肉根紫金牛 *Ardisia crassirhiza* Z. X. Li & F. W. Xing ex C. M. Hu	62	8.93	0.42	5.68	0.0483	4.02	6.21
翅茎白粉藤 *Cissus hexangularis* Thorel ex Planch.	17	2.45	0.58	7.96	0.0583	4.85	5.09

续表

物种 Species	个体数 N	相对多度 RA/%	频度 F	相对频度 RF/%	盖度 C	相对盖度 RC/%	重要值 IV/%
锈荚藤 *Bauhinia erythropoda* Hayata	8	1.15	0.25	3.41	0.0833	6.93	3.83
轮叶戟 *Lasiococca comberi* Haines var. *pseudoverticillata* (Merr.) H. S. Kiu	22	3.17	0.17	2.27	0.0333	2.77	2.74
银叶巴豆 *Croton cascarilloides* Raeusch.	24	3.46	0.17	2.27	0.0292	2.42	2.72
膜萼藤 *Hymenopyramis cana* Craib	4	0.58	0.17	2.27	0.0542	4.50	2.45
苎麻 *Boehmeria nivea* (L.) Gaudich.	14	2.02	0.25	3.41	0.0225	1.87	2.43
苦郎藤 *Cissus assamica* (Laws.) Craib	5	0.72	0.25	3.41	0.0333	2.77	2.30
翼叶九里香 *Murraya alata* Drake	7	1.01	0.25	3.41	0.0292	2.42	2.28
美丽火桐 *Firmiana pulcherrima* (Hsue) Hsue	9	1.3	0.25	3.41	0.0208	1.73	2.15
鹅掌藤 *Schefflera arboricola* Hay.	8	1.15	0.17	2.27	0.0333	2.77	2.06
鹰爪花 *Artabotrys hexapetalus* (L. f.) Bhandari	2	0.29	0.17	2.27	0.0417	3.46	2.01
中华青牛胆 *Tinospora sinensis* (Lour.) Merr.	4	0.58	0.25	3.41	0.0125	1.04	1.68
仔榄树 *Hunteria zeylanica* (Retz.) Gard. ex Thw.	9	1.3	0.17	2.27	0.0125	1.04	1.54
海南大戟 *Euphorbia hainanensis* Croiz.	8	1.15	0.17	2.27	0.0083	0.69	1.37

物种 Species	个体数 N	相对多度 RA/%	频度 F	相对频度 RF/%	盖度 C	相对盖度 RC/%	重要值 IV/%
网脉核果木 *Drypetes perreticulata* Gagnep.	10	1.44	0.08	1.14	0.0125	1.04	1.21
笔管榕 *Ficus subpisocarpa* Gagnep.	4	0.58	0.17	2.27	0.0083	0.69	1.18
海南黄皮 *Clausena hainanensis* Huang ex Xing	6	0.86	0.08	1.14	0.0125	1.04	1.01

3.1.2　群落外貌与垂直结构

根据 Raunkiaer 生活型系统的方法进行分类（表38-2），该群落以高位芽占绝对优势，有 59 种，占总种数的 80.82%，而其中又以小高位芽 20 种的数量最多；群落中藤本高位芽的比重仅次于小高位芽，占总种数的 26.03%，层间植物较为丰富。

海南龙血树伴生群落的成层现象比较明显，可分为乔木层、灌木层和草本层 3 个层次。乔木层有 20 种乔木，属于 14 科 18 属，主要是由海南榄仁 *Terminalia nigrovenulosa* Pierre、槟榔青 *Spondias pinnata* (L. f.) Kurz、垂叶榕 *Ficus benjamina* Linn.、刺桑 *Streblus ilicifolius* (Vidal) Corner、厚皮树 *Lannea coromandelica* (Houtt.) Merr.、美丽火桐 *Firmiana pulcherrima* (Hsue) Hsue、黄豆树 *Albizia procera* (Roxb.) Benth. 等组成，树高为 3 ~ 10m，在样方内零散分布，树冠虽不紧密相连，但冠幅较大，占据上层空间。

群落中的灌木有 27 种，而其中有一部分是乔木层植物的幼小植株。海南龙血树是优势种，刺桑 *Streblus ilicifolius* (Vidal) Corner、肉根紫金牛 *Ardisia crassirhiza* Z. X. Li & F. W. Xing ex C. M. Hu 的植株数量较多，出现的频率也较高，是群落的主要伴生物种。

出现在草本层的植物共有 28 种，隶属于 14 科 24 属；草本调查样方中，除个别外，大多数以单一物种为优势种密集或稀疏分布于整个样方。其中以兰科、蕨类植物居多，如硬叶兰 *Cymbidium bicolor* Lindl.、多花脆兰 *Acampe rigida* (Buch.-Ham. ex J. E. Smith) P. F. Hunt、栎叶槲蕨 *Drynaria quercifolia* (L.) J. Sm. 等；样方中出现的还有海南凤仙花 *Impatiens hainanensis* Y. L. Chen、盾叶秋海棠 *Begonia peltatifolia* H. L. Li 等仅在海南省石灰岩地区分布的特有种。

藤本类的层间植物有 19 种，多为木质藤本如海南地不容 *Stephania hainanensis* H. S. Lo et Y. Tsoong、锈荚藤 *Bauhinia erythropoda* Hayata 以及球兰属（*Hoya* R. Br.）3 种等，多缠绕在树上，而鹅掌藤 *Schefflera arboricola* Hay.、海南藤芋 *Scindapsus maclurei* (Merr.) Merr. et Metc. 等则攀附于岩石上。

表 38-2　海南龙血树伴生群落的植物生活型谱

生活型 Life form	中高位芽 Meph	小高位芽 Miph	矮高位芽 Nph	藤本高位芽 Li	附生高位芽 Ep	肉质茎 高位芽 Ssp	地上芽 Ch	一年生 Th
种类 Spec.	4	20	7	19	8	1	11	3
百分比 /%	5.48	27.39	9.59	26.03	10.96	1.37	15.07	4.11

3.2　区系特征

3.2.1　种子植物科的区系成分分析

海南龙血树伴生群落种子植物科的区系类型有 5 个（表 38-3）。世界分布科有 4 科，占伴生群落种子植物科的 11.76%；其余 88.24% 全属于热带分布科，其中又以泛热带分布的科最多，有 26 科，占伴生群落种子植物科的 76.47%。

3.2.2　种子植物属的区系成分分析

统计得到伴生群落中种子植物属的分布区类型有 11 个（表 38-3）。热带分布成分占优势，其中泛热带分布属最多，有 19 属，占伴生群落种子植物属的 32.76%；其次为热带亚洲分布的属，有 12 属，占 20.69%；旧世界热带分布属也有 8 属，占 13.79%，排在第三位。温带分布类型（8、14-1 型）的有 3 属，而世界分布类型的仅有 1 属。属级区系类型表明，海南龙血树伴生群落种子植物属的区系成分以热带成分占优势，也存在少量世界分布和温带分布属，这与海南岛处于热带北缘的地理位置相符合。

表 38-3　海南龙血树伴生群落种子植物科、属的区系分布类型

分布类型 Areal type	科数（占比 /%） Number of family	属数（占比 /%） Nunber of genus
1.世界分布	4（11.76%）	1（1.72%）
2.泛热带分布	26（76.47%）	19（32.76%）
3.热带亚洲至热带美洲间断分布	—	1（1.72%）
3-1.热带亚洲、大洋洲和南美洲间断分布	1（2.94）	—
3-2.热带亚洲、非洲和南美洲间断分布	—	1（1.72%）
4.旧世界热带分布	2（5.88%）	8（13.79%）
4-1.热带亚洲、非洲和大洋洲间断分布	1（2.94%）	1（1.72%）

续表

分布类型 Areal type	科数（占比 /%） Number of family	属数（占比 /%） Nunber of genus
5. 热带亚洲至热带大洋洲分布	—	6（10.34%）
6. 热带亚洲至热带非洲分布	—	6（10.34%）
7. 热带亚洲分布	—	12（20.69%）
8. 北温带分布	—	1（1.72%）
14-1. 中国－喜马拉雅（SH）	—	2（3.45%）
总计	34	58

注：表内括号中的数据表示该类型的数目占所有科 / 属分布类型总数的百分数。

3.3　物种多样性分析

　　群落多样性是生物群落的重要特征，反映群落自身特征及其与环境之间的相互关系[24]。而物种丰富度，多样性指数和均匀度指数的测定是表征群落特征的重要指标，在反映植物群落的结构类型、演替阶段和稳定程度等方面均有重要意义[25]。海南龙血树伴生群落中灌木层的丰富度指数最高（图 38-1），呈现灌木层 > 乔木层 > 草本层的格局，这是由于灌木层中物种数量较多；各层的 Shannon-Wienner 指数均在 2.0 以上，以乔木层的数值最高。

　　由图 38-2 可以看出，优势度指数和均匀度指数的格局皆为乔木层 > 灌木层 > 草本层，乔木和灌木占优势，这与 Shannon-Wiener 指数表现的结果相同；但是草本层的均匀度较小，与乔木层和灌木层相差大，这可能是由于草本植物物种比较单一，常丛生或簇生，因此各项指数均最低。

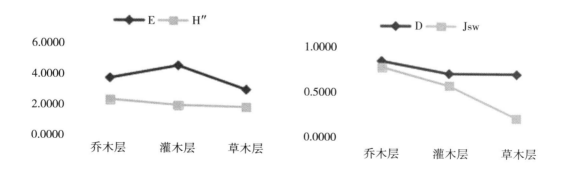

图 38-1　物种丰富度及多样性指数　　　　图 38-2　物种优势度及均匀度指数

4 讨论

海南龙血树伴生群落调查中统计得到维管植物有 73 种，隶属于 38 科 64 属。组成该群落的物种科属比较分散，含单种的科较多，含单种的属最多。周仕顺等研究的石灰岩地区剑叶龙血树群落[26]植物的生活型以中高位芽类型占优势，高大的乔木较多，这与本研究中海南龙血树伴生群落植物的生活型不同，海南龙血树伴生群落以小高位芽为主，但两者的层间结构都非常丰富，藤本高位芽与附生高位芽的比值均较高。群落中的乔木主要是垂叶榕、海南榄仁等几种，分布较为分散，而灌木层的优势种为海南龙血树，海南地不容、刺桑、肉根紫金牛等则为主要伴生物种。草本层多以单一物种为优势种分布在样方内，主要是多花脆兰、栎叶槲蕨等。

海南龙血树伴生群落种子植物区系类型比较简单，以热带成分占优势，属级区系成分中其中泛热带分布属最多，其次为热带亚洲分布的属，仅有 1 属为世界分布、3 属为温带分布成分；调查结果与秦新生等海南石灰岩地区的种子植物区系[27]研究结果较为一致。

一个群落的生态优势度越小，均匀度越大、丰富度指数越大，则该群落的多样性就越高[28]。本次调查结果统计，群落中乔木、灌木、草本各层的物种多样性指数均超过 2.0，而群落中乔木层、灌木层和草本层的均匀度指数差别较大，分别为 0.8300、0.6268、0.2766，草本层的均匀度指数最低，这说明该群落中乔木层和灌木层的物种多样性较高，而草本层的低，这与石灰岩地区的物种存在一定的特化现象有关。其群落外貌与西双版纳石灰岩地区的山地矮树林[29]比较相似，主要是因为乔木层占优势地位，草本植被稀疏。但在海拔较高的山顶，该群落的外貌特征则更加接近海南俄贤岭石灰岩山地海南大戟灌丛群落[30]，因为山顶乔木稀少，植株大多为低矮的灌木，常形成石灰岩灌丛。

参考文献

[1] 广东省植物研究所 . 海南植物志：第 4 卷 [M] . 北京：科学出版社，1977: 1 - 155.

[2] Chen X Q, Turland N J. Dracaena Vandelli ex Linnaeus ［M］// Wu Z Y, Raven P H. Flora of China, Vol. 24. Beijing: Science Press & St. Louis: Missouri Botanical Garden Press, 2000: 215-217.

[3] 方彦，谢春平 . 海南岛珍稀濒危植物区系研究 [J] . 南京林业大学学报：自然科学版，2006, 30(4): 138-140.

[4] 林秀春，钟琼芯，庞日名 . 关于小花龙血树资源的开发利用与保护问题 [J] . 海南师范学院学报，1991, 4(1): 76-80.

[5] 杨先会，邓世明，范丽霞 . 海南龙血树植物资源的开发利用 [J] . 海南大学学报自然

科学版, 2004, 22(3): 270-272.

[6] 谢宗万. 血竭基源的本草考证 [J]. 中药材, 1989, 12(7): 40-43.

[7] 海南省食品药品监督管理局. 海南省中药材标准: 第1册 [M]. 海南: 南海出版公司, 2011: 92-96.

[8] 国家环境保护局, 中国科学院植物研究所. 中国珍稀濒危保护植物名录 [M]. 北京: 科学出版社, 1987: 1-38.

[9] 靳静晨, 卜媚, 罗雪枫, 等. 海南龙血树组织培养与快速繁殖技术研究 [J]. 广西农业科学, 2010, 41(8):755-757.

[10] 李宝英, 黄永锋, 柯萧霞, 等. 海南龙血树无土栽培营养配方选择研究 [J]. 广东林业科技, 2003, 22(4): 66-70.

[11] 王佳媛, 戴好富, 王辉, 等. 海南龙血竭HPLC分析方法及三种黄酮成分含量的测定 [J]. 时珍国医国药, 2014, 25(12): 2828-2830.

[12] 常东东. 海南龙血树内生菌的分离鉴定及其化学成分研究 [D]. 海口: 海南大学, 2012.

[13] 梅文莉, 戴好富, 吴娇, 等. 海南龙血树抗肿瘤新用途研究 [J]. 中药材, 2005, 28(10): 871-873.

[14] 郑道君, 谢良商, 曾建华, 等. 海南龙血树ISSR-PCR反应体系建立与有效引物筛选 [J]. 热带亚热带植物学报, 2011, 19(2): 177-183.

[15] 陈盼, 曹天骏, 戴好富, 等. 海南龙血树类黄酮3' - 氢化酶基因(DcF3' H)的克隆与表达分析 [J]. 热带作物学报, 2016, 37(3): 568-575.

[16] 郑道君, 李海文, 云勇, 等. 海南龙血树种群生境及自然更新能力调查 [J]. 热带亚热带植物学报, 2010, 18(6): 627-632.

[17] 郑道君, 云勇, 吴宇佳, 等. 海南龙血树野生资源分布及其与水热关系的分析 [J]. 热带亚热带植物学报, 2012, 20(4): 326-332.

[18] 米勒 - 唐布依斯 D, 埃仑伯格 H. 植物生态学的目的和方法 [M]. 鲍显诚, 张绅, 杨邦顺, 等, 译. 北京: 科学出版社, 1986: 139-293.

[19] 李锡文. 中国种子植物区系统计分析 [J]. 云南植物研究, 1996, 18(4): 363-384.

[20] 吴征镒. 中国种子植物属的分布区类型 [J]. 云南植物研究, 1991(SIV): 111-139.

[21] MAGURRAN A E. 1988. Ecological Diversity and Its Measurement [M]. New Jersey: Princeton University Press.

[22] SIMPSON E H. Measurement of diversity [J]. Nature, 1949, 163(4148): 688-688.

[23] 马克平. 生物群落多样性的测度方法 [M] // 钱迎倩, 马克平. 生物多样性研究的原理与方法. 北京: 中国科学技术出版社, 1994: 141-165.

［24］方精云，王襄平，沈泽昊，等．植物群落清查的主要内容、方法和技术规范［J］．生物多样性，2009, 17(6): 533－548.

［25］王伯荪，余世孝，彭少麟，等．植物群落学实验手册［M］．广州：广东高等教育出版社，1996.

［26］周仕顺，王洪，朱华．云南思茅翠云石灰岩山剑叶龙血树群落的研究［J］．广西植物，2006, 26(2): 157－162.

［27］秦新生，张荣京，邢福武．海南石灰岩地区的种子植物区系［J］．华南农业大学学报，2014, 35(3): 90-99.

［28］莫耐波，谢云珍，覃康平，等．珍稀濒危植物瑶山苣苔伴生群落特征［J］．广西林业科学，2012, 41(3): 242-247.

［29］王洪，朱华，李保贵．西双版纳石灰岩山森林植被［J］．广西植物，1997, 17(2): 101-117.

［30］张荣京，秦新生，陈红锋，等．海南俄贤岭石灰岩山地海南大戟灌丛群落研究［J］．广西植物，2007, 27(5): 725-729.

不同摘心处理对滁菊产量和品质的影响

◎孙晓东

江苏鹤乡菊海现代农业产业园发展有限公司

[摘 要] 滁菊 *Chrysanthemum morifolium* (Ramat.) Tzvel. 'Chuju' 位居四大药菊之首，是茶用、药用两用佳品。本研究通过设定一次摘心3种处理（留9叶、12叶、15叶摘除主茎顶梢），二次摘心（第一次摘心后对主茎萌发的一级分枝进行摘心）6种处理（9-9叶、9-12叶、12-9叶、12-12叶、15-9叶、15-12叶），三次摘心（在二次摘心的基础上进一步对二级分枝进行摘心）6种处理（9-9-9叶、9-12-9叶、12-9-9叶、12-12-9叶、15-9-9叶、15-12-9叶），测量现蕾期的株高、冠幅，以及花期的单株开花数、鲜重、花径等指标，比较15种摘心操作对滁菊产量和品质的影响。试验结果表明：①随着摘心次数的增加，株高有下降的趋势，三次摘心处理的株高整体比一次摘心和二次摘心低；②摘心次数增加冠幅有增大的趋势，但冠幅的增大与摘心次数的增加无正相关关系，且在摘心次数相同的情况下，摘心时所留叶片数对冠幅的影响不大；③不同摘心次数的处理相比，二次摘心整体的产量和花朵数最佳，且相同摘心次数的不同处理间也没有明显差异；④而且不同摘心处理对花朵大小的影响不显著。

[关键词] 滁菊；摘心次数；产量；品质

滁菊 *Chrysanthemum morifolium* (Ramat.) Tzvel. 'Chuju' 俗称甘菊、白菊，其药用、保健价值居全国四大名菊（滁菊、亳菊、贡菊、杭白菊）之首[1]，是茶药两用佳品，素有"金心玉瓣、翠蒂天香"之美誉[2]。滁菊主要产于滁州，目前被周边江苏、湖北等多地引种，是一种经济价值和药用价值较高的品种。

研究表明，通过有效的摘心处理，能够促使菊花主杆粗壮、减少倒伏、增多分枝、增多花蕾，是提高产量的重要措施[3]。目前生产上滁菊一般需摘心1~2次，在育苗期间进行第一次摘心，移栽前摘去幼苗主茎顶端。第二次在植株分枝长出4~5片叶时，从顶端1~2片叶子处摘去[4]。最后一次摘心不得晚于7月底[5]。

在滁菊的栽培中，摘心是常用的栽培管理技术，通过去除顶芽、促进侧枝萌发，从而提高开花部位。摘心次数不宜过多也不能过少，过多则分枝多，苗不够粗壮，造成花瓣小而薄，过少则分枝少，花朵少，影响产量，质量偏差[6]。摘心操作尚缺乏系统、规范的技术参数，往往比较随意粗放。有关滁菊在何时摘心，留几片叶子摘除顶梢，以及适合摘心几次等这些问题都没有形成定论。

本实验研究旨在通过探究摘心时所保留叶数和不同摘心次数对滁菊产量及品质的影响，探索出针对滁菊产量高、品质佳、管理操作简便的摘心方案。

1 材料与方法

1.1 试验材料

供试材料滁菊采自江苏鹤乡菊海现代农业产业园发展有限公司的菊花示范基地。

选取滁菊母株中上部生长一致、健壮、无病虫害，长度 8 ~ 10cm 的插穗，将插穗扦插于培养基中。培养基配比为蛭石：珍珠岩：泥炭 =1：1：1，扦插之前经多菌灵和国光生根粉混合液浸泡 5 ~ 10min。扦插温度为 22 ~ 30 ℃，空气湿度为 80%。

15 天后滁菊插穗在穴盘中生根，20 天左右将滁菊扦插苗定植到大田中。滁菊苗定植于大田，根据田间实际情况，每行种植 3 株，定植密度为 40cm×40cm。定植大田的滁菊扦插苗要浇透水，小苗根系生长稳定之后进行正常的水肥管理。

1.2 试验设计

待滁菊苗定植缓苗 7 天后开始进行摘心处理。试验方案设 3 种摘心方式：一次摘心、二次摘心、三次摘心。其中一次摘心处理是对滁菊主茎进行摘心处理，根据叶片生长情况，分别分为从滁菊基部往上留 8 ~ 9 片叶子、11 ~ 12 片叶子、14 ~ 15 片叶子 3 种情况进行第一次摘心，共 3 个不同处理；二次摘心是在一次摘心的基础上，对抽生的一级分枝进行摘心处理，分别分为留 8 ~ 9 片叶子、11 ~ 12 片叶子 2 种情况进行二次摘心，共 6 个不同处理；三次摘心是在二次摘心的基础上，对抽生的二级分枝再进行摘心处理，摘心时每个二级分枝留 8 ~ 9 片叶子，共 6 个不同处理。试验共设 15 个处理，每个处理 4 次重复，每个重复定植 6 株。

1.3 测定项目

现蕾期测量株高、冠幅，计数盛花期时的花朵数，称取花朵鲜重，测量单朵花径。

1.4 测定方法[6]

株高：茎基部至顶端的垂直高度。

冠幅：整个植株的冠幅。

花朵数：每棵植株花期总的花朵数。

花径：测量单朵花茎。

鲜重：每棵植株采花后称重。

测量工具：卷尺、游标卡尺、天平。

花朵直径、鲜重随机取 8 朵测量，株高、冠幅，随机测量 6 株取平均值。

1.5 数据处理

用 SPSS 20.0 进行数据统计分析，用 Duncan 的新复极差法检测差异显著性，用 Excel 进行绘图制表。

■ 2 结果与分析

2.1 不同摘心处理对滁菊株高的影响

图 39-1 可知，一次摘心处理随留叶数的增多，9 叶、12 叶、15 叶的株高有下降的趋势，留 15 叶摘心处理的种苗定植后在现蕾期的株高显著小于 9 叶、12 叶两个处理。二次摘心的 6 个方案（9-9 叶、9-12 叶、12-9 叶、12-12 叶、15-9 叶、15-12 叶）相比，仅处理 9（15-12 叶）的株高显著高于其他处理，其他处理株高有差异但不明显。三次摘心处理，处理 15（15-12-9 叶）的株高比其他高，其他几个处理（9-9-9 叶、9-12-9 叶、12-9-9 叶、12-12-9 叶、15-9-9 叶）间的株高有差异但不显著。

不同摘心次数来看，二次摘心和三次摘心均比一次摘心的株高降低。相同的摘心次数相比，多数不同留叶数处理对株高未见显著影响。

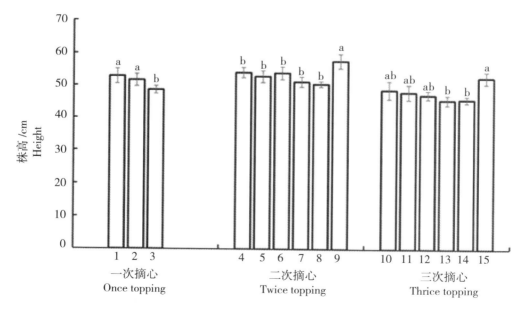

图 39-1 不同摘心处理对滁菊株高的影响

1. 9 叶   2. 12 叶   3. 15 叶   4. 9-9 叶   5. 9-12 叶   6. 12-9 叶   7. 12-12 叶   8. 15-9 叶   9. 15-12 叶
10. 9-9-9 叶   11. 9-12-9 叶   12. 12-9-9 叶   13. 12-12-9 叶   14. 15-9-9 叶   15. 15-12-9 叶

2.2　不同摘心处理对滁菊冠幅的影响

图 39-2 可知，一次摘心的冠幅最小，二次摘心的冠幅整体要比三次摘心的冠幅大。一次摘心的 3 个处理间冠幅没有差异，二次摘心中处理 4、5、6 的冠幅显著大于其余 3 种，而 4、5、6 之间冠幅的差异不明显，处理 7、8、9 的冠幅之间没有差异，三次摘心中除了处理 12（12-9-9 叶）较小外，各个处理之间几乎没有差异。

综上所述，摘心次数增加有增大冠幅的趋势，但冠幅的增大没有随摘心次数的增加呈递增的变化；且一次摘心、二次摘心、三次摘心中各个处理间差异不明显，说明在摘心次数相同的情况下，摘心时所留叶片数对冠幅的影响不大。

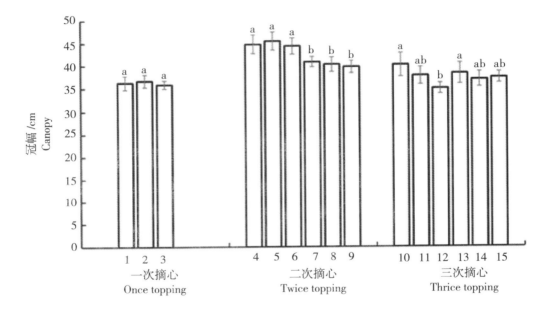

图 39-2　不同摘心处理对滁菊冠幅的影响

1. 9 叶　2. 12 叶　3. 15 叶　4. 9-9 叶　5. 9-12 叶　6. 12-9 叶　7. 12-12 叶　8. 15-9 叶　9. 15-12 叶
10. 9-9-9 叶　11. 9-12-9 叶　12. 12-9-9 叶　13. 12-12-9 叶　14. 15-9-9 叶　15. 15-12-9 叶

2.3　不同摘心处理对滁菊鲜重的影响

由表 39-1 可知，鲜花的产量主要集中在第一批花，每个处理基本上占比为 65% ~ 85%。

从不同摘心次数来看，一次摘心产量最低，二次摘心的产量整体比一次摘心和三次摘心要高。一次摘心处理，3 个处理产量差异不明显，二次摘心的各处理相比，处理 5、6、8、9 的产量显著高于 4（9-9 叶）处理；三次摘心中处理 15-12-9 叶的产量显著高于其他处理，"12-9-9 叶"和"12-12-9 叶"摘心的处理较其他三次摘心的产量均低。

就头茬花的产量相比，三次摘心的最低；一次摘心中的 9 叶时摘心头茬花产量最低，留15叶时摘心头茬花产量最高达到近90%。二次摘心中除了"15-9叶"摘心方案为74%外，其他处理的头茬花产量均为80%。

综上所述，二次摘心处理产量最高，头茬花的比例也较高。

表 39-1 不同摘心处理对滁菊鲜重的影响

摘心次数 Heart picking times	编号 Code	处理 Treatment	第一批 The first batch of		第二批 Second batches		总鲜重 Total fresh weight/g
			鲜重 Fresh weight/g	比例 Scale	鲜重 Fresh weight/g	比例 Scale	
一次摘心	1	9 叶	38.5±5.4g	66.38%	19.5±1.2cd	33.62%	58.0±3.4f
	2	12 叶	43.1±4.4fg	74.70%	14.6±1.1e	25.30%	57.7±4.5f
	3	15 叶	59.8±4.9de	89.92%	6.6±0.5f	9.92%	66.5±5.1ef
二次摘心	4	9-9 叶	72.3±3.2bc	82.07%	15.8±1.0de	17.93%	88.1±4.0cd
	5	9-12 叶	91.4±4.8a	82.94%	18.7±1.8cde	16.97%	110.2±4.6a
	6	12-9 叶	90.2±2.4a	77.49%	26.2±1.9a	22.51%	116.4±4.3a
	7	12-12 叶	79.5±3.5ab	79.18%	20.9±1.3bc	20.82%	100.4±4.5bc
	8	15-9 叶	83.7±3.8ab	74.40%	28.7±4.1a	25.51%	112.5±7.8a
	9	15-12 叶	82.8±1.8ab	77.24%	27.8±2.2a	25.93%	107.2±5.5a
三次摘心	10	9-9-9 叶	67.0±4.3cd	74.12%	23.4±2.6bc	25.88%	90.4±5.8cd
	11	9-12-9 叶	53.3±4.1ef	65.08%	28.7±2.3a	35.04%	81.9±4.3de
	12	12-9-9 叶	41.6±3.6fg	68.65%	19.1±2.0cde	31.52%	60.6±4.3ef
	13	12-12-9 叶	52.2±3.0ef	70.83%	21.6±2.3bc	29.31%	73.7±3.3e
	14	15-9-9 叶	56.3±5.5de	65.69%	29.4±3.1a	34.31%	85.7±5.7cd
	15	15-12-9 叶	74.5±4.0bc	70.75%	30.8±1.6a	29.25%	105.3±4.8a

注：表格中数字后不同字母表示相互之间有显著差异。

2.4 不同摘心处理对滁菊单株开花数的影响

由表 39-2 可知，花朵数主要集中在第一批的采花，每个处理基本上占比为60%～80%。从不同摘心次数来看，一次摘心产花量最低，二次摘心的产花量整体比一次摘心和三次摘心要高。一次摘心处理，3个处理产花量差异不明显，二次摘心的各处理相比，处理5、6、8、9的产花量高于4（9-9叶方案）处理，基本达到显著水平；三次摘心中处理 15-12-9 叶的产花量显著高于其他处理，"12-9-9 叶"和"12-12-9 叶"摘心的处理较其他三次摘心的产花量均低。

就头茬花的产花量相比，三次摘心的最低；一次摘心中的 9 叶时摘心头茬花产花量最低，留 15 叶时摘心头茬花产花量最高达到 87%。二次摘心中除了"15-9 叶"摘心方案为 67% 外，其他处理的头茬花产花量均接近 70% 或以上。

综上所述，二次摘心处理产花量最高，头茬花的比例也较高。

表 39-2　不同摘心处理对滁菊花朵数的影响

摘心次数 Heart picking times	编号 Code	处理 Treatment	第一批 The first batch of		第二批 Second batches		总花朵数/朵 Total number of flowers
			花朵数/朵 Number of flowers	比例 Scale	花朵数/朵 Number of flowers	比例 Scale	
一次摘心	1	9 叶	47.5±7.3cd	60.28%	31.3±1.8ab	39.72%	78.8±6.6fgh
	2	12 叶	58.5±5.2c	70.31%	24.7±3.0c	29.69%	83.2±4.8efg
	3	15 叶	79.8±6.9ab	87.02%	11.8±1.1d	12.87%	91.7±4.5def
二次摘心	4	9—9 叶	77.5±5.3ab	73.67%	27.7±1.9bc	26.33%	105.2±6.8bcd
	5	9—12 叶	91.4±8.5a	76.36%	2.8±3.0bc	2.34%	119.7±10.0ab
	6	12—9 叶	86.3±3.8a	68.66%	39.3±1.9ab	31.26%	125.7±4.5a
	7	12—12 叶	88.0±4.1a	76.99%	26.3±3.6c	23.01%	114.3±4.3ab
	8	15—9 叶	86.5±3.1a	66.80%	43.0±7.2a	33.20%	129.5±7.8a
	9	15—12 叶	92.5±3.1a	69.13%	41.3±4.1a	30.87%	133.8±6.4a
三次摘心	10	9—9—9 叶	77.3±4.8ab	69.64%	33.7±4.4ab	30.36%	111.0±8.4bc
	11	9—12—9 叶	57.8±9.3c	58.27%	41.3±4.5a	41.63%	99.2±11.0def
	12	12—9—9 叶	43.5±4.5cd	61.10%	27.7±2.7bc	38.90%	71.2±5.5gh
	13	12—12—9 叶	57.7±3.1c	67.88%	27.3±3.7c	32.12%	85.0±3.9efg
	14	15—9—9 叶	60.8±5.4c	58.91%	42.3±3.6a	40.99%	103.2±6.1cde
	15	15—12—9 叶	78.7±2.3ab	63.37%	45.5±2.9a	36.63%	124.2±4.8a

注：表格中数字后不同字母表示相互之间有显著差异。

2.5　不同摘心处理对滁菊花径的影响

由表 39-3 可知，15 个不同摘心处理的第一批采花的单朵花径都要比第二批的花径大。

从不同处理的平均花径来看，花径大小基本为 3.6 ~ 4.0cm，二次摘心的各个处理花径的大小与三次摘心的各个处理间差异并不显著，但整体优于一次摘心的留 12 叶、留 15 叶摘心的处理。摘心次数相同的不同摘心处理对单朵花径的大小没有产生显著影响。

表 39-3　不同摘心处理对滁菊花径的影响

摘心次数 Heart picking times	编号 Code	处理 Treatment	第一批 The first batch of	第二批 Second batches	总花径（平均） Flower diameter (average) / cm
一次摘心	1	9 叶	3.8±0.1ab	3.3±0.1	3.8±0.1ab
	2	12 叶	3.5±0.1bc	2.9±0.1	3.6±0.1b
	3	15 叶	3.6±0.1b	2.7±0.1	3.6±0.2b
二次摘心	4	9-9 叶	3.7±0.2ab	2.8±0.1	3.7±0.2ab
	5	9-12 叶	3.7±0.1ab	2.9±0.1	3.7±0.1ab
	6	12-9 叶	3.7±0.1ab	3.0±0.2	3.7±0.1ab
	7	12-12 叶	4.0±0.1a	3.2±0.1	4.0±0.1a
	8	15-9 叶	3.9±0.1a	3.1±0.1	4.0±0.2a
	9	15-12 叶	3.8±0.2a	3.2±0.1	3.8±0.1a
三次摘心	10	9-9-9 叶	3.7±0.0ab	3.2±0.1	3.7±0.0ab
	11	9-12-9 叶	3.7±0.1ab	3.5±0.2	3.8±0.1ab
	12	12-9-9 叶	3.8±0.1ab	3.4±0.1	3.7±0.1b
	13	12-12-9 叶	3.8±0.2a	3.4±0.1	3.8±0.1ab
	14	15-9-9 叶	3.9±0.1a	3.3±0.1	3.8±0.2a
	15	15-12-9 叶	3.7±0.1b	3.3±0.1	3.9±0.2a

注：表格中数字后不同字母表示相互之间有显著差异。

■ 3　讨论

适时定植、合理的定植密度是滁菊高产稳产的重要因素[7]。株形调整是园艺生产中的重要栽培措施之一，摘心是株形调整最常用的方法[8]。摘心打顶是促使菊花主杆粗壮、减少倒伏、增多分枝、增多花蕾、提高产量[3, 9-10]。本次试验表明不同的摘心处理对滁菊的株形、产量等都产生了一定的影响。随着摘心次数的增加，株高逐渐下降，冠幅不断增加，而同摘心次数不同留叶数对株高与冠幅并没有显著的影响。但株高的下降、冠幅的增加并未随着摘心次数的增加而呈负相关或正相关变化，这一结论还待深入进行试验研究。

不同摘心模式的采收结果表明，滁菊大部分的产量和花朵数量都集中在第一批采花，占比基本为 65%～85%，而且第一批采花的单朵花径都比第二批的花径大；从 3 种摘心方案来看，2 次摘心整体的产量和花朵数优于 1 次摘心和 3 次摘心，且相同摘心次数的不同处理间没有明显差异，说明进行 2 次摘心时留几个叶片数对最终产量和花朵数的影响不大；另外，各个处理间花径差异不明显，说明不同摘心处理对单朵花径的大小没有显著影响。

综上所述，进行 2 次摘心后获得的产量最高，且相同摘心次数时不同留叶数对最终的产量没有显著影响，不同摘心处理对花朵的大小也没有显著影响。

参考文献

［1］代海涛．安徽省滁菊产业链研究［J］．北方园艺，2014(12): 164–167.

［2］陈世勇，李英峰，史亚东，等．滁菊低产原因分析及对策［J］．安徽农业科学，2011，39(10): 5784–5785.

［3］廖红梅，高立波．药用菊花高产栽培技术要点［J］．南方园艺，2013 (2): 41, 46.

［4］刘利．滁菊的栽培技术与管理［J］．安徽医药，2004, 8(6): 473–474.

［5］刘敏．滁菊形态识别及生物学特性鉴定［J］．安徽农学通报，2006, 12(10): 93.

［6］莫丹，陈发棣，徐迎春，等．定植期和摘心次数对小花型盆栽夏菊开花的影响［J］．南京农业大学学报，2008, 31(3): 51–54.

［7］汪树人，胡玉坤，胡华英．黄山贡菊优质高产栽培技术［J］．农业科技开发，2000，14(6): 51–52.

［8］于云霞，管志勇，陈发棣，等．滁菊定植模式的研究［J］．中药材，2018 (2): 257–262.

［9］任吉君，王艳，孙秀华，等．多效唑、矮壮素和摘心对孔雀草的矮化效应［J］．沈阳农业大学学报，2006, 37(3): 390–394.

［10］唐楠，唐道城，徐虎．摘心方式对日光温室香石竹切花产量及品质的影响［J］．北方园艺，2011 (17): 101–103.

竹茹的本草考证

◎田佳鑫

中国中医科学院西苑医院

[摘　要]竹茹具有清热化痰、除烦止呕之效，广泛应用于临床各种疾病的治疗中。在历史上，竹的种类甚多，药用竹茹自古便有品种之限，本文详细考证了竹茹自古以来的药用品种，与现用基原进行对比，并结合市场情况进行分析，认为现用竹茹的基原较杂，鉴于竹茹历来有品种的限定，其非药用品种的临床疗效并不明确，能否作为竹茹应用与临床有待进一步观察与研究。

[关键词]竹茹；本草考证；基原；原植物

竹茹为禾本科植物青秆竹 *Bambusa tuldoides* Munro、大头典竹 *Sinocalamus beecheyanus* (Munro) McClure var. *pubescens* P. F. Li 或 淡 竹 *Phyllostachys nigra* (Lodd.) Munro var. *henonis* (Mitf.) Stapf ex Rendle 的茎秆的干燥中间层。全年均可采制，取新鲜茎，除去外皮，将稍带绿色的中间层刮成丝条，或削成薄片，捆扎成束，阴干。前者称"散竹茹"，后者称"齐竹茹"。竹茹具有清热化痰，除烦，止呕的功效[1]。

竹茹别名竹皮（《金匮要略》）、淡竹皮茹（《名医别录》）、青竹茹（《药性论》）、淡竹茹（《食疗本草》）、麻巴（《草木便方》）、竹二青（《上海常用中草药》）、竹子青（南药《中草药学》）[2]。

1　竹茹本草考证

《名医别录》在"竹叶"项下，药用竹叶只用篁竹、淡竹、苦竹三种，其中首次记载了药用竹茹，将其收于"淡竹叶"项下[3]，但在其"竹叶"和"苦竹叶及沥"项中，未述用其皮茹。其时所用竹茹，应来源于淡竹，但所传原书未见植物学性状描述。其后《新修本草》亦将其收入"竹叶"项"淡竹叶"后，提到药用竹中篁竹最佳，但未记录植物形态"竹类甚多，此前一条云是篁竹（《证类本草》引用做"筀"），次用淡苦尔。又一种薄壳者，名甘竹叶，最胜[5]"。《证类本草》亦在"淡竹叶"后提及"青皮茹"，引用《本草图经》对药用竹叶的描述："甘竹似篁而茂，即淡竹也……淡竹肉薄，节间有粉，南人以烧竹沥者，医家只用此一品，与《竹谱》所说大同小异也。[6]"对淡竹稍作描述，并引用《竹谱》附图（图40-1）。对比今之淡竹，其成长后仍为绿色，或老时为灰绿色，青秆竹则为淡绿色，与《证类本草》称其皮茹为"青皮茹"可能有关；今三种药用竹的直径一般均为5～7cm，《证类本草》谓其肉薄，但因无对比，故无法确认是否一致；而其书中提到"节间有粉"，与今青秆竹幼时被白粉的特点一致；今之淡竹常栽种于庭院，广泛分布于河南、山东及长江流域以南各地，青秆竹则广泛分布于广东、广西等华南地区，都符合其"南人以（淡竹）烧竹沥"的说法。对比图片，今淡竹一般小枝具叶1～5片，青秆竹小枝具叶3～4片，图片中亦可见此特征，故认为淡竹茹之用，与今竹茹三种来源应为一致。虽然书中仅在"淡竹叶"项下收载"其皮茹"，但在其收录的处方中，引《千金方》原方时，有提及"苦竹茹"之用，而其收录的《本草图经》只记录"苦竹有白有紫，亦有二种，一种出江西及闽中，本极粗大，笋味殊苦，不可啖；一种出江浙，近地亦时有，肉厚而叶长阔，笋微有苦味，俗呼甜苦笋，食品所最贵者，（苦竹笋）亦不闻入药用。"或为今之"紫竹"一类，按今《中国药典》标准，不宜药用。

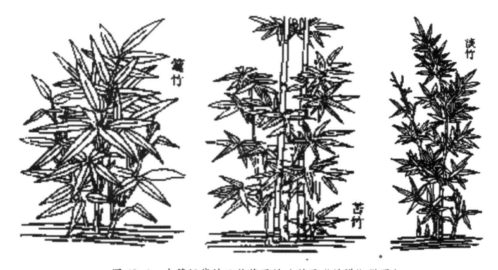

图40-1　古籍记载的三种药用竹（引用《竹谱》附图）

　　《本草纲目》中详细描述了各种竹的形态，记述了竹类的广泛应用，但对于药用的三种竹并未过多描述。但在该书中，首次记录了三种药用竹，均可取皮茹药用。《本草蒙筌》则依旧只将竹茹收于"淡竹叶"项下，认为应以笋味区别竹类："惟尝笋味，淡者为然。篁竹、雷竹、水竹，味淡兼甜，治病第一。笋竹、猫竹，味皆纯淡，采用亦宜；苦竹、紫竹，苦辣而膻，不堪入药……皮茹削去青色，惟取向里黄皮。[7]"今淡竹的竹笋亦可食用。至清代《本草崇原》则记载："今人用竹沥、竹茹，皆取大竹，不知淡竹、苦竹、篁竹皆细小不大，俱系野生，非家种也。"指出当时的竹茹品种已非限三种药竹。

综合古代本草中的记载，竹茹最初应以淡竹为主，与今用淡竹应为一致，后竹茹入药用竹种类多样，并非局限于淡竹。

而在近现代的书籍记载中，民国《本草药品实地之观察》记载："药用之竹，大抵不外乎 *Phyllostachys* et *Bombusa* spp. 两属植物也……应由何种竹上刨取，素无定规，据日本学者之考察，纲目所载之淡竹茹，当为禾本科之淡竹。[8]"其中说到了药用竹茹的现代基原考证，认为《本草纲目》之竹茹主要来自淡竹，而其时药肆所售竹茹来源则"素无定规"，与《本草崇原》所述情况类似。1963 年版的《中国药典》[15]也只收录了淡竹一种。1977 年版以后的《中国药典》则一致收录"青秆竹、大头典竹或淡竹"[1, 16-22]。其后陆续有专家考证，各地竹茹的来源并非仅淡竹一种，甚至也不仅只有历版《中国药典》中收录的几种来源。如《中药商品知识》作者考证曰："竹茹的植物来源为禾本科植物淡竹者，称'淡竹茹'，产于长江流域各地、陕西秦岭、广东粤北等地区，为全国广泛使用；为同科植物苦竹 *Pleioblastus amarus* (Keng) Kengf. 者，唐代孟诜的《食疗本草》称'苦竹茹'，产于江苏、浙江、江西等地，早在古代已习惯使用；为同科植物慈竹 *Sinocalamus affinis* (Rendle) Mcclure 者，《四川中药志》称'慈竹茹'，产于四川、贵州等地，是四川一向习惯使用。[9]"其中提到的几种药用竹茹来源，均非今《中国药典》收录的竹茹品种，但这几种竹今在其产地确实仍做竹茹使用，而淡竹茹之用依旧价位广泛，一直延续。《中国药材学》正文只收录"淡竹"一种基原，但在其附录中强调："竹茹不一定取自淡竹一种，如青竿竹、大头典竹等亦多被刮取竹茹，但苦竹不宜刮取竹茹。[10]"此后，《中华本草》《现代中药学商品通鉴》[11]等后人著作，则都在尊重《中国药典》基原的基础上，附注了其他竹类取皮茹药用的情况。

而纵观各书对其产地的记载，竹茹的分布最早记载于《名医别录》，曰药用之竹"生益州"。其后《本草经集注》也延续了此记载[3-4]。《证类本草》和《本草品汇精要》收录了《本草图经》的记载："处处有之[6]"《本草纲目》整理了前人的记载，并曰"竹惟江河之南甚多"，还详述了各地不同竹类的性状特征。《本草崇原》称"俱系野生，非家种也。"《本草乘雅半偈》也详述了各地各种竹的形态[11]。近现代著作中进一步细化，普遍认为南方各省均产。

以上描述的与文献查找资料发现，竹茹自古以来药用品种较为广泛，但医家认可的来源则以淡竹茹为主，后增加苦竹茹、箬竹茹等，各有侧重；而今用竹茹以禾本科植物青秆竹、大头典竹或淡竹为其主要来源，此外各地另有习用来源的竹茹，但普遍认为苦竹不宜刮取竹茹，或与今用竹茹功效有异。但近年来，市售竹茹的来源并不仅限于药典品种，出于经济效益的考虑，有药商将篾匠编制竹器中刮下的丝条也做竹茹用，其中较多为毛竹，根据《浙江药用植物志》其竹秆不可作药用，其临床疗效并不确切。

竹茹广泛应用于临床，具有清热化痰、除烦止呕之效，竹的种类历来较多，药用竹茹虽自古便有品种之限，但药肆售卖之品种则较广泛，而现用竹茹的基原也同样比较杂乱，如何便捷而可靠地鉴定其品种也缺乏适合推广的方法。鉴于竹茹历来有品种的限定，其非药用品种的临床疗效并不明确，能否作为竹茹应用于临床有待进一步观察与研究。

■ 2　竹茹商品的品质评价

明清时期的本草对于竹茹的药用部位均有比较明确的描述，普遍认为应取外层青皮与内层白心之间的黄色部分作为药用。如：《本草纲目》提到"皮茹削去青色，惟取向里黄皮[7]"，《本草成雅半偈》曰"青白之交曰茹，可称部署之少阳分形层之层……去外皮一重，取青白之交曰茹，此竹气通上彻下，透表及里之所，用之可通上下而使气清，达表里，而不致骤急者也。[12]"《本草崇原》收载竹茹采收方法，曰："用刀轻轻刮去竹皮上粉青，取青内之皮，谓之竹茹。"《本草求真》："取竹刮去外膜。取二层如麻缕者良。"

但近现代书籍中则认为混有绿色的竹茹更佳。1963版《中国药典》一部："以色绿、丝细均匀、质柔软、有弹性者为佳[16]。"《中国药材学》《中华本草》《现代中药材商品通鉴》《中华药海》[12]等的记载基本一致，但在《500味常用中药材的经验鉴别》《金世元中药材传统经验鉴别》则记载"竹茹商品以身干、色绿、丝细均匀、质柔软、有弹性者为佳"。[14]《中国药典》与各地的地方炮制规范中对竹茹性状的描述也各有差异（表40-1）[23-31]。各地标准对竹茹性状的描述大体一致，与《中国药典》也基本符合。唯广西标准记载竹茹的颜色略有差别，为"浅绿色或黄棕色"。

表40-1　竹茹性状记载

出处	性状
《中国药典》 （1963年版）	本品呈不规则的丝团状，弯曲而拘挛。浅绿色或黄绿色。丝带宽窄厚薄不等，两头不整齐。质柔韧而轻松，有弹性。气清香，味淡。以色绿、丝细均匀、质柔软、有弹性者为佳
《中国药典》一部 （1977年版）	本品为不规则的丝条，卷曲成团状。宽窄厚薄不等。浅绿色或黄绿色。体轻松，质柔软，有弹性。气微，味淡
《中国药典》一部 （1985年版）	本品为不规则的丝条，卷曲成团状。宽窄厚薄不等。浅绿色或黄绿色。体轻松，质柔软，有弹性。气微，味淡
《中国药典》一部 （1990年版、1995年版、2000年版、2005年版）	本品为卷曲成团的不规则丝条或呈长条形薄片状。宽窄厚薄不等，浅绿色或黄绿色。体轻松，质柔韧，有弹性。气微，味淡

续表

出处	性状
《中国药典》一部 （2010年版、2015年版）	本品为卷曲成团的不规则丝条或呈长条形薄片状。宽窄厚薄不等，浅绿色、黄绿色或黄白色。纤维性，体轻松，质柔韧，有弹性。气微，味淡
《北京市中药饮片炮制规范》 （2008年版）	本品为卷曲成团的不规则丝条。浅绿色或浅黄绿色。体轻松，质柔韧，有弹性。气微，味淡
《上海市中药饮片炮制规范》 （2008年版）	本品呈卷曲成团的不规则丝条或呈长条形薄片状，宽窄厚薄不等。浅绿色或黄绿色。体轻松，质柔韧，有弹性。气微，味淡。姜汁炒竹茹：淡黄棕色，有的具焦斑，略有姜气，味微辣
《湖北省中药饮片炮制规范》 （2009年版）	本品为不规则的薄片或丝团。宽窄厚薄不等，表面浅绿色或黄绿色。体轻松，质柔韧，有弹性。气微，味淡。姜竹茹：形同竹茹，表面呈黄色，有焦斑，略具姜味
《安徽省中药饮片炮制规范》 （2005年版）	卷曲成团状或不规则丝条状小段。浅绿色或黄棕色。体轻松，质柔韧，有弹性。气微，味淡
《广东省中药饮片炮制规范》 （2011年版）	竹茹：为卷曲成团的不规则丝条或呈长条形薄片状。宽窄厚薄不等，浅绿色或黄绿色。体轻松，质柔韧，有弹性。气微，味淡。姜竹茹：本品为卷曲成团的不规则丝条或呈长条形薄片状。宽窄厚薄不等，表面黄白色或浅棕色，或有焦斑。体轻松，质柔韧，有弹性。气微或微有姜辣气，味淡。麸炒竹茹：本品为卷曲成团的不规则丝条或呈长条形薄片状。宽窄厚薄不等，黄色或浅棕色，或有焦斑。体轻松，质柔韧，有弹性。气微，味淡
《广西壮族自治区中药饮片炮制规范》（2007年版）	本品呈卷曲成团状的不规则丝条状小段或呈长条形薄片状。浅绿色或黄棕色。体轻松，质柔韧，有弹性。气微，味淡。姜竹茹形同生竹茹，黄绿色或黄色，微具黄色焦斑和姜的气味
《贵州省中药饮片炮制规范》 （2005年版）	为卷曲成团丝条或呈不规则薄片形条段。浅绿色或黄绿色。体轻松，质柔韧，有弹性。气微，味淡。姜竹茹形同竹茹，浅绿色或黄绿色，有黄色焦斑，微具姜气
《河南省中药饮片炮制规范》 （2005年版）	为不规则的丝条状小段或卷曲成团状。浅绿色或黄绿色。体轻松，质柔韧，有弹性。气微，味淡。姜竹茹形同竹茹，浅绿色或黄绿色，有黄色焦斑，微具姜的气味

续表

出处	性状
《江西省中药饮片炮制规范》 （2008 年版）	本品为卷曲成团的不规则丝条状小段或卷曲成团状。宽窄厚薄不等，浅绿色或黄绿色。体轻松，质柔软，有弹性。气微，味淡。无霉变、虫蛀。姜竹茹形如竹茹，表面微具黄色焦斑，有姜辣味

可见近现代对竹茹的品质评价中，普遍认为颜色"黄绿"为佳，市场所售竹茹大部分为黄色，但市场上也有青色皮茹在售，且青色者价更高。这可能与药用竹茹较细（直径 5 ~ 7cm），为保证竹茹产量有关，但由于其与旧时认知尚有一定差异，且缺乏系统的疗效对比，故应结合临床疗效进一步研究竹茹的品质问题。

参考文献

[1] 国家药典委员会.中华人民共和国药典：一部［M］.2015 年版.北京：中国医药科技出版社，2015：139.

[2] 国家中医药管理局《中华本草》编委会.中华本草：8［M］.上海：上海科学技术出版社，1999：397.

[3] 陶弘景.名医别录［M］.尚志钧，辑校.北京：人民卫生出版社，1986：126.

[4] 陶弘景.本草经集注［M］.尚志钧，等，辑校.北京：人民卫生出版社，1994：277.

[5] 苏敬.新修本草：辑复本［M］.2 版.尚志钧，辑校.合肥：安徽科学技术出版社，2005：186.

[6] 唐慎微.重修政和经史证类备用本草［M］.陆拯，等，校注.北京：中国中医药出版社，2013：852.

[7] 陈嘉谟.本草蒙筌［M］.周起凡，等，点校.北京：人民卫生出版社，1988：214.

[8] 赵橘黄.本草药品实地之观察［M］.樊菊芬，点校.福州：福建科学技术出版社，2006：134.

[9] 《中药商品知识》编写组.中药商品知识［M］.广州：广东科技出版社，1989：149.

[10] 徐国钧，等.中国药材学［M］.北京：中国医药科技出版社，1996：765.

[11] 张贵君，等.现代中药材商品通鉴［M］.北京：中国中医药出版社，2001：1218.

[12] 卢之颐.本草成雅半偈［M］.张永鹏，校注.北京：中国医药科技出版社，2014：70

[13] 冉先德，等.中华药海（精华本）［M］.北京：东方出版社，2010：1334.

[14] 金世元.金世元中药材传统经验鉴别［M］.北京：中国中医药出版社，2010：165.

[15] 中华人民共和国卫生部药典委员会. 中华人民共和国药典:一部 [M] . 1964 年版. 北京:人民卫生出版社,1964: 112.

[16] 中华人民共和国卫生部药典委员会. 中华人民共和国药典:一部 [M] . 1978 年版. 北京:人民卫生出版社,1978:227.

[17] 中华人民共和国卫生部药典委员会. 中华人民共和国药典:一部 [M] . 1985 年版. 北京:人民卫生出版社,1985: 109.

[18] 中华人民共和国卫生部药典委员会. 中华人民共和国药典:一部 [M] . 1990 年版. 北京:人民卫生出版社,1990: 113.

[19] 中华人民共和国卫生部药典委员会. 中华人民共和国药典:一部 [M] . 1995 年版. 北京:化学工业出版社,1995: 114.

[20] 国家药典委员会. 中华人民共和国药典:一部 [M] . 2000 年版. 北京:化学工业出版社,2000: 107.

[21] 国家药典委员会. 中华人民共和国药典:一部 [M] . 2005 年版. 北京:化学工业出版社,2005: 93.

[22] 国家药典委员会. 中华人民共和国药典:一部 [M] . 2010 年版. 北京:化学工业出版社,2010: 130.

[23] 北京市药品监督管理局. 北京市中药饮片炮制规范 [M] . 2008 年版. 北京:化学工业出版社,2010.

[24] 上海市食品药品监督管理局. 上海市中药饮片炮制规范 [M] . 2008 年版. 上海:上海科学技术出版社,2008: 417.

[25] 安徽省食品药品监督管理局. 安徽省中药饮片炮制规范 [M] . 2005 年版. 合肥:安徽科学技术出版社. 2006: 195.

[26] 广东省食品药品监督管理局. 广东省中药饮片炮制规范 [M] . 2011 年版. 广州:广东科技出版社,2011: 140.

[27] 广西壮族自治区食品药品监督管理局. 广西壮族自治区中药饮片炮制规范 [M] . 2007 年版. 南宁:广西科学技术出版社,2007: 136.

[28] 贵州省食品药品监督管理局. 贵州省中药饮片炮制规范 [M] . 2005 年版. 贵阳:贵州科技出版社,2005: 99.

[29] 河南省食品药品监督管理局. 河南省中药饮片炮制规范 [M] . 2005 年版. 郑州:河南人民出版社,2005: 415.

[30] 江西省食品药品监督管理局. 江西省中药饮片炮制规范 [M] . 2008 年版. 上海:上海科学技术出版社,2009: 179.

[31] 湖南省食品药品监督管理局. 湖南省中药饮片炮制规范 [M] . 2010 年版. 长沙:湖南科学技术出版社. 2010: 167.

广东省紫金县巴戟天种苗生产标准操作规程（SOP）

◎黄意成

广东省中药研究所

[摘　要]通过对药用植物巴戟天种苗生产繁育技术的总结，从种子繁殖、扦插繁殖育苗技术，以及种苗病虫害防治、种苗出圃和包装运输等方面，明确规定了巴戟天的种子苗、分株苗生产技术规程，为巴戟天种苗标准化生产提供依据。

[关键词]巴戟天；种苗繁育；标准操作规程

巴戟天为茜草科植物巴戟天 *Morinda officinalis* How 的干燥根，是著名的"四大南药""十大广药"之一，也是广东省立法保护的八大南药品种之一。巴戟天始载于《神农草经》，列为上品，历代本草均有记载；具有补肾阳、强筋骨、祛风湿等功效；主要用于阳痿遗精，宫冷不孕，月经不调，少腹冷痛，风湿痹痛，筋骨痿软等[1]。现代药理研究发现其有抗炎镇痛[2]、抗肿瘤、抗抑郁[3]、增强免疫、抗骨质疏松、抗氧化及降血糖[4]、降低胆固醇等作用。巴戟天主要生长分布在广东、广西、福建和海南等地，上述 4 个省（自治区）也是我国巴戟天的药材主产区[5]，广东历来为巴戟天的道地产区，是巴戟天最大和最主要的种植和药材生产区。据统计近年来全国巴戟天种植面积 7400hm^2，总产量约 4.3 万吨。广东为主要产地，种植面积约占全国的 90%，产量约占全国总产量的 85%。在第四次全国中药资源普查过程中，发现广东省河源市紫金县有野生巴戟天资源并有一定面积的人工种植，但种苗繁育技术较为混乱，存在品种品系不明确、种苗参差不齐、成苗率差等问题。为进一步推广和规范巴戟天种苗生产，保证巴戟天药材的质量和产量，现制定本技术规程，为紫金县巴戟天种苗生产提供技术参考。

■　1　范围

本标准规定了中药材巴戟天种苗繁育所要求的圃地选择与规划，圃地的整理、消毒，插穗的采集与处理，扦插及插后管理，选种及种子处理、种苗出圃等技术要求。

本标准适用于中药材巴戟天种苗繁育生产。

2　规范性引用文件

下列文件对于本文件的应用是必不可少的。凡是注日期的引用文件，仅所注日期的版本适用于本文件。凡是不注日期的引用文件，其最新版本（包括所有的修改单）适用于本文件。

GB 3095 环境空气质量标准

GB 15618 土壤环境质量标准

GB 5084 农田灌溉水质标准

GB 4285 农药安全使用标准

GB/T 8321 农药合理使用准则

GB 15569 农业植物调运检疫规程

NY/T 393-2000 绿色食品农药使用准则

3　术语与定义

下列定义适用于本规程：

3.1　插穗

用于扦插苗繁育的木质化枝段。

4　圃地选择与整地

4.1　圃地选择

圃地宜选择交通便利，地势平缓，排灌方便，背风向阳，土壤疏松、肥沃、排水良好且有一定遮阴条件的地块，以新开垦无污染地块为好。

4.2　整地

育苗前，先行翻耕土壤，使其充分风化，再行细碎疏松，每 667 m^2 施生物有机肥 2000 ~ 3500 kg 作基肥，做成宽 1 m，高 20cm 的平畦，畦面盖火烧土，再铺一层干稻草，点火烧成灰，起消毒和提高土温作用。

5 种苗繁殖

5.1 扦插繁殖

5.1.1 插条的选择

选择 1 ～ 3 年生无病虫害、粗壮的木质化藤茎，从母株剪下。

5.1.2 插条的截取

取母株上截下的插条，截成长 5cm 的单节，或长 10 ～ 15cm 具 2 ～ 3 个茎节的藤茎作插穗，插穗上端节间不宜留长，剪成平口，下端于茎节下剪成 45°斜切面，剪插穗时刀口要锋利，切勿将剪口压裂，并剪掉插穗上的叶片。

5.1.3 插穗的处理

为了促进生根和提高成苗率，可将插穗每 100 条捆成 1 把，基部浸于含 0.0025g/L 的 2，4-D 的水中 2h，可提高扦插苗的成活率。

5.1.4 扦插的时间

3 月上旬至 4 月下旬，此时气温回升，雨量渐多，扦插苗易于成活。

5.1.5 扦插方法

扦插育苗可按行距 15 ～ 20cm 开沟，然后将插穗按 1 ～ 2cm 的株距整齐平列斜放在沟内，扦插的深度以挨近第 1 节叶柄处为宜，插后覆黄心土或经过消毒的细土，插穗稍露出地面，一般插后 20 天即可生根，成活率达 80% 以上。不能及时扦插完的插条，用草木灰黄泥浆浆根，放在阴湿处假植。

5.1.6 直插

如不经过育苗直接插于生产地，可按株距 40 ～ 50cm 开穴，每穴插 3 ～ 5 段插穗，深种浅露，露出土面不要超过 2cm，以免插穗因水分散失过多而致干枯。插后压实土壤，浇水，以保插穗成活。插后用遮阳网遮阴，荫蔽度控制在 70% ～ 80%。

5.2 种子繁殖

种子苗生长茁壮，抗病力强，植株根系发达，条根产量高、品质好，是解决种苗不足、防止品种退化和培育优质高产品种的有效途径。

5.2.1 选种

选粗壮无病虫害的植株作留种母株，加强管理，以保证能多开花结实。

5.2.2 采种

巴戟天定植 3 年后开花结果，一般在 9 ～ 10 月陆续成熟，当果实由青色转为黄褐色或红色、带甜味时采摘。

5.2.3 种子处理

采回的果实，擦破果皮，把种子浆汁冲洗干净，取出种子，选色红、饱满、无病虫害的种子进行播种或拌湿沙保存至翌年春季播种，也可用层积贮藏催芽法，将采下的果实分层放于透水的箩筐内，一层沙、一层草木灰和一层果实，经常保持湿润。

5.2.4 播种期

由于种子不耐久藏，最好是随采随播，以 10 ～ 11 月为宜。经过贮藏的种子，宜在翌年 3 ～ 4 月进行。

5.2.5 播种方法

点播或撒播均可。点播按株行距 3cm × 10cm 株行距，撒播密度不宜过大。播种后宜用土筛筛过的黄心土或火烧土覆盖约 1cm，经 1 ～ 2 个月，种子便可发芽，幼苗成活率可达 90% 左右。

■ 6 苗期管理

6.1 光照

在苗床上搭建高 50cm 的小拱棚，上盖荫蔽度 70% ～ 80% 的遮阳网，以防阳光直射。随着种苗生根成活和长大，应逐步增大透光度，育苗后期荫蔽度控制在 30% 左右。

6.2 除草

及时清除苗圃内杂草，保持苗圃整洁，无杂草，减少杂草争夺水分和养分。

6.3 水分

在育苗过程中应保持苗床湿润，干旱时及时浇水，浇水最好在早晨或傍晚进行。雨水较多时，应做好排水，避免积水。

6.4 施肥

插穗长出新藤蔓或种子发芽长出新叶后，可喷施磷酸二氢钾和尿素混合液，浓度分别为 0.2% 和 0.1%，每 7 天喷施 1 次，连喷 3 ～ 4 次。亦可在种苗生长期间适当施用生物液体肥。

6.5 摘顶芽

待苗高 30cm 时，应将顶芽摘去，以促进分枝、枝条粗壮、须根发达，并可缩短苗期，提高移栽成活率。

7 病虫害防治

7.1 防治原则

应遵循预防为主、综合防治的原则。农药使用按照 GB 4285 和 GB/T 8321 的规定执行。

7.2 根腐病

发病初期用 50% 甲基硫菌灵 800 倍液，或 50% 多菌灵可湿性粉剂 1000 倍液灌根；发病后用 40% 敌磺钠 1000 倍液喷雾或浇灌病株，或用 80% 乙蒜素 1500 倍液灌根。

7.3 轮纹病

发病期，用 1 ∶ 2 ∶ 100(硫酸铜 ∶ 生石灰 ∶ 水)波尔多液喷雾，每 7 天喷 1 次，连喷 3 次。

7.4 根结线虫病

发病期，施 10% 噻唑膦颗粒剂每株 1 ~ 2 g 或 0.5% 阿维菌素颗粒剂 1 ~ 2 g，每隔 60 天施药 1 次，连施 2 次。

7.5 蚜虫、红蜘蛛

用 2.5% 高效氯氟氰菊酯 1500 ~ 2000 倍液或 3% 啶虫脒 1500 ~ 2000 倍液，选晴天上午叶面喷施 1 ~ 2 次。

8 种苗出圃

8.1 炼苗

在出圃前 15 天，不再施肥，减少浇水次数和浇水量，特别干旱时可喷少量水。

8.2 起苗出圃

插穗扦插约 4 个月或种子繁殖 6 个月后，新藤蔓长度 10cm 以上时方可起苗。选择晴天下午 17：00 之后或阴天起苗，用铲子深挖，种苗可带土团，保持根系完整，将种苗置于阴凉处。

8.3 包装运输

种苗起土后，按种苗质量等级指标进行分级、包装。每 50 ~ 100 株 1 捆，在根颈、主干中部用草绳捆紧，挂牌标明品种及来源。装车时，不能过度挤压、随意堆叠，应有序叠放；长途运输应有防风、防晒、防雨水淋袭的措施。

参考文献

［1］国家药典委员会.中华人民共和国药典：一部［M］.2015年版.北京：中国医药科技出版社，2015：81.

［2］CHOI J, LEE K T, CHOI M Y, et al. Antinociceptive antiinflammatory effect of monotropein isolated from the root of Morinda officinalis［J］. Biol Pharm Bull, 2005, 28(10): 1915.

［3］蔡兵，崔承彬，陈玉华，等.中药巴戟天抗抑郁作用的大小鼠模型三级组合测试评价［J］.解放军药学学报，2005, 21(5): 321−325.

［4］刘霄.巴戟天多糖的降血糖和抗氧化作用研究［J］.中药材，2009, 32(6): 949−951.

［5］章润菁，李倩，屈敏红，等.巴戟天种质资源调查研究［J］.中国现代中药，2016, 18(4): 482−487.

卷丹百合商品规格等级研究

◎王昌华

重庆市中药研究院

[摘　要] 目的：通过研究制订卷丹百合商品规格等级，规范卷丹百合的市场流通行为，为百合药材的质量稳定和优质优价提供重要参考。方法：采用资源研究方法，进行卷丹百合药材不同产地、不同药材市场的实地调研和商品药材采集，分析卷丹百合的生产现状和市场商品流通情况；对采集的商品药材进行性状数据测量，利用 SPSS 进行分析，研究卷丹百合药材商品规格等级划分的指标选择和限度设定。结果："卷丹百合"来源于卷丹 Lilium lancifolium Thunb.，为《中国药典》收载品种，是药用主流商品，主产于湖南龙山。在百合药材生产、流通过程中，卷丹百合商品规格等级按加工分为"选货"和"统货"，再按鳞叶大小划分若干等级。结论：本研究以卷丹百合的产地、市场实际情况划分了卷丹百合药材商品规格等级，为百合药材的市场流通和商品规格等级标准的制订提供了理论依据。

[关键词] 卷丹百合；商品；规格等级

　　百合是我国传统的药食两用品种，使用历史悠久，为百合科植物卷丹 Lilium lancifolium Thunb.、百合 Lilium brownii F. E. Brown var. viridulum Baker 或细叶百合 Lilium pumilum DC. 的干燥肉质鳞叶，具有养阴润肺、清心安神的功效[1]。据调查，卷丹百合作为 2015 年版《中国药典》收载的百合药材之一，目前已成为药用百合的主流商品，但长期以来并未形成规范统一的规格等级，造成了市场商品品质、等级、价格的混乱。基于此，通过卷丹百合的产地、市场实地调查，分析规格等级划分依据，从而制定卷丹百合商品规格等级，以规范百合的市场流通，为百合药材的质量稳定和优质优价提供重要参考。

■ 1　产地调查

　　据调查，卷丹百合主产于湖南龙山及周边地区，项目组成员在主产区的多家百合种植户、专业合作社、药材加工厂，以及药材收购商进行了卷丹百合的加工和等级划分情况的调查。

1.1　性状数据测量

对产区随机进行多点取样，收集不同农户或专业合作社不同规格等级药材，并对其进行性状数据的测量，选取划分规格等级的关键性指标：长度、宽度、厚度。

1.2　统计分析

依据农户和专业合作社对百合药材等级的划分情况，对收集到的所有长度、宽度、厚度的数值作散点图（图42-1、图42-2、图42-3），如图所示：①特级、一级、二级3个等级的长度大体呈现依次减小的趋势，但不同等级之间存在数据重叠现象；②所有宽度、厚度的数据没有明显的变化趋势，所以认为宽度和厚度对百合药材商品规格等级划分的影响较小。又对同一等级的百合药材的长度、宽度、厚度分别作频率分布直方图（图42-4、图42-5、图42-6）。分析发现，同一个等级内的长度分布范围比较宽，虽然所有的数据整体类似于正态分布，但不同区间内的频率分布不同，表明同一等级下百合药材的均一性不好，不同等级百合药材的长度也有重叠情况，所以认为不同农户和专业合作社间对百合药材商品规格等级的划分没有统一的标准。

把所有百合药材的长度、宽度、厚度数据全部汇集到一起，作频率分布直方图（图42-7），依据湖南龙山产地收集到的不同等级百合药材的分布情况，即：收集到的特级1份、一级3份、二级5份，所以将汇总后的长度、宽度和厚度频率分布直方图按1∶3∶5进行划分，长度的分位点分别为2.8cm、3.6cm，宽度的分位点分别为1.83cm、1.5cm，厚度的分位点分别为2.50mm、1.67mm。

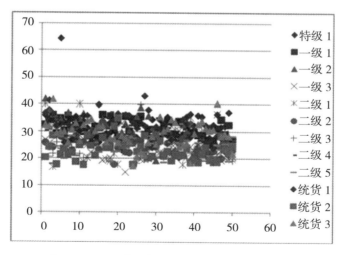

图42-1　不同等级卷丹百合药材长度散点分布图

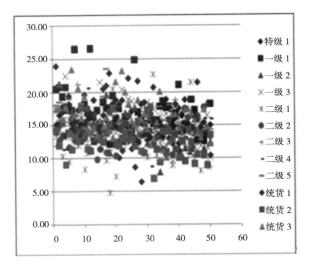

图 42-2　不同等级卷丹百合药材宽度散点分布图

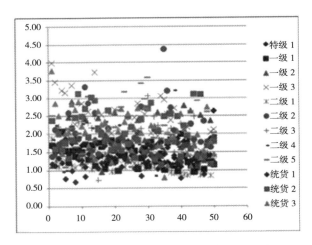

图 42-3　不同等级卷丹百合药材厚度散点分布图

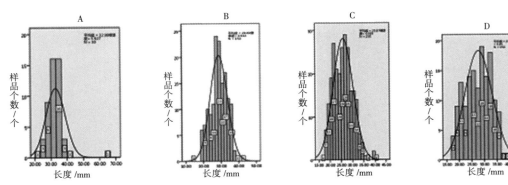

图 42-4　湖南龙山产地收集到的卷丹百合药材的长度频率分布直方图
A. 百合心材 - 特级　B. 百合心材 - 一级　C. 百合心材 - 二级　D. 百合统货
Mean. 平均值　SD. 标准差　N. 样本个数

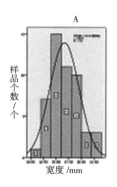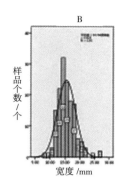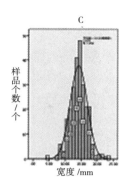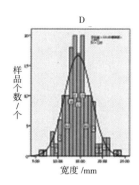

图 42-5　湖南龙山产地收集到的卷丹百合药材的宽度频率分布直方图
A. 百合心材 – 特级　B. 百合心材 – 一级　C. 百合心材 – 二级　D. 百合统货
Mean. 平均值　SD. 标准差　N. 样本个数

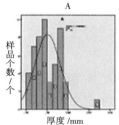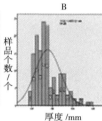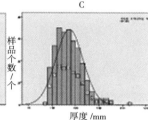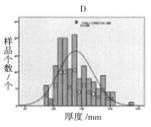

图 42-6　湖南龙山产地收集到的卷丹百合药材的厚度频率分布直方图
A. 百合心材 – 特级　B. 百合心材 – 一级　C. 百合心材 – 二级　D. 百合统货
Mean. 平均值　SD. 标准差　N. 样本个数

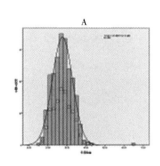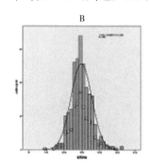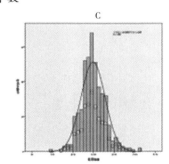

图 42-7　湖南龙山卷丹百合药材长度、宽度、厚度的频率分布直方图
A. 长度　B. 宽度　C. 厚度
Mean. 平均值　SD. 标准差　N. 样本个数

1.3　产区卷丹百合商品规格等级划分

卷丹百合选货: 长度大于 3.60cm, 宽度大于 1.83cm, 厚度大于 2.50mm 的为选货特级; 长度介于 2.80 ~ 3.60cm, 宽度介于 1.50 ~ 1.83cm, 厚度介于 1.67 ~ 2.50mm 的为选货一级; 长度小于 2.80cm, 宽度小于 1.50cm, 厚度小于 1.67mm 的为选货二级。

卷丹百合统货: 产地没有划分统货等级。

2　市场调查

通过药材市场调查，卷丹百合为市场主流的药用百合商品，主要来自湖南龙山，项目组成员在河北安国、安徽亳州、四川荷花池、广西玉林等几个大型药材市场的多家商户调查了卷丹百合的商品等级划分情况。

2.1　性状数据测量

对药材市场随机进行多点取样，每个市场收集不同商户或摊位上各规格等级药材，并对其进行性状数据的测量，选取划分规格等级的关键性指标：长度、宽度、厚度。

2.2　统计分析

依据市场商户对卷丹百合药材等级的划分情况，按1.2统计分析方法对收集到的所有长度、宽度、厚度的数值作散点图，又对同一等级的百合药材的长度、宽度、厚度分别做频率分布直方图。分析发现，不同商户间对卷丹百合商品规格等级的划分没有统一的标准。

分别把各市场收集的所有百合药材的长度、宽度、厚度数据全部汇集到一起，做频率分布直方图（图42-8、图42-9、图42-10、图42-11、图42-12、图42-13），依据各药材市场收集到的百合药材不同等级的分布情况，汇总后的长度、宽度和厚度频率分布直方图按份数比例进行划分。

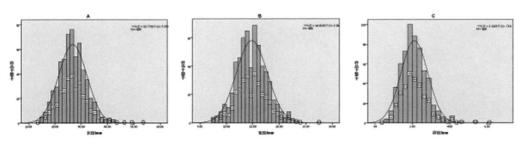

图42-8　安国药材市场百合药材选货长度、宽度、厚度的频率分布直方图
A. 长度　B. 宽度　C. 厚度
Mean. 平均值　SD. 标准差　N. 样本个数

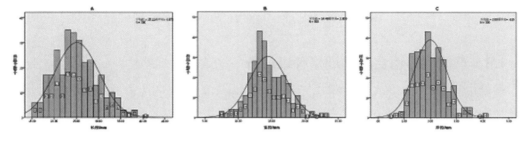

图42-9　安国药材市场百合药材统货长度、宽度、厚度的频率分布直方图
A. 长度　B. 宽度　C. 厚度
Mean. 平均值　SD. 标准差　N. 样本个数

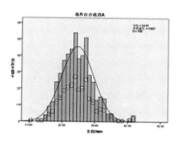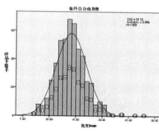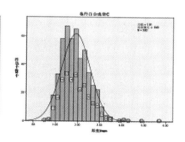

图 42-10　亳州药材市场卷丹百合药材选货长度、宽度、厚度的频率分布直方图
A. 长度　B. 宽度　C. 厚度
Mean. 平均值　SD. 标准差　N. 样本个数

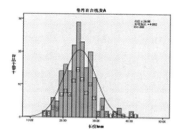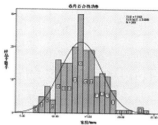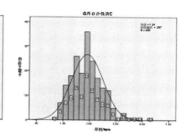

图 42-11　亳州药材市场卷丹百合药材统货长度、宽度、厚度的频率分布直方图
A. 长度　B. 宽度　C. 厚度
Mean. 平均值　SD. 标准差　N. 样本个数

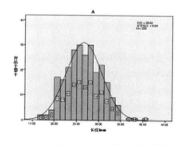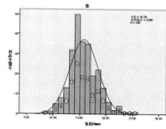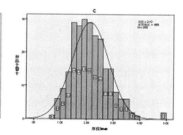

图 42-12　荷花池药材市场百合药材选货全部长度、宽度、厚度的频率分布直方图
A. 长度　B. 宽度　C. 厚度
Mean. 平均值　SD. 标准差　N. 样本个数

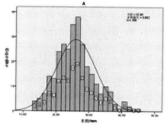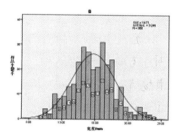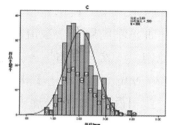

图 42-13　玉林药材市场百合药材选货全部长度、宽度、厚度的频率分布直方图
A. 长度　B. 宽度　C. 厚度
Mean. 平均值　SD. 标准差　N. 样本个数

2.3　市场卷丹百合商品规格等级划分

2.3.1　河北安国市场

卷丹百合选货：长度大于 3.00cm，宽度大于 1.64cm，厚度大于 2.50 mm 的为一级；长度 2.5～3.0cm，宽度 1.36～1.64cm，厚度 1.75～2.5 mm 的为二级；长度小于 2.5cm，宽度小于 1.36cm，厚度小于 1.75 mm 的为三级。

卷丹百合统货：长度大于 2.50cm，宽度大于 1.43cm，厚度大于 2.00 mm 的为统货一级；长度小于 2.50cm，宽度小于 1.43cm，厚度小于 2.00 mm 的为统货二级。

2.3.2　安徽亳州市场

卷丹百合选货：长度大于 2.67cm，宽度大于 1.50cm，厚度大于 2.20 mm 的为心材大片；长度 2.33～2.67cm，宽度 1.33～1.50cm，厚度 1.80～2.20mm 的为心材中片；长度小于 2.33cm，宽度小于 1.33cm，厚度小于 1.80mm 的为心材小片。

卷丹百合统货：长度大于 2.50cm，宽度大于 1.42cm，厚度大于 2.00mm 的为统货大统；长度小于 2.50cm，宽度小于 1.42cm，厚度小于 2.00 mm 的为统货小统。

2.3.3　四川荷花池市场

卷丹百合选货：长度大于 2.63cm，宽度大于 1.50cm，厚度大于 2.00 mm 的为一级；长度小于 2.63cm，宽度小于 1.50cm，厚度小于 2.00 mm 的为三级。

卷丹百合统货：没有划分统货等级。

2.3.4　广西玉林市场

百合选货：长度大于 2.57cm，宽度大于 1.50cm，厚度大于 2.00mm 的为一级；长度小于 2.57cm，宽度小于 1.50cm，厚度小于 2.00mm 的为三级。

卷丹百合统货：没有划分统货等级。

3　结果与结论

3.1　基原与产地

药材市场中有三类百合商品，"卷丹百合"也称"药百合"，为《中国药典》收载品种，是药用百合主流商品，来源于卷丹 *Lilium lancifolium* Thunb.，主产区为湖南龙山。"龙牙百合"亦为《中国药典》收载品种，来源于百合 *Lilium brownii* F. E. Brown var. *viridulum* Baker，市场商品较少。未发现细叶百合的商品。"兰州百合"来源于兰州百合 *Lilium davidii* Duchartre var. *unicolor* Cotton，收载于《甘肃省中药材标准》，"龙牙百合"和"兰州百合"主要用于食用。

3.2　划分方法与结果

在药材主产区，卷丹百合药材没有划分规格，主要依据百合药材的外观质量和大小分为：选货、统货、边皮。选货又依据大小和色泽细分为：特级、一级、二级三个等级；统货没有分级。"边皮"外观性状不佳，多作为等外品。特级只存在于产地。

在药材市场，卷丹百合依据外观、大小等划分为：选货和统货。选货又依据大小分为大片（选1）、中片（选2）、小片（选3）三个等级，有些市场只分为了大片、小片两个等级；统货又依据大小分为大统、小统两个等级，有些市场也没有将统货分等级。

根据统计分析，不同等级卷丹百合药材间的宽度和厚度差别不大，综合考虑长度、宽度、厚度对等级划分及便捷性的影响，三者的权重大小为：长度 > 宽度 > 厚度，故不设厚度数值作为等级区别点。

基于市场、产地调研的综合结果，并在"基于《药典》、市场第一、简便实用"三个原则的指导下，划分了卷丹百合药材商品规格等级。卷丹百合商品规格等级划分结果见表42-1。

表42-1 卷丹百合商品规格等级划分

规格	等级	性状描述	
		共同点	区别点
卷丹百合	选货 一等	干货。呈长卵圆形，表面黄白色至淡棕黄色，有数条纵直平行的白色维管束。顶端尖，基部较宽，边缘薄，微波状，略向内弯曲。质硬而脆，断面较平坦，角质样。气微，味微苦	3.0cm< 长度≤5.0cm，1.5cm< 宽度≤2.0cm，中部厚1.3mm～4.0mm
	二等		长度2.5～3.0cm，宽度1.3～1.5cm，中部厚1.3mm～4.0mm
	三等		2.0cm≤长度<2.5cm，1.0cm≤宽度<1.3cm，中部厚1.3mm～4.0mm
卷丹百合	统货 大统	干货。呈长卵圆形，表面黄白色至淡黄棕色，有的微带紫色，间有褐斑片，有数条纵直平行的白色维管束。质硬而脆，易折断，断面平坦，角质样。气微，味微苦	2.5cm< 长度≤5.0cm，1.4cm< 宽度≤2.0cm，中部厚1.3mm～4.0mm
	小统		2.0cm≤长度≤2.5cm，1.0cm≤宽度≤1.4cm，中部厚1.3mm～4.0mm

参考文献

［1］国家药典委员会.中华人民共和国药典：一部［M］.2015年版.北京：中国医药科技出版社，2015：132.

太子参化感自毒物质筛选与识别研究

◎ 刘红燕

山东中医药大学

[摘　要] 目的：通过对太子参植后根际土与空白土中差异性目标成分检测，探讨引发太子参连作障碍的物质基础。方法：采用 UFLC-TOF-MS 技术分析种植太子参后的土壤与空白土中成分，数据经 MarkerView 处理后，利用 SIMCA14.0 进行 PCA 分析和 OPLS-DA 分析，挑选 VIP > 1 且 $P < 0.5$ 的成分，通过二次质谱结合文献进行鉴定。将筛选出的潜在目标成分进一步 KEGG 注释分析并进行通路影响分析。结果：从太子参植后根际土和空白土中共鉴定出 42 种差异性潜在目标成分，归类于苯甲酸及其衍生物、水溶性有机酸、生物碱、黄酮类等。42 种目标成分影响最大的通路是酪氨酸代谢（Tyrosine metabolism）途径。结论：太子参连作障碍可能与由酪氨酸代谢途径释放出的潜在化感物质有关。

[关键词] 太子参；化感物质；识别；筛选

　　太子参来源于石竹科植物孩儿参 *Pseudostellaria heterophylla* (Miq.) Pax 的干燥块根，具有益气健脾、生津润肺等功效[1]，是临床常用补虚药。主要栽培于福建、贵州、安徽、山东等省。近年来，随着中药农业的发展，太子参品种单一化、栽培面积逐渐增大等问题的出现，导致其生产过程中存在着严重的连作障碍问题，严重制约了太子参及其相关产业和区域经济的可持续发展。越来越多的研究证实：化感自毒物质介导是导致太子参连作障碍形成的主要原因，植物根系分泌物是化感自毒物质来源的重要途径。基于此，本文采用 UFLC-TOF-MS 技术对太子参重茬根际土和空白土中差异成分进行分析，探讨影响太子参连作障碍的潜在化感物质和代谢途径，为太子参连作障碍研究提供基础。

■ 1　仪器与试药

1.1　仪器

　　超高效液相：Agilent 1290 UHPLC，Agilent；高分辨质谱：AB Triple TOF 6600，AB Sciex；色谱柱：ACQUITY UPLC BEH Amide（1.7 μm，2.1mm×100 mm，Waters）；液质联用系统由安捷伦1290超高效液相串联 AB Sciex TripleTOF 6600 高分

辨质谱仪组成。

1.2 试剂

甲醇、乙酸乙酯、乙腈（均购自默克公司，色谱级）。植物 UHPLC-QTOF-MS 检测内标为核糖醇（CAS#：488-81-3，$\geq$ 99%，西格玛，中国）。

1.3 样品

以福建省道地药材"柘荣太子参 2 号"为供试材料，于 2016 年 4 月在福建农林大学中药材 GAP 研究所野外农田生态定位（柘荣县）观察站，采集太子参植前土壤与植后土壤各 6 份。土样采回后，摊晾干燥，备用。

2 方法

2.1 色谱条件

流动相条件：A 为水（含有 25mmol·L^{-1} 的醋酸铵及 25mmol·L^{-1} 的氨水），B 为乙腈；进样体积为 2μl；流速为 300μl·min^{-1}，见表 43-1。

表 43-1 梯度洗脱条件

时间（min）	流动相 A/%	流动相 B/%
0	15	85
1	15	85
12	35	65
12.1	60	40
15	60	40
15.1	15	85
20	15	85

2.2 质谱条件

AB 6600 Triple TOF 质谱仪能够在控制软件（Analyst TF 1.7，AB Sciex）控制下基于 IDA 功能进行一级、二级质谱数据采集。在每个数据采集循环中，筛选出强度最强且大于 100 的分子离子进行采集对应的二级质谱数据。轰击能量：35 eV，15 张二级谱图每 50 ms。ESI 离子源参数设置如下：雾化气压（GS1）为 60 Pa，辅助气压为 60 Pa，气帘气压为 30 Pa，温度为 550℃，喷雾电压为 -4500 V（负离子模式）。

2.3　供试品溶液制备

准确称取 30 g 土壤样品，加入甲醇 150ml，振荡萃取 24 h；过滤；氮吹，定容至10ml，得甲醇样本液。按上述提取方法，采用乙酸乙酯为提取溶剂制备乙酸乙酯样品液。分别吸取两种溶剂样品溶液各 1.5 ml，混合，制备样品液，真空浓缩，得干浸膏；向干浸膏中加入 100 μl 混合溶剂（乙腈水体积比为 1∶1）复溶；涡旋 30s，冰水浴超声 10 min；复溶液于 4 ℃，12000rpm 离心 15min，上清液为样品溶液，上机检测。

采用预实验验证 2 个质控样本品质；摸索样本 UHPLC-QTOF-MS 检测最优代谢物萃取、检测方法。

2.4　数据处理

UFLC-TOF-MS 所得的数据通过软件 MarkerView 进行峰匹配、峰对齐、滤噪等一系列数据预处理，处理后的数据复制至 Excel 表格保存，将保存的表格导入软件 SIMCA14.0，进行主成分分析（PCA）和正交偏最小二乘判别分析（OPLS-DA），采用学生 t 检验进行单因素分析，结合 VIP 值，筛选差异性物质，差异成分通过 KEGG、HMD 数据库并结合文献进行分析。

■ 3　分析

3.1　PCA分析

使用 SIMCA 软件 (V14.0，MKS Data Analytics Solutions，Umea，Sweden)，对空白土（Before'）和重茬土（After'）样本数据进行中心化（CTR）格式化处理（图 43-1、图 43-2、图 43-3、图 43-4），然后进行自动建模（表 43-2）分析，结果显示重茬土样本聚类密集地聚集在一起，表现出较好的可靠性；植前土壤有两个样本稍有偏离，认为具有可靠性。

表 43-2　PCA 模型参数表

Model	Type	A	N	R²X（cum）	Title
M1	PCA-X	3	15	0.963	TOTAL'（POS）
M2	PCA-X	3	15	0.874	TOTAL'（NEG）
M2	PCA-X	2	12	0.925	After' vs. Before'（POS）
M4	PCA-X	2	12	0.925	After' vs. Before'（NEG）

Model：SIMCA 软件建模的模型编号，该编号会对应到结果文件；Type：SIMCA 的模型类型，PCA-X 表示对样本建立 PCA 模型；A：模型的主成分个数；N：模型的观测个数（此处即为样本数）；R²X（cum）：代表模型对 X 变量的解释性；Title：该模型对应的数据对象。

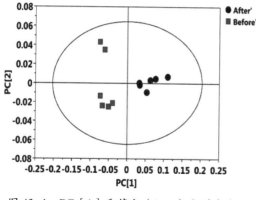

图 43-1　PC［1］重茬土（After'）对空白土 （Before'）组的 PCA 得分图（NEG）

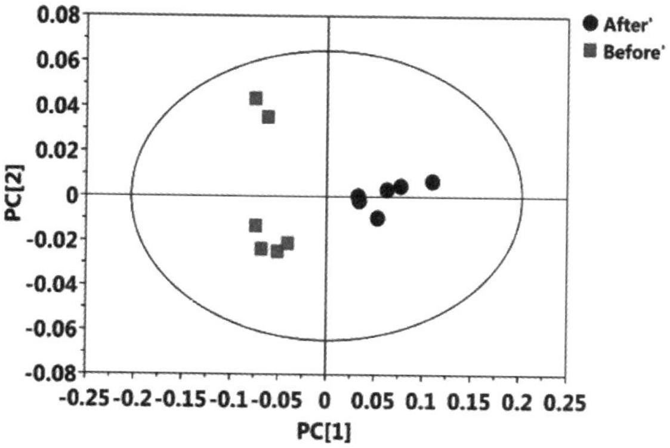

图 43-2　PC［2］重茬土（After'）对空白土（Before'）组的 PCA 得分图（POS）

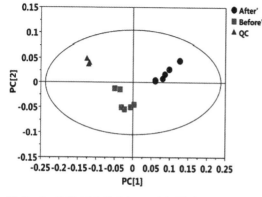
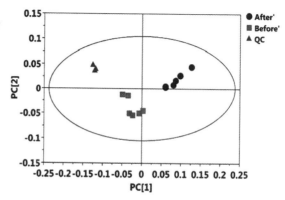

图 43-3　PC［1］重茬土（After'）、植前土（Before'）与质控（QC）组的 PCA 得分图（NEG）

图 43-4　PC［2］重茬土（After'）、空白土（Before'）与质控（QC）组的 PCA 得分图（POS）

3.2　OPLSD-DA分析

利用 SIMCA 软件 (V14.0，MKS Data Analytics Solutions，Umea，Sweden) 对数据进行正交偏最小二乘判别分析，得到重茬土 - 空白土正负离子模型累计解释率 R^2X=0.592 和 Q2=0.992，分别代表模型对分类变量 Y 的可解释性和模型的可预测性（表 43-3，图 43-5、图 43-6），结果证明 PLS-DA 模型的稳定性、良好的适应性和预测性；两组样本区分显著，样本全部处于 95% 置信区间（Hotelling' s T-squared ellipse）内。

表 43-3　OPLS-DA 模型参数表

Model	Type	A	N	R^2X(cum)	R^2Y(cum)	Q2	Title
M1	OPLS-DA	1+1+0	12	0.592	0.997	0.966	After' vs. Before' （POS）
M2	OPLS-DA	1+1+0	12	0.592	0.997	0.966	After' vs. Before' （NEG）

由 OPLS-DA 模型参数表可知，模型 1 和模型 2 的预测较好，均为 96.6%。

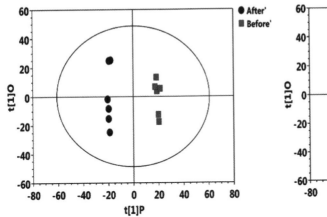
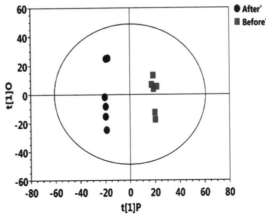

图 43-5　重茬土（After'）对空白土（Before'）
组的 OPLS-DA 得分散点图（NEG）

图 43-6　重茬土（After'）对空白土（Before'）
组的 OPLS-DA 得分散点图（POS）

3.3　单变量统计分析（UVA），差异代谢物的筛选

使用的卡值标准为学生 t 检验（Student's t-test）的 P 值（P-value）小于 0.05，同时 OPLS-DA 模型第一主成分的变量投影重要度（Variable Importance in the Projection，VIP）大于 1，即为 VIP > 1 且 P < 0.5。将筛选差异代谢物的结果以火山图（volcano plot）的形式进行可视化（图 43-7），火山图中每个点代表一个代谢物，横坐标代表该组对比各物质的倍数变化（取以 2 为底的对数），纵坐标表示学生 t 检验的 P-value（取以 10 为底的对数），散点大小代表 OPLS-DA 模型的 VIP 值，散点越大 VIP 值越大。

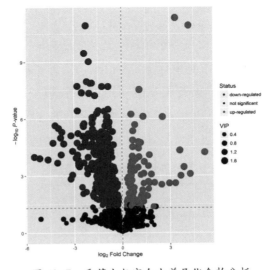

图 43-7　重茬土与空白土差异化合物分析

3.4 差异性成分分析

通过对植后土壤中的化合物进行分析，共获得了 878 种化合物。其次，通过比对 PCD、KEGG 和 TCM 数据库，分别鉴定了 173、385 和 389 种化合物。结合前期研究太子参植株释放至根际中的化合物群进行分析，初步筛选了 42 种物质属于连作根系分泌富集物质（表 43-4）。

表 43-4 太子参植重茬土与空白土中差异化合物分析

Number	Compounds	Number	Compounds
1	Benzoic acid	22	mevalonic acid
2	Methylglyoxal	23	Quercitrin derivative
3	p-Anisic acid	24	Linoleic acid
4	Tropolone	25	Oleanolic acid
5	Succinic acid	26	Berberine
6	Salicylaldehyde	27	2，4-Dinitrophenol
7	Fumaric acid	28	Eleutheroside A
8	Vanillin	29	Indole
9	Ursolic acid	30	Ferulic Acid
10	Pentadecanoic acid	31	Linolenic acid
11	Palmitic acid	32	Salicylic acid
12	Isooleic acid	33	Catechol
13	Oleic acid	34	Nobiletin
14	3-Methoxybenzoic acid	35	Pantothenate
15	p-Hydroxyphenyl acetic acid	36	Vanillic acid
16	4-Methoxy-1，2-benzodioxole	37	Robinin
17	1，4-Dihydroxybenzene	38	4-Hydroxybenzoic acid
18	4-Methoxysalicylaldehyde	39	p-Hydroxyphenylpyruvic acid
19	m-Hydroxybenzaldehyde	40	3，4-Dimethoxybenzoic acid
20	2-Hydroxyphenyl acetic acid	41	Tartaric acid
21	2',4'-Dihydroxyacetophenone	42	Pyridoxine

通过归类分析，发现这些潜在化感物质属于苯甲酸及其衍生物、水溶性有机酸、生物碱、黄酮类等化合物。

3.5 差异性成分分析

差异代谢在生物体内相互作用，形成不同的通路。将筛选出来的 42 种差异性代谢产物，利用 HMDB、PubChem、KEGG 数据库对差异代谢物进行注释并展示（表 43-5）。

表 43-5　差异显著代谢物 HMDB、PubChem、KEGG 的注释结果

Query	Match	HMDB	PubChem	KEGG
Benzoic acid	Benzoic acid	HMDB0001870	243	C00180
Methylglyoxal	Pyruvaldehyde	HMDB0001167	880	C00546
p-Anisic acid	p-Anisic acid	HMDB0001101	7478	C02519
Succinic acid	Succinic acid	HMDB0000254	1110	C00042
Fumaric acid	Fumaric acid	HMDB0000134	444972	C00122
Vanillin	Vanillin	HMDB0012308	1183	C00755
Ursolic acid	Ursolic acid	HMDB0002395	64945	C08988
Pentadecanoic acid	Pentadecanoic acid	HMDB0000826	13849	C16537
Palmitic acid	Palmitic acid	HMDB0000220	985	C00249
Oleic acid	Oleic acid	HMDB0000207	445639	C00712
3-Methoxybenzoic acid	3-Methoxybenzoic acid	HMDB0032606	11461	
1, 4-Dihydroxybenzene	Hydroquinone	HMDB0002434	785	C00530
2', 4'-Dihydroxyacetophenone	2', 4'-Dihydroxyacetophenone	HMDB0029659	6990	C03663
mevalonic acid	Mevalonic acid	HMDB0000227	449	C00418
Linoleic acid	Linoleic acid	HMDB0000673	5280450	C01595

Query	Match	HMDB	PubChem	KEGG
Oleanolic acid	Oleanolic acid	HMDB0002364	10494	C17148
Berberine	Berberine	HMDB0003409	2353	C00757
Indole	Indole	HMDB0000738	798	C00463
Ferulic Acid	trans-Ferulic acid	HMDB0000954	445858	C01494
Linolenic acid	Alpha-Linolenic acid	HMDB0001388	5280934	C06427
Salicylic acid	Salicylic acid	HMDB0001895	338	C00805
Catechol	Pyrocatechol	HMDB0000957	289	C00090
Nobiletin	Nobiletin	HMDB0029540	72344	C10112
Pantothenate	Pantothenic acid	HMDB0000210	988	C00864
Vanillic acid	Vanillic acid	HMDB0000484	8468	C06672
4-Hydroxybenzoic acid	4-Hydroxybenzoic acid	HMDB0000500	135	C00156
p-Hydroxyphenylpyruvic acid	4-Hydroxyphenylpyruvic acid	HMDB0000707	979	C01179
Pyridoxine	Pyridoxine	HMDB0000239	1054	C00314

注：1 indicates exact match, 2 indicates approximate match, and 0 indicates no match.

3.6 对差异显著代谢物KEGG的注释结果分析

将筛选出的差异代谢物信息导入 KEGG 数据库，将匹配到的代谢通路展示如下（图 43-8 ）。

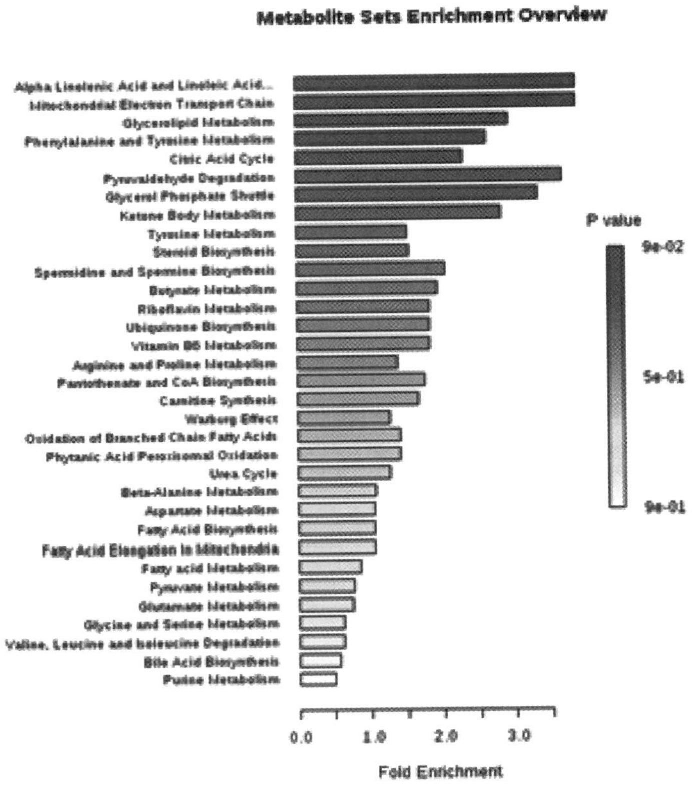

Metabolite Sets Enrichment Overview

图 43-8 差异显著代谢物 KEGG 的注释分析图

注：纵坐标为 KEGG 代谢通路的名称，横坐标为注释到该通路下的代谢物个数及其个数占被注释上的代谢物总数的比例。

将筛选出来的差异代谢物信息导入 KEGG 数据库，可以匹配到 33 条代谢通路，提示我们这些通路可能会参与到化感代谢复杂的代谢网络。按照匹配到的差异性代谢物数量由多到少将代谢通路排序发现，酪氨酸代谢（Tyrosine metabolism）通路包含的差异代谢物数量最多，包含 Fumaric acid、4-Hydroxyphenylpyruvic acid 和 Pyrocatechol 3 种代谢物。此外，三羧酸循环（Citric Acid Cycle）匹配到两种化合物（Fumaric acid、Succinic acid）；苯丙氨酸酪氨酸代谢匹配到 2 种化合物（Fumaric acid、4-Hydroxyphenylpyruvic acid）；甘油酯的代谢（Glycerolipid Metabolism）、α-亚麻酸代谢（alpha-Linolenic acid and metabolism）、线粒体电子传递链（Mitochondrial Electron Transport Chain）分别匹配到 2 个代谢物（表 43-6）。

表 43-6　差异性代谢产物富集部分结果

Metabolic Pathways	Number	Expect	Pvalue	Compound
酪氨酸代谢	72	1.97	0.314	Fumaric acid; 4-Hydroxyphenylpyruvic acid; Pyrocatechol
三羧酸循环	32	0.875	0.217	Fumaric acid;Succinic acid
苯丙氨酸酪氨酸代谢	28	0.766	0.176	Fumaric acid; 4-Hydroxyphenylpyruvic acid
甘油酯代谢	25	0.684	0.147	Palmitic acid; Hydroquinone
α-亚油酸代谢	19	0.52	0.0926	Linoleic acid; Alpha-Linolenic acid
线粒体电子传递链	19	0.52	0.0926	Fumaric acid; Succinic acid

3.7　受影响的代谢通路分析

为了对受影响的代谢通路与化感效应发生之间的关联程度进行探索，我们利用
Metabo Analyst 2.0（Pathway analysis）对非靶向代谢组学筛选出来的差异性代谢物进
行分析。通过将代谢通路富集和拓扑学分析相结合（表 43-7）。

表 43-7　代谢通路分析

Metabolic Pathways	Match	p	-log(p)	Holm p	FDR	Impact
Tyrosine metabolism	3/18	0.00544	5.2141	0.47324	0.43258	0.27273
alpha-Linolenic acid metabolism	1/23	0.38831	0.94596	1	1	0.16
Pantothenate and CoA biosynthesis	1/15	0.25779	1.3556	1	1	0.15
Citrate cycle (TCA cycle)	2/20	0.063765	2.7525	1	1	0.08011
Terpenoid backbone biosynthesis	1/25	0.41415	0.88153	1	1	0.05763
Ubiquinone and other terpenoid-quinone biosynthesis	1/23	0.38831	0.94596	1	1	0.03906

续表

Metabolic Pathways	Match	p	−log(p)	Holm p	FDR	Impact
Phenylpropanoid biosynthesis	1/45	0.62099	0.47643	1	1	0.03823
Alanine, aspartate and glutamate metabolism	1/6	0.07557	2.5827	1	1	0.00575
Biosynthesis of unsaturated fatty acids	4/42	0.009944	4.6107	0.85522	0.43258	0
Phenylalanine, tyrosine and tryptophan biosynthesis	2/22	0.069583	2.6652	1	1	0
Isoquinoline alkaloid biosynthesis	1/11	0.11959	2.1237	1	1	0
Vitamin B6 metabolism	1/12	0.20861	1.5673	1	1	0
beta−Alanine metabolism	1/13	0.22534	1.4901	1	1	0
Fatty acid elongation in mitochondria	1/14	0.24173	1.4199	1	1	0
Propanoate metabolism	2/49	0.27352	1.2964	1	1	0
Fatty acid biosynthesis	1/17	0.27433	1.2934	1	1	0
Glyoxylate and dicarboxylate metabolism	1/18	0.30402	1.1907	1	1	0
Butanoate metabolism	1/21	0.31881	1.1432	1	1	0
Pyruvate metabolism	1/23	0.36137	1.0179	1	1	0
Glycine, serine and threonine metabolism	1/30	0.47424	0.74604	1	1	0
Fatty acid metabolism	1/34	0.518	0.65779	1	1	0
Arginine and proline metabolism	1/38	0.55823	0.58298	1	1	0

　　为了探索代谢通路，我们用谷歌地图型可视化交互分析图（Google map-style interactive visualization system）来展示代谢通路和化感发生形成之间的关系（图 43-

9）。-log（P）用从白到深红的颜色（由高到低）来表示富集分析所得结果，圆圈大小表示通路影响值的大小，是用拓扑分析计算所得到的结果。本研究将代谢通路影响值大于 0.1 作为筛选条件，即当某一条代谢通路影响值大于 0.1 时，认为其可能涉及到的代谢通路。根据以上内容，本研究所涉及到的代谢通路分别是：酪氨酸代谢（Tyrosine metabolism）代谢通路影响值为 0.27；泛酸和辅酶 a 生物合成（Pantothenate and CoA biosynthesis）代谢通路影响值为 0.15；α - 亚麻酸代谢（alpha-Linolenic acid metabolism）代谢通路影响值为 0.16，这代表该通路的变化会显著影响化感过程的发生。酪氨酸代谢（Tyrosine metabolism）通路的影响值为 0.27，是筛选出的影响值最大的通路。

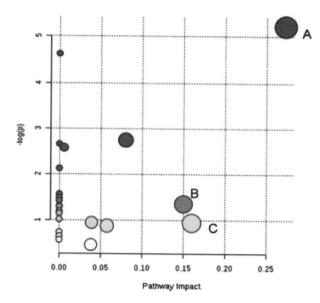

图 43-9　代谢通路的谷歌热点图
A. 酪氨酸代谢（Tyrosine metabolism）　B. 泛酸和辅酶 a 生物合成（Pantothenate and CoA biosynthesis）
C. α - 亚麻酸代谢（alpha-Linolenic acid metabolism）

4　结果与讨论

通过 UHPLC-QTOF-MS 技术分析发现在太子参植物体及太子参组培基质中发现以下共有化合物：苯甲酸（Benzoic acid）、丙酮醛（Methylglyoxal）、p- 茴香酸（p-Anisic acid）、环庚三烯酚酮（Tropolone）、琥珀酸（Succinic acid）、水杨醛（Salicylaldehyde）、富马酸（Fumaric acid）、香兰素（Vanillin）、熊果酸（Ursolic acid）、十五烷酸（Pentadecanoic acid）、棕榈酸（Palmitic acid）、油酸（Oleic acid）、异油酸（Isooleic acid）、3- 甲氧基苯甲酸（3-Methoxybenzoic acid）、p- 羟基苯乙酸（p-Hydroxyphenylacetic acid）、4- 甲氧基 -1，2- 苯并二氧杂环戊烯（4-Methoxy-1，2-benzodioxole）、1，4-

苯二酚（1，4-Dihydroxybenzene）、4-甲氧基水杨醛（4-Methoxysalicylaldehyde）、m-羟基苯甲醛（m-Hydroxybenzaldehyde）、 2-羟基苯乙酸（2-Hydroxyphenyl acetic acid）、2'，4'-二羟基苯乙酮（2'，4'-Dihydroxyacetophenone）、甲羟戊酸（Mevalonic acid）、槲皮素衍生物（Quercitrin derivative）、亚油酸（Linoleic acid）、齐墩果酸（Oleanolic acid）、小檗碱（Berberine）、2，4-二硝基苯酚（2，4-Dinitrophenol）、胡萝卜苷（Eleutheroside A）、吲哚（Indole）、阿魏酸（Ferulic Acid）、亚麻酸（Linolenic acid）、 水杨酸（Salicylic acid）、 儿茶酚（Catechol）、 川陈皮素（Nobiletin）、 泛酸（Pantothenate）、 香草酸（Vanillic acid）、 刺槐苷（Robinin）、4-羟基苯甲酸（4-Hydroxybenzoic acid）、 对羟基苯基丙酮酸（p-Hydroxyphenylpyruvic acid）、3，4-二甲氧基苯甲酸（3，4-Dimethoxybenzoic acid）、酒石酸（Tartaric acid）、吡哆醇（Pyridoxine）。其中，部分化合物如胡萝卜苷（Eleutheroside A）、刺槐苷（Robinin）、棕榈酸（Palmitic acid）、亚油酸（Linoleic acid）等都已经从植物体内分离得到。

为进一步研究太子参在大田条件下化感物质的真实释放种类，采用代谢组学方法对太子参种植前后土壤进行代谢物差异分析，并通过韦恩图进一步找出太子参植物体、太子参组培基质、太子参植后土中上调表达且不存在于植前土壤中的化合物集，该化合物集可以确证为由植物体释放至土壤中的代谢物。

植物或微生物释放到周围环境中，对另一种植物或微生物产生间接或直接相互促进或排斥作用的物质，称为化感物质，化感物质包括植物与动物间、植物与植物间的化学作用[1，2]。

植物化感物质的释放途径普遍认为：①植株的分（降）解和根系分泌[3]，这种理论认为化感物质是由微生物和植物残株自身产生，以及土壤中原有化学物质与植物残株释放的物质互作而形成的活性化感物质；②花粉传播和种子萌发[2]，即花粉中含有的化感物质或种子萌发释放出的化感物质可有效地抑制生长在周围的竞争植物的生长、萌发和发育；③自然挥发和雨水淋溶[4-5]。

从植物体内到组培基质再到土壤，追踪目标化合物的过程，提示生长良好的植物体会释放化合物至体外，部分化合物未被微生物降解转化的原初代谢物会继续保留在土壤中，参与植物与土壤之间的化感作用。

随后，我们基于该物质群反向追踪其代谢通路，发现酪氨酸代谢通路与其密切相关。在植物体内，酪氨酸的生物合成主要通过莽草酸途径[6]。磷酸烯醇式丙酮酸和是赤薛糖-4-磷酸作为莽草酸途径的底物被催化进入莽草酸途径，连续经过多种酶的催化合成莽草酸，莽草酸再被下面各种酶逐渐催化，最终形成苯丙氨酸、色氨酸和酪氨酸三种芳香族氨基酸。芳香族氨基酸进一步转化为生物碱等含氮次生化合物或苯丙烷类化合物[7-9]，而苯丙烷类化合物是目前公认的植物化感成分之一。

不同于 Rice、Rizvi 和 Macias 等认为大多数化感物质是通过苯丙酮途径和类萜烯途径产生的，Olofsdotter 和 Shin 等认为高等植物的化感作用化合物除了个别以外，几乎都是来自乙酸途径和莽草酸途径[7]。水稻等[8-11]多种作物中化感物质代谢研究也证明了酪氨酸参与的莽草酸途径是化感物质合成的重要途径。

参考文献

[1] 余永邦，秦民坚，余国奠．太子参化学成分、药理作用及质量评价研究进展 [J]．中国野生植物资源，2003, 22(4): 1-3, 7.

[2] 裴国平，雷建明，裴建文．植物化感物质释放途径及开发利用研究进展 [J]．现代农业科技，2012(3): 13-15.

[3] GU F L, WU G P, FANG Y M, et al. Nontargeted metabolomics for phenolic and polyhydroxy compounds profile of pepper (Piper nigrum L.) products based on LC-MS/MS analysis [J]. Molecules, 2018, 23(8): 1985.

[4] 李彦鹏，郭红霞，代丹丹，等．根系分泌物中的化感物质研究概述 [J]．河南农业科学，2009, 38(9): 94-98.

[5] 张学文，刘亦学，刘万学，等．植物化感物质及其释放途径 [J]．中国农学通报，2007, 23 (7): 295-297.

[6] MULLER C H, MULLER W H, HAINES B L. Volatile growth inhibitors produced by aromatic shrubs [J]. Science, 1964, 143(3605): 471-473.

[7] 汪华，崔志峰．莽草酸生物合成途径的调控 [J]．生物技术通报，2009 (3): 50-53.

[8] 姚元锋．L-酪氨酸代谢平台构建及其在丹参素合成中的应用 [D]．天津：天津大学，2013.

[9] 尚新达．L-酪氨酸微生物转化及代谢产物分析鉴定 [D]．郑州：郑州大学，2014.

[10] 徐正浩，何勇，崔绍荣，等．水稻化感物质的代谢途径及基因调控 [J]．植物保护，2004, 30(1): 5-8.

[11] 陈绍莉，周宝利．化感物质的提取，分离及鉴定方法的研究 [J]．上海蔬菜，2010 (4): 20-21.

新疆民族药用柴胡其近缘种DNA条形码鉴定研究

◎樊丛照

新疆维吾尔自治区中药民族药研究所

[摘 要]目的：建立新疆民族药柴胡的DNA条形码鉴别方法。方法：采用ITS2序列对柴胡属114条序列及其属外易混淆植物4条序列进行鉴定，比较120条ITS2序列种内和种间变异，采用K2P模型构建NJ系统树，并用Blast方法对其属内和属外相似度进行比较。结果：北柴胡33条ITS2序列长度为232bp，种内有17个变异位点；狭叶柴胡11条ITS2序列长度均为233bp，种内有2个变异位点；NJ树可以将北柴胡、狭叶柴胡及24种柴胡属植物区分开；Blast结果显示柴胡属与属外物种ITS2相似度明显低于种内，属间鉴定效率为100%。结论：ITS2条形码序列可以鉴定北柴胡、狭叶柴胡及其近缘种植物，提供了新疆民族药柴胡分子鉴定的有效途径。

[关键词]柴胡；DNA条形码；鉴定；民族药

民族药柴胡为伞形科植物北柴胡 *Bupleurum chinensis* DC. 或狭叶柴胡 *Bupleurum scorzonerifolium* Willd. 的干燥根，首载于《神农本草经》，在我国已有两千多年的使用历史[1]，具有解表和里、舒肝解郁、升提中气之功能。《中国药典》仅规定柴胡和狭叶柴胡的干燥根为正品药材[2]。我国柴胡属植物分布广泛，种类众多[3]，根据当地的资源条件，各地以当地所产柴胡作为习惯用药的现象较为普遍，这就导致了各地区入药的柴胡属植物种类各异。新疆地区分布的柴胡属植物有9种，民间医生常以金黄柴胡 *Bupleurum aureum* Fisch.、新疆柴胡 *Bupleurum exaltatum* Marsch.-Bieb. 入药，但新疆地方药材标准仅收载了北柴胡和狭叶柴胡[4]，然而新疆柴胡 *Bupleurum exaltatum* Marsch.-Bieb.、天山柴胡 *Bupleurum thianschanicum* Freyn.、密花柴胡 *Bupleurum densiflorum* Rupr. 及金黄柴胡 *Bupleurum aureum* Fisch. 常被作为代用品或伪品被习用。为保证新疆药用柴胡的用药效果，对新疆中药民族药柴胡来源及混淆品的鉴别研究具有重要的意义。

目前，国内外学者应用分子和化学方法已经对部分柴胡进行了鉴定。肖蓉[5-6]等利用色谱指纹图谱的方法对比不同产地柴胡药材的色谱指纹图谱，得到了较好的分离效果。杨志业[7]等运用 HPLC 同时对新疆的 4 种柴胡属植物的柴胡皂苷进行了含量测定，发现了拟新种。近年来分子生物学 DNA 条形码鉴定技术已成功用于牧草[8]、水果蔬菜[9-10]、药材[11-12]及动物[13-15]等诸多方面的鉴定。国内外已经有学者使用 DNA 条形码 ITS 序列对柴胡属多种植物进行了鉴定[17-19]，均取得了很好的鉴定效果，但其鉴定结果中并未包含新疆地区分布的柴胡属植物。本研究拟采用 DNA 条形码 ITS2 序列，对地方标准及新疆民族习用药材柴胡的基原植物与近缘种植物进行鉴别，旨在建立药典及民族药材柴胡的分子鉴定方法，保障新疆各民族的用药安全和临床疗效。

1 材料与方法

1.1 实验材料

1.1.1 植物材料

实验样本共 20 份（含 1 个变种），新鲜样品硅胶干燥后长期保存使用。实验材料均由新疆中药民族药研究所研究员王果平鉴定，凭证标本保存于新疆中药民族药研究所标本馆，详见表 44-1。

表 44-1 实验样品信息

植物名 / 学名	标本号	GenBank 序列	采集地点
新疆柴胡 *Bupleurum exaltatum* Marsch.- Bieb.	65230223	KF454519	木垒县西吉尔镇
	65230291	KF454520	木垒县博斯坦乡
	65230302	KF454521	吉木萨尔县泉子街镇
	65230355	KF454522	吉木萨尔县大有乡
	65230540	KF454523	阜康市三工河
	65230634	KF454524	奇台县半截沟
	65230688	KF454525	奇台县碧流河宽沟

续表

植物名 / 学名	标本号	GenBank 序列	采集地点
天山柴胡 *Bupleurum thianschanicum* Freyn.	654026120713015	KF454530	昭苏县察汗乌苏乡
	654026120714038	KF454531	昭苏县 77 团
	654026120813007	KF454532	昭苏县昭苏镇
密花柴胡 *Bupleurum densiflorum* Rupr.	654025120628014	KF454533	民丰县萨吾勒则克乡
金黄柴胡 *Bupleurum aureum* Fisch.	B0063	KF454527	布尔津县禾木乡
	F0100	KF454528	富蕴县钟山
	654021120619006	KF454529	伊宁县吉尔格朗沟
短苞金黄柴胡 *Bupleurum aureum* var. *breviinvolucratum*	654025120731006	KF454534	新源县吐尔根乡
	654025120902007	KF454535	新源县恰普河
高石头花 *Gypsophila altissima* L.	654028120718034	KF454300	尼勒克县种蜂场
	654026120713022	KF454299	昭苏县察汗乌苏乡
	654026120614003	KF454297	昭苏县阿克达乡
	654026120712003	KF454298	昭苏县夏塔乡

1.1.2 试剂

PCR 扩增通用引物 ITS2 序列[20] 由生工生物工程合成，其正向序列：5'-GCGATACTTGGTGTGAAT-3'，反向：5'-GACGCTTCTCCAGACTACAAT-3'；DNA 提取试剂盒、DNA 聚合酶及 dNTP 等均购自天根生物。

1.1.3 实验仪器

DNA 提取研磨仪型号 GT-100，GRINDER；离心机型号 Anker TGL-16C，上海安亭科学仪器；PCR 扩增仪型号 070-851，An Analytik Jena company。

1.2 方法

1.2.1 DNA 的提取及检测

称取干燥叶片 30mg，用 DNA 提取研磨仪 1000r/min 研磨 2min，使用植物 DNA 提取试剂盒提取总 DNA，用 1% 琼脂糖凝胶电泳检测条带大小及质量。

1.2.2 PCR 扩增[20]及测序

PCR 扩增所用通用引物 ITS2 序列由生工生物工程合成，反应体积 25μl，dNTP 0.4 μl（10 mmol·L⁻¹），PCR 缓冲液 2.5 μl（10×），引物各 1.0μl（2.5μmol·L⁻¹）（Sangon Co., China），聚合酶 1.0U（TIANGEN），总 DNA 1μl（约 30ng）；扩增程序：94℃，变性 5min；94℃变性 30s，56℃退火 30s，72℃延伸 45s（40 个循环）；72℃延伸 10 min；扩增结果由美吉生物测序公司双向测序。

1.3 数据分析

测序峰图利用 CodonCode Aligner V 4.0.4（CodonCode Co., USA）校对拼接，去除引物区。实验序列及 Genbank 下载的 100 条序列（数据下载日期为 2013 年 10 月 27 号）用软件 MEGA5.0（molecular evolutionary genetics analysis）分析比对[21]，ITS2 序列基于隐马尔可夫模型的 HMMer 注释方法，去除两端 5.8S 和 28S 区段获得 ITS2 间隔区序列[22]，基于 K2P 模型进行遗传距离等分析，用邻接（NJ）法构建系统聚类树，利用 bootstrap（1000 次重复）检验各分支的支持率。采用 Blast 的方法，将柴胡 ITS2 序列与 Genbank 数据库中 ITS2 序列进行相似度比对。

■ 2 结果与分析

2.1 柴胡属样品DNA提取、PCR扩增及测序

用硅胶法干燥的样品提取 DNA 后，经电泳检测，结果显示电泳条带较亮、清晰，无特异条带，ITS2 序列的 PCR 扩增及测序成功率均为 100%。

2.2 药材柴胡ITS2序列种内变异分析

在 Genbank 获得北柴胡 ITS2 序列共 33 条，其碱基序列长度均为 232bp，G-C 含量为 57.51% ~ 59.23% 变化不等，其种内有 17 个变异位点，如图 44-1，分别为 10、17、39、49、131bp 位点的 T-C 变异，58、107、183bp 位点的 C-G 变异，64、118、157bp 位点的 G-T 变异，108bp 位点的 A-T 变异，143、228bp 位点的 G-A 变异，162、193bp 位点的 A-C 变异及 33bp 位点的 A-G 变异；从 Genbank 获得的狭叶柴胡 11 条 ITS2 长度均为 233bp，种内有 2 个变异位点，分别为 57bp 位点 A-G 变异和 237bp 位点 G-C 变异。此外，实验所使用的金黄柴胡 8 条 ITS2 序列长度为 223bp，在 140bp 位点有 1 个 T-G 变异位点；

高石头花 4 条 ITS2 序列长度为 222bp，在 106bp 位点有 C-A 变异。短苞金黄柴胡、密花柴胡、阿尔泰柴胡、新疆柴胡、天山柴胡等种内无变异位点。

	1	3	3	4	5	6	1 0 0	1	1 3	1 4	1 5	1 6	1 8	1 9	2 2	
GU570615	T	A	T	T	C	G	C	A	G	T	G	G	A	C	A	G
HQ687917	C	.	.	.	.	.	.	.	.	.	.	.	.	.	.	.
JQ794892	.	.	.	.	.	G	.	.	.	.	.	.	.	.	.	.
JQ794900	.	.	.	.	T	.	.	.	.	.	.	.	.	.	.	A
JQ794909	.	.	.	.	.	.	.	.	.	.	.	.	.	.	.	A
JN800307	.	G	.	.	.	.	.	.	.	.	.	.	.	.	.	.
JN800308	.	.	C	.	.	.	.	.	T	.	C	.	.	.	.	.
JN800309	.	.	C	.	.	.	.	.	T	C	.	.	.	.	.	.
JN800310	.	.	.	.	.	G	.	.	.	C	.	.	.	.	.	.
JN800311	.	.	.	.	.	.	.	.	.	.	A	.	C	.	C	.

	1	3	3	4	5	6	1 0 0	1	1 3	1 4	1 5	1 6	1 8	1 9	2 2	
GU570615	T	A	T	T	C	G	C	A	G	T	G	G	A	C	A	G
JN800312	.	.	.	.	.	.	.	.	.	T	C	.	.	C	.	.
JN800313	.	.	.	.	.	.	.	.	.	.	.	.	.	C	.	.
JN800314	.	.	.	.	.	.	.	.	.	.	G	.	.	.	.	.
JN800315	.	.	.	.	.	.	.	.	.	C	C	.	.	C	.	.
JN800316	.	.	.	.	.	.	.	.	.	.	.	.	.	C	.	.
JN800317	.	.	.	.	.	C	.	.	.	.	.	.	.	.	.	.
JN800318	.	.	.	.	.	.	.	.	.	A	T	.	.	C	.	.
JN800319	.	.	.	.	.	.	.	.	.	.	T	.	.	C	.	.
AB690805	.	G	.	.	.	.	.	.	.	.	.	.	.	.	.	A

图 44-1　北柴胡种内变异位点分析

2.3　柴胡属及近缘种植物NJ树鉴别

实验中所使用的 20 条及 Genbank 种获得的 70 条柴胡属 ITS2 序列构建 NJ 树（图 44-2），结果表明民族药用植物柴胡与狭叶柴胡均单独聚为一支，可以明显与其近缘种区分开。因此，ITS2 序列作为 DNA 条形码可准确鉴别民族药柴胡的两个基原植物及其近缘种植物。此外，实验材料天山柴胡、阿尔泰柴胡、狭叶柴胡、高石头花及柴胡属其余 25 种植物均单独聚在一起，相互之间可以区分。短苞金黄柴胡作为变种与金黄柴胡单独聚为一支。

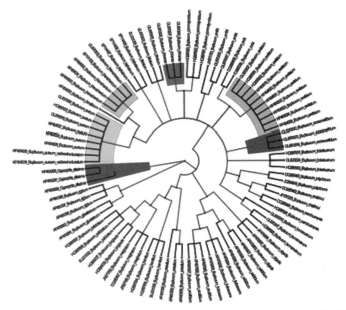

图 44-2　民族药材柴胡及近缘种 NJ 鉴别树，在图中显示分支支
持率（≥ 50%，1000 次重复）

2.4 柴胡属与其近缘属ITS2序列相似度比较

采用 Blast 的方法,对柴胡 ITS2 序列与 Genbank 数据库中相似度比对结果如图 44-3 所示,柴胡属内的序列相似度在 96% 以上,而在柴胡属属外,与柴胡同源度最高的为 *Chamaele* 属,其相似度仅为 85%,与 *Thapsia* 属相似度也仅为 83%,而实验中所使用的高石头花与北柴胡的 ITS2 序列相似度仅为 44.8%,因此 ITS2 序列不仅能将北柴胡、狭叶柴胡与其属内近缘种区分开,而且能将其与其他属植物明显区分。

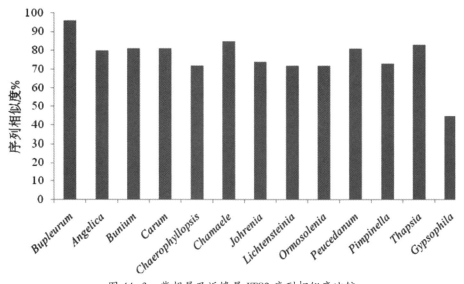

图 44-3 柴胡属及近缘属 ITS2 序列相似度比较

■ 3 讨论

柴胡属植物全世界约有 150 种,在新疆分布有 9 种,含 1 个变种[23]。在新疆,新疆柴胡、天山柴胡、密花柴胡等分布量较大,且常作为柴胡药材的代用品被当地居民习用,因此本研究选用 ITS2 序列,对药材柴胡基原植物北柴胡和狭叶柴胡与其近缘种进行鉴定,旨在建立药材柴胡 DNA 条形码鉴定体系,为药材柴胡的鉴定提供参考方法,相对于传统中药材鉴别方法(性状鉴别、显微鉴别、理化鉴别),使用 ITS2 序列对药材柴胡进行鉴定,具有不受物种外在性状特征、发育阶段等影响的特点,且具有标准化操作方法[24-26],简单易行,结果真实可靠。

作为药典及民族常用药材,北柴胡及狭叶柴胡在化学成分与药效都不能完全被柴胡属其他药材代替。本研究从 Genbank 获得柴胡属 ITS2 序列 300 余条,去除单条序列及无法确认的序列后,北柴胡 33 条序列及狭叶柴胡 11 条序列均单独聚在一起,可成功用于对药材柴胡基原的鉴定。为了证明 DNA 条形码鉴定的效率,本研究将北柴胡、狭叶柴胡的 ITS2 序列在 Genbank 进行随机相似度对比,发现北柴胡、狭叶柴胡与其他属植物

ITS2 序列相似度要远远低于柴胡属属内，因此，对柴胡属属外的其他伪品或替代品更容易鉴定。本研究在对北柴胡、狭叶柴胡与其属内近缘种进行鉴定的同时，对高石头花也进行了鉴定，因为高石头花植株形态特性与柴胡属植物相似，尤其在花期易被误认为柴胡，鉴定结果显示，其 ITS2 序列与柴胡属相似度不足 45%。

本研究使用 NJ 树对柴胡属植物鉴别过程中，未能将短苞金黄柴胡与金黄柴胡区分开，作为金黄柴胡的变种，短苞金黄柴胡的 ITS2 序列并未检测到变异位点；密花柴胡与新疆柴胡也未区分开，也可能是因为它们亲缘关系近，其在系统进化中的关系都值得进一步研究。总之，ITS2 序列在柴胡药材鉴定中具有一定的实用性和可靠性，此方法的建立有利于对药材柴胡基原的准确鉴定，对新疆地方药材标准中关于柴胡的鉴定具有重要的参考价值。

参考文献

［1］森立之. 神农本草经［M］. 上海：上海科技卫生出版社，1959：35.

［2］国家药典委员会. 中华人民共和国药典：一部［M］北京：中国医药科技出版社，2020：293.

［3］杜景红，左廷兵，李凤兰. 柴胡属（*Bupleurum* L.）植物研究进展［J］. 东北农业大学学报，2003，34(3)：352−359.

［4］新疆维吾尔自治区食品药品监督管理局. 新疆维吾尔自治区中药维吾尔药饮片炮制规范［M］. 乌鲁木齐：新疆人民卫生出版社，2010：35.

［5］肖蓉，张志斐，韩学静，等. 不同产地柴胡药材 GC−MS 指纹图谱研究［J］. 中草药，2006，37(8)：1248−1252.

［6］肖蓉，王春英，张志斐，等. 河北道地药材北柴胡 HPLC−UV 指纹图谱研究［J］. 中药材，2006，29(2)：119−123.

［7］杨志业，刘书芬，晁志. HPLC 测定新疆柴胡属 4 种植物中柴胡皂苷 a, c, d 的含量［J］. 中国中药杂志，2008，33(4)：460−461.

［8］GANOPOULOS I, MADESIS P, TSAFTARIS A. Universal ITS2 barcoding DNA region coupled with high−resolution melting (HRM) analysis for seed authentication and adulteration testing in leguminous forage and pasture species［J］. Plant Molecular Biology Reporter, 2012, 30(6): 1322−1328.

［9］CUNHA S C, FARIA M A, SOUSA T, et al. Isoflavone determination in spontaneous legumes identified by DNA barcodes［J］. Food chemistry, 2012, 134(4): 2262−2267.

［10］JAAKOLA L, SUOKAS M, HÄGGMAN H. Novel approaches based on DNA barcoding and high-resolution melting of amplicons for authenticity analyses of berry species [J]. Food Chemistry, 2010, 123(2): 494-500.

[11] 唐银琳, 刘镛, 姚辉, 等. DNA 条形码 (ITS2) 在葫芦科鉴定中应用价值的评估 [J]. 植物科学学报, 2012, 30(6): 631-638.

[12] 辛天怡, 姚辉, 罗焜, 等. 羌活药材 ITS/ITS2 条形码鉴定及其稳定性与准确性研究 [J]. 药学学报, 2012, 47(8): 1098-1105.

[13] ZOMUANPUII R, RINGNGHETI L, BRINDHA S, et al. ITS2 characterization and Anopheles species identification of the subgenus Cellia [J]. Acta tropica, 2013, 125(3): 309-319.

[14] NIJMAN V, ALIABADIAN M. Performance of distance-based DNA barcoding in the molecular identification of Primates [J]. Comptes rendus Biologies, 2010, 333(1): 11-16.

[15] ZHANG J B, HANNER R. DNA barcoding is a useful tool for the identification of marine fishes from Japan [J]. Biochemical Systematics and Ecology, 2011, 39(1): 31-42.

[16] 武莹, 刘春生, 刘玉法, 等. 5 种习用柴胡的 ITS 序列鉴别 [J]. 中国中药杂志, 2005, 30(10): 732-734.

[17] 谢晖, 晁志, 霍克克, 等. 9 种柴胡属植物的核糖体 ITS 序列及其在药材鉴定中的应用 [J]. 南方医科大学学报, 2006, 26(10): 1460-1463.

[18] YANG Z Y, CHAO Z, HUO K K, et al. ITS sequence analysis used for molecular identification of the *Bupleurum* species from northwestern China [J]. Phytomedicine, 2007, 14(6): 416-423.

[19] NEVES S S, WATSON M F. Phylogenetic relationships in Bupleurum (Apiaceae) based on nuclear ribosomal DNA ITS sequence data [J]. Annals of Botany, 2004, 93(4): 379-398.

[20] 陈士林. 中药 DNA 条形码分子鉴定 [M]. 北京: 人民卫生出版社, 2012: 14.

[21] TAMURA K, PETERSON D, Peterson N, et al. MEGA5: molecular evolutionary genetics analysis using maximum likelihood, evolutionary distance, and maximum parsimony methods [J]. Molecular biology and evolution, 2011, 28(10): 2731-2739.

[22] KELLER A, SCHLEICHER T, SCHULTZ J, et al. 5. 8 S-28S rRNA interaction and HMM-based ITS2 annotation [J]. Gene, 2009, 430(1-2): 50-57.

[23] 沈观冕. 新疆植物志: 第 2 卷 [M]. 乌鲁木齐: 新疆科学技术出版社, 2011: 496.

[24] MÜLLER T, PHILIPPI N, DANDEKAR T, et al. Distinguishing species [J]. Rna,

2007, 13(9): 1469−1472.

[25] PANG X, SHI L, SONG J, et al. Use of the potential DNA barcode ITS2 to identify herbal materials [J] . Journal of natural medicines, 2013, 67(3): 571−575.

[26] LIU Z, ZENG X, YANG D, et al. Identification of medicinal vines by ITS2 using complementary discrimination methods [J] . Journal of Ethnopharmacology, 2012, 141(1): 242−249.

香菇多糖促紫苏生长的初步研究

◎张坚

天津中医药大学

[摘　要]目的：研究香菇多糖对药用植物紫苏生长的影响，并通过生理生化指标初步分析经香菇多糖处理后的紫苏幼苗的响应机制。方法：对紫苏种子催芽，获得实生苗。利用不同浓度香菇多糖处理紫苏实生苗（叶面喷施），处理浓度分别为 0、0.05×10^{-6}g·ml^{-1}、0.5×10^{-6}g·ml^{-1}、5×10^{-6}g·ml^{-1}。培养 30 天后，记录紫苏生长状态，并测定不同浓度处理对紫苏生理生化指标的影响。结果：微量的香菇多糖即可显著诱导紫苏幼苗的生长，实生苗根、茎、叶的生长均显著优于空白对照组。生理指标显示微量香菇多糖可以显著增加幼苗中可溶性糖、可溶性蛋白、脯氨酸含量以及抗氧化酶系统活性，减少丙二醛（MDA）积累。结论：微量香菇多糖可促进紫苏幼苗的生长，改善幼苗内在生理指标，增强其抗逆性。

[关键词]紫苏幼苗；香菇多糖；幼苗生长；生理机制

香菇多糖（Lentinan，LNT）是一类重要的真菌多糖，对人体有很好的免疫调节和抗肿瘤作用，此外，现代研究显示香菇多糖可以促进植物生长发育、增强其抗逆性和抗病性，具有植物生长调节剂作用[1-2]。本研究考察了外施香菇多糖对紫苏幼苗生长发育的促进作用，并初步分析可能的生理机制。

■ 1 材料与方法

1.1 植物材料

为当年成熟紫苏 *Perilla frutescens* (L.) Britt. 种子，购于河北安国市场，经天津中医药大学马琳教授鉴定为中药紫苏的种子，通风干燥处保存备用。

1.1.1 主要试剂及药品

香菇粗多糖（实验室自制，纯度 30%），乙醇（天津市北方天医化学试剂厂，分析纯），甲醇（天津市福晨化学试剂厂，分析纯），浓硫酸（天津市科密欧化学试剂有限公司，分析纯），蒸馏水（自制）。

1.1.2 主要仪器

XMTB 数显调节恒温水浴锅（北京长风仪器仪表公司），752 型可见 - 紫外分析仪（上海第三分析仪器厂），XCA-80001 电热鼓风干燥箱（天津市华北实验仪器有限公司），电子天平（天津市天马仪器厂，FA1004 型），TDL-40B 低速台式离心机（上海安亭科学仪器厂），DDL-5 低速冷冻离心机（杭州艾普仪器设备有限公司）

1.2 方法

1.2.1 幼苗生长实验

取成熟饱满、大小一致的紫苏种子，用蒸馏水浸泡 24h，备用。用 4 个相同规格的穴盆（长 54cm，宽 27cm，高 6cm），在每个穴里装入等量的基质（珍珠岩∶蛭石∶营养土 =1∶1∶4），将紫苏种子播种在穴盆中，每格种 5 ~ 8 株。出苗后间苗，每盆留生长一致、分布均匀的幼苗。待幼苗长出四片真叶时进行香菇多糖诱导。分别用浓度为 0.05×10^{-6} g · ml^{-1}、0.5×10^{-6} g · ml^{-1} 和 5×10^{-6} g · ml^{-1} 的香菇多糖溶液进行诱导处理，每个处理设三个重复，蒸馏水组做空白对照组（CK）。香菇多糖溶液在处理时采用叶面喷洒法，每次每组处理用量约 100 ml，处理时间为傍晚，每 4 天处理 1 次，处理周期为 30 天。香菇多糖处理后每天进行观察，记录幼苗在生长形态和诱导表现，处理周期结束后测量植株长度，并测量生理指标。

1.2.2 生理指标测定

脯氨酸含量的测定采用酸性茚三酮显色法[3]，得回归方程 y=0.0216x-0.0167（R^2=0.9957）。脂质过氧化产物丙二醛（MDA）含量的测定采用硫代巴比妥酸法。可溶性蛋白含量采用 G-250 考马斯亮蓝法测定，可溶性糖采用硫酸 - 蒽酮法测定。保护酶活性测定：①超氧化物歧化酶（Superoxide dismutase，SOD）活性采用氮蓝四唑（NBT）显色法；②过氧化物酶（Peroxidase，POD）的活性测定参照李合生[7]的方法，以每分钟 OD$_{470nm}$ 增加 0.01 为 1 个酶活力单位（U · g^{-1} · min^{-1}）；③过氧化氢酶（CAT）的活性测定采用紫外吸收法，以每分钟内 A$_{240}$ 下降 0.1 为一个酶活力单位（U/g）。每个处理平行 3 次，取平均值。

1.2.3 数据处理

采用 SPSS 17.0 统计软件对数据进行方差分析，以 Duncan's 新复级差法比较不同处理间的差异性，用 Excel 软件进行制图，Word 文档进行制表。

2 结果

2.1 不同浓度香菇多糖对紫苏幼苗生长性状的影响

本实验诱导用香菇多糖均为微量（微克级）。实验结果显示（图 45-1、图 45-2，表

45-1），香菇多糖对紫苏幼苗的生长发育有明显的促进作用。随着香菇多糖处理浓度的增加，植株长势逐渐增强。即使最微量的香菇多糖（0.05×10^{-6} g·ml^{-1}）也可以对紫苏幼苗生长具有明显促进作用，且这一促进作用在紫苏营养器官（根、茎、叶）中均有体现。

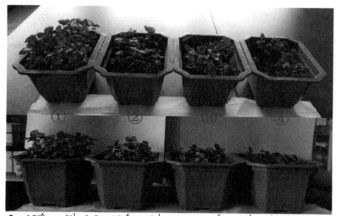

5×10^{-6}g·ml^{-1}　0.5×10^{-6}g·ml^{-1}　0.05×10^{-6}g·ml^{-1}　对照组

图 45-1　不同浓度香菇多糖处理下的紫苏幼苗

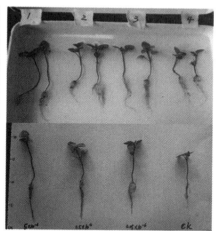

图 45-2　不同浓度的香菇多糖浓度对紫苏幼苗的影响

表 45-1　不同浓度的香菇多糖处理下紫苏幼苗长势情况

香菇多糖浓度 /g·ml^{-1}	真叶数量 / 片	茎的长度 /cm	根的长度 /cm	根系发达程度 /+
0	2	3 ~ 5	4 ~ 5	+
0.05×10^{-6}	4	4 ~ 7	6 ~ 7	++
0.5×10^{-6}	4	5 ~ 7	6 ~ 8	+++
5×10^{-6}	6	6 ~ 8	8 ~ 9	++++

2.2　不同浓度的香菇多糖诱导下可溶性糖和可溶性蛋白含量

如图 45-3 和图 45-4 所示，香菇多糖处理可以有效增加幼苗中可溶性糖和可溶性蛋白含量。数据显示，极低浓度的香菇多糖（0.05×10^{-6} g·ml^{-1}）处理即可显著提高紫苏幼苗中可溶性糖和可溶性蛋白含量，但是香菇多糖处于较高浓度下（0.5×10^{-6} g·ml^{-1} ~ 5×10^{-6} g·ml^{-1}），幼苗中可溶性糖和可溶性蛋白含量趋于稳定。

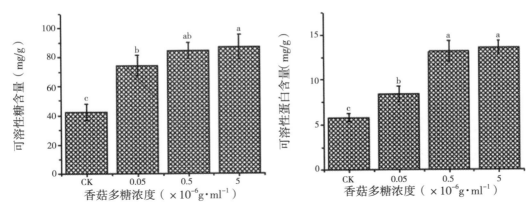

图 45-3　香菇多糖对幼苗中可溶性糖的影响　　　图 45-4　香菇多糖对幼苗中可溶性蛋白的影响

2.3　不同浓度的香菇多糖诱导下脯氨酸（Pro）的含量

图 45-5 所示，不同浓度香菇多糖诱导下幼苗中 Pro 含量随香菇多糖处理浓度增加而增加。当 SNP 浓度为 5×10^{-6} g·ml^{-1} 时，幼苗中 Pro 的含量最高，比对照组（CK）增加了 1.23 倍。

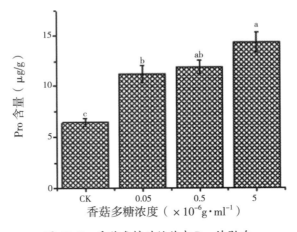

图 45-5　香菇多糖对幼苗中 Pro 的影响

2.4　不同浓度的香菇多糖诱导下超氧化物歧化酶（SOD）和过氧化物酶（POD）活性

如图 45-6 和图 45-7 所示，香菇多糖对 SOD 和 POD 活性的影响随浓度增加而增强，极低浓度的香菇多糖（0.05×10^{-6} g·ml^{-1}）处理即可显著提高紫苏幼苗中 SOD 和 POD 活性，但当香菇多糖浓度进一步增加后，幼苗中 SOD 和 POD 活性虽有所增加，但没有显著性差异。

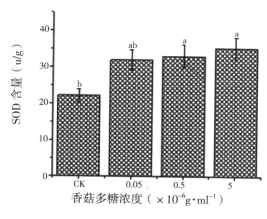

图 45-6　香菇多糖对幼苗中 SOD 活性的影响

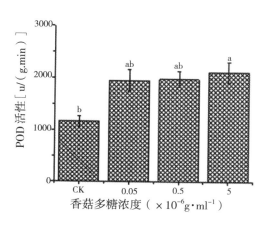

图 45-7　香菇多糖对幼苗中 POD 活性的影响

2.5　不同浓度的香菇多糖诱导下丙二醛（MDA）的含量

图 45-8 所示，随着香菇多糖处理浓度的增加，紫苏幼苗中 MDA 含量逐渐降低，且降低随香菇多糖的增加呈现显著性差异（ $0 \sim 0.5 \times 10^{-6}$ g · ml^{-1} ），但当处理浓度超过 0.5×10^{-6} g · ml^{-1} 后，MDA 含量则无差异。

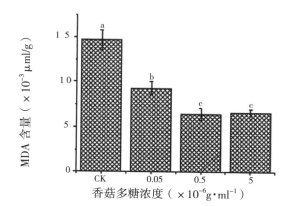

图 45-8　香菇多糖对幼苗中 MDA 含量的影响

3　讨论

3.1　香菇多糖与紫苏生长

多糖是由多个单糖缩合而成的一类多聚物，具有很多重要的生物学活性，如提高机体免疫力、抗肿瘤、降血脂、降血糖、抗菌、抗病毒等多种生物学活性[4]。香菇多糖是一种重要的真菌多糖，除对人体具有免疫调节、抗肿瘤、抗病毒等功效外，香菇多糖还对植物生长发育和抗逆性具有一定的正向调节作用。有研究发现，香菇多糖具有刺激植物免疫系统反应，提高植物抗病性和调节植物生长的功能。杨鑫等通过用香菇多糖喷施马铃薯叶面发现，香菇多糖可以提高马铃薯叶片光合速率，有利于光合产物的积累和转运，促进养分和干物质形成和积累，从而促进马铃薯生长发育，增加产量[5]。本实验中，微量的香菇多糖可以显著促进紫苏的生长，无论从根系发达程度、茎高、叶子数量及生长状态看，喷施香菇多糖的实验组均明显强于空白对照组，且随喷施浓度呈现正相关。这些说明香菇多糖作为一种生长调节物质促进了紫苏幼苗的生长发育。

3.2 香菇多糖诱导下紫苏幼苗主要的生理指标

3.2.1 抗氧化酶

活性氧（Reactive oxygen species，ROS）是植物细胞生命活动的副产物，正常情况下植物体的 ROS 的产生和消除处于一个动态平衡过程，即代谢产生的 ROS 可以及时被植物体内的抗氧化系统还原成无害的 H_2O 和 O_2，但当植物体处于逆境过程中，过量产生的 ROS 会打破这一平衡，导致植物处于次生的氧化胁迫[6]。SOD 和 POD 为植物体内重要的保护酶，维持植物细胞内活性氧的代谢平衡。本实验中紫苏处于正常生长发育状态，并未进行逆境胁迫，但经过香菇多糖处理，植物体内的主要的抗氧化酶 SOD 和 POD 的活性均呈现增加的趋势。极微量香菇多糖（0.05×10^{-6} g·ml^{-1}）诱导就可以显著性增强抗氧化酶 SOD 和 POD 的活性，这说明香菇多糖可以通过增加抗氧化酶活性来及时清除代谢过程中产生的 ROS。同时，随着香菇多糖浓度提高，SOD 和 POD 活性增加缓慢（显著性不明显），这可能是由于正常培养条件下 ROS 产生较少，不足以进一步诱导抗氧化酶活性有关。

3.2.2 可溶性蛋白、脯氨酸（Pro）和可溶性糖

可溶性蛋白包括一些小分子亲水性蛋白，如分子伴侣（chaperones）、热激蛋白（HSP）、晚期胚胎发生蛋白（Late embryogenesis abundant，LEA）等，这些小分子蛋白可以通过与被保护蛋白或酶分子结合形成特定或瞬时的蛋白复合体，防止在胁迫条件下蛋白变性、失活和降解，增加细胞中大分子蛋白、核酸及脂类的稳定性[7-8]。本实验中香菇多糖可以明显增加紫苏幼苗中可溶性蛋白的含量，其中极微量香菇多糖（0.05×10^{-6} g·ml^{-1}）即可明显增加幼苗中可溶性蛋白含量（比对照组增加 45.08 %）；增加香菇多糖浓度到 0.5×10^{-6} g·ml^{-1} 时，幼苗中可溶性蛋白含量仍显著性增加（比对照组增加 126.60 %）；继续增加香菇多糖浓度到 5×10^{-6} g·ml^{-1} 时，幼苗中可溶性蛋白含量趋于稳定（无显著性差异）。这表明在正常条件下生长的紫苏幼苗仍然可以通过适量的香菇多糖增加其可溶性蛋白含量，以稳定植物体内的生物大分子，促进和改善生长。

脯氨酸是植物众多可溶性物质中最常见和有效的。除参与渗透调节外，脯氨酸还发挥分子伴侣的作用，可以与细胞中生物大分子结合以稳定蛋白分子构象，同时还可以缓冲胞质的 pH 值，维持细胞的氧化还原状态[9]。本实验中香菇多糖可以有效地增加幼苗

中 Pro 含量，其诱导趋势与可溶性蛋白相似。

可溶性糖是碳水化合物代谢和暂时贮存的主要形式[5]，喷施香菇多糖后幼苗中可溶性糖含量显著增加，这说明香菇多糖促进了幼苗光合作用，提高了光合有机物的合成，从而促进了幼苗的生长发育，这与喷施香菇多糖后，实验组幼苗生长状态明显强于对照组相一致。此外，实验中发现 0.5×10^{-6} g·ml^{-1} ～ 5×10^{-6} g·ml^{-1} 范围内的香菇多糖对幼苗中可溶性糖含量没有明显的差异，这说明高于 0.5×10^{-6} g·ml^{-1} 的香菇多糖诱导下紫苏幼苗碳同化作用差异不明显。

3.2.3 丙二醛（MDA）含量

MDA 是植物细胞膜脂质过氧化的最终产物。过量的 ROS 会对植物细胞造成膜质过氧化，因此 MDA 含量是表征植物体受氧化损伤的重要指标[6]。本实验中喷施香菇多糖可以显著降低幼苗中 MDA 含量，这与之前香菇多糖促进幼苗抗氧化酶活性以及增加可溶性蛋白和脯氨酸含量以稳定细胞生物内大分子和脂质结果相一致。

4 小结

喷施香菇多糖可以显著提高紫苏幼苗中可溶性蛋白、可溶性糖、脯氨酸的含量，稳定细胞内渗透压，防止大分子蛋白、脂质变性、失活和降解，维持细胞的内稳态；同时，香菇多糖提高了紫苏幼苗中碳水化合物的合成，促进了紫苏幼苗的生长发育。浓度为 5×10^{-6} g·ml^{-1} 的香菇多糖诱导下紫苏幼苗生长最好，但从生理指标看，超过 0.5×10^{-6} g·ml^{-1} 的香菇多糖的诱导，可溶性蛋白、可溶性糖、脯氨酸、抗氧化酶等生理指标逐渐趋于稳定。

参考文献

[1] 杨建民. 香菇多糖的研究进展[J]. 安徽农业通报, 2016, 12(3): 55-56.

[2] 刘星海. 植物多糖复合制剂对作物生长及产量的调控作用和机理研究[D]. 北京: 中国农业科学院, 2011: 28-32.

[3] 张坚, 张博, 周文贵, 等. 干旱胁迫对桔梗生长特性、生理特性及总皂苷成分积累的影响[J]. 天津中医药, 2015, 32(11): 684-688.

[4] 刘姚, 欧阳克蕙, 葛霞, 等. 植物多糖生物活性研究进展[J]. 江苏农业科学, 2013, 41(1): 1-4.

[5] 杨鑫, 樊吴静, 李丽淑, 等. 香菇多糖对马铃薯疮痂病抗性及生理特性的影响[J]. 西南农业学报, 2019, 32(1): 98-103.

[6] 张坚, 马琳, 李先宽, 等. 茉莉酸甲酯对杠柳不定根中次生产物的诱导和生理机制研

究 [J] . 中国科技论文在线精品论文, 2017, 10(5): 540−547.

[7] CANDAT A, PASZKIEWICZ G, NEVEU M, et al. The ubiquitous distribution of late embryogenesis abundant proteins across cell compartments in Arabidopsis offers tailored protection against abiotic stress [J] . The Plant Cell, 2014, 26(7): 3148−3166.

[8] GUPTA S C, SHARMA A, MISHRA M, et al. Heat shock proteins in toxicology: how close and how far? [J] . Life sciences, 2010, 86(11−12): 377−384.

[9] SUN C X, SHEN X Y, LIU Z G. Status and advances in studies on the physiology and biochemistry mechanism of crop drought resistance [J] . Rain Fed Crops, 2002, 22(5): 285−288.

葛根种质资源及其开发利用概况

◎纪宝玉

河南中医药大学

[摘　要]葛根是药食同源中药材，资源丰富、分布广泛、开发利用价值大，全身都是宝。本研究受河南省高等学校青年骨干教师培养计划人选（2017GGJS082）项目资助，从葛根种质资源的本草考证、临床用药、化妆品、食品、保健品、饲料、生态、能源等综合开发利用的研究现状进行总结分析，以期对葛根资源的研究开发提供思路。

[关键词]葛根；种质资源；开发利用

葛根为豆科植物野葛 *Pueraria lobata* (Willd.) Ohwi 的干燥根，具有解肌退热、生津止渴、透疹、升阳止泻、通经活络、解酒毒的功效[1]。现代研究表明葛根在心血管系统、抗癌、降血糖等方面具有药理活性[2-4]。葛根种质资源丰富，分布广泛。近年来，对葛根资源现状、开发利用进行了大量研究，取得了显著进展，如葛根的化学物质组成、药效成分、药理作用、临床应用、食品开发等。但对葛根资源的全面调查、综合利用等研究和应用相对较少。本文在前人研究的基础上，系统总结葛根的种质资源和开发应用，以期对今后葛根资源的研究有所帮助，助力健康中国建设。

1　本草考证

1.1　品种来源

葛根首载于东汉《神农本草经》，但只有性味功效，而无形态学描述。梁代陶弘景《本草经集注》云："即今之葛根，人皆蒸食之，当取入土深大者，破而日干之，生者捣取汁饮之……南康、庐陵间最胜，多肉而少筋，甘美。但为药用之，不及此间尔。"[5]以此推断，当时葛根的品种不止一种，前者可食用并具有肉多、筋少、甘美的特征；后者药效好，但味道、质地等方面都不及前者。

唐代《食疗本草》云："葛根，蒸食之，消酒毒。其粉亦甚妙。"[6]宋代苏颂《本草图经》[7]中的"引藤蔓长一二丈""叶似楸叶""花似豌豆花"应是葛属植物野葛的形态特征。但其中描述的食用性,指该属甘葛藤,即粉葛和食用葛藤。说明当时从原植物上，人们对葛根的品种区分得不是很清楚。

北宋寇宗奭《本草衍义》云："澧、鼎之间,冬月取生葛,以水中揉出粉,澄成垛,先煎汤使沸,后擘成块下汤中,良久,色如胶,其体甚韧,以蜜汤中拌食之。擦少生姜尤佳……彼之人,又切入煮茶中以待宾,但甘而无益。又将生葛根煮熟者,作果卖。"[8] 其中描述的葛根是甘葛藤和食用葛藤块根。

明代朱橚《救荒本草》[9]附有葛根图,根据图及形态描述,指的是野葛,而其中描述的食用性则指甘葛藤和食用葛藤。李时珍在《本草纲目》[10]中指出了葛有野生和家种之分,但并未从形态上加以描述。根据"其叶有三尖,如枫叶而长"的特征,可推断为食用葛藤。清代《植物名实图考》载:"有种生野生2种。"[11]并附有"葛一""葛二"2个图,根据图中描绘的叶子外形和茎上粗毛分析,"葛一"是甘葛,即粉葛;"葛二"是野葛。

综上可知,古代药用的葛根不是同一种。唐代之前,认为野葛入药效果好,食用葛、甘葛主要用于食疗,也可入药,但其品质不如野葛。在民间,人们将葛根用于食疗和提取葛粉,因为食用葛和甘葛口感好、出粉率高。在《本草纲目》中,李时珍首次明确提出葛有家种野生之分。清代《植物名实图考》将家种和野生两品种并列,表明明清以来,甘葛(粉葛)、食用葛和野葛均可作为葛根入药。

1.2　现代研究考证

2000年版《中国药典》及更早版本亦将葛根的基原定为野葛与甘葛藤。如2000年版《中国药典》中葛根来源为豆科植物野葛 *Pueraria lobata* (Willd.) Ohwi 的干燥根,其附注中标明:同属植物甘葛藤 *Pueraria thomsonii* Benth. 的根同作葛根入药。但通过对明清本草的考证可知,2005年版《中国药典》中将甘葛称为粉葛,野葛称为葛根,有着充分的文献依据。这样不但保持古代的用药习惯,而且分别描述不同来源葛根的特征,为今后葛根资源的研究提供遵循依据。随后的2010年版、2015年版及2020年版《中国药典》均将葛根和粉葛分列为两个不同的药材。

■　2　种质资源

2.1　种质分布

全世界的葛属植物大约有35种,主要分布于印度至日本,南至马来西亚,我国产8种及2变种,除西藏和新疆以外的各省区均有分布,包括三裂叶野葛、小花野葛、苦葛、须弥葛、葛、密花葛、黄花葛苷及食用葛8个种和葛麻田、粉葛2个变种[12],其中葛和粉葛分布最广、产量最高。葛属阳生植物,常成片生长于海拔100～2000m向阳坡面的森林边缘或河溪边的灌木丛中[11-12]。笔者对葛根种质资源进行调查研究,发现葛根资源非常丰富,以野葛为主,常以群落状态分布,开发利用价值很高。葛根主要产于云南、广西、贵州、江苏、河南、湖南等省份[13-17]。

2.2 品质评价

葛根中主要化学成分有如下几类[18]:①异黄酮类,主要包括葛根素、大豆苷元、大豆苷等;②三萜类化合物;③香豆素和葛根苷类;④生物碱及其他化合物;⑤淀粉及氨基酸。葛根中主要有效成分为异黄酮类化合物葛根素[19]。2015年版《中国药典》第一部在对葛根含量测定中要求葛根素含量不低于2.4%[11]。

裴莉昕等[20]研究结果表明,不同产区葛根中葛根素、大豆苷、大豆苷元、总黄酮和醇溶性浸出物的含量均存在一定的差异,其中云南、河南、湖南、陕西产葛根的各种有效成分含量均较高,粉葛的有效成分含量明显低于其他产区野葛的有效成分含量。刘利娥等[21]测定河南信阳县大别山区野生葛根、藤、叶及花蕾中铜、锌、铁的含量,结果表明,野生葛铜、锌、铁的含量均较高;铜、锌的分布为葛叶 > 花蕾 > 葛藤 > 葛根;铁的分布为葛根 > 葛藤 > 葛叶 > 花蕾。周国海等[22]采用 UV、LLC 对葛根不同部位中总黄酮与葛根素的含量进行了测定,结果表明:总黄酮以峨眉葛块根含量最高,达 7.23%,野葛叶含量最低,仅为 1.00%;葛根素的含量以峨眉葛块根含量最高,达 4.06%,野葛叶含量最低,仅为 0.103%。

3 开发与利用

3.1 临床用药

根据历代本草记载,葛根的功用主要来自《神农本草经》和《名医别录》。《神农本草经》云:"主消渴,身大热,呕吐,诸痹,起阴气,解诸毒。"[23]《名医别录》云:"疗伤寒中风头疼,解肌发表出汗,开腠理,疗金疮,止疼,胁风疼","生根汁,疗消渴,伤寒壮热。"[5]葛根的功用归纳起来有以下6点:①解肌退热,用于外感发热;②生津止渴,用于瘟病口渴,消渴病;③发表透疹,用于麻疹初起,疹出不畅;④升阳止泻,用于泄泻,痢疾;⑤解酒毒;⑥疗金疮。

葛根总黄酮和葛根素能使血液肾素和血管紧张素显著降低,血压下降,能改善冠状动脉循环,缓解心绞痛,改善心电图缺血反应[24]。葛根和葛花均有降血糖作用[25],葛花还具有解酒醒脾,治伤酒发热烦渴、不思饮食、呕逆吐酸、吐血、肠风下血的作用。研究表明,葛根黄酮具有扩张冠状动脉和脑血管、改善微循环、抗氧化、抗炎症、改善骨质疏松、清除自由基和抗缺血性脑损伤等作用[26]。中国现已投入生产的药品有葛根素、葛根素浸膏粉、愈风宁心片、心血宁片、葛根芩连片等。作为中药材,葛根应用于诸多的经典名方中,如葛根芩连片、葛根芩连丸、葛根芩连微丸、柴葛解肌汤、升麻葛根汤、玉泉汤等。

3.2 化妆品、食品、保健品

葛根异黄酮是源于绿色植物的皮肤脱色成分，具有增白的效果。葛根异黄酮能显著抑制酪氨酸酶的催化活性，中断黑色氧化过程，抑制黑色素的发生形成，从而防止黄褐斑、日晒斑等色素沉积[27]。葛根异黄酮类物质被国际化妆品界誉为是又一种源于绿色植物的皮肤脱色组分，日本花王公司已将其作为活性物质应用于增白霜中[28]。从葛根中提取得到的尿囊素，由于具有促进表皮细胞生长、迅速愈合伤口、软化角质素等功能，能够使皮肤保持水分，也已成为化妆品的特效添加剂，也逐渐开发成为其他日化产品的品质改良剂和添加剂[29]。

从鲜葛根中提取葛根淀粉，以葛粉为原料制成饼干、面包、面条、粉丝、红肠、果冻等多种形式的抗癌、降脂减肥、降糖解酒等功能食品，来满足不同人群的需求。

葛花具有解酒、保护肝脏、降血糖的作用，葛花除传统汤剂葛花解酲汤外，葛花茶、葛花露已经上市。以葛根为原料，上市的有葛根奶粉、葛根挂面、葛根罐头等食品类型。葛根代餐粉、葛根木瓜粉、葛根木瓜魔芋粉、葛根木瓜压片糖果、葛根苦瓜铬胶囊、葛根枳椇软胶囊、降酸茶、饮酐茶等葛根保健食品很受消费者的喜爱，具有十分广阔的市场发展空间。

3.3 饲料

我国南方夏秋季节缺乏蛋白牧草，优质牧草的供应时间不平衡，葛藤叶蛋白质含量高，藤茎生长速度快且旺盛，可常年提供饲料。葛叶的干草中含干物质92.9%，粗蛋白质16.5%～22.5%，粗脂肪2.65%～4.87%，由此可见其饲用价值较高，是优良的高蛋白饲料作物[30]。葛叶产量高于其他豆科牧草，每公顷一般可产鲜草26.25～45.00t，干草11.25～15.00t[31]，葛藤既可以新鲜采收，也可以通过干贮来平衡淡旺季，弥补淡季牧草供应不足，做到全年饲草均衡供应。刘盛抱[32]的研究表明，葛藤配合精饲料饲喂梅花鹿可改善梅花鹿产茸量，减少鹿胃肠疾病、感冒的发病率。胡永东等[33]研究葛藤叶和银翘散在獭兔免疫防治方面的效果，发现葛藤叶单用或和银翘散联用对仔兔黄尿病、肚胀、腹泻等肠道疾病效果显著。开发野葛饲料不仅解决了饲料短缺的问题，并且减少了化学药品在养殖业中的使用。葛藤还具有促进唾液腺分泌，促进动物的消化和吸收、增强动物食欲和合成代谢的功能，以及减少能量消耗，是牲畜和家禽的天然催肥中草药剂[34]。

3.4 生态、能源

葛属植物适应性强，扎根深，根茎发达，耐干旱贫瘠，具有很高的生态利用价值，在水土保持方面发挥着十分重要的作用。另外，葛属植物还具有固氮的功能，其根系上有根瘤，根瘤内有丰富的菌类，具有固氮的作用，可以改善土壤肥力[35]。

葛根中含有丰富的淀粉，含量大约为50%，约7.5kg的葛根可产出1kg的乙醇。若将葛根作为生产乙醇的原料，也可有效解决传统乙醇生产中原料缺乏、价格昂贵等问题，同时还能有效拓宽葛根的发展空间，对于葛根的综合利用及其产业化发展具有重要的促进作用[32]。

3.5 综合开发利用

葛藤纤维韧性好且细长，可用来生产葛布、葛绳、地毯等[34]。葛渣，即葛根的纤维素，是一种优质的造纸原料，不但洁白柔软，而且韧性好，不易破裂；葛渣还可以作为食用菌的栽培基。野葛花中黄酮类成分含量最高，黄酮类化合物主要分布在植物的花、叶、果部位，具有抗氧化、抑菌消炎、抗肿瘤、抗衰老等多种功能[36]。花青素属于黄酮类化合物，是构成花瓣和果实颜色的主要色素之一，常见于花、果实的组织中及茎叶的表皮细胞与下表皮层[37]，具有较强的抗氧化功效。野葛花期较长，花呈蓝紫色，花中含有丰富的花青素，可以用于开发天然食用色素。野葛花黄酮与花青素具有很强的抗氧化性，在食品保质保鲜方面具有很大的开发潜力。

4 讨论

葛属植物具有高产优质、抗逆性强、根瘤菌发达、固氮多、多年生、分布广泛等优点，因此它的发展潜力巨大。近年来葛根的栽培、加工发展较快，但是由于长期以来对葛根的研究和开发利用不够重视，因此存在着很多问题。作为药食两用的中药材，葛根具有很大的开发空间，应加强对该方面的研究，开发葛根潜在的经济价值，社会价值和生态价值。虽然有学者已经对葛根进行了深入的研究，但是在实际生产中，农户缺乏专业知识的学习、专家的指导而对葛根认识不到位。由于地方工厂设备比较落后、技术落后，导致葛根的开发利用程度比较低。因此，加快加强葛根优良种质的筛选和产地加工一体化技术的升级，是保障葛根资源综合开发和利用的首要任务。

参考文献

[1] 国家药典委员会. 中华人民共和国药典：一部[M]. 北京：中国医药科技出版社，2015: 333.

[2] 黄晓巍，张丹丹，王晋冀，等. 葛根化学成分及药理作用[J]. 吉林中医药，2018，38(1): 87-89.

[3] ZOU Y, HONG B, FAN L, et al. Protective effect of puerarin against beta-amyloid-induced oxidative stress in neuronal cultures from rat hippocampus: involvement of the

GSK-3β/Nrf2 signaling pathway [J]. Free radical research, 2013, 47(1): 55-63.

[4] ZHANG Q, HUANG W, LV X, et al. Puerarin protects differentiated PC12 cells from H_2O_2-induced apoptosis through the PI3K/Akt signalling pathway [J]. Cell biology international, 2012, 36(5): 419-426.

[5] 陶弘景. 本草经集注 [M]. 北京: 人民卫生出版社, 1994.

[6] 唐慎微. 重修政和经史证类备用本草 [M]. 影印本. 北京: 人民卫生出版社, 1957: 196.

[7] 苏颂. 本草图经 [M]. 合肥: 安徽科学技术出版社, 1994.

[8] 寇宗奭. 本草衍义 [M]. 北京: 人民卫生出版社, 1990: 58.

[9] 朱橚. 救荒本草校释与研究 [M]. 王家葵, 张瑞贤, 李敏, 校注. 北京: 中医古籍出版社, 2007: 60.

[10] 李时珍. 本草纲目: 上册 [M]. 点校本. 北京: 人民卫生出版社, 1985: 1927.

[11] 吴其濬. 植物名实图考 [M]. 北京: 商务出版社, 1919: 507.

[12] 中国科学院中国植物志编辑委员会. 中国植物志 [M]. 北京: 科学出版社, 1995.

[13] 范淑英, 吴才君. 江西野葛种质资源的收集和研究 [J]. 江西农业大学学报, 2003(1): 27-29.

[14] 邹宽生. 江西葛资源的利用及栽培技术 [J]. 福建林业科技, 2004, 31(3): 110-112.

[15] 田启建. 湘西自治州葛根资源利用现状及产业发展策略 [J]. 湖南农业科学, 2010(5): 111-114.

[16] 陈元生, 周满生, 李明. 药用葛优良种质资源筛选研究 [J]. 北方园艺, 2010 (21): 202-206.

[17] 陈元生, 柳雪芳. 我国葛种质资源的研究与利用 [J]. 长江蔬菜, 2008 (6): 6-9.

[18] 李昕, 潘俊娴, 陈士国, 等. 葛根化学成分及药理作用研究进展 [J]. 中国食品学报, 2017, 17(9): 189-195.

[19] 徐轶尔, 李秋红, 杨菲菲. 中药葛根的药理药效研究 [J]. 吉林中医药, 2010, 30(11): 993-994.

[20] 裴莉昕, 陈随清, 纪宝玉, 等. 不同产地葛根药材的质量分析 [J]. 中国实验方剂学杂志, 2009, 15(10): 24-26.

[21] 刘利娥, 刘洁, 张洪权, 等. 火焰原子吸收分光光度法测定野生葛不同部位铜、锌、铁含量 [J]. 郑州大学学报: 医学版, 2006, 41(3): 578-580.

[22] 周国海, 于华忠, 李国章, 等. 葛根中总黄酮及葛根素的含量测定 [J]. 湖南林业科技, 2004, 31(5): 71-72.

[23] 吴普, 等. 神农本草经 [M]. 孙星衍, 孙冯翼, 辑. 北京: 科学技术文献出版

社，1996:8.

[24] 肖冰心．葛根黄酮体内药物代谢动力学与神经活性及其增强桑白皮降糖活性机制的研究［D］．北京：北京协和医学院，2015.

[25] 虞慧娟．葛藤异黄酮分散片抗大鼠骨质疏松作用及机理的研究［D］．济南：山东中医药大学，2012.

[26] 陈琴，卢先明，朱敏凤，等．葛藤与葛根抗炎、耐缺氧作用对比研究及其安全性评价［J］．中药与临床，2011, 2(1): 33-35.

[27] 刘林刚，阎永建，吴学忠．茶多酚、葛根黄酮对酪氨酸酶的抑制作用研究［J］．中国麻风皮肤病杂志，2005, 21(2): 103-104.

[28] 何兰，姜志宏．天然产物资源化学［J］．科学通报，2008 (21): 2591.

[29] 顾文珍，秦万章．尿囊素的作用及其临床应用［J］．新药与临床，1990(4): 232-234.

[30] 徐德光．"绿魔"，还是"绿膜"?——浅议葛藤资源及其利用［J］．农业现代化研究，1982(6): 27-29.

[31] 杨旭东，王爱勤，何龙飞．葛根种质资源及其开发利用研究进展［J］．中国农学通报，2014, 30(24): 11-16.

[32] 刘盛抱．野生葛藤饲养梅花鹿效果试验［J］．养殖与饲料，2011 (1): 3-4.

[33] 胡永东，汪卫平，胡厚平，等．葛藤叶及银翘散防治獭免疫病试验研究［J］．中兽医学杂志，2010 (3): 14-15.

[34] 王民迪．葛藤的开发和利用——贵州大学动物科学学院［J］．中小企业管理与科技（下旬刊），2009 (7): 267.

[35] 王秀全，李建辉，李艺坚，等．浅析葛根种质资源开发与利用产业化策略［J］．热带农业工程，2018, 42(1): 10-13.

[36] 代名君，尤丽新，文连奎，等．高压脉冲电场辅助提取葛花黄酮工艺优化［J］．食品研究与开发，2016, 37(23): 94-98+108.

[37] 桑戈，赵力，谭婷婷，等．pH示差法测定紫薯酒中花青素的含量［J］．酿酒科技，2015 (6): 88-91.

丹参质量现状探讨

◎赵丹

北京卫仁中药饮片厂

[摘　要] 丹参为常用大宗药材，具有抗血栓、抗菌、消炎、抗肿瘤、抗氧化、调节免疫等多种药理作用，临床应用广泛，对治疗心肌梗死、心绞痛等心脏疾病具有良好的疗效，丹参药材的品质决定其疗效，当前随着丹参野生资源逐渐减少，市售丹参以栽培品为主，且我国市场销售的丹参饮片质量差异较大，对丹参的临床疗效产生直接影响。鉴于此，本文主要针对造成丹参的质量现状的原因进行分析，为深入开展丹参的生产提供参考和借鉴。

[关键词] 丹参；品质；质量现状

丹参别名红根、大红袍、血参根、血山根、红丹参、紫丹参，始载于《神农本草经》，为上品[1]，是我国的大宗中药材，丹参味微辛、苦，性微寒，归心、肝经，主要分布于我国华北、华东、西北地区。2015 年版《中国药典》收载其来源为唇形科植物丹参 *Salvia miltiorrhiza* Bge. 的干燥根和根茎，本品具有活血祛瘀、通经止痛、清心除烦、凉血消痈等功效，常用于胸痹心痛、脘腹胁痛、癥瘕积聚、热痹疼痛、心烦不眠、月经不调、痛经经闭、疮疡肿痛等[2]。伴随着丹参药材需求的日益扩大和野生资源的逐渐减少，全国各地丹参种植面积逐年增大，其栽培分布区域十分广泛，目前其主产区主要在山东、河南、四川、陕西等地[3]，年产量在 2.5 万吨左右。丹参有效成分主要有两大类，一是丹参酮Ⅰ、丹参酮Ⅱ$_A$、丹参酮Ⅱ$_B$、隐丹参酮等脂溶性的菲醌类化合物；二是丹参素、原儿茶醛、丹酚酸 A、丹酚酸 B、丹酚酸 C 等水溶性成分[4]。丹参作为我国大宗中药材，其质量标准在不断提高，2015 版《中国药典》将隐丹参酮、丹参酮Ⅰ和丹参酮Ⅱ$_A$三种成分的总含量作为衡量丹参药材脂溶性成分含量的标准[1]。由于丹参分布广泛，且其遗传背景复杂，同时存在着种质差异大、产地加工水平差异等实际情况，以至于丹参品种混乱、品质参差不齐且药材质量差异较大等问题[5]，这些因素已经严重制约丹参产业的发展，且对我国中药及其制剂的出口及国际注册产生很大阻力。本文通过查阅丹参主产区不同产地的丹参种子在同一生态环境中比较其药材质量差异的文献，同时对其产地加工情况进行分析总结，以期为丹参的生产和质量控制提供指导。

■ 1 丹参的质量标准

通过对中国、欧洲、美国、日本药典中有关丹参质量标准的异同比较[6-10]，发现我国与欧洲、美国药典已经比较接近，标准均高于日本药典；相较而言，欧美药典比较重视重金属、农药以及有害物质如赭曲霉素 A 等方面的限度控制，而重金属、农药残留以及赭曲霉素 A 恰恰都是在药材种植及加工贮藏中影响中药材质量的关键控制指标[5]。同时也启示我们在中药材的种植和加工贮藏过程中，应规范种植基地、土壤、水质等环境因素以减少重金属、农药残留等有害物质，同时在加工贮藏过程中应注意药材霉变等导致赭曲霉素的产生。

■ 2 丹参的种质差异

正品丹参来源于唇形科鼠尾草属植物丹参的干燥根及根茎，但许多同属植物的根也被用作丹参入药。夏静等[11]研究表明不同种子来源的丹参药材三种丹参酮类成分差异明显，以隐丹参酮含量为例，河南方城和河南卢氏较高，明显高于其他来源；而丹参酮 I 含量河南卢氏最高，达 0.082 %，山东平邑和河南方城次之；丹参酮 II_A 河南方城最高，河南渑池和河南卢氏次之，山东平邑、山东蒙阴和河南嵩县较低，但均达到 0.3 % 以上；总丹参酮含量河南方城含量最高，达到 0.976 %，卢氏和渑池分别为 0.742 %、0.673 %，平邑、蒙阴和嵩县含量也在 0.5 % 以上。研究表明，河南方城和卢氏丹参的成分含量较高，与该地区是我国传统丹参道地产区相一致，河南、山东丹参的种子可以作为优质丹参规范化生产的种源，这也与丹参的传统道地产区相一致，由于丹参种子寿命比较短，超过一年的种子发芽率极低，生产上最好使用当年的种子。还要考虑到药材的质量与栽培地的自然环境密切相关。

■ 3 生态因子对丹参药材质量的影响

生态因子如温度、降雨量、湿度和土壤营养元素等对药材中次生代谢物的合成和积累有着重要的作用。通过研究不同采集地丹参药材有效成分与生态因子的关系、与抗氧化活性的关系、与土壤无机元素的相关性的研究，证实了不同产地丹参药材中有效成分的差异比较大，且气候条件如年均降雨量、年日照时数和年平均气温对丹参药材次生代谢物的影响程度大于土壤无机元素[12]。因此开展对全国范围内丹参药材质量的研究，探究引起丹参药材质量差异的相关生态因子对选定丹参药材的栽培区域以及提升丹参的药材质量具有非常重要的意义。

4　丹参的产地加工和炮制现状

产地加工是药材生产与品质形成的重要环节，随着丹参加工炮制一体化研究的推进，产地加工过程显得尤为关键。2015 年版《中国药典》收载丹参的产地采收加工如下：春、秋二季采挖，除去泥沙，干燥；丹参的炮制则是除去杂质和残茎，洗净，润透，切厚片，干燥[11]。已有研究成果显示丹参中脂溶性的丹参酮类成分对光照比较敏感，光照是影响该类化合物的主要因素，而水溶性的酚酸类成分，其酚羟基在高温下极易氧化，温度则是影响该类化合物的主要因素[13]。因此，丹参长时间在阳光下暴晒，丹参的脂溶性成分和水溶性成分极易损失，且饮片外观颜色变暗。

目前，丹参药材的切制闷润主要有常规浸润技术和水蒸气闷润技术[14]，常规浸润技术，浸润过程中药材长时间浸泡于水中（一般不少于 10h），在浸泡过程中，浸泡药材的水常呈红棕色，这是由于丹参中以丹酚酸 B 为代表的水溶性成分在药材浸泡过程浸出，从而造成以丹参的水溶性有效成分含量的大幅度降低。丹参加工过程中长时间水处理不但会造成水溶性成分的大量流失而且大量用水导致药材含水量上升，切制后其晾晒时间相对延长，受光照以及高温影响，对光照条件敏感的丹参酮 II_A 以及对温度敏感的丹酚酸 B 含量进一步下降。所以传统方法加工的丹参饮片有效成分大量流失，且外观性状不稳定，受加工条件限制极易产生霉变，后续干燥能耗高，远不能满足中药现代化发展的要求。水蒸气闷润技术可以快速软化药材，真正做到"药透水尽"，且操作自动化，生产效率高。药材含水率低，水分易控制，有效避免了以丹酚酸 B 为代表的丹参水溶性有效成分的经水流失。同时，由于含水量低，缩短了饮片切制后晾晒时间，使光照对丹参酮 II_A 的含量造成的损失大幅减少。与常规浸润的药材相比，水蒸气闷润软化后的药材切制饮片片形美观、平整、光滑、无裂痕，有效成分损失少。因此，采用水蒸气闷润软化药材，改善了饮片质量，提高了饮片的有效成分含量；同时，缩短了丹参产地加工时间，降低了能耗，提高了生产效率，是一项值得推广的中药材产地加工技术。

5　讨论

以上叙述的诸多因素中种质是丹参产量和质量的决定性因素。鉴于丹参药材的临床需求量越来越大，且丹参野生资源极度匮乏，许多地区也大力开展丹参的引种栽培，但所谓栽培多是由野生直接变为家种，很少经过遗传改良，这样使得丹参品种混杂，随之出现的就是丹参质量不稳定的现象。而丹参种苗品种混杂、栽培技术不规范，影响其质量及资源的可持续利用和发展。因此，丹参的遗传改良与新型优良种质培育成为当务之急。在已有道地性研究成果的基础上，综合分析各地丹参种质的遗传多样性以及地理居群的显著差别，在选优选种质，确定种植区域的同时综合考虑生态因子等环境因素，对提高丹参药材的品质具有重要意义。与此同时，种子、种苗质量是影响丹参药材产量与质量的关键因素，制定丹参种子、种苗质量标准是保障种子、种苗质量，提高药材产量与质量的有效途径[15]。

产地加工是影响中药材品质的重要因素之一。产地加工可以有效防止药材霉烂变质，最大限度保持药材的有效成分含量，确保药材的品质，从而有利于药材的包装、运输和贮藏。产地加工方法受到用药习惯和地域差异等影响，使得不同产地丹参质量具有显著性差异。因此，基于已有的研究成果，结合现代化的加工技术，优选出能够提高丹参药材质量的最佳加工和炮制方法显得尤为重要。

此外，目前对于丹参品质评价标准已得到了显著提升，由原来的单一指标性成分评价已经发展为多指标成分评价。但因为药材在加工存储等过程中极易感染霉菌，所以对丹参进行品质评价，不能仅仅依据成分的含量，还应该将其与用药安全性紧密联系，安全性评价应作为丹参品质的重要依据。

综上所述，从丹参的种质到生态环境、产地加工和炮制方法等各个环节均对丹参药材品质产生影响。因此需要针对各环节存在的影响因素，选择最佳的生产加工条件，开展更加系统且全面的研究，从而综合提高丹参的品质。

参考文献

[1] 邓爱平，郭兰萍，詹志来，等. 丹参本草考证[J]. 中国中药杂志，2016，41(22)：4274-4279.

[2] 国家药典委员会. 中华人民共和国药典：一部[M]. 北京：中国医药科技出版社，2015：76-77.

[3] 赵宝林，钱枫，刘学医. 药用丹参资源分布与开发利用[J]. 现代中药研究与实践，2009，23(2)：17-19.

[4] 苗明三，李振国. 现代实用中药质量控制技术[M]. 北京：人民卫生出版社，2000：247-257.

[5] 李东，张纲，宗梁，等. 中国药典丹参质量标准与美、欧、日药典对比分析[J]. 亚太传统医药，2018，14(2)：3-6.

[6] 国家药典委员会. 中药材及原植物彩色图鉴[M]. 北京：人民卫生出版社，2010.

[7] 王书芳，钱忠直. 中药质量现代分析技术：中国药典一部参考书册[M]. 杭州：浙江大学出版社，2010.

[8] EDQM. European Pharmacopoeia 8. 0[S]. Strasbourg: Council of Europe, 2014: 1300-1302.

［9］The U. S. Pharmacopeial Convertion(USP), The Herbal Medicines (HMC)［S/OL］, 2014-07-28, https://hmc. usp. org/monographs/salvia-miltiorrhiza-root-and-rhizome-1-0.

［10］The Japanese Pharmacopoeia［S］. 17th ed. Tokyo: The ministry of health, labour and welfare, 2016: 1971.

［11］夏静，梁惠瑜，黄勇，等. 不同种源丹参质量比较研究［J］. 现代中药研究与实践，2018, 32(4): 5-7.

［12］余彦鸽. 野生丹参质量差异的生态因子分析研究［D］. 杭州：浙江理工大学，2017.

［13］倪力军，邬科芳，张立国. 加热方式对丹酚酸提取物质量的影响［J］. 中药新药与临床药理，2006, 17(1): 55-57.

［14］谢平，俞磊明，朱光明，等. 安徽农业科学［J］. 中国中药杂志. 2016, 44(29): 84-86.

［15］张玉，戚莹雪，王蕾，等. 丹参种子种苗质量标准研究进展［J］. 中国种业，2018 (6): 8-12.

新疆紫草生长特性观察与繁育技术的研究

◎李晓瑾

新疆维吾尔自治区中药民族药研究所

[摘 要]目的：研究新疆紫草生长特性与人工繁育技术，为实现新疆紫草人工栽培提供科学依据。方法：原生境观察；种子发芽特性研究；不同土壤、生态条件等的栽培试验。结果：1.新疆紫草叶基丛生，无叶茎成莲座状，花紫蓝色，根部呈扭曲麻花状，分布于海拔1800m以上，在海拔2000m以上高山草甸者质优；根部髓木质化产生于产区低于海拔2400m，随海拔降低而增多；新疆紫草丰度与高山草甸禾本科植物的覆盖度呈正相关，同时具有冬眠与夏眠特性，可春、秋二季繁殖。2.种子浸种均较激素和对照处理的发芽率高，发芽指数、活力指数、日平均发芽数分别为5.798、0.580、1.41；温度在25℃时的发芽率最高，其发芽指数、活力指数、日平均发芽数分别为5.403、0.535、4.4，20℃以下随温度降低发芽率有降低趋势；浸种1天的发芽率最高，其发芽率、发芽指数、活力指数、日平均发芽数分别为67.33%、4.283、0.428、1.683。3.新疆紫草喜水不耐涝，不同海拔高度栽培发生植物形态改变，海拔低于2000m时，病虫害严重；适宜于pH值为7.5左右低盐碱的沙壤土；具强共生性，依次为伴生低高度禾本科草皮＞伴生可遮阴其他植物＞无伴生；日最高温气温＞35℃时，进入夏眠或死亡。结论：1.新疆紫草在海拔高于1800m高山草甸禾本科植物群中具有自然修复能力，其商品的品相和质量与生长的海拔高度具有相关性，药材麻花状特性与其根部分蘖特性具有一定关联性。2.新疆紫草种子适宜萌发温度为20～30℃，发芽率为50.33%～66%，25℃时发芽率最高66%。用 H_2O 浸种24h或 IAA50mg·L^{-1} 浸种有利于萌发。3.新疆紫草最适宜栽培在海拔高于2000m、pH值为7.5左右、疏松富含腐殖质的沙壤土、最高日均温度＜25℃、雨水充足、排水良好的高山草甸区；灌溉条件是人工栽培成功的关键环节。

[关键词]新疆软紫草；生长习性；繁育技术

紫草科软紫草属新疆紫草 *Arnebia euchroma* (Royle) Johnst. 是《中华人民共和国药典》收载药材"紫草"的植物种，亦称新疆软紫草，是我国的常用中药材，具有清热凉血、化斑解毒、透疹之功[11]。研究表明其有效成分紫草素及其衍生物含量比其他紫草高出 3 倍，因质好品优列为药典收载品种之首，而行销国内外，仅产于新疆。紫草素及其衍生物有抗菌、抗炎、促进肉芽组织生长、抗绒毛癌及侵蚀性葡萄胎等多种生理和病理功能。在临床上用于治疗肝炎、静脉炎、血管性紫癜、银屑病、烧伤等多种疾病，紫草红色素还是世界上常用的 5 种天然植物红色素之一，被联合国食品添加剂法典委员会列入食品、化妆品、药品添加剂名录。世界上有 36 个国家，二百多名植物学专家都曾试图人工引种栽培，均未能成功。我国"七五""八五"期间紫草的开发被列为国家重大科技攻关项目。但用细胞分裂工程取得的紫草红色素，成本高、产量小、无法满足市场需求[2]。

新疆紫草分布在高山草甸区，自然生态环境恶劣，随着市场需求量激增，加之草场超载、致使新疆紫草滑向濒危的境地，因此实现新疆紫草的人工种植，对保护野生资源、维护生物多样性、提供稳定的可持续利用的药材资源有重要的意义。本项研究着重于在研究新疆紫草生长特性的基础上，开展新疆紫草人工繁育技术研究，为实现新疆紫草栽培产业化提供科学依据。

1 实验材料

新疆紫草 *Arnebia euchroma* (Royle) Johnst. 的种子为小坚果，宽卵形，表面灰白色或带淡棕色，有瓷样光泽，种子千粒重 10.6 ~ 11.0 g，采集于新疆和静县巴音布鲁克，海拔 2600 m 左右，新疆中药民族药研究所王果平研究员鉴定。

2 方法

2.1 原生境观察与调查

在新疆紫草的生长期到自然分布区域实地观察，结合寻找药农调查。了解其在自然条件下的生长习性。

2.2 种子发芽试验方法

2.2.1 种子处理

将种子用自来水浸种 1 ~ 4 天，激素浸泡种子 1 天，冲洗干净。

2.2.2 器皿及发芽基质的消毒

发芽盒洗净，晾干；75% 乙醇消毒，砂子（砂粒直径 1.0 ~ 1.2mm）140℃灭菌 2h；试验所用的土为营养土。

2.2.3　置床及发芽

将洗净的种子置于砂床或土床加水至饱和含水量的 50%，随机数取种子，每个处理设 3 ~ 4 次重复，每个重复 50 粒种子，置床均匀后置于不同温度的培养箱中。

2.2.4　发芽期间的管理、观察、记载及发芽指标的计算

置床后逐日观察并记载发芽情况，并每次加入等量的自来水。在种子发芽过程中以子叶展开露出床面为发芽标准。发芽结束后，统计发芽率、计算种子活力指数、发芽指数、日平均发芽率、平均发芽天数。

2.3　栽培试验

2.3.1　实验室栽培条件

分别在装有沙土、壤土、偏酸性土、偏碱性土和表面覆盖草皮、模拟野生放置石块、与其他植物共生等情况的花盆中种植，观察新疆紫草的发芽与生长情况。

2.3.2　实验室栽培方式

在室温 15 ~ 30℃，设置播种深度 0.5、1.0、1.5、2.0、3.0cm；土壤干旱、湿润、高湿，条件播种，观察温度、日照、水量、深度等因素对新疆紫草的发芽与生长的影响。

2.3.3　试验田栽培条件

分别在海拔 2600m（和静德尔比勒金牧场）、2500m（和静德尔比勒金牧场）、2400m（和静德尔比勒金牧场）、1900m（阜康天池海南）、1400m（沙湾牛圈子林场）、900m（乌鲁木齐新市区）左右等处的山坡土壤富含腐殖质的地方栽培，观察新疆紫草的发芽与生长情况。

2.3.4　试验田栽培方式

播种时间：春季、秋季；播种方式：沟播、点播、撒播；播种深度 < 1.5cm，其中撒播深度为 0cm；灌溉方式：渠灌、喷灌；田间管理：除草、不除草。观察新疆紫草的发芽与生长情况。

2.3.5　栽培

种植前浇足水，盆栽随机数取 100 粒种子，设 3 平行样，种植；试验田栽培：墒好时播种，播量 2.5 kg/ 亩。

2.3.6　管理、观察、记载及评价指标

播种后根据实验设计管理，逐日观察记载，以子叶露出并展开为发芽标准。发芽结束后，统计发芽率；记录真叶萌发时间，观察幼苗发育情况，统计死苗率。

3 实验结果

3.1 原生境观察与调查

3.1.1 药用部位形态

海拔高于2500m，低于雪线之间高山草甸地带的新疆紫草，根部基本由数层栓皮组成，呈扭曲麻花状。低于2500m则随着海拔的降低，新疆紫草根部的栓皮和扭曲程度逐渐减少，出现木质化"芯"，并逐渐增大，到2000m以下时根部大多呈直条根，基本木质化，根皮薄，少见有层。

3.1.2 植物形态

药材收购的原植物有两种，俗称紫花紫草与黄花紫草。紫花紫草植株较大，叶片自内发互生，长卵披针形，叶面密被刚毛，无茎或少茎；基叶丛生，回苗后成莲座状，花由叶丛生长，总状聚伞花序，花为紫蓝色，海拔降低，花色变淡为紫红、淡紫红色。黄花紫草植株较小，茎直立；叶互生，卵形或长卵披针形，叶面密被刚毛；头状花序，花为黄色；根部为直条根，生境要求低，分布区域宽。

3.1.3 伴生植物

生长在雨水好、不积水的山坡地，阴坡多于阳坡；其伴生植物多为根系发达的禾本科植物，茎直立、密集、高度低（<50cm），即可起到苗期遮阴的作用，又不影响植株生长过程中对阳光的需要。密集、根系发达的伴生植物可能是新疆紫草生存和扭曲麻花状栓皮根部形成的重要因素，伴生植物越密集，新疆紫草也长得越旺盛，根部的扭曲程度也越高；反之伴生植物越稀少，新疆紫草也越稀少，根部有木质化现象，扭曲程度也低。

3.1.4 繁殖

多年生草本植物，种子繁殖，每花房结子2枚，野生状态下种子落入草丛，只要水量充足，最低温度>5℃时，当年种子即可发芽，2～3年后即可抽茎开花结籽。因此，在不连续采挖、生长条件较好的分布区域内，新疆紫草具有较好的自然修复能力。

3.1.5 生长特性

适应性强，有时一年能有两个萌发期。一是春季，当地温、湿度符合其萌发条件时，很快萌发并生长，当酷暑高温、干旱少雨，满足不了其生长所需时，植株叶片枯黄，假死，植株进入休眠期；越过酷暑干旱，温度下降，雨水增加，在枯萎的莲花座状丛生叶的基部又开始萌发绿色叶片并生长，冬天来临温度继续下降至冰点，叶片也枯黄，植株进入休眠期。

3.1.6 病虫害

海拔2000m以上的新疆紫草极少有病虫害，低于2000m，随着海拔的降低新疆紫草病虫害易感程度逐渐增加，病害是白粉病等菌类病为主，虫害是以蝼蛄等根类害虫为主。

3.2 种子发芽试验

3.2.1 激素处理与种子萌发

种子经不同激素处理其发芽率结果见表 48-1。水浸种均较激素和对照处理的发芽率高，并且发芽指数、活力指数、日平均发芽数均最高，分别为 5.798、0.580、1.41；IAA 处理种子，种子活力略微较水浸种的低；IAA 随浓度增加，发芽率有增加的趋势。GA3 完全抑制种子的发芽。

表 48-1　不同种子处理对种子萌发的影响

处理方式	发芽率 /%	单株鲜重 /g	发芽指数 GI	活力指数 VI	日平均发芽数 MDG	平均发芽天数 MLIT
H_2O 浸种 24h	70.7	0.10	5.798	0.580	2.357	0.424
IAA10mg · L^{-1} 浸种 24h	64.7	0.096	4.424	0.425	2.156	0.464
IAA50mg · L^{-1} 浸种 24h	67.3	0.099	4.633	0.438	2.343	0.446
0.1%GA3 浸种 24h	0.0	0.000	0.000	0.000	0.000	0.000
对照 CK 不浸种	38.5	0.089	2.187	0.195	1.283	0.779

注：1. 发芽温度均为 20℃；2. 均为砂床（砂间）；3. 种子发芽 15 天后的结果。

3.2.2 温度与种子萌发

种子置于不同温度的培养箱其发芽率结果见表 48-2。砂床中将种子点置砂间比点置砂上的发芽率高；温度在 25℃ 时的发芽率最高，20℃ 以下随温度降低发芽率有降低趋势。其发芽指数、活力指数、日平均发芽数均最高，分别为 5.403、0.535、2.200。表明在砂床上发芽最适温度为 25℃，最适宜的播深为 3cm；低温降低呼吸代谢，高温抑制代谢，造成烂种；30℃ 以上随温度的升高，发芽率有下降趋势。

表 48-2　不同温度和发芽床对种子萌发的影响

处理	发芽床	发芽率 /%	单株鲜重 /g	发芽指数 GI	活力指数 VI	日平均发芽数 MDG	平均发芽天数 MLIT
15℃	砂上	13.33	0.072	0.333	0.024	0.444	2.251

续表

处理	发芽床	发芽率/%	单株鲜重/g	发芽指数GI	活力指数VI	日平均发芽数MDG	平均发芽天数MLIT
15℃	砂间	20.00	0.078	0.358	0.028	0.667	1.500
20℃	砂上	50.33	0.080	3.783	0.303	1.678	0.596
20℃	砂间	56.67	0.083	4.072	0.338	1.889	0.529
25℃	砂上	60.0	0.090	4.501	0.405	2.000	0.500
25℃	砂间	66.0	0.099	5.403	0.535	2.200	0.455
30℃	砂上	50.67	0.081	3.824	0.309	1.689	0.592
30℃	砂间	56.33	0.082	4.001	0.328	1.878	0.53

注：1. 均为水浸种24h；2. 种子发芽15天后结果（2003.05.11～2003.5.25）；3. 砂间播深为0.3。

3.2.3　处理时间与种子萌发

种子经水浸泡其发芽率结果见表48-3。用水浸种1天的发芽率最高，其发芽率、发芽指数、活力指数、日平均发芽数均最高，分别为67.33%、4.283、0.428、1.683。随着浸种天数增加，其发芽率有降低的趋势。

表48-3　不同种子浸泡时间对种子萌发的影响

处理时间	发芽率/%	单株鲜重/g	发芽指数GI	活力指数VI	日平均发芽数MDG	平均发芽天数MLIT
浸种1天	67.33	0.100	4.283	0.428	1.683	0.594
浸种2天	49.59	0.099	3.773	0.374	1.240	0.807
浸种3天	48.55	0.096	3.585	0.326	1.124	0.824
浸种4天	46.50	0.088	3.437	0.302	1.163	0.860

注：1. 发芽温度均为25℃；2. 发芽均为土床；3. 截止种子发芽20天。

综上试验结果表明：新疆紫草种子萌发温度为 20 ~ 30 ℃，发芽率为 50.33% ~ 66%，均有利于种子萌发，并且 25℃时发芽率达最高 66%。同时，发芽床的持水量应为饱和持水量的 30% ~ 50% 较宜。用 H_2O 浸种有利于萌发，适宜的浸种时间为 24 h；IAA50 浸种较有利于萌发；0.1%GA3 浸种严重抑制种子萌发。

3.3　新疆紫草萌发及生长过程观察

新疆紫草种子为卵圆形小坚果，淡灰褐色，有光泽，坚硬。种子遇水后，即吸足水膨胀，裂口，露出白色的芽，前端密布刚毛，芽尖为针状，可调整方向，着床并生长成为根部；床面基本不见或少见芽茎时，种皮继续开裂至脱落，萌发出一对肥厚的、绿色的、圆卵形、密被毛的子叶，子叶茎部白色或紫红色；子叶心部由开始的内凹逐渐变凸起，叶尖向后使叶片横向生长，逐渐拉长成长卵形，同时萌发一对密被毛、肥厚、叶脉明显清楚、前端尖的真叶，这一过程需 5 ~ 20 天；此后叶基部丛生，子叶渐枯萎，60 ~ 90 天后可发 7 ~ 11 片真叶。

日高气温 >30℃时，受阳光直射的幼苗，叶片按萌发先后渐渐枯萎，最后只保留一对细小的心芽，日高气温回落 <30℃时，又开始萌发出新的叶片；遮阴条件下的幼苗，则叶片拉长停止生长，待气温回落后可萌发新叶。温度 <4℃时，植株叶片变黄进入休眠，来年春季萌发。

新疆紫草根部长度与土壤的湿润度有直接的关系，随着土壤湿润度的逐渐降低，其根部逐渐增长，湿润使其根部长度小于叶长，干旱时其根部可以发育成叶长的两倍。新疆紫草根部直径则随土壤湿润程度的降低变小，湿润度大，根部粗，髓心大，含水量大；湿润度小，根部细，髓心小，含水量少。

新疆紫草发育过程类似禾本科植物，苗期在环境条件符合生长要求时，产生分蘖，植株快速膨胀生长。与禾本科植物不同的是，新疆紫草始终存在主根，随着基部叶片的不断萌发，根部开始分叉，一般一个叉头上生长两片叶子，叶片越多，分叉越多，根部逐渐呈现麻花状。过了苗期其受环境影响程度降低，进入快速生长期，植株与根部分蘖进入快速发育期，温室栽培的第二年即可开花结籽，但种子不成熟。紫草根紫草色素含量既符合"药典"规定，但无法形成药材；三年后可产出药材，但产量低，五年后采收较为合理。

3.4　实验室栽培试验

3.4.1　播种深度对新疆紫草发芽的影响

播种深度对新疆紫草发芽的影响情况见表 48-4。直接播撒在草丛中出苗最快，出苗率最高，播种深度越浅，出苗越快，出苗率越高，最适宜的播种深度是 0.5 ~ 1.5cm。

表 48-4　播种深度对新疆紫草发芽的影响

深　度 /cm	0	0.5	1.0	1.5	2.0	2.5	3.0
开始出苗天数 / 天	6	8	8	9	10	10	—
出苗率 /%	40	36	32	30	23	10	0

注：1. 种子均为水中浸泡 12 小时后播种；2.0cm 为直接播撒在草丛中；3. 两天喷淋一次水保持湿度。

3.4.2　土壤性质对新疆紫草发芽生长的影响

新疆紫草在不同土质中的发芽与生长情况见表 48-5。新疆紫草在 pH 值为 7.5 左右带禾本科草皮的沙壤土中，90 天存活率最高 18%，植株发育最好。

表 48-5　土壤性质与日照对新疆紫草发芽生长的影响

土壤环境	沙土	沙壤土 pH ≈ 7.5	沙壤土 pH ≈ 8.5	壤土	沙壤土带禾本科草皮	沙壤土遮阳植物下
平均出苗时间 / 天	6	8	—	12	6	8
真叶萌发时间 / 天	19	16	—	18	15	19
90 天存活率 /%	0	8	0	3	18	16
90 天叶片数 / 片	0	6	0	5	9	8
90 天叶片长 /cm	0	4	0	4	5	6
90 天叶片宽 /cm	0	0.5	0	0.5	0.8	0.7

注：1. 均在室内栽培；2. 每 2 天喷淋洒水一次，保持土面湿润；3. 播种深度 <0.5cm。

3.4.3　温度对新疆紫草发芽与生长的影响

新疆紫草在不同温度环境中的发芽与生长情况见表 48-6。平均室温在 20 ~ 25℃，新疆紫草 90 天存活率最高为 16%，30℃ 以上新疆紫草苗期死亡率高，表明新疆紫草适宜生长在最高平均温度 <25℃ 的环境中。

表 48-6 不同温度环境对新疆紫草发芽生长的影响

室平均温度 /℃	15	20	25	30	<30
平均出苗时间 / 天	11	10	8	8	7
真叶萌发时间 / 天	20	19	18	16	–
90 天存活率 /%	8	16	16	3	0

注：1. 均在室内沙壤土盆栽；2. 每 2 天喷淋洒水一次，保持土面湿润；3. 播种深度 <0.5cm。

3.4.4 土壤湿润程度对新疆紫草发芽与生长的影响

新疆紫草在不同土壤湿润条件下的发芽与生长情况见表 48-7。新疆紫草在三种条件下都可以萌发，但湿度过大和干旱条件下难以成活。

表 48-7 不同土壤湿润条件下新疆紫草的发芽与生长情况

土壤湿润程度	每天浇水使表面有积水	及时浇水保持土壤湿润	土壤缺水干旱时浇水
平均出苗时间 / 天	5	8	10
真叶萌发时间 / 天	–	19	–
90 天存活率 /%	0	18	0

注：1. 均在室内沙壤土盆栽；2. 播种前都浇透水；3. 播种深度 <0.5cm。

3.5 试验田栽培

3.5.1 海拔高度对新疆紫草的发芽与生长情况影响

新疆紫草在不同海拔高度的发芽与生长情况见表 48-8。在新疆紫草原生境试验基地内（和静巴音布鲁克草原），选海拔间隔 200m 的试验点撒播，出苗情况依次为 2500m>2600m>2400m；在阜康、沙湾、乌鲁木齐市等地选择 4 个不同海拔试验地点播，出苗情况依次为 1900m>1500m>1300m>900m；与禾本科植物伴生的紫草出苗快、生长快、抗逆性较强，阔叶植物伴生条件下，新疆紫草的叶子的颜色变淡；低海拔区开始有白粉病等病虫害，缺水状态下生长缓慢，湿润条件下生长快。

表 48-8　不同海拔高度新疆紫草的发芽与生长情况

地点 （海拔 /m）	和静 （2600）	和静 （2500）	和静 （2400）	阜康 （1900）	沙湾 （1500）	阜康 （1300）	乌鲁木齐 （900）
主要共生植物	禾本科	禾本科	禾本科	低阔叶	低阔叶	低灌木	高阔叶
出苗情况 /%	>50	>50	>50	30	30	40	20
保苗情况 /%	>80	>80	>80	50 ~ 60	30 ~ 40	—	<20
生长状况	好	好	好	有病虫害	有病虫害	有病虫害	弱有病虫害

注：1. 均为富含腐殖质沙壤土；2. 和静以撒播为主，其他播种深度 <1.5cm；3.1300 m 阜康苗期受洪灾。

3.5.2　播种时间与方式对新疆紫草的发芽与生长情况影响

不同播种时间与方式对新疆紫草的发芽与生长情况见表 48-9。春播：夏季最高气温 >30℃时，没有伴生植物，苗全部死亡，有伴生植物时，少数苗存活，进入夏眠，秋季转凉，从基部萌发新叶。秋播：出苗率高，苗壮。适宜点播，不宜条播。

表 48-9　播种时间与方式对新疆紫草的发芽与生长的影响

播种时间	春播			秋播		
播种方式	撒播	点播	条播	撒播	点播	条播
出苗情况 /%	20	18	15	50	30	5
保苗情况 /%	10	10	5	50	30	5
生长状况	苗壮	苗壮	苗弱	苗壮	苗壮	弱

注：1. 在夏季高温期（>30℃）春播苗 90% 的苗死亡。秋播苗极少死苗。2. 均为富含腐殖质沙壤土；播种深度 0.5 ~ 1.5cm，其中撒播深度为零。

3.5.3　田间管理对新疆紫草的发芽与生长情况影响

不同田间管理方式下新疆紫草的发芽与生长情况见表 48-10。渠灌方式下形成积水处发生烂苗，渠灌水中泥土因新疆紫草苗被绒毛沉积，造成死苗。喷灌方式仅积水处有死苗。保留 <20 m 的杂草共生情况下苗壮；除尽杂草，有死苗现象，而且幼苗生长缓慢。

表 48-10　不同田间管理方式对新疆紫草的发芽与生长的影响

田间管理方式	渠灌		喷灌	
	除草	不除草	除草	不除草
出苗情况 /%	20	20	30	30
保苗情况 /%	0	10	10	25
生长状况	—	好	弱	好

注：1. 均在低海拔区实验；2. 播种深度 0.5 ～ 1.5cm。

4　结论

新疆紫草为多年生草本植物，分布海拔 1800 ～ 2600m 高山草甸禾本科植物群落中，分布丰度与高山草甸禾本科植物的覆盖度相关，覆盖度越大，越旺盛，反之则少；高海拔分布的药材质量优于低海拔的，其中海拔 2500m 是根部发生变化的分界线，海拔高于 2500m 的新疆紫草根部基本由栓皮组成，海拔低于 2500m 则出现木质化髓，海拔越低，木质部分就越大，海拔低于 2000m 有病虫害；新疆紫草具有分蘖的特性，这可能是其特有的麻花状根产生的基本原因；新疆紫草还具有夏眠的特性。

新疆紫草可以在任何海拔高度栽培，但随着海拔的降低，植物形态有所改变，海拔低于 2000m 后，病虫害侵害严重；植株对土壤基质适应性为沙壤土 > 沙土 > 黏土；与低高度禾本科草共生 > 可遮阴其他植物共生 > 无其他植物共生；pH>8.5 新疆紫草基本不能生存；日高温高于 35℃，新疆紫草有回苗、甚至死苗现象；新疆紫草喜水不耐涝，喷灌条件下生长优于渠灌。

新疆紫草种子发芽率呈逐年下降的趋势。新疆紫草发芽时对水分应严格控制，发芽基质湿度过高，造成烂种，种胚因缺氧而死亡，从而使发芽率降低。种子贮藏前，需干燥至含水率不高于 8%，种子油脂含量高，需贮藏在 5℃ 以下低温、通风干燥处。

参考文献：

［1］国家药典委员会 . 中华人民共和国药典［M］. 北京：中国医药科技出版社，2015.

［2］郭巧生 . 药用植物栽培学［M］. 北京：高等教育出版社，2009.

黑龙江半夏的栽培现状及前景分析

◎樊锐锋

黑龙江中医药大学

[摘 要]黑龙江省高度重视中医药产业的发展，以人工种植解决大宗药材供不应求的现状，进而减少对野生资源的依赖，是保护中药资源、发展中药产业的重要途径。本文对黑龙江省种植中药材的现状进行了分析，并对选择种植半夏的依据、本草考证、栽培方法、预期效益及所产药材品质进行了分析比较。

[关键词]黑龙江；半夏；栽培；前景分析

黄璐琦院士在全国第二期中药资源管理人才培训班开班讲座中指出，我国的中医药发展正在势上，中药资源在国家与区域发展中的作用越来越重要。在国家《中药材保护和发展规划（2015-2020 年）》中提出：开展第四次全国中药资源普查工作，摸清中药资源家底；加强濒危稀缺中药材、大宗优质中药材生产基地建设等工作。因此，各级政府非常重视中药产业的发展，期望以中药材的人工种植解决大宗药材供不应求的现状，进而减少对野生资源的依赖，是保护中药资源、发展中药产业的重要途径。要想发展中药产业，必须结合地区自然条件因地制宜，选择适合本区种植的、有广阔市场前景的中药材，因此我们通过两年的种植实践，对半夏在黑龙江省进行栽培的前景进行了分析。

1 黑龙江省中草药种植现状

黑龙江省发展中药材种植的最大优势是总耕地面积大，总耕地面积和可开发的土地后备资源均占全国 10% 以上，且耕地多平坦，以肥沃的黑土地为主，适合大面积机械化种植。相对最突出的劣势是生长期短，黑龙江省地处高纬度，四季分明，夏季雨热同季，冬季漫长。黑龙江省南部地区生长期接近 140 天，北部不足 100 天，多数药材不适应如此短暂的生长期。黑龙江虽然山地水系众多，森林和湿地面积很大，但由于气候原因，相对其他省份物种并不算丰富，目前野生药材资源蕴藏量比较大的只有刺五加、兴安杜鹃、绵马贯众、穿山龙、苦参、龙芽草、益母草、玉竹、白鲜皮、北豆根、蒲公英、返魂草等，野生药材能形成有规模商品进入市场的种类很少。

据统计，目前黑龙江省内中药材种植的种类超过 60 种，种植面积超过 10 万 hm²，但除防风、平贝母、板蓝根、柴胡、返魂草、黄芪、桔梗等少数几种中药材外，其余中药材很难在市场上成大规模流通，很多中药材的栽培目前在黑龙江省是失败的，因此在种植中药材的选择上一定要综合考虑种植适应性、品质和市场情况。

2 选择种植半夏的依据

我们在选择种植药材种类时主要应该从种植适应性、市场前景和种植技术三个方面进行考察。

2.1 种植适应性

《中国植物志》中记载，国内除内蒙古、新疆、青海、西藏尚未发现野生的半夏外，全国各地广布，分布于海拔 2500m 以下，常见于草坡、荒地、玉米地、田边或疏林下，为旱地中的杂草之一，可见半夏生长适应性非常强。野生半夏在黑龙江虽然非常稀少，但我们经过前几年在黑龙江中医药大学药用植物园内的栽培发现，除在室外越冬困难外，生长和无性繁殖基本正常，受生长期影响不大，收获块茎大部分能够符合商品品质的要求，小的块茎合理贮藏后可以作为第二年的种球。

2.2 市场前景

中药半夏来源于天南星科植物半夏 *Pinellia ternata* (Thunb.) Breit. 的干燥块茎，功能为燥湿化痰、和胃止呕，主治痰湿水饮、呕吐、咳喘等[2]，每年在中药材市场用量很大，有关研究表明，2017 年国内的半夏需求量在 5000 t，出口量约 1000 t，目前价格在每公斤 90 元以上，是一种经济价值极高、开发利用推广性强的中药材。目前半夏主要靠人工栽培，主产区以甘肃、贵州、河北为主，在江苏、河南、陕西、湖北、云南、安徽等地也有栽培。据统计，全国的野生半夏产量逾 750 t，占总产量的 11.5%；栽培半夏占总产量的 88.5%，多达 6500 t；甘肃地区半夏产量可占总产量的 72%，是国内半夏产量最大的区域。

半夏在栽培过程中的最大问题是连作障碍。植株通过根系分泌及残体分解产生的化感物质对土壤微环境产生影响，导致其连作障碍，致使其栽培发展受到影响。此问题与三七栽培类似，且半夏的栽培周期比三七短很多，基本在一年左右，再次栽培时就需要换地，这对于耕地面积大的黑龙江来说是完全可以实现轮作的。

综合市场前景和土地优势，我们认为半夏在黑龙江栽培具有良好的发展前景。

2.3 种植技术

中药栽培必须将植物的生长习性摸清楚，并通过实践解决栽培中出现的各种问题。为此我们从 2017 年开始在黑龙江省肇东市跃兴乡进行大面积栽培试验，包括种球保藏、底肥、防虫、灌溉设备、播种机械、播种方法、除草剂、追肥方法及采收机械等，全过程进行了各种尝试，基本熟悉了半夏生长的生物学特性，梳理出了一套适合黑龙江省的半夏栽培技术。

3　半夏本草考证

半夏之名始见于西汉礼学家戴圣所著的《礼记·月令》："仲夏之月，鹿角解，蝉始鸣，半夏生，木堇荣……五月半夏生。盖当夏之半也，故名"。同时代的史游所著的《急就篇》中有"半夏皂荚艾橐吾"的记载，说明半夏在西汉之前就以得名和应用。仲夏指夏天的第二个月，即农历五月份，半夏之名是因其五月出苗而得名，此后一直沿用，但五月出苗与现今天南星科植物半夏的生长习性不符，可能由于种、品种、位置或生长环境的原因。

《神农本草经》[3]中将半夏列为下品，"味辛、平。主伤寒寒热心下坚，下气，喉咽肿痛，头眩，胸胀欬逆，肠鸣，止汗。一名地文，一名水玉。生山谷"，未对原植物和药材形态进行描述。至魏《吴普本草》[4]中云："生微丘，或生野中，叶三三相偶，二月始生，白华圆上"，形态特征描述基本符合今用天南星科半夏的特征。唐《本草拾遗》[5]曰："高一二尺，生泽中熟地，根如小指正圆，所谓羊眼半夏也"，此处关于植株高度的描述与相近种有些混淆。宋《图经本草》中对半夏和由跋进行了区分，并详细记录了半夏的形态特征，"二月生苗一茎，茎端出三叶，浅绿色，颇似竹叶而光，江南者似芍药叶。根下重生，上大下小，皮黄肉白，五月、八月内采根……一云五月采者虚小，八月采者实大。然以圆白，陈久者为佳"[6]。

清《本草详节》[7]曰："半夏，一茎三叶，高二三寸，八月采根"。《植物名实图考》曰："半夏，所在皆有，有长叶、圆叶二种，同生一处，夏亦开花，如南星而小，其梢上翘似蝎尾。半夏，一茎三叶，诸书无异词"[8]。《植物名实图考》中的记载准确说明了半夏属和天南星属在花序形态上的区别，并提出半夏叶形的变化，说明现今的很多半夏品种在野生状态下叶形就有变化和交叉。

关于半夏产地变迁，魏晋《名医别录》[9]记载"生槐里川谷"，陶弘景则曰："槐里属扶风，今第一出青州，吴中亦有"，可知半夏的产地由陕西变迁到山东中部，江苏、安徽、浙江等地亦产。唐《千金翼方·药出州土》[10]记载："半夏者产河南道谷州、江南东道润州、江南西道宣州三处……其余州土皆有，不堪进御"，指出半夏的主产地主要分布在河南、江苏、安徽一带。唐《新修本草》[11]云："半夏所在皆有，生平泽中者名羊眼半夏，圆白为胜，然江南者大乃径寸，南人特重之，顷来互相用，功状殊异"，指出半夏在各地都有生长，然而生在江南的直径较大。宋《图经本草》[12]曰："以齐州者为佳"，《证类本草》[13]附齐州半夏图，可知宋代半夏以山东济南一带最为地道。明《御制本草品汇精要》记载："道地：齐州者为佳"，表明明朝延续宋代以齐州者为佳。清《植物名实图考》曰："半夏，所在皆有……乃以鹊山为佳"，鹊山位于今山东济南市北。《握灵本草》曰："半夏出青州者佳，吴中亦有之"，青州为山东半岛中部青州市。民国《药物出产辨》载半夏："产湖北荆州为最"。《增订伪药条辨》记载半夏"杭州富阳出者……为最佳。衢州、严州出者，略扁，蒂凹陷，色白微黄，亦佳。江南出者，粒小，江北出者，如帽顶形，皆次……泾县、扬州、泰兴出者……不道地，不能切片，漂作半夏粉用尚可。福建出者，浸入水中即腐烂，更次，不入药用"。

1995 年《中药材商品规格质量鉴别》记载："全国大部分地区均有野生，以四川绵阳、达县、遂宁、南充及云南昭通所产质量好"。2001 年《现代中药材商品通鉴》记载："主产于四川、湖北、河南、安徽、浙江、山东、贵州等地。以四川、湖北、河南、浙江、山东产者质量最佳"。2014 年《全国中药药汇编》[14] 第 3 版记载："东北、华北及长江流域诸地均有分布，以湖北、河南、山东所产品质较佳"。

半夏的主产区在不断变迁，由陕西到江苏、安徽、河南，山东、安徽曾经是很长一段时间内的半夏的主产区，之后到湖北、四川、贵州，现今有迁移至甘肃。主产区的不断变迁恰恰说明了半夏野生资源不断枯竭，逐渐寻找新资源及逐渐转变为家种的过程，也说明了半夏资源分布广泛、适应性强的特点。

关于半夏品质评价，魏晋《名医别录》记载"以肉白者为佳，不厌陈久"，表明半夏以肉白者为佳。唐《新修本草》云："圆白为胜"，可知唐朝以圆白评价半夏品质。宋《图经本草》曰："八月采者实大，然以圆白，陈久者为佳"。清《握灵本草》曰："大而白者佳"。《本草从新》曰："圆白而大，陈久者良"。民国时期《增订伪药条辨》记载"蒂平粒圆，色白质坚实……为最佳"。综上，历代对半夏的品质评价主要集中在产地和药材形态，但半夏道地产区一直变迁，而历代本草以形态来判断其品质基本一致，以大而白为佳。

4　栽培地自然条件

肇东市位于黑龙江省西部，隶属于绥化市，栽培地点位于肇东市西南部跃进乡，距肇东市区 34km，绥肇公路穿境而过，交通方便。耕地面积 17 万亩，均为平原，海拔 160 ~ 180m，土地以黑钙土和草甸土为主，盛产玉米、水稻、谷子等多种粮食作物以及白菜、大葱、马铃薯、胡萝卜、甘草、烤烟、瓜菜等经济作物。气候属寒温带气候，特点为春季多西南风，少雨。夏季酷热伏季多雨；秋季凉爽；冬季寒冷干燥。全年无霜期平均在 140 天左右，年降水量平均在 293 ~ 656mm。属黑龙江第一积温带，平均积温为 2772℃，冬季日均最低气温 -21℃，最高 -10℃，夏季最低日均气温 13℃，最高 24℃，秋季日均最低 8℃，最高 19℃，春季日均最高气温 -12℃，最高 1℃。

5 栽培方法

经过第一年 32 亩，第二年 150 亩栽培尝试，基本总结出了半夏在黑龙江的适宜栽培方法，整理如下。

5.1 品种选择

经筛选，选择河北省安国市引进的小桃叶型半夏品种，该品种的优势是不倒苗，产量稳定[15]，抗病能力及抗涝能力强于其他品种。

5.2 半夏种球选育及保管

每年秋季 9 月 15 日开始采收至 20 日结束，洗净及出风后的半夏经 5 至 7 天的露天晾晒后进行分等，直径 1.3cm 以上的作为药材予以销售，直径 1.3cm 以下留为种球。

自用种子经出风分级后，对外出售的商品（鲜品）经人工挑选后出售，直径 1.3cm 以下的不用人工挑选，留种子使用，用多菌灵喷雾消毒处理，喷雾后用钝尖耙子耙匀堆闷 1～2 h 后，打开翻干后装入 15kg 蔬菜专用袋，横顺交叉成行码放 5 层左右高即可，码放时袋子间均需留出隙细，保持良好通风，在冷藏库中或普通暖库中恒温保存，温度保持在 1～5℃，湿度 50%～60%。种子冷藏期间要保持通风换气，每天要保持 1～2 h 通风换气，保持空气新鲜。每天对种子要进行开袋检查，湿度过高时增加通风时间，湿度过低时采取加湿措施。对已装袋码垛的种子每 2～3 周依次分批倒出通风 10 天左右，再重新装袋上垛。春季播种前，约 4 月 5 日左右，应对种子进行杀菌处理，用多菌灵对种子进行喷雾处理后方可播种，喷雾浓度和方法按入库时掌握即可[16]。

5.3 整地及平整

将秋收后的玉米茬地块，根据天气回温情况约在 4 月 15 日左右，用机械将秋收后留下的残留玉米秆、玉米茬粉碎，然后深翻 30cm，将农残土层翻入下面与深层土壤掺混，减少种子接触农残土层。

将底肥、解农残药害肥及杀虫药，掺混均匀后，用抛胆机地匀，再用机械耙地机将脱料均匀耙入 20cm 中，注意机械抛肥速度与耙地速度基本同步进行，否则暴露在阳光下农药会光解挥发，损失效力。用专用机械将地块沿播种方向刮平。

用喷灌浇透水一次，待在可进地时即可播种。

5.4 播种

按苗宽 1.3m 幅度播种，每次播 3 幅，中间各留 60cm 车道（作业道），该作业道同时做排水用。地头北侧留出 3m 不播，避免北侧玉米喷药产生药害。播种时间大致为 4 月 20 日，计划 5 天播完。

5.5　播后田间管理

播种 2 天后即开始喷洒封闭除草剂，用量按说明进行不能超量，按说明中的小量进行。根据实除情况掌握第二次喷灌水时间，以灌透为准，一般 7 天左右，满用 2 台至 3 台喷灌同时喷灌，预计 3 至 4 天喷完。以后根据降雨及地下湿度情况确定喷灌时间。

苗出齐后，约在 5 月 20 日至 5 月底左右，进行第一次追肥，利用喷灌进行冲施，每亩用量 0.5kg。为减少肥害，在喷施的同时，用一台清水车进行时面喷雾清洗。

在 6 月 20 日左右，进行第二次追肥，用量为 10kg/ 亩，方式与第一次相同。

根据封闭后出草情况，在 2 至 3 叶左右喷半夏专用除草剂。如此后再出草可再喷 1 至 2 次半夏专用除草剂，剂量掌握按最小进行。

在 7 月 10 日左右，进行第三次追肥，用量为 10kg/ 亩，方式与此前追肥相同。

在 8 月初，进行第四次追肥，方法同前，用量 10kg/ 亩。

进入伏季后，如遇大雨前或伏季内每 10 天叶面喷施一次波尔多波，防治根茎腐烂。

5.6　采收加工

从 9 月 10 日开始秋收，用 2 台专用半夏收获机、4 台农用拖拉机进行收获，安排一台清洗机，预计 4 ~ 5 天收获结束。留种子的晾晒 15 ~ 20 天，喷消毒药后装袋入库，作为商品的直径 1.3cm 以上的用脱皮机在清洗的同时立即进行脱皮处理，经晾干后至 14% 水分后，装袋待出售，保管采取真空包装，免受潮变色或生霉[17]。

5.7　收益分析

以亩为单位总投入为 12042 元，具体为：

a．土地成本：500 元

b．种球成本：300 斤 ×30 元 =9000 元

c．喷洒杀菌剂：20 元

d．整地费用：117 元

e．底肥：230 元

f．播种工费：40 元

g．喷封闭除草剂：20 元

h．种前及种后喷灌浇水（约 8 ~ 10 次）：320 元

i．喷除草剂 2 种各两次：60 元（含药）

j．追肥 6 次：360 元（肥）+90 元（机耕）=450 元

k．伏季喷波尔多液 3 次：3×25=75 元

l．收割费用：400 元

m．运回费用：100 元

n．脱皮（按 1500 斤 / 亩计算）：1500×0.2=300 元

o．包装 + 保管费：400 元

预计亩产量为 1500 斤，按折干率 40%，出干品 600 斤，按目前市场价格 45 元 / 斤（近年来价格基本稳定）计算，总收入为 27000 元，去除投入，每亩利润约 14000 以上，直径 1.3 以下的块茎可作为第二年播种的种球。

6　品质评价

按照药典方法，通过对黑龙江、河北、甘肃栽培半夏药材的进行外观、显微、水分、总灰分、浸出物、琥珀酸含量测定（表 50-1），结果表明黑龙江栽培半夏中外观、水分、总灰分、浸出物，以及琥珀酸含量等检查项均符合 2015 年版《中国药典》规定，与其他地区药材质量无明显差异[18]。

表 50-1　三个产地的半夏指标参数比较

产地	总灰分含量 /%	药典标准 /%	含水量 /%	药典标准 /%	浸出物含量 /%	药典标准 /%	琥珀酸含量 /%	药典标准 /%
河北	3.89		6.97		14.58		0.43	
黑龙江	3.49	≤ 4.0	5.06	≤ 14	21.31	> 9	0.37	> 0.25
甘肃	3.13		5.01		23.48		0.11	

7　展望

作为大宗药材的半夏，具有消炎排肿、化痰止咳、抗肿瘤癌症等功效，在处方药成分中，半夏需求频率位居第 22 位[19]。在日本及东南亚国家，半夏应用也较为普遍，据统计，22% 的日本法定汉方中有半夏。随着半夏新药品、特有药品开发量的不断增加，在国内外市场上都有很大的需求。有关研究表明，2017 年国内的半夏需求量在 5000 t 左右，出口量约为 1000 t，但国产量仅约 3000 t。因此我国要加大半夏栽培种的开发力度，提高半夏的产量，以满足国内外市场需求[20]。

黑龙江耕地面积大，大面积轮作和机械化易实现，发展半夏种植有得天独厚的条件，只要不断加深对半夏品种、生物学特性和栽培技术的研究，不断将新的研究成果指导实践，即可满足大面积半夏栽培的技术需要[21]，使半夏栽培在我省不断扩大发展。同时也要实现我省半夏产业的稳健发展，要稳定产业链，实现研、产、供、销系统化，同时带动农民富裕，促使其经济收入稳定增长。

参考文献

[1]《中医系结合护理（中英文）》编辑部. 工业和信息化部等部门联合发布《中药材保护和发展规划（2015—2020年）》[J]. 中西医结合护理（中英文），2017, 3(5): 136.

[2] 国家药典委员会. 中华人民共和国药典：一部 [M]. 北京：中国医药科技出版社，2010: 110.

[3] 佚名. 神农本草经 [M]. 北京：学苑出版社，2007: 230.

[4] 吴普. 吴普本草 [M]. 北京：人民卫生出版社，1987: 112.

[5] 陈藏器. 本草拾遗 [M]. 合肥：安徽科学技术出版社，2004: 326.

[6] 谢宗万. 中药品种理论与应用 [M]. 北京：人民卫生出版社，2008: 502-505.

[7] 闵钺. 本草详节 [M]. 北京：中国中医药出版社，2015: 84.

[8] 吴其濬. 植物名实图考 [M]. 北京：中华书局，2018: 465.

[9] 陶弘景. 名医别录 [M]. 北京：中国中医药出版社，2013: 186.

[10] 孙思邈. 千金翼方 [M]. 北京：中国医药科技出版社，2011: 94.

[11] 苏敬. 新修本草：辑复本 [M]. 2版. 合肥：安徽科学技术出版社，2004: 351.

[12] 苏颂. 本草图经 [M]. 北京：学苑出版社，2017: 267.

[13] 唐慎微. 证类本草 [M]. 北京：中国医药科技出版社，2011: 483.

[14] 王国强. 全国中草药汇编 [M]. 3版. 北京：人民卫生出版社，2014: 659

[15] 唐成林，王觉，罗夫来，等. 半夏茬后土壤微生物数量变化及其化感作用初探 [J]. 河南农业科学，2016, 45(12): 135-137.

[16] 欧祖兰，沈章军，王占军，等. 安徽特有植物鹞落坪半夏生境地群落特征 [J]. 生态环境学报，2015, 24(4): 583-589.

[17] 龙林. 基于灰色关联度的半夏种质资源评价 [D]. 武汉：华中农业大学，2013.

[18] 许宏亮，常建平，梁宗锁，等. 半夏皮与块茎中4类成分的比较 [J]. 中成药，2016, 38(9): 1998-2002.

[19] 刘永红，郭建宏，刘文婷，等. 药用植物半夏生物碱类成分研究进展 [J]. 西北农林科技大学学报（自然科学版），2015, 43(9): 171-177.

[20] 张之昊，戴忠，胡晓茹，等. 半夏化学成分的分离与鉴定 [J]. 中药材，2013(10): 1620-1622.

[21] 龚道锋，王甫成，纪东汉，等. 中药半夏化学成分及其药理、毒理活性研究进展 [J]. 长江大学学报（自科版），2015, 12(18): 77-79.

药用植物毛状根的研究进展

◎李林轩

广西壮族自治区药用植物园广西药用资源保护与遗传改良重点实验室

[摘　要]药用植物毛状根能获得较稳定的培养系，生长速度快，有用成分含量高，是大量生产次产代谢物的有效手段。由于植物生物技术的发展迅速，毛状根的研究也日趋受到越来越多人的关注，与外源基因导入植物细胞的机制以及植物激素的生理效应相比，毛状根生物技术诱导植物次生代谢产物的应用，形成和生物转化等均有突出的研究进展，为大量生产植物的有用成分提供了新的途径。本文对药用植物毛状根的特征、毛状根形成的影响因素、毛状根的转化方法及鉴定和毛状根在植物次生代谢产物研究中的应用的最新进展进行了综述。

[关键词]药用植物毛状根；农杆菌；次生代谢产物

毛状根（hairy root）是发根农杆菌所含 Ri 质粒的 T-DNA 片段在植物细胞基因组中插入、整合并表达，诱导植物细胞形成的不定根。它起源于单个细胞，呈多分支状、生长迅速[1-2]。在形态学上，毛状根保持了植物组织根的系统特征；通过生理学研究发现，毛状根的原根系统具备比较完善的代谢通路表达。其中，毛状根对一些特殊次生代谢产物合成具有高效性，这一特性是其他非器官培养物（如悬浮细胞等）所不能比拟的。此外，与其他高度分化的根器官相比，毛状根也具有较好的遗传稳定性，其他性状特征也均表现十分稳定，例如，在培养中不易发生变异，染色体数目和亲本的数目完全相等等[3-5]。在转化时，由于 T-DNA 插入植物基因组是随机的，因而可能产生具有不同基因型的重组细胞。而毛状根是单细胞起源的[1]，这就为目标克隆的筛选以及新的有益变异的发现提供了方便。除此以外，毛状根在适宜条件下还可以再生出完整植株，通过与 DNA 重组技术相结合，对植物基因工程的发展和植物品种改良具有重要意义[6]。

■ 1　药用植物毛状根的特点

毛状根同愈伤组织以及细胞悬浮培养相比表明，毛状根除了生长快、无需外源激素等特点外，还具有提高有效成分的含量以及易于大量培养等优点。由于毛状根属于自养型生长激素，故毛状根可以在无激素的培养基上正常生长，并且其生长速度远超过悬浮细胞培养。如张荫麟[7]等从金荞麦无菌苗的叶柄诱导出毛状根，经筛选和继代培养后，在19天培养期内增殖达1256倍。芮和恺等[8]诱导出的黄芪毛状根在16天内可增殖404倍，其有效成分黄芪皂苷甲含量高于生药。研究表明，除了毛状根生长速度快，合成次生代谢物的含量高，毛状根还具有合成某些植物的愈伤组织自身所不能合成的有效成分这一特征。例如在青蒿的愈伤组织中检测不到青蒿素，但是可在青蒿的毛状根中检测到青蒿素的存在[9]。

除上述外，毛状根还具备生物转化的功能，进而产生一些新的化合物。迄今为止，国内外已有30余科40个属植物成功地利用毛状根诱导进行了转化，主要集中在双子叶植物中，如人参[10-12]、三裂叶野葛[13]、黄苗[14]、何首乌[15]、甘草[16]、紫草[17]、盾叶薯蓣[18]、丹参[19]、绞股蓝[20]、红花亚麻[21]、青蒿[22]、雪莲[23]、红豆杉[24]、长春花[25]等。赵明强等对人参毛状根培养22天后发现，往培养基中加入氢醌，2h后检测发现外源氢醌转化为熊果苷的转化率高达89%，合成的熊果苷占干重比例的13%[26]。此外，周立刚等向露水草毛状根培养体系中加入青蒿素，培养8天后发现青蒿素可以转化为去氧青蒿素[27]。

另外，有些研究发现一些植物的毛状根还存在向培养基中释放代谢物的作用，这一特性有利于次生代谢物的分离提取。如短叶红豆杉毛状根在悬浮培养20天期间，毛状根向培养液中分泌0.01～0.03mg·L^{-1}的紫杉醇[28]。

2　药用植物毛状根形成的影响因素

影响毛状根生长及其次生代谢产物形成的因素很多，而且常常是多因素综合作用，包括培养基的物理化学因子、营养条件、外源激素、光照、温度、激素或生长调节剂等因子[29-30]。

2.1　化学因素

培养基的化学组成对毛状根及其次生代谢产物合成有较大影响，其中主要集中在碳源、氮源、温度、强培及培养基中其他元素等方面。

2.1.1　碳源

目前，菜毛状根模型是毛状根代谢糖类机制研究中相对深入的。Bhagyalakshmi等[31]对甜菜的毛状根研究发现，蔗糖能够被较迅速利用，麦芽糖次之，葡萄糖仅能部分被利用；果糖、乳糖、半乳糖、木糖以及甘油不仅能抑制毛状根生长，还可以抑制合成甜菜色苷。此外，甘油仅存在较低量的蔗糖下，才能被利用进而促进毛状根的生长，但甘油无法促进甜菜色苷的合成；此外，果糖也可通过刺激毛状根分泌某些化合物，进而造成培养液的渗透压增加。Kong-Sik 等[32]研究表明，由于蔗糖在植物吸收同时可自身水解为葡萄糖和果糖，目前被认为是最好的碳源。

2.1.2　氮源

常采用的无机氮源主要是硝酸盐和铵。以莨菪的毛状根为例，Bensaddek[33]等人研究发现，在 MS 基本培养基的基础上，随着铵浓度的增加，莨菪的毛状根干重减少。原因可能是由于铵是扩散性很强的物质，易聚集到组织中，若不及时代谢则产生毒性。因此，倘若培养基中的铵浓度过高，导致细胞代谢产生抑制作用，同时也影响细胞对硝酸盐的吸收。

2.2　物理因素

物理因素也明显影响植物毛状根生长和次生代谢产物的合成，其中主要包括光照、温度等。

2.2.1　光照的影响

光照对毛状根生长与合成产物的影响随着植物种类的不同而有所差异。光源对毛状根生长和合成次生代谢产物产生的影响，主要由于可见光存在不同波长的光线。Wang[34]等人采用 385 ~ 790nm 波长的光源研究，光照对青蒿毛状根和青蒿素生产表明，在 660nm 波长的光线下，青蒿毛状根干重和青蒿素含量比在白光下得到的更高得多。

2.2.2　温度的影响

由于一天之中温度和光强度的不同，所以正常植物的次生代谢变化也存在较大差异，故毛状根是生长和次生代谢与温度存在密不可分的联系。Kee-Won[35]等人通过对高丽参毛状根研究发现，20℃（白天 12 h）/13℃（夜晚 8 h）高丽参毛状根生物量以及人参皂苷产量达到最大值。

2.3　激素或生长调节剂的影响

Liu Chuanfei 研究了吲哚乙酸（IAA）、吲哚丁酸（IBA）、萘乙酸（NAA）3 种激素对野葛正常根及毛状根生长的影响[36]。结果表明，3 种激素对主根和侧根产生不同的效应，如 IAA、IBA 对正常根主根生长和侧根延长产生的效应相同，即当浓度为 $0.1\mu mol \cdot L^{-1}$ 时，激素对正常根主根生长和侧根有刺激延长作用，当浓度为 $0.25\mu mol \cdot L^{-1}$ 则会对其产生抑制作用。

■ 3　药用植物毛状根的转化方法

3.1　植物体直接接种法

Kamada H[37-38]研究表明，植物体直接接种法适合于可以用茎尖继代培养的植物。

首先，对植物的种子进行消毒，然后选取适合的培养基进行萌发，一段时间内培养出无菌苗，获取植物无菌茎尖继续培养，当无菌植株生长达到一定高度后，再切去植株的茎尖、叶片，剩下杆和根部，取茎杆划出伤口，将带 Ri 质粒的农杆菌接种于伤口和茎的顶部切口处，继续培养被感染的植株，接种部位一段时间内会产生出毛状根，相比之下，直接接种法是较为简便。

3.2　外植体接种法

孙敬三等人研究发现，选取植物的叶片、茎段、叶柄等无菌外植体，与农杆菌共同培养 2 ~ 3 天，然后取植物的外植体转移到含有抗生素的培养基上进行培养，经过不断继代培养，发现农杆菌不但被杀死，还可以转化细胞产生愈伤组织，诱导毛状根的产生[39]。

3.3　原生质体共培养法

原生质体共培养法是将愈伤组织按常规方法制备成原生质体，通过原生质体产生的再生细胞与农杆菌混合，共同培养，最终使农杆菌对原生质体进行转化[40]。Wei 等人研究表明，将具有抗生素的选择培养基上筛选转化细胞，得到的转化细胞克隆后，最终在分化的培养基上获得完整植株[40]。不过，原生质体共培养法需要原生质体的再生率较高，某些再生率很低原生质体植物不宜使用这种方法。

■ 4　药用植物毛状根的鉴定

4.1　形态学上的鉴定

正常的根和被诱导出的毛状根在形态学上存在很大差异，毛状根不但可以在无激素培养基上生长迅速，而且具有多根毛、多分枝、无向地性等特点。此外，毛状根在液体培养基中生长速度，常大于相应的细胞培养物或未转化的根培养物，通过这些形态学上特征为毛状根的鉴定提供了快速鉴别的依据。

4.2　冠瘿碱的检测

由于冠瘿碱合成酶基因在发根农杆菌中是不能表达的，故冠瘿碱合成酶基因只有在真核生物转化细胞中才能特异合成冠瘿碱。由于冠瘿碱是发根农杆菌的一种特殊的营养底物，因此可以通过冠瘿碱的有无作为转化指标。高压纸电泳法进行冠瘿碱的检测是目前最简便方法，采样硝酸银试剂或磷钼酸试剂对其染色。通常 TR-DNA 是全长转移，TR-DNA 转移可发生在较大范围内 (5 ~ 20kb) 变动，编码冠瘿碱台成的基因位于 TR-DNA 上，因此并不是在所有的情况下毛状根都含有冠瘿碱。故当冠瘿碱存在时，可以表明根已经完成转化，反之则不一定[41]。

4.3 DNA分子杂交

目前认为，分子杂交是最直接和准确的方法。目前，DNA分子杂交广泛地应用于植物分子生物学领域。用Southern分子杂交法检测T-DNA能有力地证明培养的根的组织是否被转化。转化时将带有标记的基因转入农杆菌中，转化成功则确定标记基因是否存在。通过用分子杂交法对转化株DNA进行检测并确定目的基因是否导入，通过rolC或rolB的2引物，能从毛状根总DNA中扩增到特异性DNA片段，而非转化植物的总DNA中未扩增出此片段[41]。例如田恬[42]通过PCR检测，进而证明绞股蓝毛状根的Ri质粒的T-DNA已整合到绞股蓝毛状根基因组中。

5 药用植物毛状根在植物次生代谢产物研究中的应用

5.1 介导植物转基因

王义等人研究发现，利用Ri质粒介导的外源基因进行毛状根诱导主要包括以下3个过程：首先将目的基因通过无载体或中间载体导入发根农杆菌，然后将具有基因发根农杆菌感染植物外植体，然后进行毛状根诱导，产生毛状根后再培养进行植株再生，最后检测再生植株进行鉴定[43]。目前，改良常规育种的有效补充途径是基因转移技术。在大多数基因转化方法中，农杆菌被认为是自然界存在的天然基因工程载体。对植物的育种和生产具有重大意义[44]。

5.2 生产次生代谢产物

当植物组织细胞受到发根农杆菌感染后，会在植物感染部位长出较多毛状根。由于毛状根本身具有诸多优点，使得利用培养系统在生产中药有效成分的方面受到越来越多的重视。目前，许多植物毛状根培养体系国内外已经建立了，生产的次级代谢产物越来越多，已经成为药用植物次生代谢产物的生产重要途径，应用前景十分明朗。

5.3 促使植物生根

Ri质粒具有诱导植物转化，产生大量的毛状根的特性，已经日益引起了人们的高度关注与重视。Rugini E等[45]用含有rolA、rolB、rolC的T-DNA片断转化猕猴桃，猕猴桃的生根率明显提高，证明T-DNA中romt毛状根的诱导中主要作用。Strobel GA等[46]用发根农杆菌处理，研究发现橄榄树枝条生根率以及根的生长量明显提高（树干直径、树体高度、开花量、结实率和单株重等）。此外，毛状根还可以监测环境中诱导有机体突变的物质[47]和通过利用毛状根吸收环境中的重金属特性进行环境治理修复[48]和植物物种资源保护[49]等。

6 展望

毛状根不仅具有生长速度快、合成能力强、遗传稳定性好等优点，而且适合于筛选和基因操作，使得离体培养物在有用化学物质合成中的作用得到根本的变化。目前，利用组织培养物生产次生代谢物还处于发展阶段，如何提高单子叶植物毛状根的诱导率，建立毛状根的诱导和培养稳定体系，深入阐明毛状根诱导机制以及次生代谢规律，摸索出系统的培养工艺流程等都需要人们不断摸索研究。

参考文献

［1］DAVID C, CHILTON M D, TEMPE J. Conservation of T-DNA in plant regenerated from hairy root culteres ［J］. Nature Biotechnology, 1984, 2(1): 73-76.

［2］DAVID C, PETIT A, TEMPE J. T-DNA length variability in mannopine hairy root: more than 50 kilobasepairs of pRi T-DNA can integrate in plant cells ［J］. Plant Cell Reports, 1988, 7(2): 92-95.

［3］HU Z B, DU M. Hairy root and its application in plant genetic engineering ［J］. Journal of Integrative Plant Biology, 2006, 48(2): 121-127.

［4］GUIILON S, TREMOUILLAUX-GUIILER J, PATI P K, et al. Hairy root research: recent scenario and exciting prospects ［J］. Current Opinion in Plant Biology, 2006, 9(3): 341-346.

［5］曹庆丰，向太和，孟莎莎，等.长期培养的黄瓜毛状根中外源基因遗传稳定性分析[J].园艺学报，2012, 39(8): 1589-1598.

［6］刘琴，吴震，翁忙玲，等.发根农杆菌Ri质粒及其在植物科学中的应用［J］.生物技术通报，2002 (5): 21-25.

［7］张荫麟，周新华，杨岚，等.甘草的发状根培养［J］.中草药，1990, 21(12): 23-26.

［8］芮和恺.药用植物毛状根的研究和应用［J］.自然杂志，1997, 19(1): 23-26.

［9］黄建安，刘仲华.毛状根培养与植物次生代谢物的生产［J］.微生物学杂志，2003, 23(5): 35-39.

［10］YOSHIKAWA T. FURUYA T. Saponin producing by cultures of panax ginseng transformed with Agrobacterium rhizogems ［J］. Plant cell Report, 1987, 6(6): 449-453.

［11］孙彬贤，杨光孝，汪沁琳，等.人参毛状根合成人参皂苷培养条件的优化［J］.中成药，2003, 25(9): 746-748.

［12］徐立新，赵寿经，梁彦龙，等. 外源调节物质对人参毛状根生长及皂苷合成的影响
　　　［J］. 吉林大学学报，2010, 40(6): 1619-1623.

［13］刘传飞，于树宏，李玲，等. 发根土壤杆菌对蒿属药用植物的遗传转化［J］. 植物学
　　　报，2000, 42(9): 936-939.

［14］胡之璧，郑志仁，李幸平，等. 膜荚黄芪毛状根培养系统的建立和外界因子对其生
　　　长的影响［J］. 植物学报，1998, 40(5): 448-452.

［15］王莉，于荣敏，张辉，等. 何首乌毛状根培养及其活性成分的产生［J］. 生物工程学
　　　报，2002, 18(1): 69-73.

［16］杨世海，刘晓峰，沈昕，等. 甘草 Ri 质粒转化及不同理化因子对甘草毛状根生长的
　　　影响［J］. 中国中药杂志，2006, 31(11): 875-878.

［17］陈永芳，芦韦华，王芳，等. 新疆紫草毛状根的诱导及培养［J］. 西北植物学报，
　　　2008, 28(12): 2423-2428.

［18］陈永勤，沈君豪，潘军. 盾叶薯蓣毛状根的诱导与薯蓣皂苷元的生产［J］. 湖北大
　　　学学报（自然科学版），2009, 31(1): 74-78.

［19］刘晓艳，王渭玲，李学俊. 农杆菌 Ri 诱导丹参毛状根培养体系的优化［J］. 西北农
　　　业学报，2009, 18(6): 183-186.

［20］CHANG C K, CHANG K S, LIN Y C, et al. Hairy root cultures of *Gynostemma pentaphyllum* (Thunb) Makino: a promising approach for the production of gypenosides as an alternative of ginseng saponins ［J］. Biotechnology Letters, 2005, 27(16):1165-1169.

［21］WINK M, ALFERMANN A W, FRANKE R, et al. Sustainable bioproduction of phytochemicals by plant in vitro cultures: anticancer agents ［J］. Plant Genetic Resouces, 2005, 3(2): 90-100.

［22］WEATHERS P J, BUNK G, MCCOY M C. The effect of phytohormones on growth and artemisinin production in Artemisia annua hairy roots ［J］. In vitro cellular & developmental biology-Plant, 2005, 41(1): 47-53.

［23］FU C X, XU Y J, ZHAO D X, et al. A comparison between hairy root cultures and wild plants of Saussurea involucrata in phenylpropanoids production ［J］. Plant Cell Reports, 2006, 24(12): 750-754.

［24］PAVLOV A, BLEY T. Betalains biosynthesis by Beta vulgaris L. hairy root culture in a temporary immersion cultivation system ［J］. Process Biochemistry, 2006, 41(4): 848-852.

［25］MAGNOTTA M, MURATA J, CHEN J, et al. Expression of deacetylvindoline-4-*O*-

acetyltransferase in Catharanthus roseus hairy roots ［J］. Phytochemistry, 2007, 68(14): 1922−1931.

［26］赵明强, 丁家宜, 刘峻, 等. 人参毛状根生物合成熊果苷的研究［J］. 中国中药杂志, 2001, 26(12): 819−822.

［27］周立刚, 阮德春. 青蒿素在露水草毛状根中的生物转化［J］. 云南植物研究, 1998, 20(2): 229−232.

［28］黄遵锡, 慕跃林. 发根农杆菌对短叶红豆杉的转化及毛状根中紫杉醇的产生［J］. 云南植物研究, 1997, 19(3): 292−296.

［29］周立刚, 王君健, 杨崇仁. 植物毛状根的培养及其化学进展 2. 植物毛状根的次生代谢［J］. 天然产物研究与开发, 1999, 11 (3): 104−112.

［30］张兴, 刘晓娟, 吕巧玲, 等. 毛状根生产次生代谢产物的研究进展［J］. 化工进展, 2007, 26(9): 1228−1232.

［31］BHAGYALAKSHMI N, THIMMARAJU R, NARAYAN M S. Various hexoses and dihexoses differently influence growth, morphology and pigment synthesis in transformed root cultures of red beet (beta vulgaris) ［J］. Plant Cell Tissue and Organ Culture, 2004, 78(2): 183−195.

［32］KONG−SIK S, DENASIS C, JUNG−YOUN K, et al. Sucrose utilization and mineral nutrient uptake during hairy root growth of red beet (Beta vulgaris L.) in liquid culture ［J］. Plant Growth Regulation 2003, 39(2): 187−193.

［33］BENSADDEK L, GILLET L, SAUCEDO J E N. The effect of nitrate and ammonium concentrations on growth and alkaloid accumulation of Atropa belladonna hairy roots［J］. Journal of Biotechnology, 2001. 85(1): 35−40.

［34］WANG Y C, ZHANG H X, ZHAO B, et al. Improved growth of Artemisia annua L hairy roots and artemisinin production under red light conditions ［J］. Biotechnology Letters, 2001, 23(23): 1971−1973.

［35］KEE−WON Y, HOSAKATTE N M, EUN−JOO H. Ginsenoside production by hairy root cultures of Panax ginseng−influence of temperature and light quality ［J］. Biochemical Engineering Journal, 2005, 23(1):53−56.

［36］LIU C F, ZHU J Y, LIU Z L, et al. Exogenous auxin effects on growth and phenotype of normal and hairy roots of Pueraria lobata (Willd.) Ohwi ［J］. Plant Growth Regulation, 2002, 38(1):37−43

［37］KAMADA H, OKAMURA N, SATAKE M, et al. Alkaloid production by hairy root culture in Atropa belladonna. Plant Cell Reports, 1986, 5: 239−242.

［38］张荫鳞. 发根农杆菌的 Ri-质粒转化和赛莨菪的发根培养［J］. 植物学报：英文版，1988, 30(4): 368-372.

［39］孙敬三，陈维伦. 植物生物技术和作物改良［M］. 北京：中国科学技术出版社，1990: 16, 194.

［40］Wei Z M, Kamada, H. Harada H. Transformation of Solanum nigrum L. protoplasts by Agrobacterium rhizogenes［J］. Plant cell reports, 1986, 5(2), 93-96.

［41］陈秀清. 发根农杆菌诱导毛状根研究进展［J］. 安徽农业科学，2011, 16: 58-60.

［42］田恬. 绞股蓝毛状根的诱导及培养条件优化［D］. 重庆：西南大学，2009.

［43］王义，张美萍，许耀奎. Ri 质粒及发状根研究进展［J］. 吉林农业大学学报，1997, 19(S1): 41-44.

［44］吕德扬，曹学远，唐顺学，等. 紫花苜蓿外源基因共转化植株的再生［J］. 中国科学 C 辑：生命科学，2000, 30(4): 342-348.

［45］RUGINI E, PELLEGRINESEHI A, MENCUEEINI M, et al. Increase of rooting ability in the woody species kiwi (*Actinidia deliciosa A. Chev.*) by transformation with *Agrobacieritm rhizogenes rolgenes*［J］. Plant Cell Reports, 1991, 10(6-7): 291-295.

［46］STROBEL G A, NACHMIAS A, HESS W M. Improvements in the growth and yield of olive trees by transformation with the Ri plasmid of Agrohacferium rhizogenes［J］. Canadian Journal of Botany, 1988, 66(12): 2581-2585.

［47］JUCHIMIUK J, MALUSZYNSKA J. Transformed roots of Crepis capillariesa sensitive system for the evaluation of the clastogenicity of abiotic agents［J］. Mutation Research, 2005, 565: 129-138.

［48］NEDELKOSKA T V, DORAN P M. Characteristics of heavy metal uptake by plant with potential for phytoremediation and phytomining［J］. Minerals Engineering, 2000, 12(5): 549-561.

［49］王晓春，王里，季静，等. 农杆菌介导的大豆体细胞胚遗传转化影响因子的研究［J］. 大豆科学，2005, 24(1): 21-25.

药食两用中药黄芪的研究进展

◎ 刘计权

山西中医药大学

[摘 要] 黄芪是一味中医临床极为常用的中药材，在我国已经有 2000 多年的应用历史。民间有食用黄芪补气强身的习惯。黄芪年消耗量十分庞大。有统计数据表明，该药材在中医临床处方用药中的使用量居第一位，也是中成药制药工业中使用量非常大的原料药，同时还是国家药品监督管理局（NMPA）批准的可药食两用的中药材。本文从本草考证、化学成分、药理作用和综合利用方面对药食两用中药黄芪的研究进展进行了综述。

[关键词] 黄芪；本草考证；化学成分；药理作用；综合利用

黄芪为豆科药用植物膜荚黄芪 *Astragalus membranaceus* (Fisch.) Bge. 或蒙古黄芪 *Astragalus membranaceus* (Fisch.) Bge. var. *mongholicus* (Bge.) Hsiao 的干燥根[1]。黄芪始载于《神农本草经》，是著名的补益中药材，临床应用已有 2000 多年的历史。其性温，味甘，归肺、脾经，具有补气升阳、固表止汗、托毒排脓、利水消肿、敛疮生肌的功效。现代药理研究表明，黄芪具有调节机体免疫、强心降压、降血糖、利尿、抗衰老、抗疲劳、抗肿瘤等作用。黄芪含有香豆精、黄酮类化合物、皂苷、叶酸、胆碱、甜菜碱、氨基酸及其他成分，有较高的营养价值，是国家规定的可药食两用的中药材品种之一。

黄芪主产于山西、内蒙古、甘肃、黑龙江、辽宁、河北等省（自治区），其中尤以华北地区的黄芪最为道地，传统药材市场称之为正北芪、北口芪、正口芪。华北地区作为已有 2000 多年药用历史的黄芪的道地主产地而享誉中外。根据中医学的理论和文献记载，山西是黄芪的道地产地，特别是山西北部的浑源县、应县、五寨县、繁峙县和代县，是野生黄芪的主要分布区域，这些区域有着悠久的人工栽培黄芪的历史。2009 年浑源县已成功建立和申报了国家级黄芪 GAP 基地，并在国际和国内顶级域名权威机构注册"恒山正北芪"网络域名。近年来，黄芪野生抚育基地和规范化栽培面积不断扩大。

1 黄芪的本草考证

黄芪在历代本草著作中均是重点记载药材。它的名称随着历史的沿革也发生了巨大的变化。黄芪始载于《神农本草经》[2]，云："味甘，微温。主痈疽久败疮，排脓止痛，大风，痢疾，五痔，鼠瘘，补虚，小儿百病。一名戴糁。生山谷。"可见，当时称黄芪为戴糁。《名医别录》[3]记载："一名戴椹，一名独椹，一名芰草，一名蜀脂，一名百本。"南北朝时期，陶弘景所编著的《本草经集注》[4]曰："一名戴糁，一名戴椹，一名独椹，一名芰草，一名蜀脂，一名百本。"唐代，我国由政府主持编著了世界上第一部药典《新修本草》[5]。该书继承了《本草经集注》对黄芪名称的描述："一名戴糁，一名戴椹，一名独椹，一名芰草，一名蜀脂，一名百本。"甄权在《药性论》[6]中赋予黄芪新的名称："黄耆，一名王孙。"但是，"王孙"这一名称并没有被后世所继承和发扬。北宋《证类本草》[7]依然沿用《本草经集注》中黄芪的名称。苏颂在《本草图经》[8]中根据黄芪性状特点给了黄芪新的名称："其皮折之如绵，谓之绵黄耆。"《本草图经》还指出黄芪产于山西。《证类本草》继承了《嘉祐本草》和《本草图经》对黄芪性状的描述，再次指出黄芪产于山西，并强调山西黄芪质优："黄耆本出绵上（今山西沁源西北）为良，故名绵黄耆。今《图经》所绘宪水（今山西静乐）者即绵上，地相邻尔。"在《图经本草》和《证类本草》中附有宪州（山西静乐）黄芪原植物图。《绍兴本草校注》也强调黄芪产于山西，并附有宪州黄芪原植物图。元代《汤液本草》[9]首次将黄芪的品种进行分类："有白水耆、赤水耆、木耆，功用皆同。惟木耆茎短而理横，折之如绵，皮黄褐色，肉中白色，谓之绵黄耆。"明代官修本草《本草品汇精要》[10]总结了明代以前各医家对黄芪名称的描述，曰："【名】戴椹、戴糁、独椹、芰草、蜀脂、百本、王孙。"

《本草蒙筌》[11]曰："黄耆味甘，气微温。气薄味浓，可升可降，阴中阳也。无毒。种有三品，治无两般。木耆茎短理横，功力殊劣（此为下品）；水耆生白水、赤水二乡西，白水颇胜（此为中品）；绵耆出山西沁州绵上，此品极佳（此为上品）。"据《本草蒙筌》的描述可知，黄芪品种有三，分别为木芪、水芪和绵芪。这3个品种在质量上有优劣之分。由此可见，历代医家对黄芪名称的描述多种多样，它的名称在很长一段时期内都没有得到统一和规范。直到李时珍所著的《本草纲目》[12]问世，黄芪药材名称才得以统一。李时珍曰："耆，长也。黄耆色黄，为补药之长，故名。""黄耆"在以后的本草著作中被广泛使用，现在以"黄芪"为规范的通用名。

现在，栽培的蒙古黄芪主要分布在山西北部浑源县、应县、繁峙县、代县、五寨县等基地，内蒙古南部固阳县、武川县、乌兰察布市、鄂伦春自治旗、锡林郭勒盟、通辽市。栽培的膜荚黄芪主要分布在四川松潘县、茂县，黑龙江宁安县、嫩江县，陕西旬邑县，甘肃陇西县、宕昌县、岷县。

2 黄芪的化学成分研究

2.1 三萜皂苷

三萜皂苷类成分是黄芪中的主要有效成分，其中三萜皂苷类化合物所含糖主要有葡萄糖（β-D-glcose）、木糖（β-D-xyl）、鼠李糖（α-L-rhamnose）、阿拉伯糖（α-L-arabinose）、岩藻糖（β-D-fuc）、芹菜糖（β-D-apiose）等。1981年日本学者北川勋等[13]首次报道从膜荚黄芪中分离出黄芪皂苷（astragaloside）Ⅰ~Ⅶ等12个三萜寡糖苷类化合物。此后，国内学者曹正中等[14]报道从国产中药膜荚黄芪根部分离得到2个皂苷类成分ASI、ASII，分别命名为膜荚黄芪苷astramembrannin Ⅰ和Ⅱ。He Zhengquan[15]等报道从膜荚黄芪中分离得到黄芪皂苷Ⅳ、黄芪皂苷乙和异黄芪皂苷Ⅳ（isoastragaloside Ⅳ）。1993年，马英丽[16]等报道从膜荚黄芪地上部分分离得到一种新的皂苷，即膜荚黄芪茎叶皂苷（huangqiyiesaponin）C。1993年，喻正坤[17]报道从膜荚黄芪中得到黄芪皂苷Ⅱ~Ⅵ。Zhou Yu等[18-20]报道从栽培膜荚黄芪的毛状根中分离得到化学成分黄芪皂苷Ⅰ~Ⅳ、乙酰黄芪皂苷Ⅰ（acetylastragaloside Ⅰ）、异黄芪皂苷Ⅰ以及agroastragaloside Ⅰ~Ⅳ。韩国学者Lee Dae-young等[21]报道从膜荚黄芪中分离得到黄芪皂苷类化合物agroastragaloside Ⅴ。1997年，Ma Yingli等[22]从膜荚黄芪的叶子中分离得到2个环阿尔廷型三萜皂苷类化合物huangqiyenins A（Ⅰ）和B（Ⅱ）。2008年，Kim Ju-sun等[23]报道从栽培的膜荚黄芪根中同样分离得到环阿尔廷型三萜皂苷类化合物astramembranosides A和B。匡海学等[24]报道从膜荚黄芪叶中分离得到9,10裂环阿尔廷型三萜皂苷类化合物Huangqiyenins E~J。1988年，何侃等[25]首次报道从蒙古黄芪根中分离得到黄芪皂苷Ⅰ、Ⅱ、Ⅳ以及大豆皂苷Ⅰ。Zhu Yongzhi等[26]从蒙古黄芪地上部分分离得到2个新的环阿尔廷型三萜皂苷类化合物，命名为mongholicoside Ⅰ和Ⅱ。卞云云等[27]从蒙古黄芪中分离鉴定了7个皂苷成分黄芪皂苷Ⅳ（astragaloside Ⅳ）、异黄芪皂苷Ⅱ（isoastragaloside Ⅱ）、黄芪皂苷Ⅱ（astragaloside Ⅱ）、膜荚黄芪皂苷Ⅱ（astramembrannin Ⅱ）、黄芪皂苷Ⅰ（astragaloside Ⅰ）、乙酰黄芪皂苷Ⅰ（acetylastragaloside Ⅰ）、异黄芪皂苷Ⅰ（isoastragaloside Ⅰ）。Yu Qingtao等从蒙古黄芪中分离鉴定了2个新的皂苷成分，命名为mongholicoside A和B。

2.2 黄酮

对黄芪属植物化学成分研究发现，除三萜皂苷类化合物之外，黄酮类化合物也是该属植物常见的一类化合物。国内外学者从黄芪属及其近缘植物中分离得到大量的黄酮类化合物。1969年，日本学者仓林正明[28]首次报道从膜荚黄芪中得到2′,4′-二羟基-5,6-二甲基二氢异黄酮。马英丽等[29]报道从膜荚黄芪的茎叶中首次分离得到鼠李柠檬素-3-*O*-β-D葡萄糖苷和槲皮素3-*O*-β-D葡萄糖苷2个黄酮类化合物。宋纯清等[30]报道从产自上海崇明的膜荚黄芪的根中得到 6 个异黄酮类化合物，分别为 8,3′- 二羟基 -7,4′- 二甲氧基异黄酮、奥刀拉亭 -7-O-β-D- 葡萄吡喃糖苷、芒柄花素、7,3′- 二羟基 -8,4′- 二甲氧基异黄酮、毛蕊异黄酮和毛蕊异黄酮 -7-O-β-D 葡萄吡喃糖苷。曹正中等[31]报道从山东引种到江苏的膜荚黄芪中得到一种异黄酮的单糖苷，命名为 3′- 甲氧基 -5′- 羟基异黄酮 -7-O-β-D 葡萄吡喃糖苷。前苏联学者[32]报道从蒙古黄芪中得到多种黄酮苷元成分，包括山柰酚（kaempferol）、槲皮素（quercetin）、鼠李素（rhamnocitrin）、异鼠李素（isorhamnetin）等。曳野宏等[33]报道从蒙古黄芪中得到 (3R)-2′,3′- 二羟基 -7,4- 二甲氧基异黄酮和 (6aR，11aR)-10- 羟基 -3,9- 二甲氧基紫檀烷。Lu Guibao 等[34]从蒙古黄芪中得到 6 个黄酮类化合物，分别为芒柄花素、毛蕊异黄酮及其葡萄糖苷、9,10- 二甲氧基紫檀烷 -3-O-β-D 葡萄糖苷、3′- 羟基 -4′- 甲氧基异黄酮 -7-O-β-D 葡萄糖苷、2′- 羟基 -3′,4′- 二甲氧基异黄烷 -7-O-β-D 葡萄糖苷。贺正全等[35]报道从蒙古黄芪乙醇提取物中得到黄芪异黄烷苷。Lu Shuhua 等[36]报道从蒙古黄芪地上部分得到山柰素 -4′- 甲醚 -3- 葡萄糖苷、异鼠李素 -3-O-β-D 葡萄糖苷和异槲皮苷 3 个黄酮类化合物。Anas Subarnas 等[37]报道从蒙古黄芪根中得到 3 个新的异黄烷和 1 个新的紫檀烷，分别命名为 7-O-methylisomucronulatol、isomucronulatol 7,2′-di-O-glucoside、5′-hydroxyisomucronulatol 2′,5′-di-O-glucoside 和 3,9-di-O-methylnissolin。马晓丰等[38]报道从蒙古黄芪中得到 9 个黄酮类化合物，其中红车轴草黄酮 -7-O-β-D- 葡萄糖苷味首次从黄芪属物中得到、(3R)-8,2′- 二羟基 -7,4′- 二甲氧基异黄烷为首次从蒙古黄芪中得到。李瑞芬等[39]报道从蒙古黄芪干燥根中得到 5 个黄酮类化合物，其中 5,7,4′- 三羟基异黄酮和 4,2′,4′- 三羟基查尔酮（compd. 72）为首次从黄芪属植物中得到。郑善松等[40]报道从蒙古黄芪中得到 (6aR，11aR)-3- 羟基 -9,10- 二甲氧基紫檀烷、(6aR，11aR)9,10- 二甲氧基紫檀烷 -3-O-β-D- 葡萄糖苷和 (3R)8,2′- 二羟基 -7,4′- 二甲氧基异黄烷 3 个黄酮类化合物。张亚洲等[41]报道从蒙古黄芪中得到 14 个异黄酮类化合物，其中 6″-O- 乙酰基 -(3R)-7,2′- 二羟基 -3′,4′- 二甲氧基异黄烷 -7-O-β-D- 葡萄糖苷为一新化合物，而 6″-O- 乙酰基芒柄花苷、6″-O- 乙酰基 -(6aR，11aR)-3- 羟基 -9,10- 二甲氧基紫檀烷 -3-O-β-D- 葡萄糖苷、5,7- 二羟基 -4′- 甲氧基异黄酮 -7-O-β-D- 葡萄糖苷和 5,7,4′- 三羟基 -3′- 甲氧基异黄酮为首次从蒙古黄芪中得到的 3 个异黄酮类化合物。孙洁等[42]报道从蒙古黄芪中得到 7 个黄酮类化合物，分别鉴定为红车轴草素、芒柄花素、芒柄花素 -7-O-β-D- 葡萄糖苷、毛蕊异黄酮、毛蕊异黄酮 -7-O-β-D- 葡萄糖苷、(6aR，11aR)-3- 羟基 -9,10- 二甲氧基紫檀烷、(6aR，11aR)-9,10- 二甲氧基紫檀烷 -3-O-β-D- 葡萄糖苷。

2.3 生物碱

Gupta R K 等[43]报道从 *Astragalus polycanthus* 中得到吲哚生物碱类化合物 polycanthine、polycanthidine、polycanthisine 以及甾体生物碱 zygaenine。国内学者

屠鹏飞[44]课题组通过对蒙古黄芪化学成分的研究发现了 6 个新的生物碱类化合物,分别命名为黄芪碱 A(astragaline A)、黄芪碱 B(astragaline B)、黄芪碱 C(astragaline C)、黄芪碱 D(astragaline D)、黄芪碱 E(astragaline E)以及黄芪碱 F(astragaline F)。

2.4 微量元素及氨基酸

王锐等[45]采用等离子发射光谱仪对膜荚黄芪和蒙古黄芪的微量元素进行分析,结果发现 2 种黄芪中 Mg、P、Ca、Fe 的含量最高,其次还含有 Cr、Cu、Sn、Mn、Zn、Ti 等微量元素。阎汝南等[46]采用电感耦合等离子体发射光谱仪,对 5 种不同产地的黄芪进行了 32 种元素的测定,结果表明 5 个不同产地的黄芪均含微量元素 Ca、Mg、P、Ni、Cu、Fe、Mn、Cr、Zn、Sn 和 Sr,并且 Mn、Fe、Ca、Mg、P 以及 Zn 的含量较高。叶福媛等[47]采用原子吸收光谱测定了商品黄芪、梭果黄芪、金翼黄芪及云南栽培黄芪中 Cu、Fe、Zn、Mn、Ca、Mg、Co、Al 等元素,结果表明不同品种的黄芪中微量元素含量均有差异。徐琳等采用浓硝酸 - 高氯酸(4∶1,v/v)混合溶液消解黄芪样品,用火焰原子吸收光谱法测定其中的 Cu、Zn、Mn 和 Fe 含量,共测定了 5 种黄芪样品的微量元素含量,结果显示黄芪药材中微量元素含量由高到低依次为 Fe、Zn、Mn、Cu。Katsura Eiji[48]对蒙古黄芪中的 21 种氨基酸含量进行测定,结果表明含量较高的 7 种氨基酸分别为天冬酰胺、刀豆氨酸、脯氨酸、精氨酸、天冬氨酸、ρ - 氨基丁酸、丙氨酸。氨基酸总含量为 8.05%,人体必需氨基酸为 3.12%,占氨基酸总含量的 40% 左右。陈妙华等[49]测定了沙苑子的 14 种氨基酸(谷氨酸、赖氨酸、天冬氨酸、苏氨酸、丝氨酸、脯氨酸、甘氨酸、丙氨酸、胱氨酸、异亮氨酸、亮氨酸、蛋氨酸、酪氨酸、苯丙氨酸),其中谷氨酸含量最高。叶福媛等[50]测定了金翼黄芪、云南栽培黄芪、梭果黄芪 3 种黄芪中天冬氨酸、丝氨酸等 15 种游离氨基酸的含量,结果显示云南栽培黄芪为 1.74%、梭果黄芪为 0.56%、金翼黄芪为 0.37%。

2.5 黄芪多糖

2.5.1 膜荚黄芪中多糖的组成

从膜荚黄芪中分离得到 3 种多糖,分别为 AMem-P、免疫多糖和果胶多糖[51]。AMem-P 的平均分子质量约为 6.0×10^4kDa,其主要是由 L- 阿拉伯糖、D- 半乳糖、L- 鼠李糖、D- 半乳糖醛酸组成,且 L- 阿拉伯糖∶D- 半乳糖∶L- 鼠李糖∶D- 半乳糖醛酸摩尔比为 6∶9∶8∶30;免疫多糖主要是由葡萄糖、半乳糖和阿拉伯糖组成,且葡萄糖∶半乳糖∶阿拉伯糖的摩尔比为 1∶0.95∶0.70;果胶多糖主要由 α -1,2 连接 L- 鼠李糖、α -1,4 连接的半乳糖醛酸、1,5 连接的阿拉伯糖和 1,4 连接的半乳糖组成,分支点位于鼠李糖上,属果胶类多糖。

2.5.2　蒙古黄芪中多糖的组成

前期学者对蒙古黄芪中多糖成分的研究较膜荚黄芪多。首先从蒙古黄芪中分离到 3 种多糖，分别为黄芪多糖Ⅰ（astrgalna Ⅰ）、黄芪多糖Ⅱ（astrgalna Ⅱ）和黄芪多糖Ⅲ（astrgalna Ⅲ）[52]。黄芪多糖Ⅰ为多聚糖，分子质量为 36300 Da，是由 D- 半乳糖、D- 葡萄糖、L- 阿拉伯糖组成，其摩尔比为 1.75 ： 1.63 ： 1。黄芪多糖Ⅱ和黄芪多糖Ⅲ为葡聚糖。后来人们又分离得到了 2 种葡聚糖 AG-1、AG-2 和 3 种杂多糖 AH-1、AH-2 及酸性杂多糖，其中 AG-1、AH-1、AH-2 都为水溶性多糖。AG-1 主要为 (1→4)(1→6) 葡聚糖；AG-2 主要为 (1→4) 葡聚糖；AH-1 主要由葡萄糖、鼠李糖、阿拉伯糖、半乳糖等组成，其摩尔比为 1.0 ： 0.04 ： 0.02 ： 0.01；AH-2 主要由葡萄糖、阿拉伯糖组成，其摩尔比为 1 ： 0.15；酸性杂多糖分子质量为 76 kDa，是由 L- 阿拉伯糖、D- 半乳糖、D- 半乳糖醛酸、D- 葡萄糖醛酸组成的，其摩尔比为 18 ： 18 ： 1 ： 1，还有少量 O- 乙酰基团和肽残基。渐渐地 APS-1、APS-2 和 APS-3 多糖也被分离获得，其中 APS-1 的分子质量为 43161Da，是由半乳糖、葡萄糖、阿拉伯糖组成，其摩尔量比为 1.0 ： 24.8 ： 2.5；APS-2 分子质量为 281245Da，由鼠李糖、半乳糖醛酸、葡萄糖、半乳糖、阿拉伯糖组成，其摩尔比为 1.2 ： 1.0 ： 19.3 ： 2.5 ： 8.7；APS-3 分子质量为 198128Da，是由鼠李糖、半乳糖醛酸、葡萄糖、半乳糖、阿拉伯糖组成，其摩尔比为 1.0 ： 2.1 ： 4.8 ： 1.4 ： 3.6。后来还从蒙古黄芪中分离得到了 AMon-S，分子质量为 76kDa，其主要由 L- 阿拉伯糖、D- 半乳糖、D- 半乳糖醛酸、D- 葡萄糖醛酸组成，摩尔比为 18 ： 18 ： 1 ： 1。

2.6　黄芪糖蛋白

目前，国内外关于黄芪蛋白类化合物的研究较少[53-54]，已报道文献中以中国农业大学江正强教授课题组和山西中医药大学冯前进教授课题组的研究最为深入和广泛。江正强教授课题组已发现 2 种黄芪蛋白质，分别为 AmPR-10 和 AMML。冯前进教授课题组从蒙古黄芪中分离得到 2 种结合蛋白，分别为 AmGP-3 和 HQGP。经组成分析测定，确定为糖蛋白。药理学研究证明，HQGP 对小鼠脾淋巴细胞有抑制作用，对佐剂性关节炎（adjuvant arthritis，AA）模型大鼠和实验性自身免疫性脑脊髓炎（experimental autoimmune encephalomyelitis，EAE）模型小鼠有治疗作用，且淋巴细胞体外增殖实验显示，黄芪糖蛋白抑制作用不同于雷公藤甲素、雷帕霉素、氢化可的松，推测其具有独特的作用机制。这一研究结果为该课题组首次发现，"黄芪糖蛋白"亦为该课题首次提出，相关研究成果已获得国家发明专利。迄今为止，尚未见到本课题组以外有关黄芪糖蛋白免疫抑制作用的研究报道。

2.7　其他成分

黄芪除了以上类型的化合物外，还含有下列一些成分，如香豆素、叶酸、苦味素、胆碱、甜菜碱、亚油酸、亚麻酸、香草酸、阿魏酸、异阿魏酸、对羟基苯基丙烯酸、咖啡酸、绿原酸、棕榈酸、β-谷甾醇、胡萝卜苷、羽扇豆醇、正十六醇，5-羟甲基-2-呋喃甲酸、吡咯-2-乙酮、5-甲氧基-2-呋喃甲醛、壬二酸、2,4-二烯己二酸、2-呋喃甲酸、尿嘧啶核苷、腺苷、3-甲基-肌醇。涂天智等从蒙古黄芪根饮片中首次分离得到了软脂酸甘油酯和软脂肪酸。

3　黄芪的药理作用研究

3.1　免疫调节作用

研究表明，黄芪能明显增强细胞免疫，促进 PHA、ConA、PWM 引起的淋巴细胞转化，并能显著增加血液中的白细胞总数，促进中性粒细胞及巨噬细胞的吞噬功能和杀菌能力[55]。黄芪可增加被照射小鼠脾脏抗体生成细胞释放溶血素量、血清溶菌酶量。黄芪能升高血虚证模型大鼠、血虚证模型小鼠和正常大鼠的红细胞比容，增加红细胞数。黄芪可促进辐射小鼠造血干细胞的分化和增殖。赵晓峰等用环磷酰胺（cyclophosphamide，CTX）诱导小鼠免疫缺损，即降低小鼠溶血素 HC50、吞噬指数和胸腺指数；对免疫缺损的小鼠腹腔注射黄芪注射液后，显著增加了免疫低下小鼠血清溶血素含量，提高了免疫低下小鼠腹腔巨噬细胞的吞噬活性和吞噬率，提示黄芪有增强机体免疫能力的效果。用黄芪提取物治疗被地塞米松破坏了免疫系统的小鼠，可显著提升小鼠腹腔巨噬细胞吞噬率，提示黄芪对地塞米松的免疫抑制有一定的对抗作用，黄芪可增强机体的免疫功能。对免疫抑制模型小鼠应用补中益气方和益气养血方，可显著增加模型小鼠胸腺和脾脏指数，提升了 CD4、CD3、CD19 和 CD8 淋巴细胞百分比，能增加血清白细胞介素 4 和干扰素-γ（IFN-γ）的含量。黄芪总提取物（total astragalus extract，TAE）可以提高 5-氟尿嘧啶（5-FU）诱导的荷瘤小鼠胸腺指数和血清白细胞介素 2 含量，增强其免疫功能。Kallon 等的研究提示，适当剂量的黄芪多糖可以显著提高鸡特异性免疫反应，增强 H9N2 抗体的活性，提高 CD4、CD8 及其比值。于明薇等在研究荷瘤小鼠免疫功能时分别用黄芪、苏木及其组方作用于荷瘤小鼠，发现各中药组对荷瘤小鼠脾 CD4、CD25、Foxp3 细胞百分比均有不同程度的下调作用，提示可以通过黄芪等中药作用于荷瘤小鼠，改善小鼠脾细胞中调节性 T 细胞及其相关细胞因子的水平来缓解肿瘤细胞引起的机体免疫抑制作用。黄芪多糖注射液联合使用肿瘤抗原多肽致敏的 DCs 治疗肺癌小鼠，可显著增强荷瘤小鼠的免疫能力，并显著增强小鼠脾内 CD4+、CD8+T 细胞的比例，从而有效降低肺癌的转移率，延长荷瘤小鼠的生存期。近年来，我国学者利用微波提取、膜过滤、阴离子交换树脂及凝胶色谱等分离鉴定了一多糖成分 MAPS-5。药理实验表明，其仅具有诱导 T 细胞增生，而对 B 细胞无明显作用。黄芪齐墩果烷型和环菠萝烷型皂苷多具有调节淋巴细胞增殖的作用，其中 macrophyllosaponin B 和黄芪皂苷Ⅶ两种黄芪皂苷类成分可通过体液免疫、细胞免疫等发挥免疫调节活性。

3.2　抗病毒作用

现代药理研究表明，黄芪及黄芪有效部位具有良好的抗乙肝病毒作用，为黄芪治疗乙肝提供了实验依据[56]。研究表明，黄芪甲苷具有非常好的抗乙肝病毒效果，可以有效地清除鸭体内和 HepG2 感染细胞内病毒表达量，黄芪甲苷对 HepG2 感染细胞上清液中 HBsAg、HBeAg 和 HBV、DNA 分泌有抑制作用。张娟研究了黄芪甲苷的体外抗 HBV 作用，结果显示黄芪甲苷可以抑制 HBsAg 和 HBeAg 的分泌。邹宇宏研究了黄芪总苷和黄芪多糖体外抗乙肝病毒（HBV）的作用，结果显示黄芪总苷可以抑制 HBV-DNA 转染 HepG2-2.2.15 细胞表面分泌 HBsAg 和 HBeAg 的作用，同时可以抑制细胞增殖，总苷的作用优于多糖。也有报道称，黄芪多糖体外无抗 HBV 作用。赵文等比较了新疆黄芪和山西黄芪水煎液的抗流感病毒作用，结果表明新疆黄芪和山西黄芪对实验用流感病毒毒株均有一定程度的直接抑制作用，对流感病毒感染鸡胚也表现不同程度的预防和治疗作用，其中新疆黄芪的预防作用较强，山西黄芪的治疗作用强。李丽娅观察了黄芪多糖体内抗流感病毒的作用，结果表明黄芪多糖溶液能明显抑制流感病毒滴鼻小鼠模型的肺炎实变和流感病毒的增殖，显著延长流感病毒感染的小鼠的生存时间。舒莉萍等分别在京科 86-1 株流感病毒感染 MDCK 细胞前后检测该流感病毒血凝效价的变化，结果显示，黄芪 A6 组对流感病毒具有显著的体外抑制作用，同时也有体内拮抗的作用。

3.3　抗肿瘤作用

现代研究表明，黄芪及其提取物和制剂在多种器官上均具有抗肿瘤作用。黄芪多糖对肝癌 HepA 细胞、人胃癌细胞 SGC7901、S-180 肉瘤细胞株等多种肿瘤细胞有明显的抑制作用。黄芪多糖能够显著抑制小鼠肝癌 HepA 的生长；体外对 Bel-7404 细胞没有抑制作用，但黄芪多糖与小鼠腹腔巨噬细胞（PMΦ）或脾细胞共培养，上清对 Bel-7404 细胞的生长具有显著抑制作用，其机制可能与黄芪多糖促进 TNF-α 和 IFN-γ 的生成有关。黄芪多糖还可以抑制人胃癌细胞 SGC7901 的生长，其抑制作用呈现出一定的量效关系和浓度 - 时间依赖性，且黄芪多糖对人胃癌细胞环氧化物酶 -2（COX-2）、血管内皮生长因子（VEGF）和前列腺素 E2（PGE2）的表达同样具有抑制作用，并表明其抑瘤机制可能是首先抑制了 COX-2 的表达，进而影响了其下游 PGE2 的表达，使 VEGF 表达下调，从而发挥抑瘤作用的。陈光等[57]通过体外实验发现黄芪多糖在一定程度上可诱发肿瘤细胞产生凋亡，黄芪多糖可使 S 期细胞数目明显减少，其结果是促进细胞分化为 G0-G1 和 G2-M 期，但随剂量加大，肿瘤细胞主要停留于 G2-M 期。

另一实验研究表明，一定浓度梯度的黄芪多糖作用于 S-180 肉瘤细胞株，对其细胞生长及增殖均有明显的抑制作用，肿瘤细胞在 G1 期被阻滞，且处于 S 期的细胞减少。张秋菊等[58]认为黄芪基于细胞凋亡抗肿瘤的机制主要表现为：①阻滞肿瘤细胞增殖周期。黄芪能将肿瘤细胞阻滞于细胞增殖周期的 S 期或 G2-M 期，从而达到诱导多种肿瘤细胞凋亡，进一步抑制肿瘤生长的目的。②影响细胞凋亡信号转导途径。黄芪在诱导细胞凋亡的过程中，可能同时激活内、外 2 种途径，通过协同作用促进细胞凋亡。③调控癌基因和抑癌基因的表达。主要通过降低 Bcl-2、P53 等蛋白的表达（它们是目前了解比较深入的与凋亡有关的基因），促进肿瘤细胞凋亡，发挥抑癌作用。也有学者[59]提出黄芪可诱导白介素 -2（IL-2）、干扰素（IFN）等细胞因子的产生，从而介导肿瘤细胞发生细胞凋亡或增强 TNF 诱导发生细胞凋亡的能力。TNF 在体外可引起肿瘤细胞的凋亡。

3.4 抗衰老作用

黄芪黄酮可明显降低自然衰老模型小鼠胸腺细胞中 NO 及 MDA 的含量，提高 SOD 的活性，抑制胸腺细胞凋亡，对衰老小鼠胸腺细胞的退行性变化具有改善或延缓作用[60]。李维祖等用糖皮质激素诱导制成前期大鼠衰老模型，结果显示与模型组比较，黄芪总苷及黄芪甲苷能降低肝、脑细胞胞浆与线粒体中 MDA 和 GSSG 含量，升高 GSH 含量，增强 SOD 和 CAT 活性。徐静等的实验研究表明，黄芪中的木糖 - 葡萄糖 - 环黄芪醇（XGA）在脂质过氧化过程中可减少过氧化物 MDA 的生成，从而减少心肌组织脂褐素（Lipofuscin, LPF）在体内的堆积，发挥一定的抗衰老作用。曹艳玲等[61]在探讨环黄芪醇延缓衰老作用及其机制时发现，模型组与正常组比较，肝、心和皮肤的总超氧化物歧化酶（T-SOD）、总抗氧化能力（TAOC）活性均显著降低；环黄芪醇与模型组相比较，能显著提高小鼠肝、心和皮肤的 TAOC、T-SOD 活性，对肝、心、皮肤的 MDA 含量呈显著性降低作用，但它对上述指标的影响并未呈明显的剂量依赖关系，说明环黄芪醇可以延缓皮肤衰老。同样，黄芪多糖对多种自由基有良好的清除作用，可通过抑制机体内的脂质过氧化反应来发挥其抗衰老作用。

4 黄芪的综合开发利用研究

4.1 中药饮片

黄芪为常用大宗药材，具有增强机体免疫功能、保肝、利尿、抗衰老、抗应激、降血压和较广泛的抗菌作用，被广泛应用于临床各科，素有"十药八芪"之说。据中国产业调研网发布的 2019 年中国中药材黄芪市场现状调查与未来发展前景趋势报告指出，黄芪为药食两用品种，其年需求量较大且呈稳升态势。随着大健康产业不断发展，人们保健意识也在不断加强，消耗端以黄芪为原材料的药品也越来越丰富，与此同时，黄芪在食用方面也越来越受到人们的青睐，社会年需求量保守估计在 26000 t 左右。其中 50% 用于生产黄芪饮片，50% 用于中成药、提取物及制剂等。

4.2　中成药

含黄芪的中成药产品有黄芪注射液、黄芪颗粒、黄芪建中丸、黄芪精、黄芪生脉饮、复方黄芪健脾口服液、复方黄芪口服液、注射用黄芪多糖、西洋参黄芪胶囊、阿胶黄芪口服液、黄芪生脉颗粒、黄芪精颗粒、黄芪健胃膏、芪三七口服液等。

4.3　黄芪保健食品

含黄芪的保健食品产品有黄芪西洋参口服液、芦荟黄芪茶、黄芪红景天铬酵母软胶囊、沙棘黄芪复合氨基酸胶囊、阿胶黄芪胶囊、黄芪多糖胶囊、黄芪茯苓枸杞子氨基酸口服液、黄芪玉知胶囊、黄芪马鹿茸西洋参红景天胶囊、黄芪马鹿茸西洋参红景天片、党参黄芪口服液、黄芪参脉口服液、山药黄芪氨基酸颗粒、苦瓜黄芪胶囊、黄芪当归胶囊等。

4.4　黄芪茎叶绿肥

黄芪为豆科黄芪属植物，入药部位是根，生产中一般 3～6 年采挖根部，在往复的生长过程中，地上茎叶部分常被浪费，而其中含有绿肥所需的大量有机物质及矿物质元素，如果在保证根部药用的同时，充分利用地上茎叶作为绿肥，可扩大黄芪的资源利用价值，促进黄芪产业的发展[62]。

依据全国有机肥料品质分级标准，不同年限黄芪茎叶中所含有机肥料品质四要素均达到二级以上绿肥标准，其中粗有机物含量从黄芪苗期至落叶期含量在90%以上，属一级。全氮含量在苗期至开花期高于 3.0%，达一级标准，结果期至落叶期含量在 1.5%～3.0%，达到二级标准。全钾含量从苗期至果熟期在 2.0%～4.0%，达到了二级钾肥的标准。全磷含量从苗期至结果期含量在 0.1%～0.3%，达到了四级标准。用黄芪茎叶绿肥施用于玉米后，明显提高了玉米的品质与产量，并改善了土壤微生物环境。与复合肥、有机肥相比，施用黄芪绿肥后，玉米籽粒氨基酸含量、蛋白组分含量、谷氨酰胺合成酶活性明显升高，土壤根际微生物细菌、放线菌、真菌数量增加，土壤蔗糖酶、碱性磷酸酶和多酚氧化酶活性也得到提高，尤其黄芪绿肥与复合肥配合施用后，效果更加显著。

4.5　黄芪茎叶饲料

黄芪各生长期内茎叶含水量以及粗蛋白、粗脂肪等营养成分含量均高于相应时期苜蓿中的含量，尤其果期的粗蛋白、粗脂肪含量最多；中性洗涤纤维（NDF）含量各时期均低于苜蓿，酸性洗涤纤维（ADF）含量虽然苗期至花期高于苜蓿，但果期低于苜蓿，因而，黄芪茎叶具有适口性好、采食量高的特点。另外，黄芪茎叶中除磷含量低于正常值以外，其他 N、K、Ca、Mg、Fe、Mn、Cu、Zn、Mo 等元素含量均达到正常或高于正常值范围[63]，因而黄芪茎叶有望作为饲料源植物加以开发利用[64]。日粮中用 11.75% 的黄芪茎叶代替同等比例的苜蓿后，能促进育肥绵羊的生长，体重和日增重都有显著增加，而且免疫力和肉品质都得到明显改善，表现为血清中的补体 C3 和 C4 浓度增加，肌肉的嫩度降低，肌肉的熟肉率得到提高。

4.6　黄芪花蜜、黄芪花茶

黄芪花化学成分复杂，主要含皂苷类、黄酮类、多糖类等，另外还含有糖醇类、氨基酸、甜菜碱等。黄酮类化合物主要包括毛蕊异黄酮苷、芒柄花苷、紫檀烷苷、异黄酮苷、毛蕊异黄酮、芒柄花素；皂苷类化合物主要包括黄芪甲苷、黄芪皂苷Ⅱ；其他小分子化合物包括葡萄糖、果糖、半乳糖、阿洛糖、阿卓糖、松醇、肌醇、棕榈酸等。

黄芪花蜜在无杂花区的蜜质呈浅琥珀色，色、香、味可与洋槐蜜媲美。成熟的黄芪花蜜香味清淡爽口，绵润悠长，不易结晶，属上等的稀有蜜种，具有增强机体免疫功能、保肝、利尿、抗衰老、抗应激、降压和较广泛的抗菌作用[65]。

正如黄芪花所含化学成分的多样性一样，黄芪花可能具有多种药理功效。在东北大兴安岭、山西浑源及内蒙古等地居民有将黄芪花作茶饮用的习惯。黄芪花茶具有滋味浓厚、口感自然等特点，可以补中益气、升阳举陷、利尿排毒等。因此，利用黄芪花资源，可以开发相应的茶饮品，定会受到大众欢迎。

■ 5　结语

中药作为中华民族的瑰宝，是地地道道的国粹，在远古曾经光彩夺目，为我们民族的繁衍昌盛做出了不可磨灭的贡献。中国作为一个传统医药大国，有着丰富的药物资源、悠久的历史经验和系统的理论指导，更有着广泛应用的民众基础和巨大的市场潜力。现代科学技术的飞速发展，尤其是近年来西方发达国家医药市场逐渐开始接受天然复方药物，为中药的现代化、国际化发展提供了新的条件和机遇，同时也让中药面临国际性竞争和挑战。国家中医药管理局将39种中药材列入我国推荐重点发展的"药单"，黄芪作为药食两用及滋补保健类品种名列其中。黄芪的国际及国内市场开发潜力巨大，具有广泛的发展前景。

更重要的是，我国正处于工业社会发展前期，发展经济与保护环境的矛盾尤为突出。我国人口众多，资源相对贫乏，长期沿用高物耗、高能耗、高污染的粗放型经济模式，生态环境已不堪重负，迫切需要新的经济发展模式，以促进社会的持续健康发展。黄芪生态产业链上种植者、生产企业、副产物综合利用者都是以黄芪资源开发为基础，最大限度地减少废物排放。积极推进黄芪生态产业链的研究与开发，可以提高生态资源的利用效率，保护环境，实现社会、经济、环境三者的共赢，利国利民，具有广泛的开发价值。政府部门应加大力度支持黄芪产业发展，合理进行现有产业结构调整，有效推进黄芪规模化种植，拓宽市场，树立品牌，使资源优势真正转化为经济优势，尽快将黄芪产业做优、做强、做大。

参考文献

［1］国家药典委员会．中华人民共和国药典：一部［M］．2015年级．北京：中国医药科技出版社，2015：302．

［2］顾观光．神农本草经［M］．兰州：兰州大学出版社，2009．

［3］陶弘景．名医别录［M］．尚志钧，辑校．北京：人民卫生出版社，1986．

［4］陶弘景．本草经集注［M］．上海：群联出版社，1955．

［5］苏敬．新修本草［M］．尚志钧，辑校．合肥：安徽科学技术出版社，1981．

［6］甄权．药性论［M］．尚志钧，辑．合肥：安徽科学技术出版社，2006．

［7］唐慎微．证类本草［M］．尚志钧，郑金生，尚元藕，等校点．北京：华夏出版社，1993．

［8］苏颂．本草图经［M］．尚志钧，辑校．合肥：安徽科学技术出版社，1994．

［9］王好古．汤液本草［M］．北京：中华书局，1991．

［10］刘文泰．本草品汇精要［M］．北京：人民卫生出版社，1982．

［11］陈嘉谟．本草蒙筌［M］．张印生，韩学杰，赵慧玲，校注．北京：中国古籍出版社，2009．

［12］李时珍．本草纲目［M］．北京：人民卫生出版社，1982．

［13］北川勋．日本药学会第101次年会讲演要旨集［C］．熊本：日本药学会，1981：504．

［14］曹正中，俞家华，甘立宪，等．膜荚黄芪苷的结构［J］．化学学报，1985，43(6)：581−584．

［15］HE Z Q, FINDLAY JOHN A. Constituents of *Astragalus membranaceus* ［J］. Journal of Natural Products, 1991, 54(3): 810−815.

［16］马英丽，田振坤，匡海学，等．膜荚黄芪地上部分的化学成分研究［J］．植物学报（英文版），1993，35(6)：480−482．

［17］喻正坤．膜荚黄芪活性成分研究［J］．植物资源与环境，1993，2(4)：40−43．

［18］HIROTANI M, ZHOU Y, RUI H, et al. Astragalosides from hairy root cultures of *Astragalus membranaceus*［J］. Phytochemistry, 1994, 36(3): 665−670.

［19］HIROTANI M, ZHOU Y, RUI H, et al. Cycloartane triterpene glycosides from the hairy root cultures of *Astragalus membranaceus*［J］. Phytochemistry, 1994, 37(5): 1403−1407.

［20］ZHOU Y, HIROTANI M, RUI H, et al. Two Triglycosidic triterpene astragalosides from hairy root cultures of *Astragalus membranaceus*［J］. Phytochemistry, 1994, 38(6): 1407−1410.

［21］LEE D Y, NOH H J, CHOI J, et al. Anti−inflammatory cycloartane−type saponins of

Astragalus membranaceus [J]. Molecules, 2013, 18(4): 3725−3732.

[22] MA Y L, TIAN Z K, KUANG H X, et al. Studies of the constituents of *Astragalus membranaceus* Bunge. III. Structures of triterpenoidal glycosides, huangqiyenins A and B, from the leaves [J]. Chemical & Pharmaceutical Bulletin, 1997, 45(2): 358−361.

[23] KIM J S, YEAN M H, LEE E J, et al. Two new cycloartane saponins from the roots of *Astragalus membranaceus* [J]. Chemical & Pharmaceutical Bulletin, 2008, 56(1): 105−108.

[24] KUANG H X, WANG Q H, YANG B Y, et al. Huangqiyenins G−J, four new 9, 10−secocycloartane(=9, 19−cyclo−9, 10−secolanostane) triterpenoidal saponins from *Astragalus membranaceus* Bunge leaves [J]. Helvetica Chimica Acta, 2011, 94(12): 2239−2247.

[25] 何侃, 王惠康. 近年来黄芪及其同属近缘植物的化学成分研究进展 [J]. 药学学报, 1988, 23(11): 873−880.

[26] ZHU Y Z, LU S H, YOSHIHITO O, et al. Two new cycloartanetype glucosides, mongholicoside I and II from the aerial part of *Astragalus mongholicus* Bunge [J]. Chemical & Pharmaceutical Bulletin, 1992, 40(8): 2230−2232.

[27] 卞云云, 管佳, 毕志明, 等. 蒙古黄芪的化学成分研究 [J]. 中国药学杂志, 2006, 41(16): 1217−1221.

[28] 仓林正明. 日本药学第 89 年会讲演集 [C]. 德岛: 日本药学会, 1969: 322.

[29] MA Y L, TIAN Z K, KUANG H X, et al. A study on the constituents of stems and leaves of *Astragalus membranaceus* [J]. Journal of Integrative Plant Biology, 1993(6): 121−123.

[30] 宋纯清, 郑志仁, 刘涤, 等. 膜荚黄芪中的异黄酮化合物 [J]. 植物学报（英文版）, 1997, 39(8): 764 - 768.

[31] 曹正中, 曹园, 易以军, 等. 膜荚黄芪中新异黄酮苷的结构鉴定 [J]. 药学学报, 1999, 34(5): 392 - 394.

[32] QI Z S. Summarize of The studies on the constituents of Astragalus mongholicus [J]. Journal of Chinese herbal medicine, 1987, 18(5), 233−235.

[33] 曳野宏. 黄芪的成分与生理活性 [J]. 现代东洋医学, 1982, 31(2): 46.

[34] LU G B, LU S H, ZHANG G Q, et al. Isolation and identification of flavonoids from *Astragalus roots* [J]. Journal of Chinese herbal medicine, 1984, 15(10): 452−454.

[35] 贺正全, 王宝琹. 蒙古黄芪化学成分的分离鉴定 [J]. 药学学报, 1990, 25(9): 694−698.

[36] LU S H, ZHU Y Z, WU S J. A study on flavonoids of stems and leaves of *Astagalus mongholicus* [J]. Journal of Chinese herbal medicine, 1990, 21(6): 249−250, 265.

[37] ANAS S, YOSHITERU O, HIROSHI H. Isoflavans and a pterocarpan from *Astragalus mongholicus* [J]. Phytochemistry, 1991, 30(8): 2777−2780.

[38] 马晓丰，陈英杰，屠鹏飞，等. 蒙古黄芪中黄酮类成分的研究 [J]. 中草药，2005，36(9): 1293−1296.

[39] 李瑞芬，周玉枝，乔莉，等. 蒙古黄芪化学成分的分离与鉴定[J]. 沈阳药科大学学报，2007, 24(1): 20−22.

[40] 郑善松，王峥涛. 蒙古黄芪化学成分研究 [J]. 上海中医药大学学报，2011, 25(5): 89−94.

[41] 张亚洲，徐风，梁静，等. 蒙古黄芪中异黄酮类化学成分研究 [J]. 中国中药杂志，2012, 37(21): 3243−3248.

[42] 孙洁，张蕾，张晓拢，等. 蒙古黄芪的化学成分研究 [J]. 现代药物与临床，2013, 28(2): 138−143.

[43] GUPTA R K, SINGH J, SANTINI D D. Polycanthisine, a new indolizidine alkaloid from *Astragalus polycanthus* Royle (Leguminoseae) [J]. Journal of Medicinal Chemistry, 1995, 26(21): 76−77.

[44] 马晓丰，陈英杰，屠鹏飞. 蒙古黄芪的化学成分研究 [D]. 沈阳：沈阳药科大学，2003.

[45] 王锐，吴爱国，陈耀祖. 红芪化学成分分析研究Ⅲ——红芪、膜荚黄芪、蒙古黄芪微量元素分析 [J]. 兰州大学学报（自然科学版），1985, 21(3): 97−98.

[46] 阎汝南，王静竹，刘舒平，等. 不同产地的黄芪微量元素的测定与研究 [J]. 广东微量元素科学，1998, 5(9): 54−55.

[47] 叶福媛，毛泉明，吴倩. 不同品种的黄芪微量元素比较 [J]. 广东微量元素科学，1999, 6(9): 54−56.

[48] KATSURA E. Report of The Hokkaido Institute of Public Health [R]. Hokkaido: Hokkaido Institute of Public Health, 1983: 136.

[49] 陈妙华，刘凤山. 中药沙苑子化学成分的研究：Ⅰ. 氨基酸的分离及分析 [J]. 中药通报，1987(2): 42−45.

[50] 叶福媛，毛泉明，张蕾，等. 不同品种黄芪中的氨基酸和微量元素含量的比较 [J]. 时珍国医国药，2005, 16(9): 851−852.

[51] 于晓辉，万仁玲，欧阳林山，等. 黄芪多糖的分离纯化和含量测定研究进展 [J]. 中国兽药杂志，2008, 42(9): 50−52.

[52] 吴丽，刘婷婷，梁剑锋，等．黄芪多糖的分离和纯化［J］．食品与药品，2007, 9(4): 62-65.

[53] 邹吉利，徐南平．中药活性多肽研究进展［J］．湖北中医药大学学报，2012, 14(4): 66-67.

[54] 张志斐，杨兆勇，卢志刚．应用 HPCE 对蒙古黄芪多肽的定性分析［J］．中国民族医药杂志，2004, 10(4): 33-34.

[55] 吴发宝，陈希元．黄芪药理作用研究综述［J］．中药材，2004, 27(3): 232-234.

[56] 尹鑫鑫，黄荣．黄芪的免疫药理作用研究进展［J］．黑龙江科技信息，2013, 36(12): 8.

[57] 陈光，臧文臣，刘显清，等．黄芪多糖对动物肿瘤细胞凋亡影响的研究［J］．中医药学报，2002, 30(4): 54-56.

[58] 张秋菊，刘斌．基于细胞凋亡机制的黄芪抗肿瘤作用研究进展［J］．中国老年学杂志，2013, 33(11): 2729-2731.

[59] 陈漩，东方．黄芪抗肿瘤机制研究进展及临床应用［J］．黑龙江医药，2014, 27(1): 95-98.

[60] 张蔷，高文远，满淑丽．黄芪中有效成分药理活性的研究进展［J］．中国中药杂志，2012, 37(21): 3203-3207.

[61] 曹艳玲，李文兰，韦灵玉．环黄芪醇对 D- 半乳糖致衰老小鼠的抗衰老作用［J］．中国实验方剂学杂志，2012, 18(19): 208-211.

[62] 周开芳，何炎．豆科冬绿肥翻压对土壤肥力和杂交玉米产量及品质的影响［J］．贵州农业科学，2003, 31: 42-49.

[63] 郝正里，王小明．鸡饲料科学配制与应用［M］．北京：金盾出版社，2013.

[64] 王尔彤，刘鸣远．两种药用黄芪比较生物学研究［J］．植物研究，1996, 16(1): 85-91.

[65] 祁文衷，冯国强，张振中．甘肃特种蜜源植物——黄芪［J］．蜜蜂杂志，2003, 8: 29-30.

土茯苓古今考证

◎庞颖

中国中医科学院西苑医院

[摘　要]目的：考证土茯苓基原、产地、质量评价是否古今一致。方法：本草考证及文献查阅。结果：历史中所用土茯苓有与其他药材混淆现象，产地分布与现代基本一致，历代本草均认为土茯苓"入药白者良"，现代研究表明不同颜色土茯苓有效成分存在一定差异，但不能以单一有效成分判断土茯苓质量。

[关键词]土茯苓；考证

1　文献调研

土茯苓为百合科植物光叶菝葜 *Smilax glabra* Roxb. 的干燥根茎。夏、秋二季采挖，除去须根，洗净，干燥；或趁鲜切成薄片，干燥。性平，味甘、淡，归肝、胃经。具有解毒、除湿、通利关节的功效。用于梅毒及汞中毒所致的肢体拘挛，筋骨疼痛；湿热淋浊，带下，痈肿，瘰疬，疥癣[1]。

土茯苓别名众多，经《中华本草》汇总，共有 28 种。有禹余粮、白余粮、草禹余粮、刺猪苓、过山龙、硬饭、冷饭团、仙遗粮、土萆薢、山猪粪、山地栗、过冈龙、山牛、冷饭头、山归来、久老鼠、毛尾薯、地胡苓、狗老薯、饭团根、土苓、够朗头、尖光头、山硬硬、白葜、连饭、红土苓、山奇良[2]。

1.1　基原考证

土茯苓之名始载于南北朝梁代陶弘景所著《本草经集注》中。陶弘景在描述"石部"禹余粮时特意指出："南人又呼平泽中有一种藤，叶如菝葜，根作块有节，似菝葜而色赤，根形似薯蓣，谓为禹余粮。言昔禹行山乏食，采此以充粮，而弃其余。此云白余粮也。"[3]陶弘景指出了一种同名异物的藤类植物，对植物外形和药材形态做了粗略的描述，并明确表明该藤本植物像菝葜而非菝葜，对块根的描述"根作块有节"，说明陶弘景意识到了"禹余粮"与菝葜外形相似，但并非同一物种，并根据"根作块有节"可以看出，符合光叶菝葜根茎有结节状隆起的外形特点。《本草经集注》还记载了禹以之代替粮食充饥，由此得名"禹余粮""白余粮"。后世称土茯苓为"仙遗粮""冷饭团"，从后人对土茯苓别名的使用情况来看，多认可《本草经集注》中对禹余粮同名异物植物的描述，即为后世所用的土茯苓（光叶菝葜），惜《本草经集注》中未再对其功效进行详细介绍，仅介绍了土茯苓可代替食物，可能当时医药学家还没有意识到其药用价值。唐代陈藏器在《本草拾遗》中云："根如盏连缀，半在土上，皮如茯苓，肉赤味涩，人取以当谷食，不饥，调中，止泻，健行不睡。云昔禹会诸侯，弃粮于地，化为此草，故名余粮。今多生海畔山谷。"[4]陈藏器没有对原植物形态进行描述，但通过"根如盏连缀"的记叙看，符合土茯苓结节状隆起连缀而生的特点。陈藏器在书中未称其为土茯苓，而名之曰"草禹余粮"，以区别"禹余粮"，并提及土茯苓的药用价值，但未提及产地、质量等问题。宋代苏颂《本草图经》称其为"刺猪苓"，并在猪苓条下记载："施州有一种刺猪苓，蔓生，春夏采根，削皮，焙干，彼土人用傅疮毒殊效"[5]，还附了施州刺猪苓的原植物图。从附图来看，其与菝葜属植物相符；从功效"彼土人用傅疮毒殊效"上看，可确定与现今使用的土茯苓一致。宋代唐慎微在《重修政和经史证类备急本草》中收载了土茯苓，名之曰草禹余粮，注释如下："注陶公云：南人又呼平泽中一藤如菝葜为余粮。言禹采此当粮，根如盏连缀，半在土上，皮如茯苓，肉赤，味涩。人取以当谷，不饥，调中止泄，健行不睡。云昔禹会诸侯，弃粮于地，化为此草，故名余粮。今多生海畔山谷。"[6]唐慎微对土茯苓的描述未脱离陶弘景、陈藏器等人的认识，没有更深入的研究。根据宋代本草文献记载可以看出，宋代医药学家对土茯苓的记载还是不甚详细，对于产区分布、生长环境、原植物外观性状还没有详细的描述，不过宋代医学家已经意识到土茯苓的药用价值，"傅疮毒殊效"，说明在宋代土茯苓已经作药应用。

土茯苓自陶弘景《本草经集注》始，最初被称为禹余粮，后又称为白余粮、草禹余粮等，直至明代地方本草《滇南本草》，土茯苓之名始正式出现。但《滇南本草》中同时记载了2种土茯苓，一种记载为："一名冷饭团，子名仙遗粮。味苦、微涩，性平。治五淋、赤白浊，兼治杨梅疮毒"[7]，所附墨线图为金荞麦 *Polygomnum cymosum* Trev.；另一个有关土茯苓的记载为："气味甘淡，无毒。主治：食之当谷不饥，调中止泄，健行不睡，健脾胃，强筋骨，祛风湿，利关节，杨梅疮服之最良。或误服轻粉、水银毒，周身筋骨疼痛，同防风、银花、白鲜皮煎服，月余神效，轻则半月。滇中方可用"[7]，附图与今光叶菝葜的植物形态相符。据此可以推断，一是兰茂所处时期，医家对土茯苓解毒、除湿、利关节的功效认识非常深刻，用之治疗梅毒已经非常普遍；二是当时医学界对土茯苓的认识，绝不仅限于百合科植物光叶菝葜 *Smilax glabra* Roxb. 一种基原；三是至少明朝时期土茯苓已经出现了同名异物的情况。明代李时珍《本草纲目》中对土茯苓的描述甚详："土茯苓，楚、蜀山箐中甚多。蔓生如莼，茎有细点。其叶不对，状颇类大竹叶而质厚滑，如瑞香叶而长五六寸。其根状如菝葜而圆，其大若鸡鸭子，连缀而生，远者离尺许，近或数寸，其肉软，可生啖。有赤、白二种，入药用白者良。"[8]李时珍指出了土茯苓分布在湖北、四川的山林里，既指出了分布范围，又指出了生长环境；并对原植物和土茯苓根茎的外观进行了描述；还指土茯苓有赤、白之分，色白的土茯苓质量较好。这些记载比以前的本草记叙要详细甚多。肖培根院士在《新编中药志》中，对土茯苓原植物做了描述：攀缘灌木，高1～4m。根状茎粗短，不规则块状，粗2～5cm，茎与枝条光滑，无刺。叶互生，叶柄长5～15（～20）mm，具狭鞘，有卷须，叶脱落点位于近顶端；叶片薄革质，狭椭圆状披针形至狭卵状披针形，长6～12（～15）cm，宽1～4（～7）cm，先端渐尖，基部圆形或宽楔形，全缘，下面通常绿色，有时带苍白色[9]，与李时珍《本草纲目》对土茯苓"蔓生"和"攀缘灌木"的描述相近，"其叶不对"与"叶互生"完全吻合，"状颇类大竹叶而质厚滑"与"狭椭圆状披针形至狭卵状披针形"相类似。限于古人没有精细的植物学分类，李时珍《本草纲目》中所记载的土茯苓，可以推断为正品光叶菝葜。明代李中立所著《本草原始》中收载了土茯苓，与李时珍《本草纲目》中描述相同。此外，李中立在土茯苓附图及图下标示："土茯苓，土像其色，茯苓似其形，内有赤白，皮俱赤黄，肉软味甜"[10]，也进一步证明了明代土茯苓的植物基原与今相符。《本草纲目》和《本草原始》中均有"诸医无从考证，往往指为萆薢及菝葜。然其根苗迥然不同，宜参考之。但其功用亦颇相近，盖亦萆薢、菝葜之类也"[9-10]的记叙，更进一步说明，关于土茯苓原植物的混淆，已经不仅仅局限于《滇南本草》中的金荞麦了，萆薢和菝葜属的一些植物，都被当作土茯苓使用。李时珍《本草纲目》中记载："弘治、正德间，因杨梅疮盛行，率用轻粉药取效，毒留筋骨，溃烂终身，至人用此，遂为要药。"[8]明代，伴随着梅毒疾病的出现，医生多用含有水银的轻粉等汞制剂治疗，随之出现汞中毒等问题。伴随着经验的积累，明代医学家意识到土茯苓是治疗梅毒和汞制剂中毒的要药。

在明代医家经验基础之上，清代医家加深了对土茯苓功效的认识。汪昂在《本草备要》中大篇幅记载土茯苓的治疗作用："甘淡而平。阳明（胃、大肠）主药，健脾胃，祛风湿，脾胃健则营卫从，风湿除则筋骨利。利小便，止泻泄，治筋骨拘挛，杨梅疮毒（杨梅疮，古方不载。明正德间起于岭表，其证多属阳明、厥阴而兼及他经。盖相火寄于厥阴，肌肉属于阳明故也。医用轻粉劫剂，其性燥烈，入阳明劫去痰涎，从口齿出，疮即干愈。然毒气窜入经络筋骨，血液枯槁，筋失所养，变为拘挛痈漏，竟致废痼。土茯苓能制轻粉之毒，去阳明湿热，用一两为君，苡仁、金银花、防风、木通、木瓜、白鲜皮各五分，皂角子四分，气虚加人参七分，血虚加当归七分，名搜风解毒汤），瘰疬疮肿（湿郁而为热，营卫不和，则生疮肿。经曰：湿气害人，皮肉筋胀是也。土茯苓淡能渗，甘能补，患脓疥者，煎汤代茶，甚妙）。"[11]汪昂对土茯苓的产地分布、基原鉴别、规格等级等情况未作记载，唯一涉及土茯苓药材品质评价的记载为："大如鸭子，连缀而生，俗名冷饭团。有赤、白二种，白者良。"[11]此后，清代出版的《本草乘雅半偈》《本草从新》《本草求真》等本草记载中，也都提到"入药以白色者为良"[12]，或者"白者良"[13-14]。清代本草典籍中，对土茯苓原植物考证着墨最多的，当属道光年间吴其濬所著的《植物名实图考》，曰："土茯苓即草禹余粮，《本草拾遗》始著录，宋《图经》谓之刺猪苓，今通呼冷饭团，形状、功用具《本草纲目》。近时以治恶疮为要药，多以萆薢充之，或有以商陆根伪充者。萆薢去湿，性尚不远，若商陆则去水峻利，宜慎辨之。"[15]《植物名实图考》中没有关于土茯苓质量优劣、生境分布的描述，但提到了当时医家以萆薢、商陆冒充混用的问题。从《植物名实图考》中土茯苓附图可以看出，叶基部近圆形或宽楔形，与光叶菝葜叶片类似，但根茎是一个大的圆块，从外形上看不似光叶菝葜形，像是肖菝葜属的华肖菝葜 *Heterosmilax chinensis* Wang。华肖菝葜的根有连缀而生现象，最后一个成大的圆形块根茎，叶多为脉五条，边缘二条靠近叶缘，故看出三条。

根据古代本草典籍的描述和附图，与现代植物学研究相对照，可以得出结论：古人所用土茯苓原植物来源混乱，李时珍《本草纲目》中记载的土茯苓，与今天所用的百合科植物光叶菝葜 *Smilax glabra* Roxb.的干燥根茎一致。土茯苓药材基原变迁见表52-1。

表 52-1　土茯苓药材基原变迁表

年代	基原	出处
南朝	似菝葜而色赤，根形似薯蓣；未提及原植物	陶弘景《本草经集注》
唐代	皮如茯苓，肉赤味涩	陈藏器《本草拾遗》
宋代	附刺猪苓图，似菝葜属植物	苏颂《本草图经》
宋代	藤如菝葜，根如盏连缀，半在土上，皮如茯苓，肉赤，味涩	唐慎微《重修政和经史证类备急本草》
明代	记录了2种并附图：一种为金荞麦，另一种为光叶菝葜	兰茂《滇南本草》
明代	蔓生如莶，茎有细点。其叶不对，状颇类大竹叶而质厚滑，如瑞香叶而长五六寸。其根状如菝葜而圆，其大若鸡鸭子，连缀而生，远者离尺许，近或数寸，其肉软，可生啖。有赤、白二种，入药用白者良；附墨线图	李时珍《本草纲目》
明代	提到了和萆薢、菝葜混淆的问题土茯苓，土像其色，茯苓似其形，内有赤白，皮俱赤黄，肉软味甜；并附墨线图	李中立《本草原始》

年代	基原	出处
清代	提到了和萆薢、菝葜混淆的问题；大如鸭子，连缀而生，俗名冷饭团。有赤白二种，白者良	汪昂《本草备要》
	未提及原植物基原或性状	卢之颐《本草乘雅半偈》
	未提及原植物基原或性状	吴仪洛《本草从新》
	未提及原植物基原或性状	黄宫绣《本草求真》
	未提及原植物，但附有墨线图，有可能是华肖菝葜；提到了当时医家以萆薢、商陆冒充混用的问题	吴其濬《植物名实图考》

根据土茯苓基原变迁情况可以得出如下结论：古人应用土茯苓的历史悠久；宋代开始，医药学家对土茯苓的功效认识加深；明代，各地以萆薢、菝葜属植物代替土茯苓，用药出现混乱；清代，混用情况依然存在，甚至与商陆混淆。

1.2 历代品质评价

根据基原考证可以看出，古代医家对于土茯苓重功效而轻质量评价，没有提及道地产区、分布范围等问题，明代李时珍《本草纲目》中出现了"有赤、白二种，入药用白者良"的记载，后世医家也屡次提到"肉质白色"的土茯苓品质为佳。

通过查阅文献，中华人民共和国成立后相关学者对土茯苓质量评价做了归纳，并确定了最佳采收期。由中华人民共和国卫生部药政管理局整理出版的《中药材手册》认为，"全年皆可采收，以春、秋二季为采收旺季，此时浆水足，粉性大，质量佳"[16]，并且整理出"以身干、粉性大、筋脉少、断面淡棕色"[16]为土茯苓评价标准。中华人民共和国药政管理局出版《全国中药炮制规范》认为"药材以粉性足、筋脉少、断面色淡棕者为佳"[17]。《药材资料汇编》"以身干，粉性大，筋脉少，断面淡棕色者为佳"[18]。《新编中药志》中以"断面淡棕色，粉性足者为佳"[9]。

《现代商品学》中认为，土茯苓"不分等级，均以外皮淡棕色、内心粉白色、筋少粉足者为佳"[19]。陈虎彪、赵中振主编的《中药材鉴定图典》中归纳："传统经验认为，以外皮淡棕色、质坚实、断面色白或淡红棕、筋脉少、粉性足者为佳"[20]。

国医大师金世元先生认为"以身干、片大、粉性大、筋脉少、断面淡棕色者为佳"[21]。

综合以上诸家所言，今人已经摒弃了李时珍提出来的土茯苓"入药用白者良"的品质评价，基本以水分小、粉性足、断面淡棕色、筋脉少作为土茯苓药材质量优劣的评价标准。土茯苓历代品质评价见表 52-2。

表 52-2 土茯苓历代品质评价表

年代	品质评价	出处
明代	有赤、白二种，白者入药良	李时珍《本草纲目》
	有赤、白二种，入药用白者良	李中立《本草原始》
清代	有赤、白二种，白者良	汪昂《本草备要》
	入药以白色者为良	卢之颐《本草乘雅半偈》
	有赤、白二种，白者良	吴仪洛《本草从新》
	白者良	黄宫绣《本草求真》
1960 年	全年皆可采收，以春、秋二季为采收旺季，此时浆水足，粉性大，质量佳；以身干、粉性大、筋脉少、断面淡棕色者为佳	中华人民共和国卫生部药政管理局《中药材手册》
1988 年	药材以粉性足、筋脉少、断面色淡棕者为佳	中华人民共和国卫生部药政管理局《全国中药炮制规范》
1992 年	1. 本草记载的土茯苓红、白问题与质量有关，属于种群生态的问题，由种下等级的变异造成的 2. 红色土茯苓质量较差	姜荣兰、王健生、唐世平、刘鸿鸣、吴慧章、夏代全、陈古荣、陈万群、钟代华《常用中药材品种整理和质量研究 土茯苓类专题研究》
1999 年	以身干，粉性大，筋脉少，断面淡棕色者为	《药材资料汇编》编审委员会《药材资料汇编》
2002 年	断面淡棕色，粉性足者为佳	肖培根《新编中药志》
2006 年	不分等级，均以外皮淡棕色、内心粉白色、筋少粉足者为佳	朱圣和《现代中药商品学》
2010 年	传统经验认为，以外皮淡棕色、质坚实、断面色白或淡红棕、筋脉少、粉性足者为佳	陈虎彪、赵中振《中药材鉴定图典》
	以身干、片大、粉性大、筋脉少、断面淡棕色者为佳	金世元《金世元中药材传统鉴别经验》

1.3 产地变迁

古代本草对土茯苓的分布、道地产区所言甚少。中华人民共和国成立后，有关土茯苓的研究成果也并不甚多。通过查阅相关文献发现，土茯苓分布范围较为宽泛，并不存在道地产区。宋代唐慎微《重修政和经史证类备急本草》中有"今多生海畔山谷"[6]的记载，仅提到生长环境，未提及产区。

李时珍《本草纲目》和李中立《本草原始》中记载："楚、蜀山箐中甚多"[8,10]，提到土茯苓分布在湖北、四川山中较多。在《本草纲目》附方中有"江西所出色白者良"[8]，这是古代本草文献中唯一一处提到土茯苓道地产区的记载。

清代《本草乘雅半偈》中记载土茯苓："生楚、蜀、闽、浙山箐，及海畔山谷中"[12]，进一步扩大了土茯苓的生长环境。《中药材手册》中记载：我国南方地区多有生产[16]。《全国中药炮制规范》中记载："本品为百合科植物光叶菝葜 *Smilax glabra* Roxb. 的干燥根茎。均系野生。主产于广东、湖南、湖北、浙江、安徽、四川、江西等地。"[17]《中药大辞典》[23]（第二版）记载土茯苓"生长于海拔 1800 m 以下的林下、灌木丛中、河岸或山谷中，也见于林缘与疏林中。分布于长江流域以南及海南、云南、甘肃（南部）、台湾等地"，"主产于广东、湖南、湖北、浙江、四川、安徽等地"。《中医学》（中国医学百科全书）中记载土茯苓："主产于中国广东、湖南、湖北、浙江、四川、安徽等省。"[24]《药材资料汇编》记载："现时主产于浙江温州、兰溪，江苏镇江、苏州，广东，广西，福建，湖北，湖南，四川等地。"[18]《新编中药志》对土茯苓的分布和主产区分别进行了统计，应该是中华人民共和国成立以后出版的本草文献中对土茯苓分布和产区总结最全面的。《新编中药志》[9]中记载土茯苓分布于甘肃、陕西、江苏、安徽、浙江、江西、福建、台湾、湖北、湖南、广东、广西、四川、贵州、云南等省（自治区）；主产于广东、湖南、湖北、浙江、四川、安徽等省；此外，福建、江西、广西、江苏等地亦产。

徐国钧院士主编的《中草药彩色图谱》中记载："药材主产于广东、湖南、湖北、浙江、江苏、四川。"[25]《中药材鉴定图典》中记载土茯苓主产于广东、湖南、湖北、浙江等地[20]。《金世元中药材传统鉴别经验》中所持观点与《新编中药志》相同，认为土茯苓我国南方多有生产，主产于广东、湖南、湖北、浙江、安徽、四川等省[21]。《中华道地药材》中认为土茯苓分布于甘肃南部和长江流域以南各省区，以及台湾、海南岛和云南。浙江温州、兰溪，江苏镇江、苏州以及广东、广西、福建、湖南、湖北、四川等地均适宜其生产，尤以浙江温州最为适宜[26]。

《全国中草药汇编》（第三版）中记载土茯苓生于山坡林下、路旁丛林及山谷向阳处。分布于华东、中南、西南及陕西等地[27]。

综上所述，结合现代药学工作者对土茯苓产地的考证，可以得出，土茯苓生长范围广泛，在我国南方多有分布，古人对土茯苓"生楚、蜀、闽、浙山箐，及海畔山谷中"的认识跟现代基本相符。土茯苓药材产地变迁见表52-3。

表 52-3　土茯苓药材产地变迁表

年代	产地	出处
宋代	今多生海畔山谷；未提到产地	唐慎微《重修政和经史证类备急本草》
明代	楚、蜀山箐中甚多；江西所出色白者良	李时珍《本草纲目》
	楚、蜀山箐中甚多	李中立《本草原始》
清代	生楚、蜀、闽、浙山箐，及海畔山谷中	卢之颐《本草乘雅半偈》
1960 年	我国南方地区多有生产	中华人民共和国卫生部药政管理局《中药材手册》
1988 年	主产于广东、湖南、湖北、浙江、安徽、四川、江西等地	中华人民共和国卫生部药政管理局《全国中药炮制规范》
1997 年	分布于长江流域以南及海南、云南、甘肃（南部）、台湾等地；主产于广东、湖南、湖北、浙江、四川、安徽等地	南京中医药大学《中药大辞典（第二版）》
	主产于中国广东、湖南、湖北、浙江、四川、安徽等省	中国医学百科全书编辑委员会《中医学》（中国医学百科全书）
1999 年	现时主产于浙江温州、兰溪，江苏镇江、苏州，广东，广西，福建，湖北，湖南，四川等地	《药材资料汇编》编审委员会《药材资料汇编》
2002 年	分布于甘肃、陕西、江苏、安徽、浙江、江西、福建、台湾、湖北、湖南、广东、广西、四川、贵州、云南等省（自治区）；主产于广东、湖南、湖北、浙江、四川、安徽等省；此外，福建、江西、广西、江苏等地亦产	肖培根《新编中药志》
2006 年	药材主产于广东、湖南、湖北、浙江、江苏、四川	徐国钧《中草药彩色图谱》
2010 年	主产于广东、湖南、湖北、浙江等地	陈虎彪、赵中振《中药材鉴定图典》
	我国南方多有生产，主产于广东、湖南、湖北、浙江、安徽、四川等省	金世元《金世元中药材传统鉴别经验》
2011 年	分布于甘肃南部和长江流域以南各省区，以及台湾、海南岛和云南。浙江温州、兰溪，江苏镇江、苏州以及广东，广西，福建，湖南，湖北，四川等地均适宜其生产，尤以浙江温州最为适宜	彭成《中华道地药材》
2014 年	生于山坡林下、路旁丛林及山谷向阳处。分布于华东、中南、西南及陕西等地	王国强《全国中草药汇编（第三版）》

1.4 现代研究

历版药典均记载土茯苓药材的切面颜色有类白色及淡红棕色2种。因其产地较多，全国不同地区使用情况不同，四川、广东、广西、浙江等地以切面类白色为主，贵州、湖南以切面红棕色为主。2种颜色土茯苓在成分和功效上有何差异，赤、白2种颜色到底哪种更优？土茯苓药材中含有一系列二氢黄酮苷类成分，落新妇苷和黄杞苷为其中所得量较大的成分。文献表明，二氢黄酮苷类成分具有抗炎、镇痛的活性成分。有研究表明，切面红棕色的土茯苓中的指标性成分落新妇苷及其他二氢黄酮及二氢黄酮醇类化合物的含量明显高于切面类白色的土茯苓，但是在抗炎、抗风湿等药理活性的比较中，切面类白色的土茯苓优于切面红棕色的土茯苓，而多糖含量检测中切面类白色的土茯苓明显高于切面红棕色的土茯苓，猜测多糖可能为其药理活性的部分物质基础[28]。多糖是植物界中普遍存在的一类次生代谢产物，具有抗肿瘤、降血糖、增强人体免疫力、延缓衰老以及抗病毒等多种生物活性。还有研究表明，土茯苓中多糖清除自由基能力均比总糖强，表明多糖类的抗氧化成分具有良好的水溶性。相关研究报道土茯苓中总糖具有抗氧化作用，结合本研究结果表明多糖类虽具有抗氧化活性，但主要是多糖，总糖的抗氧化活性较差，且切面红色土茯苓中多糖较好[29]。由含量分析可知，切面白色土茯苓中总糖及多糖的含量均高于切面红色土茯苓，而抗氧化作用却要弱于后者，两者药效强弱与含量高低不呈正相关，故不同切面颜色土茯苓中总糖及多糖的抗氧化作用差异是否与各自多糖类成分中单糖的组成、结构及比例等有关，还有待进一步研究[30]。

2 讨论

土茯苓历代本草均有记载，现代医药著作对其也多有论述。历史中曾出现同名异物现象，导致土茯苓与萆薢、金荞麦、菝葜、商陆等药材混淆使用，2020年版《中华人民共和国药典》已将几种药材分别收载，临床早已区分应用。土茯苓产地，古今基本一致，不同产地土茯苓的颜色、性状古今描述亦基本一致。古人认为土茯苓"白者为良"，现代研究表明土茯苓中指标性成分并不能说明土茯苓的质量问题，土茯苓成分与质量相关性需要进一步研究。笔者认为，一味中药的质量优劣应该由其临床疗效决定，相信古人"白者良"的认知也是来自赤、白二色土茯苓的疗效对比。

参考文献

[1] 国家药典委员会. 中华人民共和国药典：一部［M］. 2020年版. 北京：中国医药科技出版社，2020: 19.

［2］国家中医药管理局《中华本草》编委会．中华本草：8［M］．上海：上海科学技术出版社，1999: 161.

［3］陶弘景．本草经集注［M］．尚志钧，尚元胜，辑校．北京：人民卫生出版社，1994: 145.

［4］陈藏器．本草拾遗［M］．尚志钧，辑校．安徽：皖南医学院科研科，1983: 70.

［5］苏颖．《本草图经》研究［M］．北京，人民卫生出版，2011: 441.

［6］唐慎微，等．重修政和经史证类备急本草：上册［M］．北京：中国中医药出版社，2013: 767.

［7］兰茂．滇南本草：第三卷［M］．昆明：云南人民出版社，1978.

［8］李时珍．本草纲目：校点本：上册［M］．2版．北京：人民卫生出版社，2004: 1294.

［9］肖培根．新编中药志：第一卷［M］．北京：化学工业出版社，2002: 60.

［10］李中立．本草原始［M］．北京：学苑出版社，2011: 220.

［11］汪昂．本草备要［M］．张一昕，点校．北京：人民军医出版社，2007: 112.

［12］卢之颐．本草乘雅半偈［M］．张永鹏，校注．北京：中国医药科技出版社，2014: 187.

［13］吴仪洛．本草从新［M］．陆拯，赵法新，陈明显，校点．北京：中国中医药出版社，2013: 107.

［14］黄宫绣．本草求真［M］．刘理想，潘秋平，校注．北京：学苑出版社，2011: 230.

［15］吴其濬．植物名实图考［M］．上海：商务印书馆，1957: 481.

［16］中华人民共和国卫生部药政管理局．中药材手册［M］．北京：人民卫生出版社，1960: 10.

［17］中华人民共和国药政管理局．全国中药炮制规范［M］．北京：人民卫生出版社，1988: 5.

［18］《药材资料汇编》编审委员会．药材资料汇编［M］．北京：中国商业出版社，1999: 297.

［19］朱圣和．现代中药商品学［M］．北京：人民卫生出版社，2006: 177.

［20］赵中振，陈虎彪．中药材鉴定图典［M］．福州：福建科学技术出版社，2010: 36.

［21］金世元．金世元中药材传统鉴别经验［M］．北京：中国中医药出版社，2010: 128.

［22］姜荣兰，王健生，唐世平，等．常用中药材品种整理和质量研究 土茯苓类专题研究［J］．四川中草药研究，1992 (33): 1-17.

［23］南京中医药大学．中药大辞典［M］．2版．上海：上海科学技术出版社，1997: 122.

［24］《中医学》编辑委员会．中医学［M］．上海：上海科学技术出版社，1997: 1017.

［25］徐国钧，王强．中草药彩色图谱［M］．3版．福州：福建科学技术出版社，2006:

176.

[26] 彭成. 中华道地药材 [M]. 北京：中国中医药出版社, 2011: 3761.

[27] 王国强. 全国中草药汇编 [M]. 3 版. 北京：人民卫生出版社, 2014: 30.

[28] 白梅，刘为萍，李素珍. HPLC 测定不同产地土茯苓中落新妇苷和黄杞苷含量 [J]. 药物分析杂志, 2013, 33(8): 1352.

[29] 张华，董立莎，农亨，等. 切面红棕色及类白色土茯苓药材中总多糖的含量分析 [J]. 时珍国医国药, 2015, 26(7): 1558.

[30] 杜洪志，农亨，董立莎，等. 不同采集地土茯苓中（切面红色、白色）总糖及多糖含量分析与体外抗氧化作用 [J]. 中国实验方剂学杂志, 2015, 21(14): 39−43.

中麻黄不同生长期药效成分含量的变化规律研究

◎马晓辉

甘肃中医药大学

[摘　要]目的：探讨中麻黄药效成分的动态变化规律，为确定中麻黄的最佳采收期提供依据。方法：采用 HPLC 法对兰州仁寿山和榆中兴隆山不同生长期半野生中麻黄中的麻黄碱、伪麻黄碱以及甲基麻黄碱三者的含量变化进行分析。结果：仁寿山所产中麻黄药效成分在 6 月上旬、9 月中旬及 10 月中旬含量较高。兴隆山所产中麻黄在 6 月上旬及 10 月上旬以后药效成分积累较多。结论：甘肃仁寿山和兴隆山半野生中麻黄一年亦可采收 2 次，综合考虑其采收时间在 6 月上旬及 10 月上旬以后。

[关键词]中麻黄；药效成分；规律；最佳采收期

中麻黄 *Ephedra intermedia* Schrenk ex Mey. 为麻黄科（Ephedraceae）麻黄属（*Ephedra*）植物[1]。始见于《神农本草经》，列为中品，具有发汗散寒、宣肺平喘、利水消肿的功效[2]。中麻黄含有多种药效成分，主要有麻黄碱、伪麻黄碱和甲基麻黄碱等[3]。《中国药典》（2020 年版）规定药用麻黄以麻黄碱和伪麻黄碱的总量在 0.8 % 以上为符合药用标准[4]。近年来，由于乱采滥挖致使中麻黄野生资源严重破坏，已被列为濒危药用植物。因此在研究合理保护的同时，科学采收不仅可保证药用来源，同时对其资源保护也有积极的意义[5-6]。虽然目前采用 HPLC 法测定制剂和药材中中麻黄碱与伪麻黄碱含量的方法较多，但运用 HPLC 法测定中麻黄不同采收期药效成分动态变化的研究尚未报道[7-15]。基于上述原因，本研究采用 HPLC 法对甘肃兰州仁寿山及榆中兴隆山所产半野生中麻黄中的麻黄碱、伪麻黄碱以及甲基麻黄碱三者的变化规律进行研究，以期为确定中麻黄科学的最佳采收期提供依据。中麻黄生镜见图 53-1。

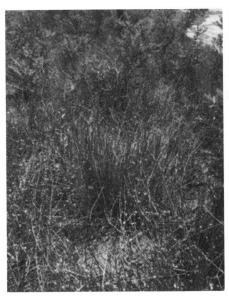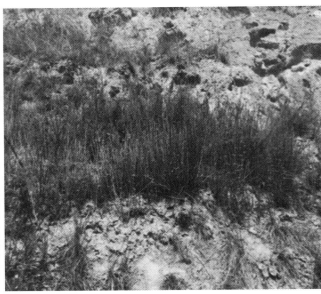

图 53-1　中麻黄生境

1　仪器与试剂

1.1　仪器

Waters 1525 高效液相色谱仪（二元泵，二极管阵列检测器）；Waters 2998 工作站；AP-019 真空泵；AE-163 分析天平（瑞士梅特勒公司）；BX7200HP 超声波清洗器（上海新苗医疗器械制造有限公司）；LG-500A 高速万能粉碎机（瑞安市百信制药机械有限公司）；加热鼓风干燥箱（上海跃进医疗器械厂）。

1.2　试剂

盐酸麻黄碱（批号：171241-201508）、盐酸伪麻黄碱（批号：171237-201208）、盐酸甲基麻黄碱（批号：171247-200301），对照品均由中国药品生物制品检定所提供；三乙胺（分析纯，天津市永大化学试剂有限公司），二正丁胺（分析纯，天津市丰越化学品有限公司），磷酸（色谱纯，天津市大茂化学试剂厂）；甲醇为色谱纯，水为超纯水。

2　样品信息及采样原则

2.1　样品信息

中麻黄药材共 22 个样品，采集于甘肃省兰州市仁寿山和榆中县兴隆山。样品生态环境信息见表 53-1。

表 53-1　仁寿山、兴隆山野生中麻黄生境信息

样 地	榆中兴隆山	兰州仁寿山
GPS	35°49′37.80″ N	36°07′59.78″ N
	104°04′10.34″ E	103°41′55.98″ E
	φ: 2289m	φ: 1892m
地形状况	农耕带状地沿处向阳山坡, 平坦	西北坡向, 向阳山坡
气候状况	气候较湿润, 温差大	气候干旱, 降水量较少
土壤状况（pH）	灰褐土（pH 为 7.6）	草甸土、沙壤土（pH 为 7.9）
光照状况	光照较强	光照较强
水分状况	水分较少	定期有灌溉, 水分足
群落类型	草本: 花花柴、芨芨草	乔木: 沙枣、榆树等; 灌木: 红砂、柠条锦鸡儿; 草本: 芨芨草
种在群落中的地位	占 85%, 优势种	占 45%, 伴生种
种盖度变化	缩小	增大

2.2　样品采样原则

在仁寿山及兴隆山各选取 2 个野生中麻黄植物居落, 每个居落选定较分散的植株设定 2 个样方套（10m×10m）, 每个样方套按等距法各取 5 株无病害的中麻黄植株, 挂牌并标记, 每隔约 15d 每株剪取约 20g 草质茎, 分装标记, 带回分子实验室, 并及时干燥处理。

3　实验方法与结果

3.1　色谱条件

Hypersil C18 (250mm×4.6mm, 10μm); 流动相: 甲醇 -0.092% 磷酸溶液（含有 0.04% 三乙胺及 0.02% 二正丁胺）; 流速: 1.0ml·min⁻¹; 柱温: 25℃; 检测波长为 210nm, 进样量 10μm。

3.2　色谱系统适用性

在以上色谱条件下检测, 盐酸麻黄碱的保留时间为 11.371min, 盐酸伪麻黄碱的保留时间为 13.229min, 盐酸甲基麻黄碱的保留时间为 15.827min。盐酸麻黄碱、盐酸伪麻黄碱及盐酸甲基麻黄碱对照品及麻黄样品的色谱图见图 53-2。

3.3　对照品溶液的制备

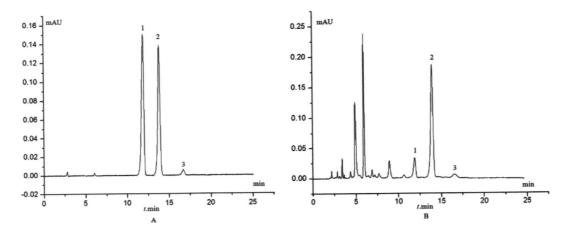

图 53-2　盐酸麻黄碱、盐酸伪麻黄碱及盐酸甲基麻黄碱混合对照品（A）和样品（B）色谱图
1. 盐酸麻黄碱　2. 盐酸伪麻黄碱　3. 盐酸甲基麻黄碱

称取 3 种对照品粉末适量，精密称定，加甲醇使溶解制成混合对照品储备液，其中盐酸麻黄碱浓度为 519μg·ml⁻¹，盐酸伪麻黄碱浓度为 447μg·ml⁻¹，盐酸甲基麻黄碱浓度 16μg·ml⁻¹。

3.4　供试品溶液的制备

取中麻黄干燥草质茎，粉碎，取过 6 号筛的细粉 0.5g，精密称定，置于具塞锥形瓶中，精密加入 1.44% 的磷酸溶液 50ml，称定重量，进行超声处理（功率 600W，频率 60Hz）35min，静置至室温，再称定重量，用 1.44% 磷酸溶液补足减失的重量，摇匀，用 0.45μm 微孔滤膜进行过滤，取续滤液，即得。

■ 4　方法学验证

4.1　线性关系

取盐酸麻黄碱、盐酸伪麻黄碱以及盐酸甲基麻黄碱对照品适量，精密称定，加 1.44% 磷酸溶液制成每 1ml 含盐酸麻黄碱 519mg、盐酸伪麻黄碱 447mg、盐酸甲基麻黄碱 16mg 的溶液，作为对照品贮备液。依次从中精密吸取 0.5ml 置于 5ml 量瓶中，用 1.44% 磷酸溶液连续稀释 5 次，精密吸取对照品贮备液和稀释液各 10μl，依上述色谱条件测定峰面积，以进样浓度（μg·ml⁻¹）的对数值为横坐标，峰面积的对数值为纵坐标，绘制标准曲线，得到盐酸麻黄碱、盐酸伪麻黄碱、盐酸甲基麻黄碱对数方程。结果见表 53-2。

表 53-2　回归方程与线性范围

待测成分	回归方程	R	线性范围
盐酸麻黄碱	$y=11411x+18013$	0.9998	16.2 ～ 519
盐酸伪麻黄碱	$y=11505x+3542.9$	0.9999	14.9 ～ 447
盐酸甲基麻黄碱	$y=13244x+1310.3$	0.9999	0.5 ～ 16

4.2　精密度试验

精密吸取同一份供试品溶液 10μl，按上述色谱条件，连续进样 6 次，测得麻黄碱、伪麻黄碱、甲基麻黄碱峰面积的 RSD 分别为 3.2%、2.9%、1.4%（$n=6$），表明仪器精密度良好。

4.3　稳定性试验

取同一批供试品药材粉末 0.5 g，精密称定，按供试品溶液的制备方法制备，精密吸取 10μl，分别在 0h、2h、4h、6h、8h 和 10h 进样，测定 3 种成分相应的峰面积。结果显示，麻黄碱、伪麻黄碱、甲基麻黄碱峰面积的 RSD 分别为 1.2 %、0.4 % 和 0.1 %（$n=6$），表明供试品溶液在 10h 内稳定。

4.4　重复性试验

取同批供试品药材粉末品 6 份，每份取约 0.5g，精密称定后，按供试品溶液的制备方法制备，精密吸取 10μl，按上述色谱条件进样，测定 3 种待测成分相应的峰面积，计算含量，结果显示，麻黄碱、伪麻黄碱、甲基麻黄碱平均含量为 0.08%、0.85% 和 0.004%，RSD 值分别为 1.03%、0.42% 和 0.09%（$n=6$），表明本方法重复性良好，符合含量测定的要求。

4.5　加样回收试验

取同批已知含量的药材样品粉末 9 份，每份约 1.5g，精密称定，每 3 份作为一个浓度水平，分别精密加入中麻黄对照品溶液，按供试品溶液的制备方法进行制备，然后进样测定，计算回收率。结果显示，3 种水平 9 次试验的加样回收率测得结果均在 95% ～ 105%，RSD 值均小于 3.0%，说明本方法准确可靠。回收率试验结果见表 53-3。

表 53-3　加样回收试验（$n=9$）

待测成分	原有量 /mg	加入量 /mg	平均加样回收率 /%	RSD /%
伪麻黄碱	1.233	0.99	100.6	1.25
		1.23	101.08	1.82
		1.48	100	0.31

续表

待测成分	原有量 /mg	加入量 /mg	平均加样回收率 /%	RSD /%
麻黄碱	0.165	0.133	100	2.92
		0.165	100.6	2.17
		0.198	100.14	2.61
甲基麻黄碱	0.034	0.028	97.62	2.11
		0.034	101.96	1.66
		0.047	101.42	1.21

5 试验结果与分析

不同生长期中麻黄草质茎中盐酸麻黄碱、盐酸伪麻黄碱及甲基麻黄碱的含量见表53-4。由表可知，在2个产地的不同生长期，盐酸麻黄碱的含量均明显低于盐酸伪麻黄碱的含量，而盐酸甲基麻黄碱的含量则很低。药典规定，麻黄药材的质量标准为盐酸麻黄碱和盐酸伪麻黄碱的总量不低于0.8%。比较同一产地不同生长期中指标成分（盐酸麻黄碱和盐酸为麻黄碱）总含量，结果显示，2个产地6月中旬至7月底采收的中麻黄中指标成分总含量均低于药典规定的最低含量，即该时期采收的中麻黄作麻黄使用均为不合格药材。对各生长期中盐酸麻黄碱和盐酸伪麻黄碱的总含量变化见图53-3。由图可知，各生长期中麻黄中指标成分总含量波动较大，6月至7月中旬呈逐渐降低趋势，7月中旬含量最低，自7月中旬之后含量逐渐增加，10月中旬达最高含量。

表 53-4　不同生长期中麻黄中盐酸麻黄碱、盐酸伪麻黄碱和甲基麻黄碱的含量

序号	产地	采收日期	盐酸麻黄碱含量 /%	盐酸伪麻黄碱含量 /%	甲基麻黄碱含量 /%	指标性成分总含量 /%
1	仁寿山	2015/6/1	0.116	0.857	0.006	0.973
2	仁寿山	2015/6/15	0.041	0.736	0.003	0.777
3	仁寿山	2015/6/30	0.101	0.61	0.011	0.711
4	仁寿山	2015/7/14	0.042	0.522	0.003	0.564
5	仁寿山	2015/7/29	0.049	0.669	0.003	0.718
6	仁寿山	2015/8/16	0.054	0.69	0.003	0.744
7	仁寿山	2015/8/30	0.106	0.749	0.008	0.855
8	仁寿山	2015/9/15	0.114	0.97	0.006	1.084
9	仁寿山	2015/10/1	0.109	0.868	0.006	0.977

续表

序号	产地	采收日期	盐酸麻黄碱含量 /%	盐酸伪麻黄碱含量 /%	甲基麻黄碱含量 /%	指标性成分总含量 /%
10	仁寿山	2015/10/15	0.151	1.195	0.006	1.346
11	仁寿山	2015/11/2	0.112	0.977	0.003	1.089
12	兴隆山	2015/6/2	0.07	0.752	0.004	0.822
13	兴隆山	2015/6/15	0.067	0.77	0.004	0.837
14	兴隆山	2015/6/29	0.064	0.695	0.004	0.759
15	兴隆山	2015/7/15	0.075	0.819	0.004	0.894
16	兴隆山	2015/8/1	0.071	0.729	0.004	0.8
17	兴隆山	2015/8/16	0.064	0.711	0.004	0.775
18	兴隆山	2015/8/29	0.071	0.693	0.014	0.764
19	兴隆山	2015/9/14	0.065	0.766	0.004	0.831
20	兴隆山	2015/9/30	0.08	0.848	0.004	0.928
21	兴隆山	2015/10/14	0.077	0.856	0.007	0.933
22	兴隆山	2015/11/1	0.079	0.871	0.005	0.95

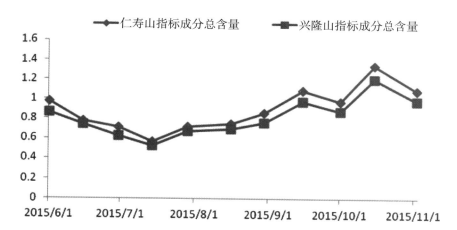

图 53-3　仁寿山及兴隆山不同生长期中麻黄中盐酸麻黄碱及盐酸伪麻黄碱
总含量（%）变化趋势

6　讨论

　　仁寿山及兴隆山各生长期中麻黄中伪麻黄碱含量近为麻黄碱含量的 10 倍，且二者含量变化基本呈正相关。其可能的原因为，中麻黄中的生物碱为麻黄碱和伪麻黄碱，二者均具有挥发性，互为立体异构体共同存在，但伪麻黄碱结构比较稳定，因此在干燥的药材中伪麻黄碱的含量一般高于麻黄碱。相比较而言，甲基麻黄碱的含量甚微，不可用于分析，中麻黄的质量可以盐酸麻黄碱和盐酸为麻黄碱作为评价指标。

中麻黄仁寿山产地有人工灌溉管道，会定期进行灌溉，而兴隆山产地则完全处于野生状态，无人为因素介入。但是2个产地中麻黄中指标成分的含量均在6月上旬、9月中旬及10月中旬相对较高。其可能原因为，6月下旬至7月底为多年生中麻黄营养旺盛生长期，抑制了次生代谢产物的积累；8月份后营养生长逐渐减慢，次生代谢产物积累开始增加，10月中旬达到最大积累量；11月西北地区气候转冷，出现霜降等天气，中麻黄植物逐渐枯死，生物量减少。药材采收期应综合考虑有效成分含量与产量，故中麻黄在10月到11月采收为佳。此时中麻黄有效成分含量最高，植物还未枯死，产量相对较高。所得结果与《甘肃中草药资源志》（下册）、《中国沙漠植物志》记载及当地药农认为的中麻黄采收时间为立秋之后基本吻合。

影响中麻黄生长及次生代谢产物积累的因素包括遗传及生态环境[16-18]。本研究就不同产地、不同生长期中麻黄指标成分含量进行研究，结果显示，6月中旬至7月中旬采中麻黄药效成分总含量呈下降趋势，7月中旬后逐步升高，至10月中旬达到最大值，考虑11月后气候对产量的影响，按药典对指标性成分的要求，并结合课题组前期人工更新试验研究栽培中麻黄，认为在保障水肥条件下，考虑刈割后生物量恢复等因素，兴隆山及仁寿山产中麻黄可一年采收2次，分别为6月上旬和10月中旬。

参考文献

[1] 中国科学院植物志编辑委员会. 中国植物志：第七卷 [M]. 北京：科学出版社，1978: 474.

[2] 晋玲，张弦飞，崔治家，等. HPLC法测定不同产地和种属麻黄中麻黄碱与伪麻黄碱的含量 [J]. 中兽医医药杂志，2013, 32(1): 43-46.

[3] 洪浩，陈虎彪，徐凤，等. 麻黄药材原植物资源和市场品种调查 [J]. 中国中药杂志，2011, 36(9): 1129-1132.

[4] 国家药典委员会. 中华人民共和国药典：一部 [M]. 2020年版. 北京：中国医药科技出版社，2020: 320-321.

[5] 晋玲，张裴斯，张弦飞，等. 甘肃药用麻黄资源调查 [J]. 中兽医医药杂志，2013, 32(2): 74-76.

[6] 张弦飞，晋玲，朱田田，等. 麻黄研究现状概述（I）[J]. 甘肃中医学院学报，2012, 29(2): 58-61.

[7] 张俐，王玉. 高效液相色谱法测定鼻炎康片中麻黄碱和伪麻黄碱的含量 [J].

中南药学，2013, 11(10): 761-764.

[8]万军.高效液相色谱法同时测定小儿咳喘灵颗粒中麻黄碱和伪麻黄碱含量［J］.中医药临床杂志，2014, 26(9): 936-937.

[9]林凯，范琦，杨成钢，等.RP-HPLC法测定麻黄中麻黄碱、伪麻黄碱和甲基麻黄碱［J］.中草药，2006(2): 282-284.

[10]马毅，晋玲，王振恒，等.HPLC测定不同产地麻黄中麻黄碱和伪麻黄碱的含量［J］.西部中医药，2012, 25(7): 14-16.

[11]马晓辉，卢有媛，张弦飞，等.中麻黄UPLC指纹图谱及其不同产区化学成分差异研究［J］.中药材，2016, 39(10): 2217-2220.

[12]王小芳.基于HPLC测定的响应面法优化麻黄中麻黄碱提取工艺［J］.中国酿造，2013, 32(11): 72-75.

[13]葛斌，罗燕梅，许爱霞，等.HPLC测定麻黄药材中麻黄碱与伪麻黄碱的含量［J］.中国药学杂志，2008(3): 173-175.

[14]林凯.麻黄药材的指纹图谱研究及其生物碱含量测定研究［D］.重庆：重庆医科大学，2006.

[15]吴明珠.甘肃省野生麻黄资源调查［D］.兰州：兰州大学，2017.

[16]马晓辉，卢有媛，黄得栋，等.中麻黄生态适宜性区划研究［J］.中国中药杂志，2017, 42(11): 2068-2071.

[17]满多清，廖空太.中麻黄生境及栽培因子研究［J］.甘肃农业大学学报，2003, 38(1): 84-88.

[18]朱田田，晋玲，杜弢，等.基于ISSR的甘肃中麻黄遗传多样性研究［J］.中草药，2014, 45(12): 1764-1768.

[19]赵汝能.甘肃中草药资源志［M］.兰州：甘肃科学技术出版社，2004: 589.

[20]中国科学院兰州沙漠研究所.中国沙漠植物志［M］.北京：科学出版社，1985: 13.

基于 UFLC-TOF-MS 技术对姜类药材代谢组学研究

◎严辉　余函纹　李鹏辉　周桂生　郭盛　段金廒

南京中医药大学

[摘　要]目的：通过对生姜、干姜、姜炭样品进行检测，探讨生姜与干姜、干姜与姜炭的差异性成分。方法：采用 UFLC-TOF-MS 技术分析 3 组药材样品，数据经 MarkerView 处理后，利用 SIMCA 13.0 进行 PCA 分析和 OPLS-DA 分析，挑选 VIP > 2（$P < 0.05$）的成分，通过 PeakView 进行鉴定。结果：鉴定出生姜组与干姜组中 6- 姜酚、8- 姜酚、10- 姜酚等 10 个差异性成分；干姜组与姜炭组中 6- 姜烯酚、10- 姜酚、姜酮等 13 个差异性成分。结论：生姜与干姜、干姜与姜炭的差异成分主要为姜辣素类及二苯基庚烷类，差异化合物的鉴定结果为姜的功效变化分析提供依据。

[关键词]生姜；干姜；姜炭；代谢组学；差异性成分

生姜为姜科植物姜 *Zingiber officinale* Rosc. 的新鲜根茎，经晒干或低温干燥得干姜，经炒炭得姜炭。生姜辛，微温，归肺、脾、胃经，有解表散寒、温中止呕、化痰止咳的功效；干姜辛，热，归心、脾、胃经，有回阳救逆、温中散寒的功效；姜炭辛，热，归脾、肾经，有温经止血的作用[1]。生姜、干姜、姜炭基原相同，但功效成分有显著差异，文献检索未发现关于此方面的系统研究。因此，本研究基于植物代谢组学的思路，采用 UFLC-TOF-MS 技术，分别对生姜与干姜，干姜与姜炭的差异成分进行研究，探讨其功效与成分差异之间的关联，为姜类药材的质量评价提供依据。

■ 1　仪器与试药

1.1　仪器

LC-20A 超快速液相色谱仪（日本岛津）；AB SCIEX Triple TOF TM 5600 质谱仪（美

国 AB Sciex）；BJ-150 高速多功能粉碎机（浙江德清拜杰电器有限公司）；冷冻干燥机；D2012 高速台式离心机（大龙兴创实验仪器北京有限公司）；SAGA-10TY 超纯水器（南京易普易达科技发展有限公司）；KH-500DB 超声波清洗器（昆山禾创超声仪器有限公司）；十万分之一电子天平；百万分之一电子天平。分析软件：MarkerView 1.2.1、PeakView 1.2、SIMCA 13.0。

1.2　试剂

姜酮（JBZ180323-032）、8-姜烯酚（JBZ171129-03）、10-姜烯酚（JBZ180108-044）（南京金益柏生物科技有限公司）；6-姜烯酚（6-JXF20170111）、6-姜酚（6-JF20161004）、8-姜酚（8-JF20161223）、10-姜酚（10-JF20170201）（南京春秋生物有限公司）；α-姜黄烯（0606/0）（法国 Extrasynthese 公司）；（E）-β-金合欢烯（DSH1499）（日本和光纯药工业株式会社）；甲醇（南京春秋化工有限公司，色谱纯）；乙腈（Merk 公司，色谱纯）。

1.3　样品

样品来源见表 54-1，样品采集于云南省罗平县板桥镇，经南京中医药大学严辉副教授鉴定，均为姜科植物姜 *Zingiber officinale* Rosc. 的根茎。生姜 -80℃冷冻干燥，干姜 60℃鼓风干燥，姜炭照 2020 年版《中国药典》四部炮制通则项下炒炭法炮制所得[2]。

表 54-1　生姜、干姜、姜炭样品表

编号	批号	规格	编号	批号	规格
1	171101	粉姜（生姜）	10	171110	粉姜（干姜）
2	171102	粉姜（生姜）	11	171111	粉姜（干姜）
3	171103	粉姜（生姜）	12	171112	粉姜（干姜）
4	171104	粉姜（生姜）	13	171113	粉姜（姜炭）
5	171105	粉姜（生姜）	14	171114	粉姜（姜炭）
6	171106	粉姜（生姜）	15	171115	粉姜（姜炭）
7	171107	粉姜（干姜）	16	171116	粉姜（姜炭）
8	171108	粉姜（干姜）	17	171117	粉姜（姜炭）
9	171109	粉姜（干姜）	18	171118	粉姜（姜炭）

■ 2　方法

2.1　色谱条件

选用 Waters Symmetry Shield TM RP$_{18}$（250mm×4.6mm，5μm）色谱柱，以乙腈（A）-水（B）为流动相进行梯度洗脱，按表 54-2 设置进行。流速：1ml·min^{-1}；检测波长 280nm；柱温 30℃；6-姜酚峰理论板数不低于 5000。

表 54-2　梯度洗脱条件

时间 /min	流动相 A/%	流动相 B/%
0 ~ 30	35	65
30 ~ 50	35 → 70	65 → 30
50 ~ 60	70 → 90	30 → 10

2.2　质谱条件

参数设置：采用电喷雾离子源（ESI），在负离子模式下进行检测，离子源温度：600℃；扫描范围：50 ~ 1500Da；雾化器电压：60psi；辅助加热器电压：60psi；气帘气：40psi；喷雾电压：4500eV；去簇电压：-100eV；碰撞电压：-10eV。

2.3　供试品溶液制备

分别取生姜、干姜、姜炭的药材粉末（过三号筛）约 0.5g，精密称定，置于 100ml 具塞锥形瓶中，精密加入 75% 甲醇溶液 20ml，称重，超声 40min，放冷，再称重，用 75% 甲醇溶液补足减失的重量，离心（1300r·min^{-1}，10min），取上清液，用 0.45μm 的微孔滤膜过滤，取续滤液，即得。

2.4　对照品溶液制备

分别称取姜酮、6-姜辣素、8-姜酚、6-姜烯酚、10-姜酚、8-姜烯酚、10-姜烯酚、α-姜黄烯和（E）-β-金合欢烯对照品适量，精密称定，加入 75% 甲醇溶液制成每 1ml 分别含 0.0108mg、0.212mg、0.087mg、0.019mg、0.146mg、0.01196mg、0.0124mg、0.024mg、0.265mg 的混合对照品溶液，即得。

2.5　数据处理

UFLC-TOF-MS 所得的数据通过软件 MarkerView 进行峰匹配、峰对齐、滤噪等一系列数据预处理，处理后的数据复制至 excel 表格保存。将保存的表格导入软件

SIMCA 13.0,进行主成分分析(PCA)和正交偏最小二乘判别分析(OPLS-DA),得到 S-plot 图以及 VIP 值,二者结合筛选差异成分,并通过软件 PeakView 结合文献进行分析。

3 分析

3.1 PCA分析

生姜组、干姜组、姜炭组各有 6 个样品进行检测,对 UFLC-TOF-MS 的质谱条件和液相条件优化后,获得生姜、干姜和姜炭样品负离子模式下的基峰强度色谱图,如图54-1 所示。对比图谱发现,3 种样品的总离子流图差异较大。进一步主成分分析,如图54-2 所示,整体来看,生姜组 - 干姜组(A),干姜组 - 姜炭组(B),生姜组 - 干姜组 - 姜炭组(C)轮廓区别都较为明显,说明生姜、干姜、姜炭 3 种药材的化学成分之间有较大差异,姜在干燥炮制过程中成分发生了变化。

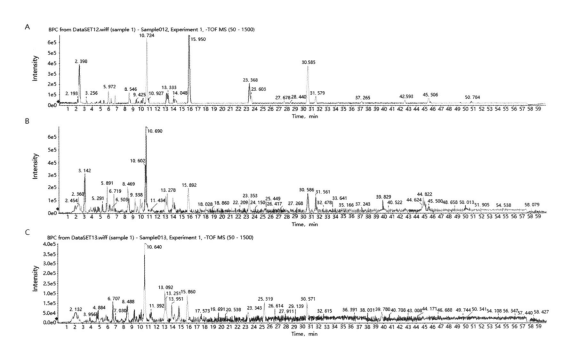

图 54-1 生姜、干姜和姜炭负离子模式下基峰强度色谱图
A. 生姜 B. 干姜 C. 姜炭

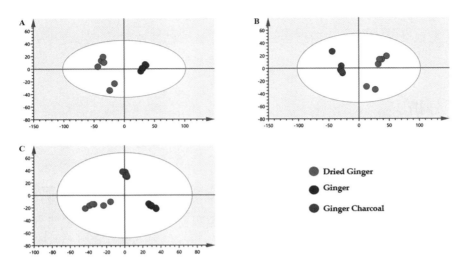

图54-2　生姜组－干姜组、干姜组－姜炭组、生姜组－干姜组－姜炭组 PCA 得分图

3.2　OPLSD-DA分析

利用 SIMCA 13.0 对数据进行正交偏最小二乘判别分析，得到生姜组 - 干姜组、干姜组 - 姜炭组的 Score Scatter plot 图和 S-plot 图，如图 54-3 所示。其中，生姜组与干姜组明显分离，R2X 值为 0.671，R2Y 值为 0.998（R2 表示模型对数据的拟合程度），Q2 值为 0.964（Q2 为模型根据交叉验证预测的训练集 PCA 的变异百分比，表示模型预测新数据的能力，其值大于 0.5 时表示良好的预测能力）。数据显示，模型对自变量以及因变量的拟合能力

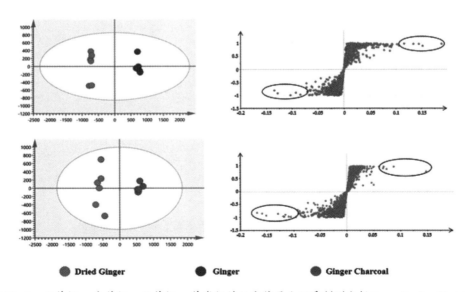

图54-3　干姜组－生姜组、干姜组－姜炭组的正交偏最小二乘判别分析 Score Scatter Plot 图和
S-plot 图

较好，所得的结果较为可靠。在 S-plot 图中，椭圆区域内远离原点的几个成分为 VIP 值最大的几个成分，一般 VIP > 1 即可认为是存在差异。挑选 VIP > 2（$P < 0.05$）的成分，认为是生姜样品与干姜样品差异最显著的几个成分，可对其进行进一步鉴定。

干姜组与姜炭组也有明显的分离，R2X 值为 0.608，R2Y 值为 0.986，Q2 值为 0.942。数据显示，模型对自变量以及因变量的拟合能力较好，所得的结果较为可靠。在 S-plot 图中，挑选 VIP > 2（$P < 0.05$）的成分，认为是干姜与姜炭的差异性成分，可进一步鉴定。

3.3　差异性成分分析

利用 SIMCA 13.0 软件及和 t 检验筛选出 VIP 值较大，最具有代表性的潜在差异性成分，然后通过软件 Peak View 根据分子量以及保留时间找到相应成分，得到其二级质谱图，根据质谱得到的化合物碎片离子信息等，结合数据库，查阅文献并与对照品图谱进行对比，鉴定出差异性成分。

3.3.1　生姜与干姜的差异性成分鉴定

负离子模式下，鉴定出了 10 个差异性成分，见表 54-3。

表 54-3　生姜与干姜的差异成分

NO.	VIP 值	分子式	实测质子数 (Da)	误差 (10^{-6})	MS/MS
1	8.6956	$C_{17}H_{26}O_4$	293.1747	−2.3	57、99、193
2	6.9631	$C_{23}H_{38}O_4$	377.0844	−2.3	59、155、221
3	6.1998	$C_{21}H_{34}O_4$	349.2368	−3.6	57、155、193
4	5.9128	$C_{18}H_{32}O_2$	279.231	−0.3	279
5	4.7278	$C_{20}H_{22}O_5$	341.108	−1.9	89、161、179
6	4.2981	$C_{19}H_{30}O_4$	321.2064	−0.1	57、127、193
7	4.1198	$C_{21}H_{32}O_6$	379.0823	−4.5	89、179、217
8	3.84035	$C_{24}H_{30}O_8$	445.2692	−2.7	385、401、445
9	3.67225	$C_{19}H_{28}O_5$	335.1856	−3.5	99、139、275
10	2.8207	$C_{17}H_{24}O_3$	275.1635	−0.5	121、139、275

负离子模式下，化合物 1（图 54-4）的准分子离子［M-H］为 293.1747，经过计算其分子式可能为 $C_{17}H_{26}O_4$，误差为 -2.3 ×10^{-6}。根据高分辨质谱信息推测，碎片离子 m/z 99、193 分别为化合物在 C6 和 C7 之间断裂所得，经过文献查阅以及与数据库对比，

发现化合物 6- 姜酚的二级质谱图与该化合物基本一致。

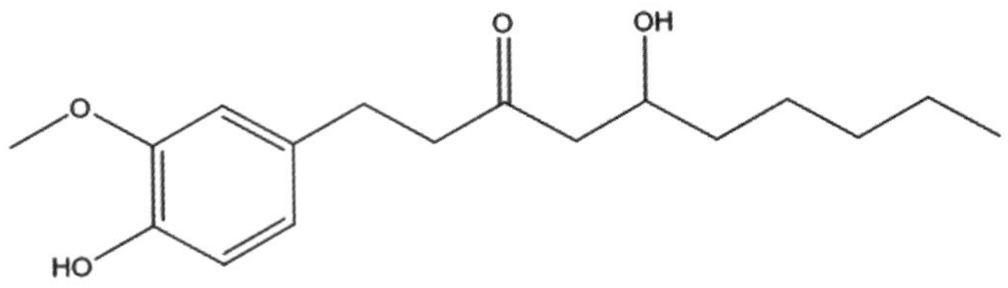

图 54-4 化合物 1：6- 姜酚

负离子模式下，化合物 2（图 54-5）的准分子离子［M-H］为 377.0844，经过计算其分子式可能为 $C_{23}H_{38}O_4$，误差为 -2.3×10^{-6}。根据高分辨质谱信息推测，碎片离子 m/z 155、221 分别为化合物在 C11 和 C12 之间断裂所得，经过文献查阅以及与数据库对比，发现化合物 12- 姜酚的二级质谱图与该化合物基本一致。

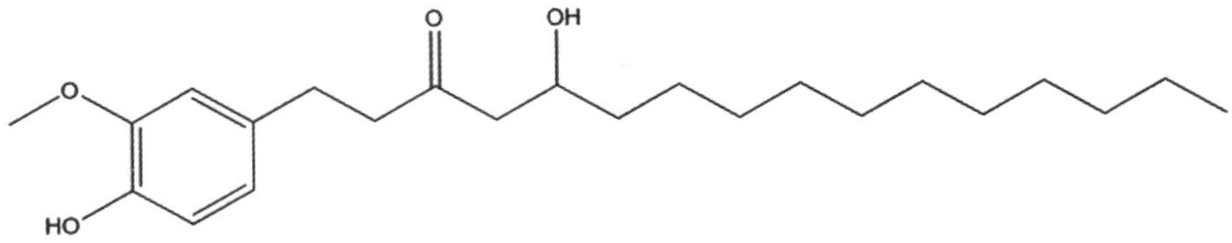

图 54-5 化合物 2：12- 姜酚

负离子模式下，化合物 3（图 54-6）的准分子离子［M-H］为 349.2368，经过计算其分子式可能为 $C_{21}H_{34}O_4$，误差为 -3.6×10^{-6}。根据高分辨质谱信息推测，碎片离子 m/z 155、193 分别为化合物在 C10 和 C11 之间断裂所得，经过文献查阅以及与数据库对比，发现化合物 10- 姜酚的二级质谱图与该化合物基本一致。

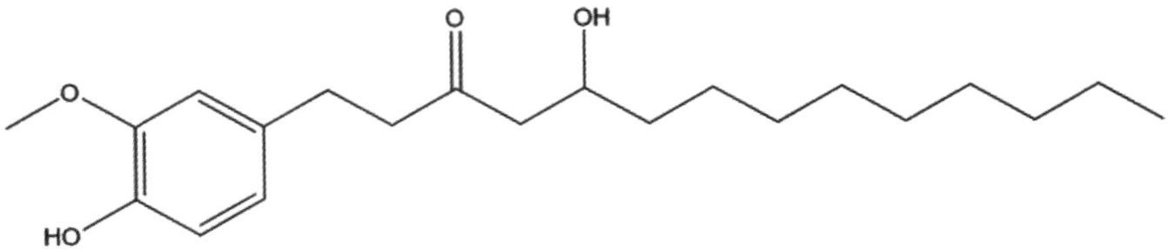

图 54-6 化合物 3：10- 姜酚

负离子模式下，化合物 4（图 54-7）的准分子离子［M-H］为 279.231，经过计算其分子式可能为 $C_{18}H_{32}O_2$，误差为 -0.3×10^{-6}，经过文献查阅以及与数据库对比，发现化合物亚油酸的二级质谱图与该化合物基本一致。

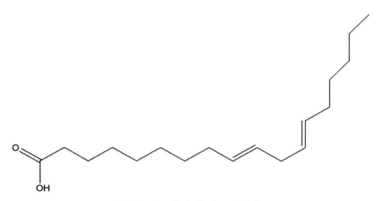

图 54-7　化合物 4：亚油酸

　　负离子模式下，化合物 5（图 54-8）的准分子离子［M-H］为 341.108，经过计算其分子式可能为 $C_{20}H_{22}O_5$，误差为 -1.9×10^{-6}。根据高分辨质谱信息推测，碎片离子 m/z 89 为羟苯基的碎片，m/z 161、179 为 C3 和 C4 断裂的碎片，经过文献查阅以及与数据库对比，发现化合物 3- 酮 -4- 烯 -1-（4- 羟基 -3- 甲氧基苯基）-7-（3,4- 二羟基苯基）庚烷的二级质谱图与该化合物基本一致。

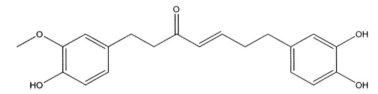

图 54-8　化合物 5：3- 酮 -4- 烯 -1-（4- 羟基 -3- 甲氧基苯基）-7-
（3,4- 二羟基苯基）庚烷

　　负离子模式下，化合物 6（图 54-9）的准分子离子［M-H］为 321.2064，经过计算其分子式可能为 $C_{19}H_{30}O_4$，误差为 -0.1×10^{-6}。根据高分辨质谱信息推测，碎片离子 m/z 127、193 分别为化合物在 C8 和 C9 之间断裂所得，经过文献查阅以及与数据库对比，发现化合物 8- 姜酚的二级质谱图与该化合物基本一致。

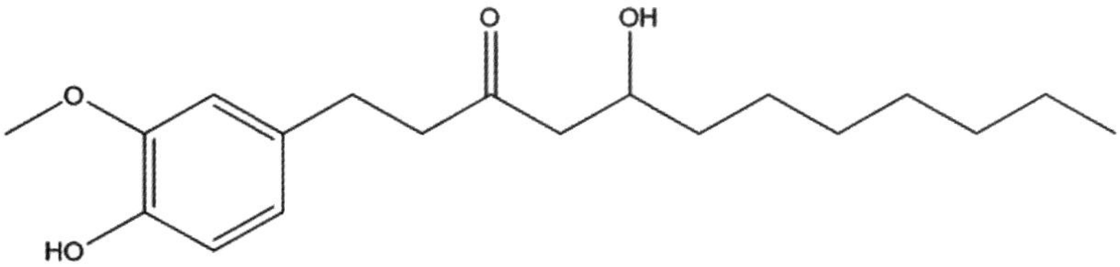

图 54-9　化合物 6：8- 姜酚

　　负离子模式下，化合物 7（图 54-10）的准分子离子［M-H］为 379.0823，经过计算其分子式可能为 $C_{21}H_{32}O_6$，误差为 -4.5×10^{-6}。根据高分辨质谱信息推测，碎片离子 m/z 89 为羟苯基的碎片，碎片离子 m/z 179 为化合物在 C8 处断裂并且脱去粗酸根离子的碎片，碎片离子 m/z 217 为化合物在 C7 处断裂并且苯基脱去羟基的碎片，经过文献查阅以及与数据库对比，发现化合物二乙酰氧基 -6- 姜二醇的二级质谱图与该化合物基本一致。

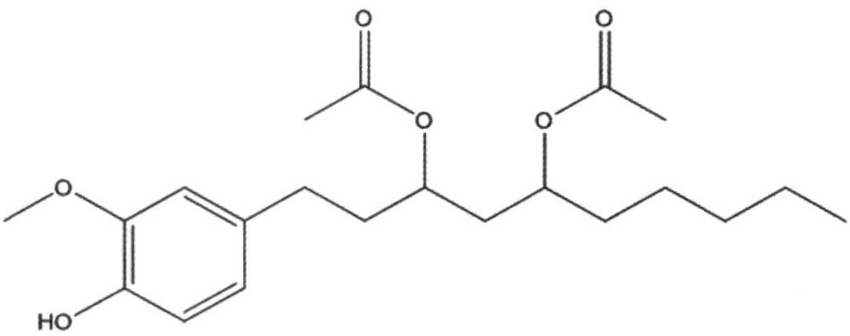

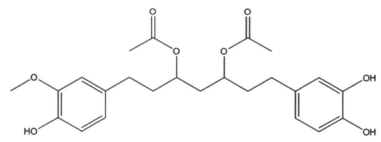

图 54-10　化合物 7：二乙酰氧基 -6- 姜二醇

　　负离子模式下，化合物 8（图 54-11）的准分子离子［M-H］为 445.2692，计算其分子式可能为 $C_{24}H_{30}O_8$，误差 -4.6×10^{-6}。根据高分辨质谱信息推测，碎片离子 m/z 385 为化合物脱氢后失去一个乙酰氧基所得，碎片离子 m/z 369 为继续脱掉一个羟基所得。经过文献查阅以及与数据库对比，发现化合物3,5- 二乙酰氧基 -1-（ 4- 羟基 -3- 甲氧基苯基)-7-（3,4- 二羟基苯基 ）庚烷的二级质谱图与该化合物基本一致。

图 54-11　化合物 8：3,5- 二乙酰氧基 -1-（ 4- 羟基 -3- 甲氧基苯基)-
7-（3,4- 二羟基苯基 ）庚烷

　　负离子模式下，化合物 9（图 54-12）的准分子离子［M-H］为 335.1856，计算其分子式可能为 $C_{19}H_{28}O_5$，误差为 -3.5×10^{-6}，根据高分辨质谱信息推测，碎片离子 m/z 139 为化合物在 C9 处断裂并且脱去乙酰氧基后的碎片，碎片离子 m/z 275 为化合物脱去乙酰氧基的碎片，经过文献查阅以及与数据库对比，发现化合物乙酰氧基 -6- 姜酚的二级质谱图与该化合物基本一致。

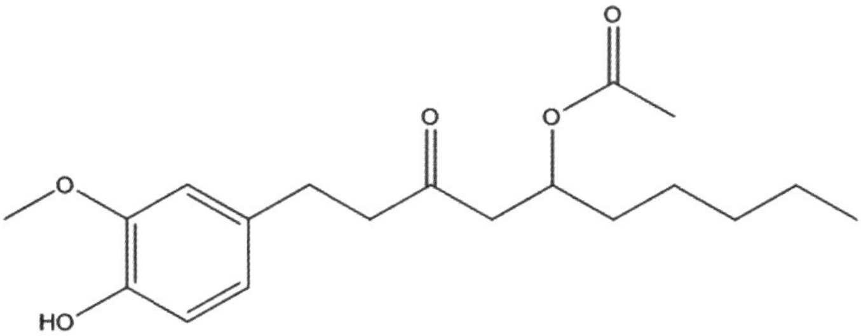

图 54-12 化合物 9：乙酰氧基 -6- 姜酚

负离子模式下，化合物 10（图 54-13）的准分子离子［M-H］为 275.1635，计算其分子式可能为 $C_{17}H_{24}O_3$，误差为 -0.5×10^{-6}，根据高分辨质谱信息推测，碎片离子 m/z 121 为 3- 甲氧基 -4- 羟基苯基的碎片，m/z 139 为化合物在 C9 处断裂所形成的碎片，经过文献查阅以及与数据库对比，发现化合物 6- 姜烯酚的二级质谱图与该化合物基本一致。

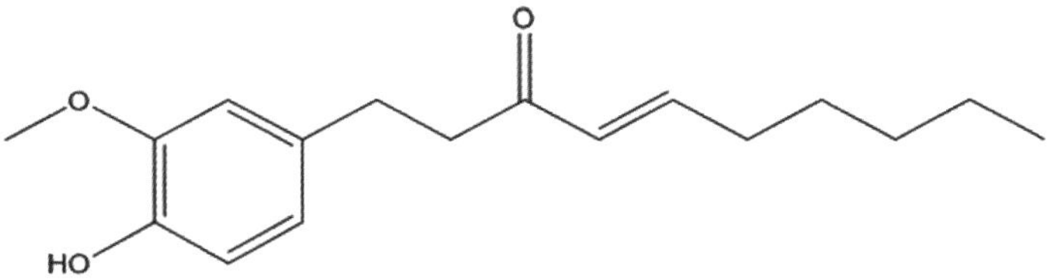

图 54-13 化合物 10：6- 姜烯酚

3.3.2 干姜与姜炭的差异性成分鉴定

负离子模式下，鉴定出 13 个差异性成分，见表 54-4。

表 54-4 干姜与姜炭的差异性成分

NO.	VIP 值	分子式	实测质子数（Da）	误差（10^{-6}）	MS/MS
11	7.8847	$C_{23}H_{28}O_8$	431.1713	−1.3	189、311、371
12	7.37252	$C_{21}H_{32}O_4$	347.2196	−0.7	135、169、211
13	6.3995	$C_{18}H_{32}O_2$	279.231	−0.3	279
14	5.77243	$C_{21}H_{34}O_4$	349.2372	−0.4	57、155、193
15	5.3097	$C_{17}H_{26}O_4$	293.1754	−0.4	57、99、193
16	4.73136	$C_{21}H_{30}O_4$	345.2034	−1	134、149、195
17	4.48298	$C_{17}H_{22}O_4$	289.1443	0.1	134、139、175

NO.	VIP 值	分子式	实测质子数（Da）	误差（10^{-6}）	MS/MS
18	4.41804	$C_{17}H_{24}O_3$	275.1634	−0.3	121、139、275
19	4.37095	$C_{25}H_{32}O_{10}$	491.1919	−0.8	137、371、431
20	4.2901	$C_{21}H_{26}O_6$	373.1653	−1.1	165、179、193
21	4.22561	$C_{17}H_{24}O_4$	291.1594	−0.6	113、135、155
22	4.09603	$C_{19}H_{30}O_4$	321.2069	−0.1	57、127、193
23	2.25826	$C_{11}H_{14}O_3$	193.0868	−0.9	121、175

负离子模式下，化合物 11（图 54-14）的准分子离子［M-H］为 431.1713，计算其分子式可能为 $C_{23}H_{28}O_8$，误差 -1.3×10^{-6}。根据高分辨质谱信息推测，碎片离子 m/z 189 为化合物在 C3 和 C4 处断裂，并且苯基脱去一个羟基所得的碎片，碎片离子 m/z 311 为化合物脱去一个乙酰氧基所生成的碎片，碎片离子 m/z 371 为化合物继续脱掉一个乙酰氧基所生成的碎片，经过文献查阅以及与数据库对比，发现化合物 3,5- 二乙酰氧基 -1,7-（3,4-二羟基苯基）庚烷的二级质谱图与该化合物基本一致。

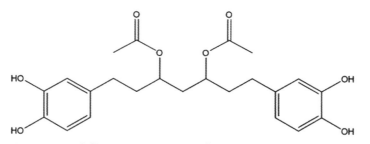

图 54-14 化合物 11：3,5- 二乙酰氧基 -1,7-（3,4- 二羟基苯基）庚烷

负离子模式下，化合物 12（图 54-15）的准分子离子［M-H］为 347.2196，计算其分子式可能为 $C_{21}H_{32}O_4$，误差 -0.7×10^{-6}。根据高分辨质谱信息推测，碎片离子 m/z 135、211 为化合物在 C13 和 C14 处断裂生成的碎片，碎片离子 m/z 169 为化合物在 C11 处断裂生成的碎片，经过文献查阅以及与数据库对比，发现化合物 6- 去氢 -10- 姜酚的二级质谱图与该化合物基本一致。

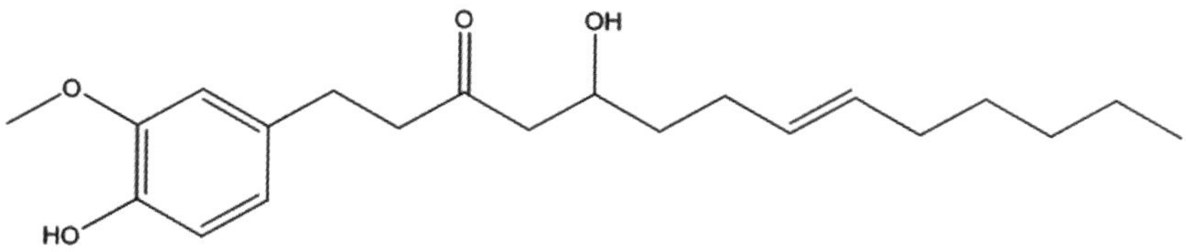

图 54-15　化合物 12：6- 去氢 -10- 姜酚

根据化合物 13 的分子量及保留时间，判定该化合物与 3.3.1 中化合物 4 一致，因此，化合物 13 为亚油酸。

根据化合物 14 的分子量及保留时间，判定该化合物与 3.3.1 中化合物 3 一致，因此，化合物 14 为 10- 姜酚。

根据化合物 15 的分子量及保留时间，判定该化合物与 3.3.1 中化合物 1 一致，因此，化合物 15 为 6- 姜酚。

负离子模式下，化合物 16（图 54-16）的准分子离子［M-H］为 345.2034，经过计算其分子式可能为 $C_{21}H_{30}O_4$，误差为 -1×10^{-6}。根据高分辨质谱信息推测，碎片离子 m/z 149、195 分别为化合物在 C12 和 C13 之间断裂所生成的碎片，经过文献查阅以及与数据库对比，发现化合物 10- 姜烯二酮的二级质谱图与该化合物基本一致。

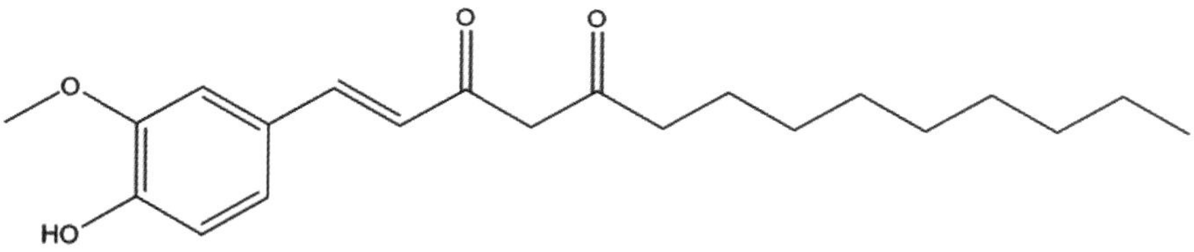

图 54-16　化合物 16：10- 姜烯二酮

负离子模式下，化合物 17（图 54-17）的准分子离子［M-H］为 289.1443，经过计算其分子式可能为 $C_{17}H_{22}O_4$，误差为 0.1×10^{-6}。根据高分辨质谱信息推测，碎片离子 m/z 139 为化合物在 C8 和 C9 之间断裂所生成的碎片，碎片离子 m/z 175 为化合物在 C7 和 C8 之间断裂所生成的碎片，经过文献查阅以及与数据库对比，发现化合物 6- 去氢姜酮的二级质谱图与该化合物基本一致。

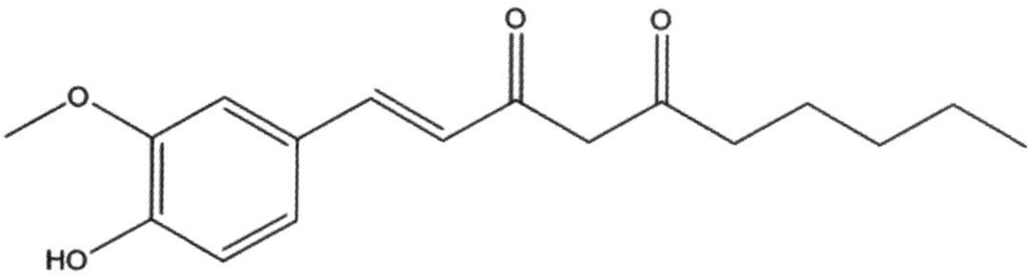

图 54-17　化合物 17：6- 去氢姜酮

根据化合物 18 的分子量及保留时间，判定该化合物与 3.3.1 中化合物 10 一致，因此，化合物 18 为 6- 姜烯酚。

负离子模式下，化合物 19（图 54-18）的准分子离子［M-H］为 491.1919，计算其分子式可能为 $C_{25}H_{32}O_{10}$，误差 -0.8×10^{-6}。根据高分辨质谱信息推测，碎片离子 m/z 137 为 3-甲氧基 -4,5- 二羟基苯基的碎片，碎片离子 m/z 431 为化合物脱去一个乙酰氧基所生成的碎片，碎片离子 m/z 371 为化合物继续脱掉一个乙酰氧基所生的碎片，经过文献查阅以及与数据库对比，发现化合物 3,5- 二乙酰氧基 -1,7-（3- 甲氧基 -4,5- 二羟基苯基）庚烷的二级质谱图与该化合物基本一致。

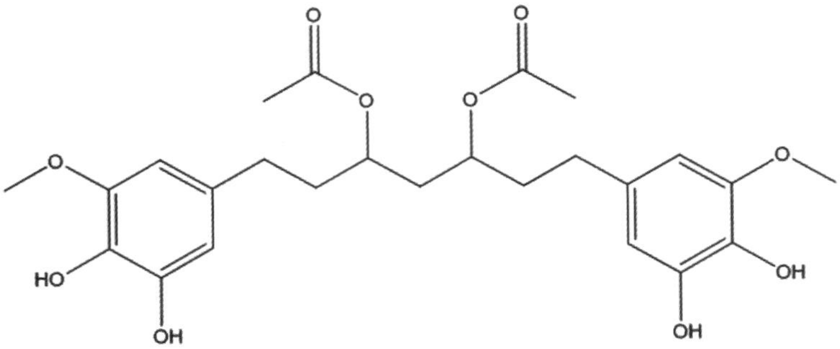

图 54-18　化合物 19：3,5- 二乙酰氧基 -1,7-（3- 甲氧基 -4,5- 二羟基苯基）庚烷

负离子模式下，化合物 20（图 54-19）的准分子离子［M-H］为 373.1653，计算其分子式可能为 $C_{21}H_{26}O_6$，误差 -1.1×10^{-6}。根据高分辨质谱信息推测，碎片离子 m/z 179 化合物在 C4 和 C5 之间断裂生成的碎片，碎片离子 m/z 193 为化合物在 C4 处断裂生成的碎片，经过文献查阅以及与数据库对比，发现化合物 3- 酮 -5- 羟基 -1,7-（4- 羟基 -3- 甲氧基苯基）庚烷的二级质谱图与该化合物基本一致。

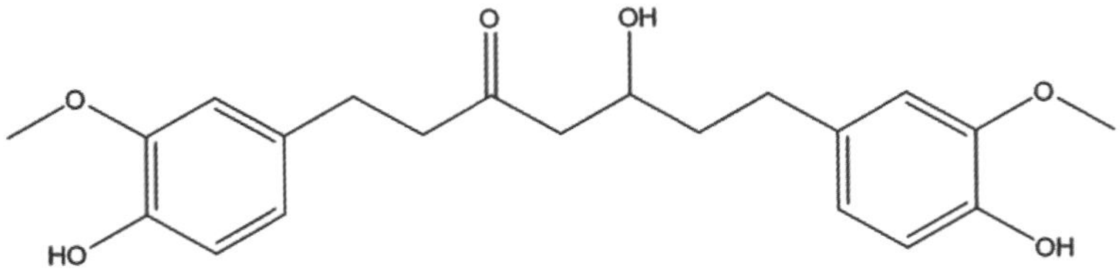

图 54-19　化合物 20：3- 酮 -5- 羟基 -1,7-（4- 羟基 -3- 甲氧基苯基）庚烷

负离子模式下，化合物 21（图 54-20）的准分子离子［M-H］为 291.1594，经过计算其分子式可能为 $C_{17}H_{24}O_4$，误差为 -0.6×10^{-6}。根据高分辨质谱信息推测，碎片离子 m/z 113 为化合物在 C7 处断裂生成的碎片，碎片离子 m/z 135、155 分别为化合物在 C9 和 C10 处断裂所生成的碎片，经过文献查阅以及与数据库对比，发现化合物 6- 姜二酮的二级质谱图与该化合物基本一致。

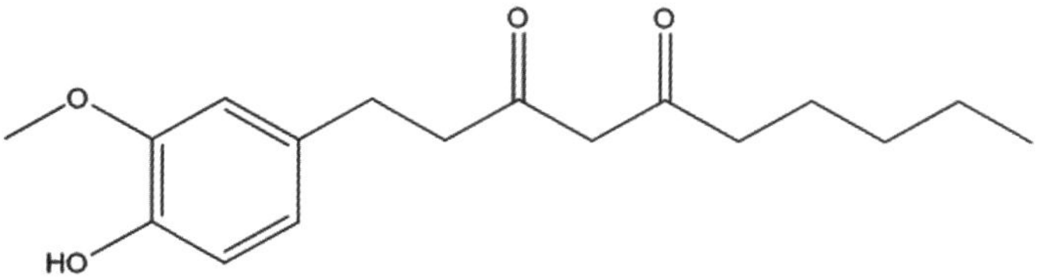

图 54-20　化合物 21：6- 姜二酮

根据化合物 22 的分子量及保留时间，判定该化合物与 3.3.1 中化合物 6 一致，因此，化合物 22 为 8- 姜酚。

负离子模式下，化合物 23（图 54-21）的准分子离子［M-H］为 193.0868，经过计算其分子式可能为 $C_{11}H_{14}O_3$，误差为 -0.9×10^{-6}。根据高分辨质谱信息推测，碎片离子 m/z 127 为 3- 甲氧基 -4- 羟基苯基的碎片，碎片离子 m/z 175 为化合物脱去羟基的碎片，经过文献查阅以及与数据库对比，发现化合物姜酮的二级质谱图与该化合物基本一致。

图 54-21　化合物 23：姜酮

4　结果与讨论

现代研究表明，姜类药材中主要含有姜辣素类、二苯基庚烷类等活性成分。姜辣素类成分主要包括姜酚、姜酮、姜烯酚、姜二酮、姜二醇等。姜酚是具有 C3 羰基和 C5 羟基的化合物，性质不稳定，在炮制过程中，会发生结构变化，如图 54-22 所示，C4 和 C5 脱水生成姜烯酚（脱水反应），C4 和 C5 断裂进行逆羟醛缩合反应生成姜酮和脂肪醛（热解反应）[3]。二苯基庚烷类成分分为线性和环状 2 种。线性二苯基庚烷成分是具有 1,7- 二苯基取代的并以庚烷骨架为母体结构的化学成分，环状二苯基庚烷成分的结构是庚烷

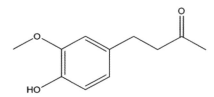

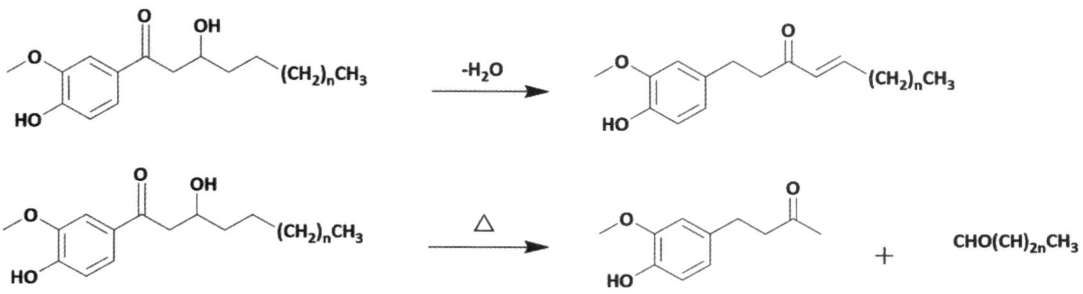

图 54-22　脱水反应、热解反应示意图

的 C1 和 C5 通过氧原子连接成含氧的六元环[4]。

生姜与干姜的差异性成分分析中，共鉴定出 10 个差异化合物：6- 姜酚、8- 姜酚、10- 姜酚、12- 姜酚、6- 姜烯酚、乙酰氧基 -6- 姜酚、二乙酰氧基 -6- 姜二醇、亚油酸、3- 酮 -4- 烯 -1-（4- 羟基 -3- 甲氧基苯基）-7-（3,4- 二羟基苯基）庚烷、3,5- 二乙酰氧基 -1-（4- 羟基 -3- 甲氧基苯基）-7-（3,4- 二羟基苯基）庚烷。10 个差异化合物中包括 5 个姜辣素类成分，2 个二苯基庚烷类成分。其中，干姜样品中的 6- 姜烯酚的含量大于生姜，推测是在炮制过程中姜酚转化成为姜烯酚。其余 4 种姜酚类成分在生姜中的含量均大于干姜，推测是因为姜酚类成分发生脱水、热解等反应而导致其含量降低。生姜中的 2 个二苯基庚烷类成分的含量高于干姜，推测是由于二苯基庚烷在炮制过程中挥发所致。

干姜与姜炭的差异性成分分析中，共鉴定出 13 个差异化合物：6- 姜酚、8- 姜酚、10- 姜酚、姜酮、6- 姜烯酚、6- 姜二酮、6- 去氢 -10- 姜酚、6- 去氢姜酮、10- 姜烯二酮、亚油酸、3,5- 二乙酰氧基 -1,7-（3,4- 二羟基苯基）庚烷、3,5- 二乙酰氧基 -1,7-（3- 甲氧基 -4,5- 二羟基苯基）庚烷、3- 酮 -5- 羟基 -1,7-（4- 羟基 -3- 甲氧基苯基）庚烷。13 个差异化合物中包括 6 个姜辣素类成分，3 个二苯基庚烷类成分。干姜中 6- 姜烯酚、姜酮的含量明显低于姜炭，其余姜辣素成分在干姜中的含量均高于姜炭，可能是因为姜酚脱水生成姜烯酚，热解生成姜酮。3 个二苯基庚烷类成分在干姜中的含量高于姜炭，可能是由于炮制过程中挥发所致。

本实验利用 UFLC-TOF-MS 分析出生姜与干姜的 10 种差异成分，干姜与姜炭的 13 种差异成分，为分析生姜、干姜、姜炭药效差异提供依据。同时也探讨了产地加工及炮制过程中化学成分变化的规律：姜酚可能会脱水生成姜烯酚，也可能会热解生成姜酮，因此，炮制过程中姜酚含量下降，姜烯酚和姜酮含量升高；二苯基庚烷类成分的含量可能会因挥发而降低。生姜解表，干姜温中，姜炭止血，从成分上分析生姜、干姜、姜炭的药效差异，要以活性成分为基础展开讨论。姜辣素、二苯基庚烷类成分是姜类药材中的主要活性成分。姜酚是姜辣素类成分的主要活性成分，分为 4- 姜酚、6- 姜酚、8- 姜酚、10- 姜酚、12- 姜酚等。其中，6- 姜酚是最主要的成分[5]，具有抗炎、抗氧化、调节血管舒缩功能、强心、抗动脉粥样硬化等药理作用[6]。6- 姜烯酚是姜烯酚中活性最高的成分[7]，具有扩血管、抗肿瘤[8]、抗氧化[9]等药理作用。姜酮有降血糖的药理作用[10]。二苯基庚烷类成分有抗炎、抗氧化[11]、抗菌[12]等药理作用。生姜中姜酚、二苯基庚烷类成分含量最高，且姜酚为姜中的辛辣成分，味辛，能行能散，推测可能与生姜的解表作用相关。6- 姜酚是姜酚最主要的成分，因此 6- 姜酚的作为评价生姜质量的成分较为合理，这与 2020 年版《中国药典》所规定的生姜中 6- 姜酚含量控制指标相一致。姜烯酚在干姜中的含量大于生姜，推测干姜温中功效可能与 6- 姜烯酚的扩血管、促进血液循环等作用相关，因此建议将 6- 姜烯酚作为评价干姜质量的指标性成分。而姜酮在姜炭中的含量显著高于生姜和干姜，考虑到其含量增加是由于受热过程中姜辣素类成分转化所致，建议可将其作为控制与姜炭质量有关的指标，但其与姜炭止血功效的关联仍需进一步探索。

以上是基于实验鉴定所得的差异成分进行的推论，但实验所得质谱数据中仍有许多碎片未解析出其结构，后续仍需做进一步的探讨。

参考文献

［1］国家药典委员会. 中华人民共和国药典：一部［M］. 2020 年版. 北京：中国医药科技出版社, 2020: 15, 105.

［2］国家药典委员会. 中华人民共和国药典：四部［M］. 2020 年版. 北京：中国医药科技出版社, 2020: 32.

［3］CONNELL D W, MCLACHLAN R. Natural pungent compounds: IV Examination of the gingerols, shogaols, paradols and related compounds by thin−layer and gas chromatography［J］. Journal of Chromatography A, 1972, 67(1): 29−35.

［4］王治元. 干姜和益智仁化学成分研究［D］. 合肥：安徽大学, 2010.

［5］YEH H, CHUANG C, CHEN H, et al. Bioactive components analysis of two various gingers (Zingiber officinale Roscoe) and antioxidant effect of ginger extracts［J］. LWT−Food Science and Technology, 2014, 55(1): 329−334.

［6］吴英智, 傅强, 严全能, 等. 姜酚在心血管疾病中的药理作用研究进展［J］. 中国临床药理学杂志, 2017, 33(18): 1824−1827.

［7］乔庆亮. 生姜中酚类化合物的分离制备研究［D］. 杭州：浙江工商大学, 2011.

［8］陈晨. 6− 姜烯酚通过下调 PKM2 的表达抑制黑色素瘤细胞的增殖与转移［D］. 南京：南京中医药大学, 2015.

［9］PERTZ H H, LEHMANN J, ROTH−EHRANG R, et al. Effects of ginger constituents on the gastrointestinal tract: role of cholinergic M3 and serotonergic 5−HT3 and 5−HT4 receptors［J］. Planta medica, 2011, 77(10): 973−978.

［10］陈俊红, 孙敬, 陆雨楠, 等. 姜酮复合微粉对肥胖型 2 型糖尿病小鼠减肥及降血糖作用［J］. 江苏农业学报, 2018, 34(5): 1095−1099.

［11］安宁. 1 常用中药高良姜化学成分研究 ;2 准噶尔大戟脂溶性化学成分研究［D］. 北京：中国协和医科大学, 2006.

［12］ZHANG B B, DAI Y, LIAO Z X, et al. Three new antibacterial active diarylheptanoids from Alpinia officinarum［J］. Fitoterapia, 2010, 81(7): 948−952.

茵陈的本草考证及资源调查

◎杨新杰

陕西中医药大学

[摘　要] 茵陈为临床常用大宗中药材，用药历史悠久，各地习用品较多，造成药用茵陈品种复杂，异物同名品甚多。为正本清源，对茵陈名称、基原、产地等进行了考证，对历代本草及其药图中所记载的茵陈，按照其形态描述结合对茵陈市场及产地实地调查、采集、鉴定、考证，得出现在国内各地药用茵陈的幼苗特征"叶似青蒿而背白"，其来源为菊科植物茵陈蒿 Artemisia capillaris Thunb. 或滨蒿 Artemisia scoparia Waldst. et Kit. 的干燥地上部分，这2个品种皆属于传统的药用茵陈的正品，古今药用品种一致，为茵陈资源的进一步开发利用提供依据。

[关键词] 茵陈；本草考证；资源调查；产地；商品调查

茵陈，又名茵陈蒿、白蒿、绒蒿、绵茵陈等，为菊科蒿属植物滨蒿 Artemisia scoparia Waldst. et Kit. 或茵陈蒿 Artemisia capillaris Thunb. 的干燥地上部分。春季采收的习称"绵茵陈"，秋季采割的习称"花茵陈"。茵陈具有清利湿热、利胆退黄的功效；临床主要用于黄疸尿少，湿温暑湿，湿疮瘙痒[1]。现代药理研究表明，茵陈具有利胆、保肝、抗肿瘤、降压、解热、镇痛、消炎等药理作用[2]。茵陈所含的化学成分主要有香豆素类、黄酮类和挥发油类。茵陈多生于山坡、河岸、沙砾地，全国大部地区均有分布，以野生为主，主产于陕西、山西、安徽、河北、山东等省。此外茵陈的近源物种较多，在民间和地方习用品中，同属多种植物的地上部分均有充当茵陈入药，如冷蒿、白莲蒿、莳萝蒿、海州蒿、大莳萝蒿、小亮苞蒿、毛莲蒿等[3]。为了科学合理地开发利用茵陈，有必要对古代本草进行深度挖掘整理，厘清各历史时期茵陈的品种，为临床正确用药提供依据；同时总结不同时期茵陈的产地变迁，为开展其道地性研究、现代适宜区划研究提供依据；并在此基础上对历代品质评价进行总结，为茵陈商品规格等级及优质性评价提供支持。现分别对其名称、基原、产地变迁、品质评价等方面展开详细考证分析。

1 名称考证

茵陈多以"茵陈蒿"为正名载于历代本草中。《吴普本草》[4]作"因尘"，乃同音假借字；《广雅》[5]作"马先"。亦有本草称之为因陈蒿、石茵陈、绵茵陈等。

《神农本草经》[6]以茵陈蒿之名始载。此后魏晋时期《名医别录》[7]作"茵蔯蒿"。南北朝时期《本草经集注》[8]，唐代《新修本草》[9]，宋代《证类本草》[10]、《本草图经》[11]，明代《本草品汇精要》[12]等本草著作亦作"茵蔯蒿"。唐代《本草拾遗》[13]释名说："茵陈……虽蒿类，苗细，经冬不死，更因旧苗而生，故名因陈，后加蒿字也。"《广雅》[5]云："因尘，马先也。"《本经逢原》[14]曰："茵陈有二种：一种叶细如青蒿者，名绵茵陈，专于利水，为湿热黄疸要药。一种生子如铃者，名山茵陈，又名角蒿，其味辛苦小毒，专于杀虫，治口齿疮绝胜，并入足太阳。"绵茵陈为茵陈药用幼苗，枝叶细柔，密被白绵毛，故称之。此处记载山茵陈据文献考证[15]，原植物为玄参科植物阴行草 *Siphonostegia chinensis* Benth.，为茵陈的同名异物。《日华子本草》[16]曰："石茵陈……又名茵陈蒿。"历代本草所记载的茵陈以"茵陈蒿"为正名多见，少数著作以"茵陈"为正名，现代著作多以"茵陈"为正名。

2 基原考证

2.1 唐代以前

茵陈入药的记载始于秦汉时期的《神农本草经》，被列为上品。《神农本草经》[6]曰："茵陈蒿，味苦，平。主风湿寒热邪气，热结黄疸。久服轻身，益气，耐老（御览作能老）。生太山。"《名医别录》[7]记载："茵陈蒿，微寒，无毒。主治通身发黄，小便不利，除头热，去伏瘕。久服面白悦，长年。白兔食之，仙。生太山及丘陵坂岸上。五月及立秋采，阴干。"《吴普本草》[4]载："因尘，神农、岐伯、雷公：苦，无毒。黄帝：辛，无毒。生田中，叶如蓝，十一月采。"《本草经集注》[8]载："茵陈蒿，味苦，平、微寒，无毒。主治风湿寒热邪气，热结黄疸，通身发黄，小便不利，除头热，去伏瘕。久服轻身，益气，耐老，面白悦，长年。白兔食之，仙。生太山及丘陵坡岸上。五月及立秋采，阴干。今处处有，似蓬蒿而叶紧细。茎，冬不死，春又生。惟人治黄疸用。"

此时期药用茵陈主要来源于野生。《吴普本草》《本草经集注》中对茵陈的原植物描述比较简单，与今菊科蒿属植物有一定相似之处。另外依据其名称及功效可大致判断其可能为现今蒿属植物。植物分类学上，蒿属植物分类一直存在较大的争议，现今《中国植物志》（英文版）中共收载蒿属植物 186 种 44 变种，隶属于 2 亚属 7 组中[17]；茵陈药材主要来源于蒿属龙蒿组柔毛蒿系和猪毛蒿系，柔毛蒿系我国有 10 种 3 变种，猪毛蒿系我国有 3 种 1 变种（见表 55-1）。全国各地分布的蒿属龙蒿组柔毛蒿系和猪毛蒿系植物仅包括茵陈蒿 *Artemisia capillaris* Thunb. 和猪毛蒿（滨蒿）*Artemisia scoparia*
Waldst. et Kit. 2 种植物。由此可推断，早期本草中记载的茵陈蒿可能来源于野生的蒿
属龙蒿组柔毛蒿系和猪毛蒿系的茵陈蒿 *Artemisia capillaris* Thunb. 和猪毛蒿（滨蒿）
Artemisia scoparia Waldst. et Kit. 2 种植物。

表 55-1　龙蒿组柔毛蒿系和猪毛蒿系植物野生分布

植物名	野生分布地区	备注
茵陈蒿 *Artemisia capillaris* Thunb.	辽宁、河北、陕西东部及南部、山东、江苏、安徽、浙江、江西、福建、台湾、河南东部及南部、湖北、湖南、广东、广西、四川等	生于低海拔地区河岸、海岸附近的湿润沙地、路旁及低山坡地区
千山蒿 *Artemisia chienshanica* Ling et W. Wang	辽宁省鞍山市郊区千山	生于荒坡地上
纤杆蒿 *Artemisia demissa* Krasch.	内蒙古西部、甘肃、青海、四川西部、西藏	生于海拔 2600～4800m 地区的山谷、山坡、路旁、草坡及沙质或砾质草地上
亮苞蒿 *Artemisia forrestii* W. W. Smith	云南	生于海拔 2200～3800m 的山坡及旷野
甘肃蒿 *Artemisia gansuensis* Ling et Y. R. Ling	河北北部、山西北部、内蒙古、陕西、甘肃、宁夏、青海	生于干旱坡地、黄土高原、路旁等
细杆沙蒿 *Artemisia macilenta* (Maxim.) Krasch.	内蒙古、河北北部、山西北部	生于中、低海拔地区的干山坡、干河谷与岸边、路旁、林缘、草原、森林草原
小亮苞蒿 *Artemisia mairei* Lévl.	云南	生于海拔 2200～3600m 附近的山坡与路旁
细叶山艾 *Artemisia morrisonensis* Hayata	台湾	生于海拔 300～2500m 地区的林缘、路旁、林中空地等
高山艾 *Artemisia oligocarpa* Hayata	台湾	生于海拔 3000～3800m 附近的阳坡草地
柔毛蒿 *Artemisia pubescens* Ledeb.	黑龙江、吉林、辽宁、内蒙古、河北北部、山西北部、陕西北部、甘肃、青海、新疆、四川西北部等	生于中、低海拔地区的草原、森林草原、草甸、林缘及湿润、半湿润或半干旱地区的荒坡、丘陵、砾质坡地及路旁等

续表

植物名	野生分布地区	备注
直茎蒿 *Artemisia edgeworthii* Balakr.	青海、甘肃中部、新疆南部、四川、云南及西藏等省区	生于海拔 2200 ～ 4700m 地区的干山坡、路旁、林缘、河滩、荒地及灌丛等地
纤梗蒿 *Artemisia pewzowii* C. Winkl.	产青海、新疆及西藏	生于荒漠草原、砾质坡地
猪毛蒿（滨蒿） *Artemisia scoparia* Waldst. et Kit.	遍及全国	东部、南部省区分布在中、低海拔地区的山坡、旷野、路旁等；西北省区分布在中、低海拔至 2800m 的地区；西南省区最高分布到 3800（～ 4000）m 地区，在半干旱或半湿润地区的山坡、林缘、路旁、草原、黄土高原、荒漠边缘地区都有

2.2　隋唐五代时期

唐代《新修本草》[9]记载："生太山及丘陵坡岸上。五月及立秋采，阴干。今处处有，似蓬蒿而叶紧细。茎，冬不死，春又生。"

唐代《本草拾遗》[13]记载："茵陈，本功外，通关节，去滞热，伤寒用之。此虽蒿类，苗细，经冬不死，更因旧苗而生，故名茵陈，后加蒿字也。"

五代《蜀本草》[18]载："《蜀本图经》云：叶似青蒿而背白，今所在皆有，采苗，阴干。"

以上 3 部唐代本草对于茵陈的描述比较简单，仅有"似蓬蒿而叶紧细。茎，冬不死，春又生"，"叶似青蒿而背白"等形态描述及生长习性简述，结合现时所产茵陈的品种鉴定和生态分布，太山（即泰山）之茵陈即今之滨蒿 *Artemisia scoparia* Waldst. et Kit.，"叶似青蒿而背白"指的是其幼苗。

2.3　宋代

宋代苏颂《本草图经》[11]记载："茵陈蒿，生泰山及丘陵坡岸上，今近道皆有之，而不及泰山者佳。春初生苗，高三五寸，似蓬蒿而叶紧细，无花实，秋后叶枯，茎秆经冬不死。至春更因旧苗而生新叶，故名茵陈蒿。五月、七月采茎叶，阴干，今谓之山茵陈。江宁府又有一种茵陈，叶大根粗，黄白色，至夏有花实。阶州有一种名白蒿，亦似青蒿而背白，本土皆通入药用之。今南方医人用山茵陈，乃有数种。或著其说云：山茵陈，京下及北地用者，如艾蒿，叶细而背白，其气亦如艾，味苦，干则色黑。江南所用，茎叶都似家茵陈而大，高三四尺，气极芬香，味甘、辛，俗又名龙脑薄荷。吴中所用，乃石香葇也。叶至细，色黄，味辛，甚香烈，性温。误作解脾药服之，大令人烦。以本草论之，但有茵陈蒿，而无山茵陈。本草注云：茵陈蒿叶似蓬蒿而紧细。今京下北地用为山茵陈者是也。大体世方用山茵陈，疗脑痛，解伤寒发汗，行肢节滞气，化痰利膈，治劳倦最要。详《本草正经》惟疗黄疸，利小便，与世方都不应。今试取京下所用山茵陈，为解肌发汗药，灼然少效。江南山茵陈，疗伤寒脑痛绝胜。此见诸医议论，谓家茵陈亦能解肌，下膈，去胸中烦。方家少用，但可研作饮服之。本草所无，自出俗方。茵陈蒿复当别是一物，主疗自异，不得为山茵陈。此说亦未可据。但以功较之，则江南者为胜；以经言之，则非本草所出。医方所用，且可计较功效；本草之义，更当考论尔。"其对茵陈来源、植物形态进行了描述"春初生苗，高三五寸，似蓬蒿而叶紧细，无花实，秋后叶枯，茎秆经冬不死。至春更因旧苗而生新叶，故名茵陈蒿。五月、七月采茎叶，阴干，今谓之山茵陈"，此描述结合现时所产茵陈的品种鉴定和生态分布，与今之滨蒿 *Artemisia scoparia* Waldst. et Kit. 相同。此外，书中绘有绛州茵陈蒿和江宁府茵陈图（见图 55-1），其中绛州茵陈蒿图中茵陈蒿植物形态图与现今茵陈蒿 *Artemisia capillaries* Thunb. 植物形态相像，江宁府茵陈图中可以看出叶对生，很可能是现今唇形科植物牛至 *Origanum vulgare* L.。

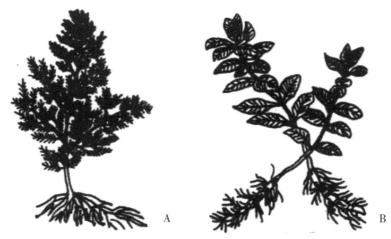

图 55-1　《本草图经》所附茵陈图
A. 绛州茵陈蒿　B. 江宁府茵陈

2.4　明清时期

明代刘文泰《本草品汇精要》[12]记载："茵陈蒿，苗：春初生苗，高五七寸，似蓬蒿而叶紧细，无花实，秋后叶枯，茎秆经冬不死。至春更因旧苗而生新叶，故名茵陈蒿。今谓之山茵陈也。江宁府一种叶大根粗，黄白色，至夏有花实。阶州有一种名白蒿，亦似青蒿而背白，本土皆通入药用之。惟京下北地用为山茵陈者最佳也。"其植物形态描述与《图经本草》及今之滨蒿 *Artemisia scoparia* Waldst. et Kit. 相同。

明代《本草纲目》[19] 记载："时珍曰：茵陈昔人多莳为蔬，故人药用山茵陈，所以别家茵陈也。……今淮扬人，二月二日犹采野茵陈苗，和粉面作茵陈饼食之。后人各据方士所传，遂致淆乱。今山茵陈二月生苗，其茎如艾，其叶如淡色青蒿而背白，叶歧紧细而扁整。九月开细花黄色，结实大如艾子，花实并与庵䕡花相似，亦有无花实者。"此对茵陈蒿的原植物描述为蒿属（*Artemisia*）植物，但是何种植物难以确定。

清代《本草求真》[20] 记述："茵陈本有二种。叶细而青蒿者可用。若生子如铃，则为山茵陈矣，专于杀虫，及治口疮。"

清代《本经逢原》[14] 载："茵陈有二种：一种叶细如青蒿者，名绵茵陈……一种生子如铃者，名山茵陈，又名角蒿……"绵茵陈为药用幼苗，枝叶细柔，密被白绵毛，故称之。山茵陈为同名异物。

此时期，关于茵陈的原植物描述与宋代差异不大，除文字描述，明清时期还有大量茵陈药图。其中以《本草品汇精要》所绘药图最为精美（图 55-2 中 A、B），可看出所绘绛州茵陈蒿图和江宁府茵陈图均为菊科蒿属植物；以《本草求真》和《本草原始》中所绘药图最接近茵陈原植物形态（图 55-2 中 F、G），已可看出主要形态特征；《本草纲目》

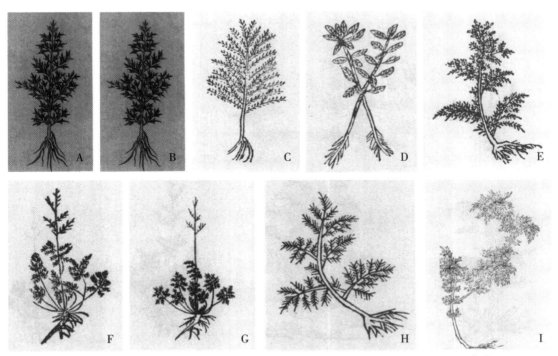

图 55-2　古籍中所绘茵陈图（引自《中华大典·医药卫生典·药学分典》）[21]
A.《本草品汇精要》中绛州茵陈蒿图　B.《本草品汇精要》中江宁府茵陈图　C.《本草蒙筌》中绛州茵陈蒿图　D.《本草蒙筌》中江宁府茵陈图　E.《本草纲目》中茵陈图　F.《本草求真》中茵陈图　G.《本草原始》中茵陈图　H.《本草备要》中茵陈图　I.《植物名实图考》中茵陈图

《本草备要》《植物名实图考》中所附茵陈图较为简单，仅可以看出其叶为二回羽状复叶（图55-2 中 E、H、I）。《本草蒙筌》所绘绛州茵陈蒿图应为菊科蒿属植物，江宁府茵陈图应为唇形科植物。从这些药图结合产地及原植物描述可以推断明清时期所用茵陈主要为菊科蒿属植物。

纵观历代本草对茵陈原植物的形态描述，以及本草所绘原植物图，结合笔者对茵陈市场及产地实地调查、采集、鉴定、考证，现在国内各地药用茵陈的幼苗特征符合"叶似青蒿而背白"，其来源为菊科植物茵陈蒿 Artemisia capillaris Thunb. 或滨蒿 Artemisia scoparia Waldst. et Kit. 的干燥地上部分，这 2 个品种皆属于传统的药用茵陈的正品，古今药用品种一致。

3　产地变迁

秦汉《神农本草经》记载："生太山。"魏晋《名医别录》载："生太山（今山东泰山）及丘陵坂岸上。"《吴普本草》载："生田中。"《本草经集注》产地与名医别录相同。唐《新修本草》载："生太山及丘陵坡岸上……今处处有……"后世《本草图经》《证类本草》《本草纲目》等记载都与《新修本草》相同。

从本草考证来看，古文献中茵陈的产地主要是"生太山及丘陵坡岸上"，"今处处有"。古代主要产地为山东泰山及其附近地区，后处处有，在全国各地均有分布。现在文献中茵陈产地分布极广，主产于安徽、陕西、江西、河北、河南、江苏、浙江、四川、甘肃、福建等省。茵陈药材产地变迁见表 55-2。

表 55-2　茵陈药材产地变迁表

年代	产地	出处
秦汉	"生太山。"[6]	《神农本草经》
魏晋	"生太山及丘陵坂岸上。"[7]	《名医别录》
	"生田中。"[4]	《吴普本草》
南朝	"生太山及丘陵坡岸上。"[8]	《本草经集注》
唐	"生太山及丘陵坡岸上……今处处有，似蓬蒿而叶紧细。茎，冬不死，春又生。"[9]	《新修本草》
宋	"茵陈蒿，生泰山及丘陵坡岸上，今近道皆有之，而不及泰山者佳。"[11]	《本草图经》
	"生太山及丘陵坡岸上。"[10]	《证类本草》

续表

年代	产地	出处
明	"随处俱产，泰山者良。"[22]	《本草蒙筌》
	"[地]《图经》曰：生泰山邱陵坡岸及阶州、和州、江南北地皆有之。[道地]江宁府绛州。"[12]	《本草品汇精要》
	"生太山及丘陵坡岸上，所在亦有，不及太山者佳。"[23]	《本草乘雅半偈》
	"茵陈蒿始出太山及丘陵坡岸上，今处处有之，不若太山者佳。"[24]	《本草崇原》
民国	"产江西吉安府为最，名曰土茵陈。产广西柳州者，气味亦同。有一种名绵茵陈，以产湖北省黄州府、汉阳府两属毗连数县所产为佳。安徽亦有出，形状披散，名为鸡丝。"[25]	《药物出产辨》

4. 茵陈基原植物资源分布及市场调查现状

4.1 茵陈蒿

多年生草本。根分枝，常斜生，或为圆锥状直生。茎常数个丛生，直立多分枝，绿褐色或紫褐色，具纵条纹，无毛。基生叶有柄，柄细长柔弱，叶尚有不规则的羽状深裂及锯齿，基部楔形，被白色软毛；茎生叶无柄，1～2回羽状全裂或不分裂，裂片线形，有毛或无毛。头状花序卵形，排列为大圆锥花序状；花冠黄绿色，先端5裂；雄蕊5；子房椭圆形，柱头近头状，不外露。瘦果。花期9～10月，果期11月。在我国各地均产，经调查，主要分布于山东、江苏、浙江、福建、江西、四川、辽宁、贵州等省，生于山坡、沟岸、田埂、干河床、荒废农田中，适应性强，抗旱性大[26]。

4.2 滨蒿

又名猪毛蒿，二年生至多年生草本。根纺锤形或圆锥形，多垂直。全植株幼时被灰白色绢毛。茎常单一，偶2～4，基部常木化。表面紫色或黄绿色，有纵条纹，多分枝，老枝近无毛，幼嫩枝被灰白色绢毛。叶密集；下部叶与不育枝的叶同形，有长柄，叶片长圆形，长1.5～5cm，2或3次羽状全裂，最终裂片倒披针形或线形；中部叶长1～2cm，二次羽状全裂，基部抱茎，有毛或无毛；上部叶无柄，3裂或不裂。头状花序极多数，有梗，在茎的侧枝上排列成复总状花序；花杂性，均为管状花。瘦果，具纵条纹，无毛。花期8～9月，果期9～10月。在全国各地均有分布，主要分布于陕西、江西、安徽、山东、江苏、湖北、河南、河北、四川、甘肃、福建等省。生于沟边、山坡、沙砾地及盐碱地[25]。商品主产于陕西铜川、三原、蓝田、眉县、周至，安徽滁州、安庆，江西都昌，河北安国，河南郑州等地，陕西产者称"西茵陈"，质量最佳，销全国[26]。

4.3　商品市场调查

经课题组在西安万寿路药材市场、河北安国中药材市场、安徽亳州中药材市场、成都荷花池中药材市场等中药材市场调查，现行茵陈商品基原主要是滨蒿，茵陈蒿较少；同时，市场销售茵陈药材商品均为春季采收的"绵茵陈"，而未见秋季采割的"花茵陈"；药材市场所购销的绵茵陈以野生品为主，家种为辅，人工种植茵陈较少见，分析主要原因可能与其价格有关，价格较低使其未进行人工栽培。市场调查发现四大药材市场购销绵茵陈产地以陕西为多见。

5　结语

从历代本草及古代医药著作记载关于茵陈的情况可知，茵陈名称演变较为单一，多数以茵陈蒿为正名；产地变迁以山东泰山为初始产地，后处处有之，全国各地均有分布。按照其形态描述结合对茵陈市场及产地实地调查、采集、鉴定，茵陈药材原植物应为菊科植物茵陈蒿 *Artemisia capillaris* Thunb. 或滨蒿 *Artemisia scoparia* Waldst. et Kit. 的干燥地上部分，这2个品种皆属于传统的药用茵陈的正品，古今药用品种一致。通过对茵陈的产地调查及市场调查，发现市场主流茵陈药材来源为菊科植物滨蒿 *Artemisia scoparia* Waldst. et Kit. 的干燥地上部分，而且多为春季采收之幼苗（绵茵陈），秋季采收之花茵陈在市场上未见。《香港中药材标准》（第六册）2013 年版[27]也仅收载绵茵陈，未收载花茵陈。市场销售茵陈产地多为陕西，有部分商户所销售为当地自产自销。茵陈由于价格低等原因未进行人工种植，市场销售茵陈药材仍以野生品为主。对茵陈商品生产上应进一步开展调研，制订科学合理及可行的商品规格等级，为建立商品追溯系统和实现优质优价提供依据，同时也为临床医生用药提供参考。

参考文献

[1] 国家药典委员会. 中华人民共和国药典：一部 [M]. 2020 年版. 北京：中国医药科技出版社, 2020: 250-251.

[2] 曹锦花. 茵陈的化学成分和药理作用研究进展 [J]. 沈阳药科大学学报, 2013, 30(6): 489-494.

[3] 国家中医药管理局《中华本草》编委会. 中华本草：第七册 [M]. 上海：上海科学技术出版社, 1999: 6732.

［4］吴普.吴氏本草经［M］.尚志钧,辑.北京:中医古籍出版社,2005:29.

［5］卢文绍.卢文绍全集:第六册［M］.陈东辉,主编.杭州:浙江大学出版社,2017:
133-134.

［6］尚志钧.神农本草经校注［M］.北京:学苑出版社,2008:68.

［7］陶弘景.名医别录［M］.尚志钧,辑校.北京:中国中医药出版社,2013:44.

［8］陶弘景.本草经集注［M］.尚志钧,尚元胜,辑校.北京:人民卫生出版社,1994:
241.

［9］苏敬等.新修本草［M］.尚志钧,辑校.合肥:安徽科学技术出版社,1981:194.

［10］唐慎微.证类本草［M］.尚志钧,校点.北京:华夏出版社,1999:205.

［11］苏颂.本草图经［M］.尚志钧,辑校.合肥:安徽科学技术出版社,1994:136.

［12］刘文泰,等.本草品汇精要［M］.陆拯,等校注.北京:中国中医药出版社,2013:
190.

［13］陈藏器.本草拾遗［M］.尚志钧,辑释.合肥:安徽科学技术出版社,2002:344.

［14］张璐.本经逢原［M］.赵小青,裴晓峰,校注.北京:中国中医药出版社,1996:72.

［15］谢宗万.茵陈本草的品质考证［J］.中药材,1988,11(2):50-53.

［16］日华子.日华子本草［M］.尚志钧,辑释.合肥:安徽科学技术出版社,2005:54.

［17］中国科学院中国植物志编委会.中国植物志:英文版:第七十六卷［M］.北京:科
学出版社,1991:216.

［18］韩保升.蜀本草［M］.尚志钧,辑复.合肥:安徽科学技术出版社,2005:377.

［19］李时珍.本草纲目［M］.胡双元,校注.太原:山西科学技术出版社,2014:433.

［20］赵其光.本草求原:影印本［M］.广州:广东科技出版社,2009:323-325.

［21］郑金生.中华大典·医药卫生典·药物图录总部:彩绘图卷一［M］.四川:巴蜀书社,
2006:207-208.

［22］陈嘉谟.本草蒙筌［M］.王淑民,陈湘萍,周超凡,点校.北京:人民卫生出版社,
1988:127.

［23］卢之颐.本草乘雅半偈［M］.刘更生,等校注.北京:中国中医药出版社,2016:76.

［24］张志聪.本草崇原［M］.刘小平,点校.北京:中国中医药出版社,1992:40.

［25］陈仁山.药物出产辨［M］.广州:广东中医药专门学校,1930:28.

［26］肖培根.新编中药志:第三册［M］.北京:化学工业出版社,2001:234-243.

［27］中华人民共和国香港特别行政区政府卫生署.香港中药材标准:第六册［M］.2013
年版.香港:中华人民共和国香港特别行政区卫生署,2013:138-152.

我国蓼属药用植物种质资源的分布情况

◎褚怀亮

江西绿色生态葛研究所

[摘 要]蓼科（Polygonaceae）蓼属（*Polygonum*）植物种类繁多，生长环境多样，资源丰富，分布广泛，是我国重要的传统药物资源。其中具有药用价值的有80多种，既有著名的常用中药材，又有具有地方特色功效明显的民族药材，还有在民间有很好疗效基础的待开发药材。因此，本文对我国蓼属药用植物种质资源的分布情况进行了归纳与总结，以期为进一步研究和开发我国蓼属药用植物资源提供理论依据。

[关键词]蓼属；药用植物；种质资源；分布情况

　　蓼科（Polygonaceae）蓼属（*Polygonum* ）植物大约有300 种，广布于全世界，主要分布于北温带，少数分布于热带。我国蓼属植物有131 种31 个变种，分布于全国各地[1-4]。蓼属是一个药用大属，种类繁多，生长环境多样，资源丰富。据统计，其中具有药用价值的有80多种，是我国重要的药物资源[5]。蓼属植物通常以根、根状茎或全草入药，大多具有清热解毒、散结消肿、活血止痛、顺气解痉、收敛止泻、通经利尿等功效[6]。其化学成分主要有黄酮类、蒽醌类、苯丙素类、萜类、甾体、挥发油等。现代药理研究表明，其具有抗肿瘤、抗氧化、抗炎、止痛、抗菌、杀虫等作用[7-8]。

　　蓼属药用植物既包括何首乌、虎杖等被《中国药典》收载的著名常用中药材[9]，也有赤胫散、杠板归、火炭母等民间习用药材，还有叉分蓼、西伯利亚蓼等产于内蒙古与西藏地区的野生资源非常丰富、药效显著、亟待开发与利用的民族药材。因此，本综述结合近年来的文献报道，对我国蓼属药用植物资源的分布情况进行归纳和总结，为进一步研究与开发利用我国蓼属药用植物资源提供理论依据。

■ 1 我国不同地区蓼属药用植物资源的分布情况

1.1 华东地区

　　华东地区蓼属药用植物资源丰富，主要以浙江、安徽、福建、江西等为代表，其中以安徽省蓼属药用植物资源种类较多，浙江省主要分布在慈溪市部分区域，福建省和江西省也较丰富。

安徽省是蓼属植物资源较为丰富的地区，蓼属植物有 42 种，约占我国蓼属植物的 30% 以上，其中可供药用的占 67 %[10]。分布范围较广，在黄山、合肥、安庆等 20 多个地区都有分布。戚欢阳[11]等调查安徽省蓼属药用植物资源，发现可供药用的有 32 种，其中萹蓄、酸模叶蓼、水蓼、丛枝蓼、红蓼资源相当丰富，在安徽省各地均有分布，为安徽省种类最多、分布最广的资源。杠板归、蚕茧草、何首乌、虎杖等 19 种药用植物在安徽省大多数地区均有分布，何首乌、虎杖以栽培为主。而西伯利亚蓼、齿翅蓼等资源相对较少，只在萧县、广德、合肥、金寨等少数地区有分布。

浙江省蓼属药用植物野生资源丰富、分布范围广、生境多样复杂。《浙江植物志》[12]记录有 43 种，主要分布于浙江省慈溪市等地。徐绍青[13]以《浙江植物志》为蓝本，调查了浙江省慈溪市蓼属植物有 21 种 2 变种，其中药用植物有 16 种 3 变种，占慈溪蓼属植物总种数的 82.61 %，占浙江省蓼属植物总种数的 44.19%。发现杠板归和萹蓄等均有分布，水蓼、酸模叶蓼和戟叶蓼等种类常见，种群数量也较大，赤胫散和红蓼有少量栽培，并且该地区蓼属植物野生资源丰富，尚有不少蓼属药用植物未被开发应用。喻晓雁[14]和王佳红[15]等调查了浙江省部分地区蓼属药用植物资源，发现蓼属是其药用植物种类的第一大属，包括火炭母、萹蓄、习见蓼、杠板归、何首乌、荭草、虎杖等十几种常见蓼属药用植物。

福建省有蓼属植物 38 种，药用有 28 种，约占蓼属植物总数的 73.68%，绝大多数在全省各地均有分布[16]，其中武夷山自然保护区种质资源相对较多，该地区有蓼属植物 23 种，几乎均可药用[17]。火炭母、虎杖、水蓼、酸模叶蓼、杠板归等 13 种药用植物在福建全省各地均有分布；萹蓄在福建的分布范围相对较窄，只在长乐、福州和福安有分布；愉悦蓼和箭叶蓼分别分布在龙岩和崇安；稀花蓼、大箭叶蓼和粗壮黏液蓼 3 种产福建松溪；何首乌和红蓼以栽培或逸为半野生状态分布；蓼蓝在南靖、福州、政和等地有栽培，也有逸为野生；赤胫散在厦门庭园内有栽培。

关于江西省蓼属种质资源的种类与分布情况未见相关文献报道，只有李波[18]和张文根[19]在对江西产蓼科植物的研究中提到。他们对江西南昌、鄱阳湖、井冈山、庐山、梅岭、武功山等 19 个地区蓼科植物资源分布情况进行了详细调查，发现蓼属植物在江西也分布广泛，种类较多，共有 42 种 9 变种。其中南昌地区分布较多，有萹蓄、蚕茧草、长鬃蓼、春蓼、酸模叶蓼等 15 种资源，井冈山分布有火炭母、长戟叶蓼等 4 种，鄱阳湖分布有显花蓼、习见蓼等 4 种，庐山分布有丛枝蓼、支柱蓼等 4 种，但两栖蓼、红蓼、尼泊尔蓼、西伯利亚蓼在南昌均未采到标本。

1.2 西南地区

西南地区药用植物资源丰富且储量大，目前尚无整个西南地区蓼属植物的相关统计，只有部分地区蓼属资源分布情况资料。从整个资料的数据来看，贵州省蓼属资源较丰富，其中黔东南是该省最集中的地区；而且该省的少数民族地区蓼属野生资源极其丰富，其在民间和临床上疗效显著，亟待开发利用。

伍铭凯[20]调查黔东南地区有蓼属药用植物 39 种，占贵州省蓼属药用植物总种数的86.7%，占全国蓼属药用植物总种数的48.1%。拳参等其他 5 种在《中国药典》中有收载，头状蓼、丛枝蓼、萹蓄、火炭母等23 个种在全区均有分布；革叶蓼、毛血藤、圆穗蓼、支柱蓼8 个种水平分布较窄，只分布在雷公山。除此之外，个别种分布在雷山和锦屏、麻江、黎平、台江、施秉等地。另外，贵州省六盘水蓼属植物资源储量较大，分布也很广，其绝大多数为野生植物资源，蓼属植物有23 种 4 变种，具有药用价值的有 22 种，多数分布在海拔1500 ~ 5100m[21]。孙爱群、向红[22]等通过多年的标本收集及资料整理，统计贵州水城产蓼属植物15 种 1 变种，均可药用。赵能武等[23]调查了贵州 6 个少数民族地区分布的 12 种蓼属药用植物，以苗族（8 种）和土家族（7 种）分布的种类最多，其中何首乌、杠板归在苗族、布依族等 5 个民族中以不同的民族药名和不同的用途来使用。

青藏和川西地区蓼属植物集中分布于高海拔和高寒地带，是我国藏药植物的主要类群[24-29]。蓼属植物在该地区民间具有很好的临床药用基础，可治大便秘结、多种痢疾、腹痛、结石、肾炎、肠胃炎、黄疸等症[30-31]。文献报道，青藏高原东缘地区蓼科藏药植物含种数最多的属是蓼属，共有 16 种，萹蓄、珠牙蓼、圆穗蓼、头花蓼、西伯利亚蓼 5 种为药用植物，占总种数的31.25%，并且每一种蓼属药用植物均有相应的藏药名称[29]。西藏芒康蓼属药用植物资源有 7 种，其中 5 种为藏药，几乎全部生长在海拔 3500m 高的灌丛和针叶林中，药用价值相对较高[32]。川西高原蓼属植物开发空间大，药用价值高，市场前景好。蓼属植物大多数是优质的野生牧草，较耐寒，有很大部分为待开发的药用资源。该地区蓼属植物36 种，占蓼科总种数的64.3%，具有药用价值的有 18 种，主要分布在海拔高度1000m 以上地带，西伯利亚蓼、珠芽蓼在海拔 5100m 都有分布[25]。

除此之外，西南地区的四川、重庆、武陵山地区也有蓼属药用植物资源分布，但有关文献报道较少，只是这些地区的某个区域蓼属资源分布情况调查。如利用 3S（遥感）技术，对四川省岳池县 12 个镇、10 个乡药用植物资源调查发现，该区域蓼属为最大的属，有 10 种药用植物[33-34]。刘翔等[35-36]和伍淳操等[37]分别对武陵山地区和重庆秀山县药用植物资源进行调查发现，蓼属是这两个地区的优势属，均含有 9 种药用植物。

1.3 西北地区

西北地区有其独特的自然地理和生物气候条件，地貌类型多样，野生植物资源丰富。查阅文献发现，西北地区蓼属药用植物资源分布情况只对甘肃省做了详细报道，且种类较多，而陕西、青海等省份均未见报道。因此加强该地区蓼属药用植物资源的开发和利用具有重要意义。

甘肃省蓼属植物有35种4变种，全省各地均有分布布，主产于陇南山区。戚欢阳、杨永建等[33]以《中国植物志》为依据，统计出甘肃省蓼属药用植物共23种7变种，几乎全部生于海拔600～4200m的田边、沟边、水边、荒地、路旁、高山草丛、水边湿地、阴湿山谷。其中该属常用中药材萹蓄、水蓼、酸模叶蓼、红蓼、蓼蓝等在甘肃全省均有分布，同时还发现珠芽蓼、细叶珠芽蓼、圆穗蓼、狭叶圆穗蓼等在华东地区分布较少的种类，而在甘肃全省均有分布；西伯利亚蓼在甘肃全省均有分布，而福建几乎没有分布。杨永建等[34]对包括虎杖、何首乌、太白蓼在内的12种甘肃蓼属药用植物的分布、生境和药用价值进行了概述，其中太白蓼是否在甘肃分布还待考证。

1.4　华中地区

华中地区的河南、湖南和湖北省植物种类多样，种群丰富，是中国植物资源丰富的省份，同时也是蓼属植物资源集中分布的地区。相关人员对河南、湖北蓼属药用植物资源状况进行了较为系统的研究，湖南蓼属资源分布情况未见文献报道。张凤瑞[38]等发现郑州蓼属药用植物野生资源丰富、蕴藏量大，应加大开发力度。该地区有蓼属植物22种，其中20种可以药用，包含萹蓄、红蓼、水蓼、拳参、蓼蓝、杠板归、习见蓼等常用和民间习用药材。其分布范围广，多数生于沟岸边、山沟中、水边湿地，也有生于草坡上、林下、林缘湿地，除蓼蓝为栽培或逸为野生，其他均为野生状态。大部分以全草入药，也有以根入药。李世晋、李贺敏等[39]对《河南植物志》中的蓼属植物进行了订正和增补，增补了河南产蓼属植物2种1变种；并对叉分蓼、羽叶蓼、圆穗蓼、戟叶蓼、细穗支柱蓼是否在河南有自然分布提出异议。谢宗强、陈伟烈[40]在野外调查和查阅大量标本的基础上，调查了湖北省三峡库区药用植物资源特征。库区药用植物共有174科603属，蓼科植物种数32种，位于前10位，蓼属药用植物23种，是库区药用植物的第一大属。

1.5　华北地区

华北地区蓼属药用植物资源以河北省和内蒙古自治区为主要分布区域，其蓼属植物种类丰富，分布范围广泛，而内蒙古自治区药用植物资源种类占全国药用植物总数的10.21%[41-42]。汪劲武等[43]发现河北省蓼属植物29种2变种，多数可以入药，以萹蓄、水蓼、红蓼、拳参、蓼蓝、虎杖、何首乌等常用种类分布广泛，也有杠板归、习见蓼等民间习用药材。同时，也发现了有较好民间用药基础的叉分蓼，还有中轴蓼、乌苏里蓼等种类。张小婧[44]对蓼科植物资源在河北省小五台山的分布格局做了初步了解，该地区蓼科植物一般都生长在水边、人造沟渠或湿地、草甸等处，共有蓼科植物13种，其中蓼属植物9种，全部可以药用。李晓旭等[45]对内蒙古地区药用植物资源进行了调查分析，结果发现，蓼属是优势属，其药用植物种类位居所有属的第2位，共有22种，占蓼科药用植物种数的57.89%，占总种数的1.82%。另外，肖瑶等[46]调查了北京松山自然保护区内野生药用植物资源，其中蓼属为该区的优势属。

1.6　东北地区

现有的资料统计表明，东北地区蓼属药用植物主要分布在吉林、黑龙江省，其中长白山和大庆地区有丰富的野生药用植物资源，是蓼属药用植物资源集中分布的地区。蓼属药用植物营养丰富、天然、安全、无毒，既可制成饮料食用，又可药用和观赏。周繇等[47]发现蓼属为长白山自然保护区较大的属，药用植物种类16种，为多年生草本。张美萍等[48]对大庆地区药用植物资源情况进行了5年的调查研究，蓼属含有10种药用植物，是本区域最大的中等属，占药用植物总种数的3.62%，具有清热、解毒、凉血止血等功效。其中萹蓄即为可食用药用植物，又为饲用类药用植物；东方蓼即为饲用类药用植物，又为观赏类药用植物；两栖蓼为观赏类药用植物。

2　小结

我国蓼属药用植物资源种类繁多，分布广泛，几乎遍布全国不同省份。通过查阅文献发现，现有关于我国蓼属药用植物资源分布情况的资料还不太全面，甚至有的资料相对较陈旧，因此部分地区资源分布情况的统计缺乏代表性。就现有相关资源调查表明，华东地区和西南地区是蓼属药用植物资源主要集中分布区域，特别是西南地区的贵州、川西、青藏等少数民族地区，有很多药效显著的蓼属民族药用植物资源。西北地区以甘肃，华中地区以河南、湖北分布较多。华北和东北地区有关蓼属药用植物的报道相对较少，主要分布在河北、内蒙古和吉林、黑龙江部分区域。华南地区对蓼属药用植物资源分布情况报道很少，只在蓼属药用植物几个品种上有些报道。

3　展望

我国蓼属药用植物只有少部分被收入国家药典，尤其是近年来，随着何首乌、虎杖等名贵中药材以不可持续的方式乱采滥挖，致使其自然资源蕴藏量迅速减少，种群数量濒临灭绝。蓼属中有很多野生资源十分丰富、在民间具有很好疗效的药用植物，尤其药效显著的民族药用植物资源。由于其有效成分、药理活性、构效关系方面的基础研究较少，导致这些蓼属植物资源的药用价值没有得到合理的开发和利用。因此，如何既有效保护蓼属药用植物资源，又合理开发利用，寻找新药源或替代品将是今后研究的重点。

参考文献

［1］李安仁，徐国士．中国蓼属植物图谱［M］．北京：海洋出版社，2005．

［2］中国科学院中国植物志编辑委员会．中国植物志：第二十五卷：第一册分册［M］．北京：科学出版社，1979：277-350．

［3］李法曾，许崇梅，曲畅游，等．中国蓼族植物系统分类研究综述［J］．西北植物学报，2004 (1)：189-192．

［4］王慧春．蓼属植物种质资源及其开发利用［J］．青海草业，2007，12(4)：17-21．

［5］王玉萍，王庆艳，等．中国蓼属药用植物综述［J］．时珍国药研究，1996，7(3)：172-173．

［6］王开金，张颖君，杨崇仁．蓼属植物的化学成分与生物活性研究进展［J］．天然产物研究与开发，2006，18(1)：151-164．

［7］王永超，韦琨，林军．蓼属植物化学成分及药用活性研究新进展［J］．广东化工，2012，39(9)：16-17．

［8］巩忠福，杨国林，严作廷，等．蓼属植物的化学成分与药理学活性研究进展［J］．中草药，2002，33(1)：82-84．

［9］国家药典委员会．中华人民共和国药典：一部［M］．2020年版．北京：中国医药科技出版社，2020．

［10］安徽经济植物志增修编写办公室、安徽省人民政府经济文化研究中心．安徽经济植物志：上［M］．合肥：安徽科学技术出版社．1990：185．

［11］戚欢阳，刘守金，张勉，等．安徽广义蓼属药用植物种类与分布［J］．中国中药杂志，2006，31(16)：1324-1328．

［12］浙江植物志编辑委员会．浙江植物志：第二卷［M］．杭州：浙江科学技术出版社，1992：148-173．

［13］徐绍清．慈溪蓼属植物资源及其利用研究［J］．中国野生植物资源，2013 (2)：32-36．

［14］喻晓雁，谈献和，蔡伟．浙江省天童森林公园蓼科药用植物资源调查［J］．安徽农业科学，2011，39(14)：8359-8361．

［15］王佳红，彭纪按，熊耀康，等．浙江花鸟岛药用维管植物资源及其多样性研究［J］．浙江中医药大学学报，2017，41(3)：189-194．

［16］周湖海．福建蓼属药用植物资源调查［J］．海峡药学，2005 (5)：78-80．

［17］章志琴，徐卫红，夏瑾华，等．福建武夷山保护区蓼属植物种质资源调查及园林应用分析［J］．广东农业科学，2011，38(5)：74-77．

［18］李波．江西省蓼科植物系统学研究［D］．南昌：南昌大学，2008．

［19］张文根．江西省蓼科植物叶的比较解剖学研究［D］．南昌：南昌大学，2008．

[20] 伍铭凯. 黔东南蓼属药用植物资源与分布 [J]. 中国林副特产, 2016 (4): 80-82.

[21] 黄光涛, 左经会. 六盘水蓼属植物资源的初步调查研究 [J]. 六盘水师范高等专科学校学报, 2010, 22(6): 15-20.

[22] 孙爱群, 向红, 左经会, 等. 水城产蓼属植物分类及药用价值初步研究 [J]. 六盘水师范高等专科学校学报, 2002, 14(4): 47-51.

[23] 赵能武, 夏钢, 徐宏, 等. 贵州少数民族常用的蓼属植物药 [J]. 中国民族医药杂志, 2012, 18(7): 31-33.

[24] 青海省藏医药研究所. 中国藏药 [M]. 上海: 上海科学技术出版社, 1996: 22.

[25] 郭继明. 青藏高原藏药资源概况 [J]. 中国民族医药杂志, 1998, 4(1): 6.

[26] 杜品. 青藏高原甘南藏药植物志 [M]. 兰州: 甘肃科学技术出版社, 2006: 46.

[27] 张梅, 王惠. 藏药化学成分及药理研究进展 [J]. 时珍国医国药, 2004, 15(4): 244.

[28] 张文根, 杨赛钢, 李波, 等. 中国蓼科植物化学成分研究进展 [J]. 现代生物医学进展, 2008, 8(2): 393-396.

[29] 巩红冬, 谢德芳, 马海财, 等. 青藏高原东缘蓼科藏药植物资源调查 [J]. 中国中药杂志, 2009, 34(8): 957-960.

[30] 余奇, 郑维列, 权红, 等. 西藏芒康县蓼属药用植物资源调查研究 [J]. 北方园艺, 2015 (12): 142-144.

[31] 汤宗孝, 刘洪先. 川西高原蓼属植物资源及利用价值 [J]. 四川草原, 1990 (4): 17-20.

[32] 肖特, 胡平, 舒光明, 等. 四川省岳池县药用植物资源调查 [J]. 安徽农业科学, 2017, 45(12): 110-112.

[33] 戚欢阳, 杨永建, 赵汝能. 甘肃省蓼属药用植物 [J] 中药材, 2002, 25(3): 164-166.

[34] 杨永建, 戚欢阳, 赵汝能, 等. 甘肃蓼属药用植物学名订正 [J]. 兰州大学学报（医学版）, 2003, 29(2): 19-20

[35] 刘翔, 王昌华, 赵纪峰, 等. 武陵山山脉（渝黔地区）药用植物资源调查研究 [J]. 中国现代中药, 2012, 14(9): 39-43.

[36] 刘翔, 王昌华, 张植玮, 等. 武陵山珍稀濒危及名贵药用植物资源研究 [J]. 重庆中草药研究, 2011 (2): 5-10.

[37] 伍淳操, 李朝利, 苏岩, 等. 重庆市秀山县药用植物调查 [J]. 中国现代中药, 2014 (4): 291-295.

[38] 张凤瑞, 马灿玲. 郑州地区蓼属药用植物资源研究 [J]. 信阳师范学院学报（自然科学版）, 2011, 24(4): 480-482.

[39] 李世晋, 李贺敏, 杨文琪, 等. 河南蓼属 (*Polygonum* Linn.) 增补与订正 [J]. 河南

师范大学学报（自然科学版）, 2002, 30(3): 74-76.

[40] 谢宗强, 陈伟烈. 三峡库区药用植物资源特征及其保护对策 [J]. 自然资源学报, 1999, 14(3): 232-237.

[41] 陈贵林. 内蒙古药用植物资源现状及开发利用 [C] // 中国植物学会. 第八届全国药用植物及植物药学术研讨会论文集. 呼和浩特: 中国植物学会, 2009: 18.

[42] 韩建萍, 张文生, 孟繁蕴, 等. 内蒙古药用植物资源可持续开发及环境保护策略 [D]. 内蒙古: 内蒙古民族大学, 2006.

[43] 汪劲武, 杨继. 河北蓼属的分类研究 [J]. 北京大学学报（自然科学版）, 1991(6): 717-724.

[44] 张小婧. 小五台山蓼科植物资源调查研究 [J]. 宁夏农林科技, 2013, 54(4): 89-90.

[45] 李晓旭, 张荣荣, 黄婧婧, 等. 内蒙古地区维管药用植物资源及其多样性研究 [J]. 西南林业大学学报, 2015 (6): 72-77.

[46] 肖瑶, 刘春生, 白贞芳. 北京松山自然保护区野生药用植物资源调查 [J]. 亚太传统医药, 2016, 12(19): 15-17.

[47] 周繇, 刘利, 张明杰, 等. 长白山国家级自然保护区药用植物资源及其多样性研究 [J]. 林业科学, 2005, 41(6): 57-64.

[48] 张美萍, 王建勇, 韩文革, 等. 大庆地区药用植物资源及其多样性研究 [J]. 黑龙江畜牧兽医（下半月）, 2017 (4): 148-150.